骨科疾病
临床诊治要点与新进展

主编　袁欣华　曾腾辉　张红山
　　　房小文　陈　磊　刘凤松

天津出版传媒集团
天津科学技术出版社

图书在版编目(CIP)数据

骨科疾病临床诊治要点与新进展 / 袁欣华等主编
. ——天津：天津科学技术出版社，2023.11
ISBN 978-7-5742-1454-5

Ⅰ.①骨… Ⅱ.①袁… Ⅲ.①骨疾病—诊疗 Ⅳ.
①R68

中国国家版本馆CIP数据核字(2023)第139606号

骨科疾病临床诊治要点与新进展
GUKE JIBING LINCHUANG ZHENZHI YAODIAN YU XINJINZHAN
责任编辑：孟祥刚
责任印制：兰　毅

出　　版：天津出版传媒集团
　　　　　天津科学技术出版社
地　　址：天津市西康路 35 号
邮　　编：300051
电　　话：(022) 23332377
网　　址：www.tjkjcbs.com.cn
发　　行：新华书店经销
印　　刷：北京厚诚则铭印刷科技有限公司

开本 787×1092　1/16　印张 22　字数　540 000
2023 年 11 月第 1 版第 1 次印刷
定价：125.00 元

前　言

　　随着我国经济的飞速发展,交通意外、工业和建筑业事故、各种自然灾害、战争,以及运动伤所造成的高能量、复杂创伤越来越多,骨折与关节损伤成为临床上的常见病和多发病。目前,人类社会活动节奏日益加快,伤患者期望早日重返社会,并延续其高质量的生活,因此对从事骨关节疾病的临床工作者是一大挑战。当前医学科学技术迅速发展,新理论、新技术等不断涌现,对临床医务人员提出了更高的要求。为进一步完善和发展骨科学术体系,使临床工作者全面掌握骨科常见病的诊疗进展,我们组织多位活跃在临床一线的专家和青年骨干医师,在参考近年来国内外相关文献基础上,结合他们自身掌握的理论基础和临床经验,通力合作,分工执笔,编写了这本《骨科疾病临床诊治要点与新进展》。

　　本书较为详尽地介绍了骨科常见疾病的诊断与治疗方法,包含了上肢骨折、下肢骨折、脊柱疾病、关节疾病、关节手术、显微骨科手术、骨科的中西药治疗、骨科的康复治疗等多个方面内容,系统地介绍了各领域相关技术与操作、治疗原则及诊疗规范等,尤其针对髓内钉技术在创伤骨科的应用做了详细介绍。本书在编撰过程中,将科学的临床思维、渊博的医学知识及丰富的临床经验融汇合一,深入浅出、力求实用,内容简明扼要,适用于各级骨科医师,尤其对尚未参与大量临床实践的初学者来说,阅读本书是快速学习骨科知识与技术的方法之一。

　　在编写过程中,虽力求做到写作方式和文笔风格的一致,但由于编者较多,加上知识水平有限,因此难免存在一些疏漏和不当之处,敬请广大读者批评指正,以供今后修订时进一步完善。

编　者

目 录

第一篇 创伤骨科

第二篇　关节外科

第三篇　脊柱外科

第一篇　创伤骨科

第一章 肱骨骨折

第一节 肱骨近端骨折

一、流行病学

肱骨近端骨折占全身骨折的 5%,占肱骨骨折的 45%。该骨折主要见于 65 岁以上的老年人和高能量损伤的年轻人,男女发病率为 1:3。作为最常见的骨质疏松骨折之一,其发病率仅次于椎体骨折和桡骨远端骨折,约占老年骨质疏松骨折的 10%。随着人口老龄化程度日益严重,其发病率持续上升。除了骨质疏松外,跌倒风险增加、听力和视力下降、糖尿病、酒精滥用、抑郁症、精神类药物等都是导致骨折的危险因素。85%肱骨近端骨折为稳定型骨折,表现为骨折的轻度移位,多数只需要接受非手术治疗;15%为不稳定和(或)明显移位的骨折,必须进行手术治疗。单纯大结节骨折是常见的骨折,占肱骨近端骨折的 20%;单纯小结节骨折不常见,仅占肱骨近端骨折的 2%。虽然过去认为多数非手术治疗的患者能够获得很好的临床愈合和功能,但前瞻性研究发现 2/3 接受非手术治疗的患者伴有慢性疼痛。近年来,随着内固定技术的提高,锁定钢板和肱骨近端髓内钉对肱骨近端疏松的骨质把持力提高,越来越多的患者开始接受手术治疗,以求获得无痛的肩关节活动和保留更多的功能。

二、应用解剖

1.骨性结构　将肱骨近端骨性结构分成四个部分:肱骨头、大结节、小结节和肱骨干(图1-1)。关节软骨面和骨性结构移行的部位为解剖颈。肱骨解剖颈是肩关节囊附着的部位,肱骨解剖颈以近部分为肱骨头,以远的部分为大小结节和肱骨干。

肱骨头为 1/3 个球体表面,表面覆盖软骨。肱骨头中央和肱骨颈的骨小梁结构随着年龄的增长逐渐变得疏松,但肱骨头软骨下骨的骨密度仍然较高。螺钉固定时须将其尖部置于该部位,以保证固定的强度,并避免螺钉切出(图1-2)。肱骨距为肱骨近端内侧增厚骨板,是重要的支撑结构(图1-3)。在复位过程中恢复内侧支撑对于防止固定后肱骨头的塌陷有重要意义。肱骨颈轴线与肱骨干轴线成 135°夹角,被称为颈干角。从上面看肱骨头相对于肱骨髁横轴向后平均倾斜 30°夹角。但是,该夹角个体差异较大,范围为 18°~33°。这一解剖学差异要求术者不仅在骨折复位过程中要参考骨性标志,而且髓内钉置入时需要调整合适角度。

小结节位于解剖颈前方,是肩胛下肌附着处。大结节位于肱骨近端外侧,是冈上肌、冈下肌、小圆肌附着处,低于肱骨头最高点 6~8mm。在肩关节外展 90°~120°时肱骨大结节接触到肩峰,盂肱关节扣锁。因此,在复位大结节骨折时,应注意其位置要低于肱骨头最高点。同时,放置髓内钉时,钉尾部要埋入大结节或软骨下骨以下 2~3mm,否则将出现肩峰撞击,引起疼痛。结节间沟位于大、小结节之间,是肱骨近端骨折复位过程中判断旋转移位和髓内钉入钉点的重要解剖标志。大、小结节远端向肱骨干移行的区域为外科颈。该部位是发生骨折的常见部位。不同于解剖颈骨折伴明显移位时肱骨头的血供容易受到严重破坏,肱骨

2

外科颈骨折后,两侧骨折断端的血供均较丰富,对肱骨头血供影响相对较小。

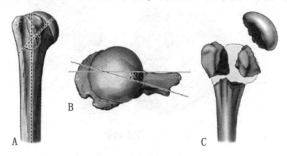

图 1-1　肱骨解剖形态

A.肱骨近端前面观及后面观,可见肱骨颈与肱骨长轴呈 135°的颈干角;B.肱骨近端上面观,可见肱骨颈轴线同肱骨髁间轴线呈约 30°的后倾角;C.Codman 将肱骨近端分成四个部分,即肱骨头、大结节、小结节和肱骨干

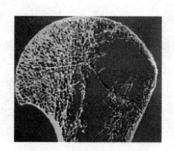

图 1-2　股骨头 CT 图像

肱骨头显微 CT 扫描显示大结节区域显著的多孔结构,骨小梁结构稀疏;肱骨头的软骨下骨,骨质致密,可用于内固定螺钉的把持

2.肌肉系统　肱骨近端覆盖着大量的肌肉和肌腱结构,为肩关节活动提供动力和稳定性。肩袖,作为包绕在肱骨头周围的致密腱帽,是其最重要的组成部分(图 1-3)。肩袖是由附着在大结节上的冈上肌、冈下肌、小圆肌,以及附着于小结节的肩胛下肌组成。其作用主要体现两个方面:①动力装置:冈上肌是肩关节外展的两个主要动力肌之一;肩胛下肌同冈下肌是肩关节内、外旋的主要动力肌;②稳定装置:冈上肌、冈下肌与肩胛下肌协同收缩提供张力,将肱骨头稳定在肩胛盂上,在盂肱关节参与的肩关节运动过程中起到杠杆的支点作用。肱骨近端骨折手术治疗的重点之一就是通过复位和固定大、小结节,修复肩袖的止点,获得大、小结节同肱骨干的生物型愈合,恢复肩关节的运动功能(图 1-4)。肱二头肌长头腱是复位和重建大、小结节关系过程中的重要参照标志(图 1-5)。值得注意的是,在复位过程中,该肌腱可能嵌顿在骨块之间,阻碍复位,或造成骨不连。

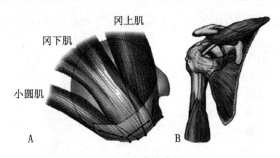

图1-3 肩袖解剖

A.上面观;B.前面观

肩袖由附着在大结节上的冈上肌、冈下肌、小圆肌和附着于小结节的肩胛下肌及肱二头肌长头腱组成。

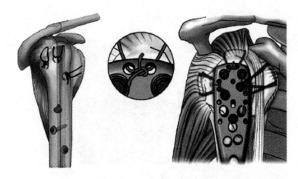

图1-4 肱骨近端骨折髓内钉或钢板固定时肩袖的修复

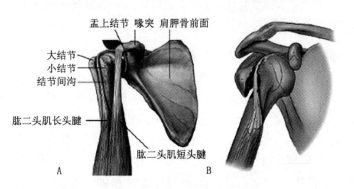

图1-5 肱二头肌长头腱

A.肱二头肌长头腱行走于节间沟内,可作为大、小结节复位和固定的参考标志;B.肱二头肌长头腱嵌入大结节骨折块间,造成复位困难,而如不将其复位,甚至会阻碍大、小结节间的愈合

此外,这些肌肉和肌腱的牵张作用也是导致骨折发生和移位的原因。胸大肌广泛止于结节间沟外侧缘,其是骨折后主要的牵拉力,可以将肱骨干向前、向内移位。冈上肌、冈下肌、小圆肌各自止于其在大结节上的止点。冈上肌使大结节骨块向上移位,冈下肌使大结节骨块向后移位。大结节骨折可以表现为单一骨折块,也可以因各肌腱附着点不同而表现为多个骨折块。小结节是肩胛下肌的附着点,在肩胛下肌的牵拉下使小结节骨折块向内侧移位。不同的骨折类型其骨块移位方向取决于骨块上的肌肉附着情况(图1-6)。

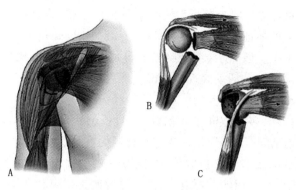

图1-6　肱骨近端骨折

A.肱骨近端四部分骨折时,由于肌肉的牵拉,导致大结节向上、后移位,小结节向内移位,远端向内、上移位;B.肱骨近端三部分骨折,大结节同肱骨头相连者,肱骨头关节面转向前方,肱骨干移位;C.小结节同肱骨头相连者,肱骨头关节面转向后方

3.血管　肱骨近端骨折的预后受骨折类型及其与周围血管解剖关系的影响。充分理解和掌握局部血管解剖对理解这种关系是非常重要的。肱骨近端的营养灌注来自腋动脉的终末支:旋肱前动脉及旋肱后动脉。其中,肱骨头的血液灌注主要为旋肱前动脉的升支,即弓状动脉,其分出后沿结节间沟伴随肱二头肌长头腱走行,在大结节顶点水平进入骨内,在肱骨头内弯曲走向后方。其余的血液供应来自大、小结节附着处进入干骺端的血管,以及旋肱后动脉的后内侧分支。解剖颈骨折时,提示弓状动脉多受到破坏;外科颈骨折时,由于旋肱前、后动脉的位置距离骨折端非常近,使其容易受到损伤。

骨折类型对于判断肱骨近端血供是否完整有着重要的帮助。肱骨头后内侧干骺端骨折块长度外展<8mm、内侧骨皮质断裂和骨折累及解剖颈这三个因素是预测肱骨头血供破坏严重程度,以及远期发生缺血性坏死的危险因素。若这三个因素同时出现,则出现肱骨头缺血的可能性高达97%。肱骨头骨块上内侧干骺端保留得越长(>8mm),提示肱骨头血供越好。后内侧骨折,内侧突出部分的软组织保持完整,提示肱骨头血供仍能维持,并利于复位。

4.神经　肩部由臂丛神经($C_5 \sim T_1$神经根组成)及小部分的C_3、C_4神经根支配。神经根构成上($C_{5 \sim 6}$)干、中(C_7)干、下($C_7 \sim T_1$)干。之后,干分成前后股,前后两股然后分成3束,根据与腋动脉的位置关系分别称为外侧束、后侧束和侧束。腋神经和肩胛下神经发自后侧束,它们分别支配三角肌、小圆肌和肩胛下肌。肩胛上神经发自上干,支配冈上肌和冈下肌。关节支主要来自腋神经、肩胛上神经和胸神经前外侧的分支。髓内钉近端锁钉置入时有可能会损伤腋神经。

三、损伤机制和临床评估

1.损伤机制　对于老年患者合并骨质疏松,最常见的损伤机制是摔跌倒时上肢伸展撑地,也可以在上臂遭受直接击打或肱骨头撞击肩胛盂或肩峰时发生。对于年轻患者,高能量损伤,如交通事故或高空坠落,是导致骨折发生的主要机制。极少见的也有电击伤或癫痫时肌肉强烈收缩造成的肱骨近端骨折。单纯肱骨大结节骨折多见于肩关节前脱位,脱位时它与关节盂唇的碰撞导致骨折。大结节骨折受伤机制多种多样,包括摔倒时肩部着地受到的直接暴力或肩峰时的剪切力,也可以是由于肩袖的牵拉造成的撕脱骨折。

2.临床评估　患者通常表现为健侧手扶托患肢紧贴胸壁,伴肿痛,患肢活动受限。肩关节瘀斑和肿胀是最常见的体征。其发生在伤后 24~48 小时,并持续存在数天。肿胀和瘀斑向远处蔓延并影响到整个上肢,也会波及胸壁和乳房。此外,患者常会表现为严重的疼痛,并对患肩的大幅度活动或被动活动表现出恐惧。然后,应对神经血管的完整性进行评估,包括腋神经、臂丛神经及血管损伤情况的检查。腋神经为最易受损的神经,体格检查时应检查神经功能。如果合并损伤,多采取非手术治疗,对骨折治疗的影响不大。伤后 3~4 周行肌电图检查,了解神经损伤范围。如果伤后 3 个月神经无恢复迹象,应行神经探查手术。当骨折为肱骨头向腋窝脱位的四部分骨折脱位时,应警惕腋动脉损伤的可能。即使触及桡动脉搏动,也并不能完全排除血管损伤的可能性,必要时行血管超声和造影检查。不管什么损伤机制,都应检查整个上肢以排除其他损伤。高能量损伤的患者应注意合并肋骨骨折、肩胛骨骨折、头部或脊椎损伤及腹腔或胸腔内的损伤。

3.影像学评估　一般来说,X 线检查就可完成对肱骨近端骨折的评估及分类,通常包括肩胛骨前后位片、腋位片及肩胛骨 Y 位片。

(1)肩胛骨前后位(纯正位)片:需要对肩关节解剖充分理解,才能准确获得图像。肩胛骨与冠状面向前呈 30°~40°。为了获得正位片,健侧肩膀应与 X 线呈约 40°,以使患侧能平对 X 线接收器。摄正位片时外旋(大结节)、内旋(小结节)上臂对评估结节骨折很有帮助。

(2)腋位片:对于评估大结节、关节盂关节面,以及肱骨头与关节盂的匹配关系至关重要。获得片子的方法是将暗盒置于肩关节上方,上肢外展离开身体,X 线自肩关节下方,对准腋窝向头侧投照。

(3)Velpeau 腋侧位:这是为那些在拍摄腋位片时不能忍受肩关节外展而改良的投照位。拍片时患肢悬吊,将暗盒平放在桌面,患者上身向后倾斜使肩部正对暗盒上方,X 线从上向下投照到暗盒上。

(4)肩胛骨 Y 位片:当维持上肢悬吊时可拍摄该片。患肩关节前面正对 X 线板,并旋转使健侧肩膀与 X 线方向呈约 40°。

CT 平扫+三维重建对肱骨近端骨折的评估和分型可以作为一种有效的辅助检查手段。其可以详细地显示出骨折的细节,准确地判断大小结节移位、肱骨头劈裂、骨折块间压缩情况、粉碎程度及关节盂软骨面受累的情况。磁共振平扫的作用有限,可对诊断无移位的新鲜肱骨大结节骨折提供帮助。

四、骨折分型

1934 年 Codman 根据与骨骺线的关系描述了肱骨近端骨折,他定义了四种可能的骨折块:关节面、肱骨干、大结节和小结节。同时,Codman 强调了血管因素对肱骨近端骨折关节内骨折块的重要性。尽管该分型系统没有被广泛应用于临床,但其所提出的骨折块分类及血供和骨折移位的相关性,为以后分型系统的制定和提出指明了正确的方向。

目前,临床上最常用的肱骨近端骨折分型为 Neer 分型系统(图 1-7)和 AO/OTA 分型系统(图 1-8)。这两种分型都是在 Codman 分型基础上提出的,都是基于关节面受累情况、骨折部位及粉碎程度、骨折脱位情况进行相应分型。它们注意到了骨折移位对软组织附着的破坏,强调失去软组织附着后,肱骨头坏死概率的升高。通过这些分型系统,能够指导外科医师做出最恰当的治疗选择。

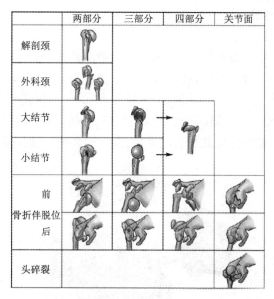

	两部分	三部分	四部分	关节面
解剖颈				
外科颈				
大结节			→	
小结节			→	
前 骨折伴脱位 后				
头碎裂				

图 1-7　Neer 分型

Neer 分型:一部分骨折是指一条或多条骨折线,但无骨折移位;二部分骨折是包括肱骨外科颈骨折、大结节或小结节撕脱骨折及肱骨解剖颈骨折;三部分骨折分为大结节同肱骨头相连或小结节同肱骨头相连两种骨折;四部分骨折指大小结节、肱骨头、肱骨干移位的骨折。

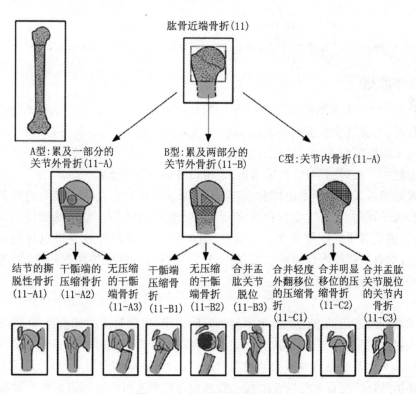

肱骨近端骨折(11)

A型:累及一部分的关节外骨折(11-A)　　B型:累及两部分的关节外骨折(11-B)　　C型:关节内骨折(11-A)

结节的撕脱性骨折(11-A1)　干骺端的压缩骨折(11-A2)　无压缩的干骺端骨折(11-A3)　干骺端压缩骨折(11-B1)　无压缩的干骺端骨折(11-B2)　合并盂肱关节脱位(11-B3)　合并轻度外翻移位的压缩骨折(11-C1)　合并明显移位的压缩骨折(11-C2)　合并盂肱关节脱位的关节内骨折(11-C3)

图 1-8　AO/OTA 分型系统

在 Neer 分型中,以肱骨头为参照物来判定骨折的移位程度。参照肱骨头,骨折块成角

≥45°或骨折块间距离超过 1cm 时视为移位;如果移位没有达到标准,无论骨折块数量有多少,骨折都将被视为无移位。

有两种特殊类型骨折值得医师注意:①肱骨解剖颈骨折,属于 Neer 分型的两块骨折,四部分骨折结局,非常罕见。此类骨折肱骨头的血运破坏严重,一些学者认为内固定治疗继发肱骨头坏死的概率较大,主张一期采用肩关节置换术;②外翻压缩型骨折,属于 Neer 分型的四部分骨折,肱骨头≥45°成角移位和大、小结节移位。尽管骨折块粉碎严重、移位较大,但完整的肱骨内侧软组织能够保证肱骨头的血供,预后比其他四部分骨折好(图 1-9)。

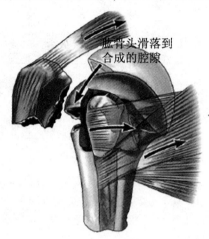

肱骨头滑落到合成的腔隙

图 1-9　外翻压缩型的四部分骨折

骨折移位,肱骨内侧软组织合页完整,保留了肱骨头的部分血液供应

五、治疗原则

1.非手术治疗　大多数的肱骨近端骨折为骨质疏松性骨折,其中约 85% 为无移位或轻度移位的骨折,可通过非手术治疗获得满意的效果。此外,对于那些患有多种疾病,不能耐受麻醉或手术的体弱患者,也可以采用非手术治疗。当老年患者骨折前合并严重的肩袖损伤或重度盂肱关节炎时,其对功能需求低,也可以考虑非手术治疗。

当决定对患者采用非手术治疗时,应该从影像学和体格检查两方面对骨折的稳定性进行评估。影像学评估方面,主要骨折块之间表现为嵌顿或压缩。最常见的是累及外科颈的两部分骨折,即肱骨干嵌入肱骨头内。此外,外翻压缩型的四部分骨折也是稳定型骨折之一。之后,应对骨折断端进行体格检查,将一只手放在骨折断端的体表前方(一般位于喙突远端),另一只手被动旋转患肩,体会骨折断端是否存在骨擦感。如果骨擦感缺失,考虑为稳定型骨折。

非手术治疗最常用的方法是三角巾悬吊贴胸固定,根据具体的骨折类型,决定是否在患侧腋下置入衬垫对抗胸大肌的牵拉力。建议患者第 1 个月每周复查 X 线监测骨折移位和力线情况。伤后 2 周开始患肩关节被动功能锻炼(如钟摆运动和前屈外展)。之后每 2 周复查 X 线明确骨折愈合情况直至伤后 3 个月。骨折愈合后患者可以进行肩关节主动功能锻炼。

2.手术治疗　一般而言,对于移位明显的骨折和畸形愈合的骨折,都推荐采用手术治疗。根据手术创伤的大小,可将手术治疗分为微创手术、切开复位内固定和关节置换术三大类。其中,微创手术包括闭合复位经皮克氏针固定,有限切开张力带固定,经皮微创钢板内固定和髓内钉内固定。应根据患者的年龄,活动需求,骨折的粉碎程度,内侧肱骨距支撑是否能够重建,以及骨质强度选择不同的手术方式。例如,当肱骨近端骨折为中青年患者且其骨质量良好,推荐选用内固定术,而不是关节置换术。

微创手术多用于骨质良好的外科颈骨折,以及一、三部分骨折和外翻压缩型四部分骨折。当内侧肱骨距支撑无法手术重建时,建议优先选择第三代肱骨近端髓内钉作为固定方式。畸形愈合的翻修手术也是髓内钉的手术适应证之一。采用闭合复位经皮克氏针固定时,应警惕固定针移位和腋神经损伤风险,配合外固定架同时使用有助于提高固定稳定性;干骺端粉碎是其相对禁忌证。有限切开张力带可以用于单纯的大结节骨折。

切开复位解剖型锁定钢板固定是目前临床上最常用的治疗方式,其适用于各种类型的肱骨近端骨折和畸形愈合的翻修手术,并大大降低了患者和外科医师对关节置换术的需求,成为年轻患者和功能需求高患者的首选治疗方式之一。但是,当肱骨距内侧支撑无法重建时,由于钢板偏心固定的特点,增加了骨折复位丢失和螺钉切出的风险。这时,可以联合内侧附加钢板或髓腔内结构性植骨(同种异体或自体腓骨、自体髂骨块),也可以选择第三代肱骨近端髓内钉,达到内侧支撑稳定的目的。

肩关节置换术的绝对适应证包括肱骨头粉碎性骨折、肱骨头关节面压缩超过40%的压缩性骨折和因手术延迟致使肱骨头严重吸收并影响肩关节功能的陈旧性骨折。骨折合并肱骨头脱位、肱骨头劈裂性骨折、严重骨质疏松性骨折是其相对适应证。肱骨大结节重建是肱骨头或全肩关节置换术成功与否的关键。无法修复的肩袖是全肩关节置换术或肱骨头置换术的手术禁忌。此时,可以选择反肩关节置换术。但是,相比其在盂肱关节炎良好预后,反肩关节置换术在肱骨近端骨折方面却存在较多的并发症和较高的翻修率。同时,三角肌功能丧失(腋神经损伤或机械性外伤)是反肩关节置换术的禁忌证。局部伴有急性软组织感染、慢性骨髓炎是所有类型关节置换术的绝对禁忌证。

六、髓内钉的固定理念

虽然内固定装置已经取得了显著的进步,但肱骨近端骨折理想的固定技术尚不明确。经皮克氏针固定,虽然手术创伤小,血供保护好,但往往由于担心骨折块移位的风险而不允许患者术后立即活动,关节僵直的风险较高。钢板虽然具有非常强的把持力和成角稳定性,以及对抗肱骨头软骨下骨折的承托,但由于过多的组织剥离,增加了肱骨头缺血性坏死的风险;并由于其是偏心固定,无法解决内侧支撑,增加复位丢失、螺钉切出和钢板断裂的风险。

因此,对于肱骨近端骨折,交锁髓内钉内固定是一种有吸引力的选择。髓内钉可以通过最小限度的软组织剥离提供更好的中轴稳定性。当然,和其他固定方式的目标一样,髓内钉固定的目标是对复位后的骨折提供足够的稳定性,同时允许患肩早期进行功能锻炼,最终使患肩功能和患者生活质量得到明显改善与提高。

肱骨近端骨折顺行髓内钉固定在临床应用已超过40年,其置入技术和髓内钉的结构设计发生了明显的创新和进步。以 Rush 钉为代表的第一代肱骨近端髓内钉,由于无法固定不稳定的骨折块和控制旋转,常继发严重的术后并发症,如髓内钉断裂和退钉、骨折不愈合和畸形愈合。为了对肱骨近端骨折实现提供更好的稳定性,在借鉴下肢锁定髓内钉的设计基础上,肱骨髓内钉的设计也进行了相应改进。Polaris 钉便是第二代肱骨近端髓内钉的代表产品之一。该钉采用的是非扩髓空心设计,主钉的近端有一定外翻角,通过肱骨近端外侧进行置入,其近端配备带体外瞄准器的螺旋形锁定螺钉。然而,其依然不能提供角稳定的固定结构,并不适用于合并严重骨质疏松的患者。因此,只有累及肱骨外科颈的两部分骨折是当时髓内钉的手术适应证。

和前两代髓内钉不同,第三代肱骨近端髓内钉的设计发生了巨大的变化。其设计主要关注的是置入位置和固定效果。首先,髓内钉的进钉点从大结节进钉转变为从肱骨头关节面的顶部正中进钉,这样可以改善进钉点软骨下骨和主钉近端的接触,从而提高了固定的稳定性。其次,第三代髓内钉近端锁定孔可以对大小结节和肱骨头进行固定(图1-10)。带螺纹的近端锁定交锁螺钉设计,增加了螺钉的把持力;同时,近端螺钉尾部增加了用于缝合修复肩袖的设计。最后,更短的髓内钉避免了在透视下徒手钻孔锁定远端交锁螺钉。

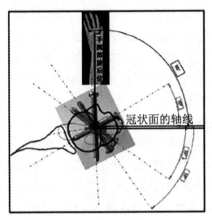

图1-10 近端锁定孔可以对大小结节和肱骨头进行固定

以 Multiloc 髓内钉为例,这是一款专门为肱骨近端骨折设计的髓内稳定装置,其是基于五个原则,即固定结节骨块、支撑肱骨头、角度稳定地锁定横锁钉、置于髓腔中心和关节内的入钉点设计,从而在髓内钉固定骨折过程中只需剥离较少组织,最大限度地保留骨折块的血运;近端固定具有角度稳定性和极佳的固定结节骨块的螺钉方向,能够为结节和肱骨头的固定提供更好的角度稳定性;斜行置入肱骨距螺钉还可以增加存在内侧骨质缺损的骨折稳定性。此外,主钉的直型设计避免了从肩袖腱性部分进钉,并减少了肱骨近端内翻的可能性。

由于第三代肱骨近端髓内钉设计上具有角度稳定固定、直的进钉点、斜行肱骨距螺钉、远端多平面(角度稳定)锁定螺钉的特点,扩大了髓内钉的手术适应证。目前,髓内钉固定的主要手术适应证仍然是两部分骨折中移位的外科颈骨折,尤其是当骨折线向远端延伸至肱骨干时。对于累及肱骨干的肱骨近端骨折采用髓内钉固定时,应注意评估神经损伤情况,术前明确未合并神经损伤(特别是桡神经),术中在骨折复位过程中应警惕神经被卡压在骨折断端。合并大结节骨折的三部分骨折也可以通过髓内钉进行复位固定。此外,髓内钉还可以用于骨不连、畸形愈合的翻修手术及病理性骨折(预防和治疗)。

当然,髓内钉的临床应用也有其局限性。对于累及肱骨头的内翻型四部分骨折和肱骨头劈裂的骨折不推荐采用髓内钉。由于术中确认正确的进钉点需要肩关节后伸至少30°,所以如果患者术前肩关节活动受限明显或僵直(如重度的盂肱关节炎和冷凝肩)时,不推荐选用髓内钉。此外,对于青少年和儿童患者,由于存在骺板损伤的风险,也不推荐选用髓内钉。

七、髓内钉的手术技术

1.术前准备和体位

（1）术前应完成肩关节的影像学评估：肩关节的正侧位片和腋位片。由于行腋位 X 线片时患者带由于剧烈疼痛无法耐受，所以 3D-CT 对肱骨头、大小结节的位置和移位方向评估有着重要价值。此外，还应对腋神经是否损伤进行评估。

（2）在臂丛神经阻滞麻醉或全身麻醉下，患者处于 45°沙滩椅位，头部被固定以避免对臂丛神经的牵拉。患肩下方垫高，患肢位于手术床的外侧并允许后伸 20°~30°，使肱骨头位于肩峰前方，便于确定入钉点。在消毒铺巾前，对整个肩部及肱骨近端区域进行前后位和轴位的透视，以确认手术过程中可以完成肱骨近端的透视。

2.手术入路　采用肩峰前入路进行髓内钉的置入。该切口的体表投影为从肩峰前端向外侧和远端切开皮肤。切口的长度取决于骨折的类型。对于简单的两部分骨折，3cm 的切口长度通常足够。如果术中需要显露和复位大结节，可以向远端适当延长切口。从肩峰前缘向远端分离三角肌 2cm，然后从在三角肌下方向前和后剥离 2cm，注意不要损伤位于三角肌深处的腋神经（图 1-11）。手术结束时，应将切开分离的组织进行细致的缝合修复。

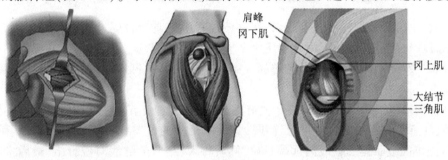

图 1-11　切开三角肌

沿三角肌纤维走行方向锐性切开，向远端和前后方向分离。如有必要可向远端适当延长切口，用于三或四部分肱骨近端骨折显露和复位

3.骨折复位　骨折复位应在确认进钉点和近端开口之前完成。复位应满足以下标准：①关节内的骨折移位完全纠正；②肱骨头无内翻和外翻成角；③肱骨头相对肱骨干的前倾角或后倾角<20°；④任何方向上大小结节骨折块的移位均<3mm；⑤肱骨头和肱骨干之间的移位<5mm。其中最重要的标准是恢复肱骨头和肱骨干的对线对位。

所有的骨折在切开复位前，均应尝试进行闭合手法复位（图 1-12）。这样做可以最大限度地保护断端周围的血供，减少对肱骨头血供的干扰，降低肱骨头缺血坏死的风险。当然，对于不同的骨折类型，其骨折复位方式有很大差异。对于两部分骨折，骨折复位往往比较容易，如果手法复位失败或结果不理想，可以采用克氏针或小的骨撬进行撬拨复位（图 1-13）。

对于累及结节的三部分或四部分骨折，复位相对困难。首先必须恢复肱骨头相对于肩胛盂的位置。当肱骨头解剖复位后，再行处理移位的结节骨折块。大结节的复位质量和重建的稳定性很大程度上决定了患肩关节预后。大结节骨折块的移位>3mm 就会造成机械撞击，改变肩袖的作用力和肩关节的动力学。

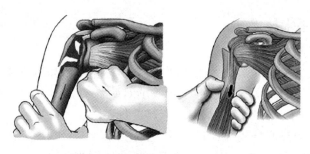

图 1-12 手法复位肱骨近端骨折

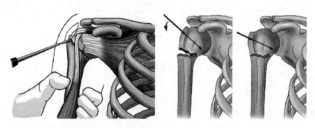

图 1-13 采用骨撬或克氏针对两部分骨折进行撬拨复位

由于大、小结节处的骨质强度有限,在复位过程中应避免过度地用点式复位钳等钳夹,以免加重骨块破碎。克氏针可用于固定结节骨块,但对于严重骨质疏松或结节骨折块粉碎的患者,缝线捆绑缝合可能是更好的选择。牢固的缝线可以将肩袖重建固定在肌腱位于肱骨上的止点。

可以将切口适当向远端延长,便于更好地显露肱骨大、结节。在肩袖附着点的腱性部分预置缝线,注意不要经结节骨块预置缝线。如果肱骨头的位置相对关节盂良好,可利于"蛋壳效应":先将冈上肌腱的缝线向远端牵拉,然后将大、结节的缝线对位打结,最后将冈上肌腱的缝线打结,包裹肱骨头,重建形成肱骨近端的"蛋杯"结构,从而通过复位的肩袖肌腱和肌肉使肱骨头"陷入"盂肱关节得以稳定(图 1-14)。之后,可以使用 1.5~2.0mm 克氏针横向穿过复位后的肱骨头将其固定在肩胛盂上以维持复位。为了增加复位的稳定性,间隔约 2mm 再钻入另一枚克氏针控制肱骨头的旋转。如果肱骨头存在明显的内外翻或旋转移位时,应经骨折线用骨撬对其进行撬拨复位。如果为年轻患者,且肱骨近端骨质良好,也可以采用克氏针对大、小结节和肱骨头进行固定,此时应注意不要造成医源性神经血管损伤。

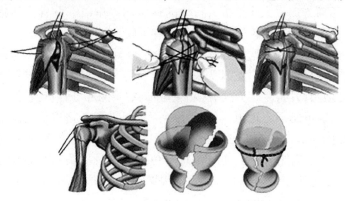

图 1-14 通过"蛋壳效应"复位稳定肱骨近端骨折块

最后,将肱骨干部分与接近解剖复位的肱骨近端进行复位。通常通过简单的牵引和闭合手法复位就可以达到骨折复位目的,但有时也需要插入骨撬进行辅助复位。恢复肱骨近端内侧的支撑结构(肱骨距)是复位成功与否的标志,其对于防止肱骨头内翻移位有着重要意义。复位过程中,必须非常小心,以避免损伤腋神经或肱骨距内侧的旋肱后动脉。在恢复主要骨折块对线的基础上,才能确定正确的髓内钉进钉点。此外,还应将患肢置于中立位,以利于旋转对线,这样可以使肱骨干相对于肱骨头获得正确的旋转对线,完成骨折复位后必须透视下确认。

4.进钉点　髓内钉的进钉点取决于所选用髓内钉的类型。准确的进钉点是后期复位结果满意的前提。临床上常用的肱骨近端髓内钉有直钉和弯钉两种。直钉的进钉点位于肱二头肌后方肱骨头顶点,位于肱骨干正侧位片的解剖轴线上。通过在冈上肌腱性部分的内侧,劈开或切开肌纤维进钉,避免了经肩袖进入肱骨,目的是自中间进入肱骨头,距离关节软骨外侧缘约5mm。弯钉的进钉点位于髓内钉入钉点位于大结节的内侧、结节间沟的外侧。在冈上肌大结节止点肱二头肌肌腱内侧后方1cm处切开冈上肌肌腱,根据肌腱纤维方向做长约2cm的纵向切开。使用缝线或小拉钩牵拉以保护肌腱,显露肱骨头。常见的错误是入钉点太过偏外或偏前,而这都将导致骨折复位不良,因为髓内钉的近端终点不在最佳骨质部位并有可能损伤冈上肌止点,并影响髓内钉的固定强度。

相比弯钉,肱骨近端直钉设计具有很多生物学和生物力学优势(表1-1)。第一,弯钉偏外侧的进钉点会损伤冈上肌的腱性和在大结节的附着处,造成医源性的肩袖损伤。第二,肱骨近端大结节处骨质条件差,在某些严重骨质疏松患者甚至出现松质骨小梁缺失,偏外侧进钉使髓内钉在该区域缺乏足够的把持力。第三,对于三部分和四部分骨折,当采用髓内钉时,偏外侧进钉往往需要经过大结节和肱骨头的骨折线之间,这会影响大结节的复位,甚至加重大结节的损伤。第四,经中轴线插入髓内钉时,近端交锁螺钉的偏心应力会明显减少,螺钉断裂和退出的可能性降低。

表1-1　直型和弯型肱骨近端髓内钉的比较

比较要点	直钉	弯钉
进钉点	肱骨头顶点	肱骨头向大结节移行部
是否经关节面进钉	是	否
和冈上肌关系	经肌腹进钉	经肌腱进钉
和肩袖止点关系	不损伤肩袖附着点	损伤肩袖附着点
在肱骨近端内通道	经大结节骨质薄弱区	经肱骨头骨质良好区
和大结节骨折线关系	不经骨折线进钉,不影响骨折复位固定	常经骨折线进钉,影响大结节的复位固定
肱骨近端的交锁螺钉分布	中轴固定,螺钉分布均匀,便于小结节固定	偏心固定,切除退钉风险低

5.主钉的置入　在透视引导下,将导针从合适的进钉点置入肱骨头颈内,并在肱骨的正侧位确认导针位置良好。然后,以导针为中心,沿冈上肌纤维或腱性部分的长轴切开,显露骨性进钉点,准备近端开口扩髓。开口时,应注意使用软组织保护套筒,避免医源性肩袖损

伤。选择合适直径的主钉,一般选择和髓腔刚好匹配或小于髓腔直径的主钉。如果患者肱骨的髓腔过小,即使采用直径最小的髓内钉也无法插入时,可以采用手动扩髓或选择钢板固定。

将主钉连接在装配架导向器上,连同装配架插入,主钉轻柔地从肱骨头顶点上方进入肱骨。注意一定要将髓内钉尽量贴近坚硬的软骨下骨,因此髓内钉必须进入软骨下 2~3mm。主钉的位置过浅,会导致肩峰下撞击;主钉的位置过深,不但会影响肱骨距螺钉的位置,还会增加腋神经损伤的风险。主钉插入过程中,应手动轻柔地旋入主钉。不要采用锤子暴力直接敲入。此外,前臂必须放置在旋转中立位,后倾导向杆与前臂对齐。这样可以使主钉在肱骨髓腔内获得正确的旋转对线,从而使近端和远端的横锁钉获得准确的定位。

6.锁钉的置入　近端锁钉通常采用瞄准臂置入。螺钉置入的数量取决于髓内钉本身的设计、骨质疏松的程度和骨折粉碎的程度。一般来说,推荐至少置入 3 枚螺钉。以 Multiloc 为例,2 枚锁定螺钉置入大结节处,以相同的方式置入小结节螺钉,完成重建。如有需要,为了从内侧稳定肱骨头,可以在"肱骨距"水平增加第 4 枚螺钉。

近端交锁螺钉注意不要穿透关节面,以免造成对侧关节盂磨损和破坏。骨折复位的优劣、交锁螺钉锁定技术、螺钉的钝头设计及纠正主钉旋转都有利于减少该并发症的发生。肱骨头相对肱骨干过度的后倾或前倾,会导致螺钉分布的异常,增加其穿透或切出的风险。正确的主钉位置对于预防近端螺钉切出至关重要,同时也有利于保护在结节间沟内的肱二头肌长头腱。有些肱骨近端髓内钉采用近端螺钉锁定设计,即当交锁螺钉穿过主钉时,主钉上的聚乙烯锁定装置会"感知"并与其啮合在一起。这种锁定技术应用在主钉上意味着没有必要使用过长的近端螺钉来增加把持力,由于被主钉锁定,短钉(32mm 或 36mm)就足够了,最终降低了螺钉穿出关节的风险,并且避免了退钉的可能。

对于累及大、小结节的粉碎性骨折,其稳定的固定对于维持肱骨头复位有着重要的作用。交锁髓内钉专门为优化结节骨块的固定并为肱骨头提供稳定支撑而设计,它改善了骨质疏松患者肱骨近端骨折后的重建和固定效果。对于骨质量好的大结节骨块,可以直接通过螺钉进行稳定。对于大结节粉碎或骨质疏松患者,缝线固定特别重要,缝合技术详见骨折复位部分。有些交锁螺钉的尾帽预留了孔道,为大、小结节的修复固定做准备。肱骨距螺钉的设计也可以增加髓内钉的稳定性。肱骨距螺钉从侧方向上 135°插入近端内侧,支撑肱骨头前内侧并加强骨折端内侧支撑。对于原始骨折为内翻移位或骨折内侧粉碎的肱骨近端骨折尤其需要使用肱骨距螺钉。

肱骨头后内侧是骨质强度最好的部位。然而,相比锁定钢板技术,髓内钉无法实现对该部位的固定,从而降低了髓内钉对骨折的把持力。因此,Multiloc 髓内钉提出"screw-in-screw"的设计,即通过近端的交锁螺钉的尾端可以再置入螺钉稳定后内侧骨块或提供额外的多平面角稳定性(图 1-15)。

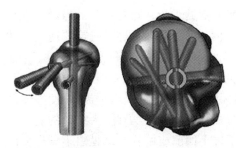

图 1-15　Multiloc 肱骨近端髓内钉的"screw-in-screw"设计

远端交锁螺钉应优先选择多平面稳定或角度稳定固定,这样可以最大限度地减少髓内钉摆动和旋转。当选用短钉时,远端螺钉可通过瞄准器实现置入。如果选用长钉时,远端螺钉常需徒手锁定,此时应注意避免损伤桡神经。远端螺钉一般置入 2 枚,首先插入远端第 1 枚静态锁钉的穿刺套管,以校准钻头钻孔。遵循"同心圆"技术,通过透视确认螺钉的准确位置。远端第 2 枚锁钉确保主钉位于肱骨干的中心。不推荐在主钉远端使用动态锁定,因为上肢骨折端受到的是分离而不是加压(如股骨或胫骨)的力量。

对于简单的两部分骨折,建议先置入远端螺钉,可以在主钉上连接滑锤,利用"反向锤击"为骨折端加压,避免骨折分离移位造成骨折不愈合。然后,通过透视确认骨折端加压及将主钉放置于准确的高度。导向杆确保在加压过程中骨折断端位置正确的对线对位。最后,再置入近端交锁螺钉。

螺钉固定完成后,通过内旋和外旋上肢,多平面透视确认螺钉的位置和骨折的对线对位情况。在动态透视过程中,确认骨折固定是否足够稳定。固定确认无误后,冲洗伤口,修复冈上肌,依次关闭筋膜、皮下和皮肤组织。

八、术后处理

如果固定可靠,建议患者尽早行功能锻炼,避免肩关节僵直。当然,骨折粉碎程度、骨质量、患者的耐受性和顺应性也决定了功能锻炼开始的时机与程度。术后推荐患肢悬吊固定 2~4 周。如果情况允许,术后第 1 天开始被动锻炼和辅助的主动活动。和被动运动相比,笔者更推荐主动的辅助运动,因为被动运动会导致对抗的肌肉不自主收缩,而主动辅助运动则可以放松对抗肌肉。术后 1 个月内,患者可以逐步进行肩关节外展运动,活动范围可逐渐增加至 90°。一般来说,如果骨折愈合,术后 3 个月后允许患者进行负重功能锻炼和体育运动。

九、术后并发症及其防治策略

尽管肱骨近端骨折术后并发症的种类较多,但实际发生率普遍较低。其发生主要归咎于骨折本身的严重程度,手术方式选择是否恰当,手术技术和内置物设计,以及局部的骨质量。由于患者个体因素无法控制,因此合理的手术适应证和内置物选择,以及正确的手术技术是改善患者预后至关重要的因素。常见的并发症包括肱骨头和大结节的缺血性坏死、骨折不愈合、畸形愈合、肩关节僵直、肩袖损伤、感染和内固定失效等。

1.手术技术和内置物相关性并发症　这一类并发症的发生与医师的手术技术和内固定选择方式密切相关。常见的并发症包括骨折复位不良(尤其是肱骨头内翻和大结节移位)、进钉点不正确、肩袖损伤、肩峰下撞击、固定不稳定、近端交锁螺钉穿出关节面或退钉。

肱骨近端的内翻移位畸形常见于合并肱骨粉碎的患者,常会继发近端螺钉的切出,和固定失败。因此,必须重视后内侧皮质支撑的重要性,需要通过骨性接触或肱骨距螺钉重建内侧的支撑,防止内翻畸形。大结节骨折块的复位和固定失败会引起两块独立的肩关节外旋肌(冈下肌和小圆肌)明显的挛缩和萎缩,继发假性肌肉麻痹和肩关节僵硬。相比之下,如果大结节在解剖位置愈合,且无螺钉切出并磨损肩胛盂,即使发生创伤后肱骨头坏死也容易被接受,再次翻修手术的远期预后也会更好。因此,大结节的复位和固定非常重要。

不正确的进钉点常见于过于偏前或偏外。这是由于骨折复位尚未实现便开始进行导针的置入。在错误的进钉点基础上,再次矫正骨折对线对位会非常困难。

肩峰下撞击通常由于内置物位置过高,髓内钉的尾端深度不足突出到肩峰下间隙所致,影响患肢外展角度,造成疼痛。在近端交锁螺钉置入前,需要在正侧位确认髓内钉的深度。另一个造成肩峰下撞击的原因是对大结节没有行良好的固定术,术后向近端移位,引起肩峰撞击。

髓内钉置入需要经过肩袖完成,因此会造成医源性肩袖损伤。这正是因为这一缺陷导致早年髓内钉治疗肱骨近端骨折遭到批评。肩袖缝合修复不当也会加重其损伤。第三代髓内钉直型且埋头的设计优势在于可以通过冈上肌肌腹(而非腱性)部分进钉,减少对肩袖腱性止点的破坏,降低了肩袖损伤的程度和概率。

固定不稳定常是由于骨折粉碎程度,内侧失支撑,严重骨质疏松,螺钉退钉等造成。因此,建议近端至少固定 3 枚螺钉,远端固定 2 枚螺钉。近端交锁螺钉的锁定设计、远端交锁螺钉的多平面设计及肱骨距螺钉都有利于提高固定的稳定性。此外,直型设计的髓内钉,使其通过肱骨头上方骨质坚强的部分进入肱骨,也有利于提高固定稳定。

近端螺钉穿出关节面可能造成肩关节疼痛,并磨损破坏盂肱关节面。一定要术中在透视下多角度仔细检查螺钉长度,并被动活动肩关节确认是否存在异常摩擦或弹响。如果术中或术后发现螺钉穿出关节面,应立即取出长螺钉,必要时更换短的螺钉,减少关节软骨的损伤。

2.肱骨头和结节的缺血性坏死　肱骨头缺血性坏死常因供应关节软骨和软骨下骨的血管遭到破坏所致,继而发生关节塌陷和纤维僵直。个体因素、骨折粉碎程度、手术创伤大小都可能和该病的发生相关。吸烟、酗酒、长期服用激素的患者更易发生肱骨头缺血性坏死。骨折类型(三部分骨折、四部分骨折),内侧骨膜合页不完整更易发生该并发症。手术过程中软组织剥离范围过大同样会增加该病发生的概率。影像学上,X 线片显示肱骨头的硬化、塌陷和吸收;CT 和 MRI 有利于判断缺血坏死的范围和程度。临床上,患者可以表现为患肩疼痛,关节僵直和功能丧失。然而,多数患者却常无症状,且功能预后良好。

对于不合并明显症状的患者,推荐行非手术治疗。当肱骨头缺血坏死合并骨折不愈合时,常提示患肢功能预后不良。当患者出现症状加重且功能较差时,需要考虑行手术治疗。关节置换术是最主要的翻修手术选择。当肩袖完整,大结节位置及愈合良好,且关节盂表面软骨正常,可行肱骨头置换术。当肩袖完整且大结节位置及愈合良好,但关节盂表面软骨损伤严重时,可行全肩关节置换术。在此基础上,如果合并肩袖严重损伤且大结节畸形愈合或不愈合时,可考虑行反肩关节置换术。

大、小结节均可以发生缺血性坏死,影像学检查可表现为吸收、硬化和塌陷。该并发症的出现可能和年龄、骨折粉碎程度相关。结节的血供主要来源于骨膜内血管和经肩袖附着处的穿支血管,因此,骨折粉碎程度越重、骨块移位越明显、年龄越大,这些供应结节的血供就越差。当其发生后,患者常表现为患肩疼痛和功能丧失。目前,尚无有效的治疗方法预防该病的发生。

3.骨折不愈合　骨折不愈合分为两种:肱骨头和肱骨干;肱骨头和结节。这些不愈合较少见,有研究报道,其总体不愈合率只有1.1%,当合并干骺端粉碎和外科颈明显移位时,其不愈合率会相应提高到8%和10%。多种因素都可能导致该并发症的发生,包括患者相关因素、骨折本身的类型及治疗相关因素。采用髓内钉治疗肱骨近端骨折时,如果选用的髓内钉过长或远端直径过大,在进入远端髓腔时受阻导致过早的"锁定"及骨折端的分离,可导致骨不连的发生。这种并发症可通过使用短的、小直径的髓内钉及术中对骨折端加压来避免。

骨不连一旦发生,患者常表现为局部疼痛,关节僵直和功能丧失。通过X线检查一般可以初步确诊。CT和MRI不仅有利进一步明确诊断,还可以判断残余骨量和骨质,关节软骨的损伤情况,以及是否存在潜在的感染风险。这些都有助于医师决定翻修手术的方案。常用的手术方式为切开复位内固定和关节置换。如果术前明确不合并感染,肱骨头的骨量充足,不合并严重的大结节畸形愈合,以及关节面不存在明显的退变和(或)塌陷时,应首先选择切开复位内固定术。否则,应考虑行关节置换术。

4.畸形愈合　肱骨近端畸形愈合可发生于术中复位不良,也可发生于固定不稳定的骨折术后再移位。常见的畸形愈合为肱骨头的旋转和成角,以及大结节向近端和(或)后方移位。当选择髓内钉固定骨折时,常发生肱骨头的内旋内翻畸形,这和缺乏合适的配套设备控制骨折端及髓内钉的旋转有关。当上肢内旋位(患者手部置于腹部)固定骨折,导致肱骨干相对头部内旋位畸形愈合,因此,控制肱骨的后倾和髓内钉的旋转是至关重要的。此外,采用髓内钉治疗三部分和四部分骨折时,大结节的复位固定应引起重视,适当地向远端延长切口显露大结节,并采用正确的缝线复位固定技术对骨块进行有效的固定,对防治肱骨大结节向后方向近端移位尤为重要。

对于老年患者且活动需求低时,患者常可以耐受这些畸形所诱发的症状。然而,对活动需求高的患者或年轻患者,如果发生畸形愈合,会改变肩袖的运动机制,从而继发不能耐受的疼痛和活动受限。对于这类患者,可能需要行翻修手术治疗。术前CT平扫+3D对于明确畸形类型和严重程度有重要的帮助。MRI检查可用于判断肩袖损伤情况及关节软骨和软骨下骨情况。

对于单纯的大结节畸形愈合,可采用肩关节镜手术。此外,也可采用劈开三角肌直视下对大结节畸形矫正。术中确认大结节愈合情况和畸形程度,予以缝线修复固定,如果允许可附加螺钉增加固定强度。同时,需要行肩峰下减压和肩峰成形术,降低撞击风险。对于肱骨头畸形愈合,外翻截骨矫形联合第三代髓内钉或解剖锁定钢板+内侧支撑是常用的畸形矫正手术方式。对于严重的畸形愈合患者,当骨量不足或畸形难以矫正时,可考虑采用关节置换术。值得注意的是,对于畸形愈合,翻修手术的临床预后不确定性较大,应慎重选择,术前进行详细的规划和设计。

5.肩关节僵直　外伤后的肩关节僵直常是多因素作用的结果。关节囊挛缩是最主要的原因,其他因素包括畸形愈合、肩峰下撞击、肩袖损伤、复杂局部疼痛综合征等,也可能造成创伤性肩关节僵直。多数患者表现为外展和外旋活动受限。这些问题在早期可通过加强物理治疗和康复来避免。术后1年以内患肩的功能都有机会获得改善和提高。一旦患者在功能锻炼时出现明显的僵直感,无法再进一步增加活动度,提示可能存在机械性阻挡。这时,需要进行手术干预解决僵直问题。对于不合并畸形愈合的患者,可以在全身麻痹下对僵硬的关节进行手法松解。此时,必须牢记这样做可能会导致内置物松动或骨折。如果手法松解术未能改善患肩功能,建议可行肩关节镜手术,包括镜下行关节内外的松解,肩峰下清理和减压,并取出可疑存在导致肩峰下撞击的内固定物。如果是畸形愈合导致的关节僵直,则需要行截骨矫形手术才能解决关节僵直。所有的患者术后早期可行被动的 CPM 训练,并需要物理治疗师对其康复过程进行严密而长期的随访和指导。

6.感染　由于肩关节周围丰富的血供和良好的软组织覆盖,肱骨近端骨折感染的发生率很低。感染可以发生在术后,也可以出现在行非手术治疗的患者身上。粉碎性骨折、开放性骨折、软组织挫伤严重及高龄都是感染发生的高危因素。除此之外,手术时间过长、软组织剥离过大和术者手术技术不熟练也会增加感染发生的风险。感染一旦发生,应首先明确是浅表感染还是深部感染,是急性期还是慢性期。对于浅表性感染,行局部的清创,并根据细菌培养+药敏结果选用敏感抗生素静脉治疗,可以予以控制和治疗。如果有深部脓肿形成,窦道和死骨出现,则需要取出内固定,彻底清创,占位器置入,并准备行二期翻修手术治疗。如果感染发生在急性期(术后早期),在明确髓内钉固定稳定的前提下,可以尝试先行有限的清创,充分的灌洗引流,并根据细菌培养+药敏结果选用敏感抗生素静脉和口服序贯治疗,有时感染可以控制和治疗。对于慢性期感染,应积极考虑翻修手术计划,即内固定取出,彻底清创,占位器置入,并准备二期手术。

7.异位骨化　肱骨近端骨折的异位骨化发生并不罕见,相关危险因素有推迟手术超过 7 天、软组织损伤程度及中枢神经的损伤。对于高危险性的病例,可以在术后口服吲哚美辛 25mg,每天 3 次,或行局部放疗以预防异位骨化的形成。异位骨化形成后,如果影响患肢运动,必须行二次手术进行松解。

第二节　肱骨干骨折

一、流行病学

肱骨干骨折占全身骨折的 1%~2%,占肱骨骨折的 14%。对年龄 60 岁以下的患者,其发病率未见明显的性别差异。年龄超过 60 岁的患者,80%的骨折见于女性,且随年龄增长其发病率也增加。根据 AO 分型,该病的发病比例为:A 型 63%,B 型 26%,C 型 10%。中段1/3处骨折最常见,近端 1/3 处骨折次之。病理性骨折为 6%~8%,开放性骨折为 2%~5%。肱骨干骨折容易合并桡神经损伤,出现桡神经麻痹,发病率占骨折的 12%。但是,伴随的血管损伤少见,发生率约为 3%;伴随正中神经和尺神经损伤罕见。

二、应用解剖

肱骨干是指位于肱骨大、小结节以远,肱骨髁上以近之间的部分。在横断面上髓腔呈现一个自上而下的过渡形态:上端呈不规则的圆形;中段呈一顶角朝前的三角形,分为前内侧面、前外侧面和后侧面;远端逐渐变得扁平。桡神经沟位于肱骨中部后面,自内上斜向外下走行,内有桡神经、肱深血管走行。肱骨干的血供来自旋肱后动脉和肱深动脉的分支,主要营养动脉在肱骨中远段进入骨干。

丰富的肌肉组织包裹在肱骨干周围,分布于前、后两个间室内。前间室内肌肉主要用于屈肘,包括肱二头肌、肱肌和肱桡肌。后间室内肌肉主要作用为伸肘,包括肱三头肌的长头、内侧头和外侧头。肱骨近端的肌肉主要为胸大肌、大圆肌、背阔肌和三角肌。这些肌肉不同的附着点对于理解骨折移位的方式有重要作用。以肱骨干近端骨折为例,骨折移位常表现为近端部分内收移位(胸大肌、大圆肌和背阔肌),远端部分外展短缩移位(三角肌)。

肱骨干周围分布着大量的神经血管,任何手术操作时都应予以小心保护。桡神经位于肱三头肌内、外侧头之间走行,在肱骨中下 1/3 交界处穿出外侧肌间隔(肱骨外上髁以近 10~15cm)进入前间室,在此处桡神经位置较为固定,因此肱骨中下 1/3 部分的骨折移位容易造成桡神经损伤。肱动脉和正中神经伴行在前间室的内侧。尺神经在肱骨内上髁以近约 8cm 处穿入后间室。肌皮神经也位于前间室内,肌支穿入肱肌支配其运动,感觉支经肱肌表面向远端走行于肘前。前后方向置入髓内钉远端交锁螺钉时,肌皮神经的感觉支容易发生医源性损伤。

三、损伤机制和临床评估

1.损伤机制　交通事故和跌倒是导致肱骨干骨折发生的最主要原因。年轻人多为车祸等高能量损伤所致,老年人多为跌倒等低能量所致。根据暴力方式不同,分为直接暴力和间接暴力。直接暴力多为高能量损伤,如直接打击、机械挤压、火器伤等;骨折粉碎程度高,骨折块间常有软组织卡压,影响骨折复位和愈合。间接暴力包括运动损伤(如扭曲机制的摔跤运动)、跌倒(手或肘着地伴有身体的旋转)和投掷(肌肉过度牵拉);此种暴力多导致螺旋形或斜形骨折,骨折块间常有软组织卡压,影响骨折复位和愈合。

2.临床评估　意识清醒的患者能够准确地描述其受伤机制,引导医师进行下一步的诊断和处理。其典型的临床表现为局部剧烈的疼痛,患肢的肿胀和畸形、肢体短缩。患者常用健侧上肢支撑保护患侧,以减轻症状。除此之外,还应仔细评估血管和神经损伤情况。检查尺、桡动脉搏动,与健侧对比,判断血管是否损伤,必要时行多普勒动脉超声检查。检查手部虎口区感觉、腕背伸和拇指背伸功能来评估桡神经是否损伤。在行手法复位前及手法复位后,均应仔细评估桡神经是否损伤,避免在复位过程中桡神经卡在骨块之间。尤其是高暴力损伤所致的粉碎性骨折,应评估皮肤软组织情况(包括腋窝),明确是否存在开放性骨折。对于低暴力损伤和轻微外伤所致的骨折,应明确区分是骨质疏松性骨折还是病理性骨折。详细的病史,包括并发症、内科用药情况、既往肿瘤病史、手术史和嗜烟酒病史,有利于疾病的进一步诊断。

对于多发伤的患者,常合并其他脏器的损伤,使患者处于昏迷状态,无法配合检查以明确骨折及其合并损伤情况。患肢远端的动脉搏动、皮温和毛细血管充盈情况有利于间接判断是否合并血管损伤。但对于神经损伤,缺乏有效的方法进行评估。总体来说,对这类患者应遵循高级创伤生命支持(ATIS)的治疗原则,在全身情况稳定后再行肱骨干骨折的治疗。在此期间,上臂石膏外固定对于患者非常重要。

3.影像学评估　肱骨的正侧位 X 线片对于肱骨干骨折诊断是必要的。X 线片应包括患侧肩、肘关节,以便排除骨干外部位的骨折或伴随肘关节损伤(如鹰嘴骨折),评估骨折移位、短缩及粉碎程度。如果前臂肿胀或骨折不稳定,则需拍摄前臂影像来确定是否存在漂浮肘损伤(如同侧的肱骨干骨折合并前臂双骨折)。如果骨折线累及邻近关节,CT 平扫+三维重建有助于关节内骨折的评估。骨扫描和 MRI,多用于排除病理性骨折。对于怀疑血管损伤的患者,应行血管多普勒超声明确诊断,必要时行血管造影术。当怀疑神经损伤时,局部的神经超声可以初步判断神经的连续性及其骨折断端之间的关系;肌电图检查可用于神经损伤的诊断、随访和预后评估。

四、骨折分型

目前对于长骨干的骨折多采用 AO/OTA 分型。该分型为全身系统性分型,前一位阿拉伯数字代表骨的编号,第二位阿拉伯数字代表长骨的近端、骨干、远端。进而根据骨折的形态分为 A、B、C 三个基本类型(图 1-16):①A 型为简单骨折,仅有 1 条骨折线,其中 A1 型为螺旋形骨折,A2 型为斜形骨折,A3 型为横形骨折;②B 型为楔形骨折,有 3 个以上的骨折块,复位后主要骨块之间有接触,其中 B1 型存在螺旋楔形骨片,B2 型存在折弯楔形骨片,B3 型存在碎裂楔形骨片;③C 型为复杂骨折,有 3 个以上的骨折块,复位后主要骨块之间没有接触,其中 C1 型两端的主骨块为螺旋形骨折,C2 型为多节段骨折,C3 为不规则形的粉碎性骨折。

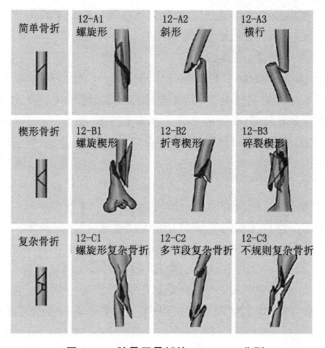

图 1-16 肱骨干骨折的 AO/OTA 分型

也有学者认为 AO 分型过于烦琐,不利于提高日常临床工作的效率。因此,Gamavos 提出了新的分型系统(图 1-17),该分型适用于所有的长骨干性骨折。根据骨折线的解剖位置分为 P(proximal,近端)、M(middle,中部)、D(distal,远端)。根据骨折线是否累及临近关节,标记为 J(joint,关节)。不同的骨折形态,也有不同的标记。S(simple)为简单骨折,包括 T(transverse 或 oblique,横行或斜行)和 S(spiral,螺旋形);I(intermediate)为中间 1~2 块蝶形骨块;C(complex)为至少 3 块蝶形骨块或严重粉碎性骨折。

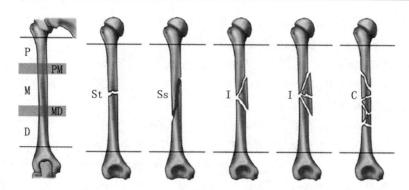

图1-17　Gamnavos分型系统

五、治疗原则

肱骨干周围肌肉丰富,血供良好,该部位的骨折对于一定程度的成角、旋转、短缩畸形都可以通过临近关节的活动加以代偿,因此大多数肱骨干骨折可以通过非手术治疗获得良好的疗效。非手术治疗推荐使用"U"形支具夹板固定,三角巾悬吊贴胸固定;合并桡神经麻痹时,前臂及腕部也应同时固定于功能位;如果存在骨折内翻畸形时,可以在患肢和胸壁之间置入三角枕,使患肢外展位固定。

肱骨干骨折的绝对手术指征包括:①难以复位或复位后难以维持复位,即短缩>3cm,旋转畸形>30°,成角畸形>20°;②贯穿伤导致骨折合并神经损伤;③肱骨干骨折合并动脉或神经损伤;④骨筋膜室综合征;⑤肱骨干骨不连;⑥双侧肱骨干骨折或多发伤,漂浮肘;⑦骨折线延伸至临近关节;⑧桡神经麻痹出现进行加重或石膏固定后新发的桡神经麻痹;⑨病理性骨折。相对手术指征包括:①开放性骨折;②累及肱骨近端的长斜形骨折;③多段骨折;④肥胖或巨乳患者;⑤假体周围骨折;⑥短斜形和横形骨折。当骨折线位于三角肌止点以近时,其骨折类型常为螺旋形粉碎性骨折,骨折近端外翻向内成角移位,远端向近端短缩移位。对于这种为肱骨干近1/3的骨折,由于临近肌肉的牵拉常导致断端没有足够的接触,研究显示手术治疗相比非手术治疗对该类型骨折能获得更好的临床预后。手术的目的是纠正肱骨干旋转、短缩及成角畸形,恢复血供及神经的连续性。常用的手术方式包括钢板、髓内钉和外固定架。

六、髓内钉的固定理念

和髓内钉在股骨和胫骨成功应用有所不同,肱骨干骨折髓内钉固定虽然临床应用已经数十年,仍然存在较多争议。这主要是因为肱骨干所承载的外力主要是旋转应力,和下肢长骨轴线负荷为主的应力截然不同,而髓内钉最大的缺点便是抗旋转能力不足。此外,进钉时需要经过关节腔,并且对肩关节、肘关节的肌肉肌腱动力装置损伤较大,使患者术后出现关节周围疼痛僵直,影响患肢预后。

Kuntscher教授,作为现代髓内钉之父,最早推出肱骨干髓内钉,并报道了一系列成功的病例。随后,Rush-Pins钉、Hackethal钉和Ender钉也陆续应用于临床。然而,由于这些髓内钉都是非交锁固定设计,其没有抗旋转能力,造成很多严重的术后并发症。髓内钉向临近关节移位,突入关节影响关节活动;抗旋转稳定性不足,导致骨折延迟愈合/不愈合率明显增加。20世纪80年代,第一款肱骨干交锁髓内钉——Seidel钉开始应用于临床,这是一种扩髓顺行髓内钉。但其远端阻挡机制常失效和扩髓继发的严重肩袖破坏很快受到临床医师的质疑。为了改进锁定机制，膨胀髓内钉开始用于肱骨干骨折，但生物力学显示这种设计并没有提高髓内钉的抗旋转稳定性，同时还增加了髓内钉取出的难度。因此，该型髓内钉很快退出了肱骨干骨折中的应用。20世纪90年代以后，非扩髓交锁髓内钉开始广泛应用于临床，并获得了满意的临床预后。

相比其他治疗手段，非扩髓交锁髓内钉有其独特的优势。外固定架虽然具有微创、骨折断端干扰小的优点，但该技术存在复位效果差、稳定性不足和患者佩戴不适等问题，因此，外固定架仅推荐用于严重的开放性骨折和慢性骨髓炎。长期以来，对于很多骨科医师，锁定钢板技术是首选治疗方式。其具有良好的力学稳定性(尤其是抗旋转稳定性)，且容易实现骨折复位，适合大多数需要手术的肱骨干骨折。当然，手术创伤大、切口长、组织剥离范围广和桡神经损伤风险都是其不足之处。而髓内钉技术具有良好的生物力学和生物学优势，其微创性和骨折断端不显露的特点大大减小了手术创伤，同时其所能提供的力学强度要明显优于外固定架。

当然，髓内钉也有一定的局限性和不足。其主要和以下四个因素相关：①肱骨干的解剖结构特点：肱骨干髓腔的形态个体差异大，青少年和儿童的肱骨干远1/3髓腔可能不存在或狭窄，有些成年人群髓腔发育狭窄，从而限制了髓内钉的应用；②骨折的位置：早年的非扩髓交锁髓内钉只适用于单纯的肱骨干骨折(肱骨头下3cm至鹰嘴窝上5cm的区域)。新一代的髓内钉通过改进近端交锁螺钉的设计，将其变成多平面交锁或螺旋刀片交锁螺钉，使髓内钉能够同时完成对肱骨干和肱骨近端骨折的固定；③骨折的形态：对于横形骨折，通过髓内钉回敲进行断端加压可以提高骨折固定的力学稳定性，同时增加骨折愈合概率。但是，对合并移位明显长螺旋骨块的肱骨干骨折，髓内钉和该螺旋骨块在较长的距离没有接触，并且也不能为该种类型的骨折提供更有效的力学稳定性。因此，采用髓内钉治疗这种形态骨折时需要辅助其他固定措施(如环扎或钢板)增加骨断端接触和稳定性；④骨质量：当骨折合并明显的骨质量下降时，增宽的髓腔和变薄的皮质骨会增加髓内钉的摆动和降低交锁螺钉的把持力。选用更大直径的髓内钉并配合多平面角锁定螺钉可以克服该问题。

肱骨干髓内钉技术包括顺行和逆行两种，明确各自的不足和缺陷有利于合理地选择相应的技术。肩部疼痛及肩关节功能障碍是顺行髓内钉的主要并发症。顺行髓内钉的进钉点需要在肩关节内操作，锐性切开、近端开口和扩髓时不可避免损伤冈上肌肌腱及肩峰下滑膜囊，造成肩袖及周围组织损伤，甚至有时会发生大结节骨折。此外，髓内钉尾端埋入深度不足，会造成术后肩峰下撞击综合征，加重肩袖损伤。只要术中避免粗暴，保证钉尾位于关节面下0.5cm及锁钉牢靠不致钉尾上浮，顺行髓内钉术后对肩关节功能的影响能够在可接受的范围之内。当然，由于顺行髓内钉治疗肱骨干骨折可导致肩关节功能障碍，因此有学者推荐用逆行髓内钉。逆行髓内钉经后方入路进钉，局部解剖简单，无重要的血管神经等组织，不易造成损伤，有利于肩、肘关节早期功能锻炼。需要注意的是，进钉点骨皮质边缘的应力增高，操作不当可造成皮质劈裂、对侧皮质穿破、踝上骨折等严重并发症。总体来说，顺行髓内钉多用于年轻患者，或髓腔狭窄的患者；逆行髓内钉多用于髓腔宽大的患者，或之前存在明显肩关节疾病的患者。

除了新鲜骨折外，髓内钉在病理性骨折和骨不连上也有重要的应用价值。髓内钉固定主要适用于非原发性骨肿瘤引起的已发生或即将发生的病理性肱骨干骨折，这种转移应表现为广泛浸润的病灶。作为一种姑息性治疗手段,髓内钉固定具有手术创伤小、手术时间短和患者耐受性好的优点,主要目的在于缓解疼痛和提高生活质量。而对原发性肿瘤和单发孤立的转移病灶,不推荐使用髓内钉固定。当采用髓内钉固定病理性骨折时,应用更长和更粗的髓内钉,同时尽可能在非肿瘤区域用多平面交锁固定。对于肱骨干骨折不愈合,既往常采用钢板固定,并取得良好的临床预后。但是,过大的手术创伤和软组织剥离会对患肢功能的愈合造成负面影响。随着多平面非扩髓交锁髓内钉成功应用于临床,其所能提供的更好的力学稳定性和微创性,使髓内钉在肱骨干骨不连的治疗中占有一席之地。髓内钉主要适用于非手术治疗失败和髓内钉术后的肥大型骨不连。选择粗的髓内钉联合断端加压有利于促进骨折愈合。此外,对于一些萎缩型骨不连,通过有限的断端显露、清理和植骨,再联合髓内钉固定也可以取得成功。

总之,对于绝大多数的肱骨干骨折(无论开放性还是闭合性),均可以采用髓内钉进行固定。此外,髓内钉还可用于肱骨干骨折延迟愈合和不愈合及转移性病理性骨折。

七、髓内钉的手术技术

1.顺行髓内钉技术

(1)术前准备、体位、手术入路和进钉点:参考肱骨近端骨折手术技术部分。

(2)主钉的置入:当透视下确认导针位置正确后,沿克氏针导针置入尖锥或空心钻,在肱骨近端皮质开口。为了让圆头导针更容易通过骨折断端,可以适当将其前端折弯,这样可以通过改变导针的方向,在透视下通过骨折断端。如果复位有困难,可以在骨折断端外侧切开一小口,置入一把 Kocher 钳,协助控制骨折断端方向,将导针置入骨折远端髓腔。髓内钉末端位于肱骨远端 16mm 以上,否则有可能损伤远端骨皮质,甚至误入鹰嘴窝。随后,测量髓内钉长度,应选择尽可能长的髓内钉。沿导针徒手插入髓内钉,此步骤严禁锤击打入,否则有入钉点及其他部位发生医源性骨折的危险。插入髓内钉后应透视确定髓内钉尾端的位置,因为髓内钉完成远端固定后可适当回敲,但必须将髓内钉尾端完全插入肱骨大结节顶点水平以下。

主钉置入过程中应注意以下几点。

1)术前明确髓腔大小,尤其是肱骨干中远端:这是因为对于一些人群(尤其是儿童和青少年),其肱骨干远 1/3 常不存在髓腔或其直径过小不能通过髓内钉。

2)术前应仔细评估桡神经损伤情况:桡神经是肱骨干骨折中最常合并的神经损伤情况,由于其在肱骨干中远 1/3 交界处穿入肌间隔到达上臂前方间室,桡神经在该位置固定,不能耐受过度牵拉和旋转。如果术前不合并桡神经损伤,术中一定要避免过牵或旋转过度,提示助手稳定肱骨干远端骨折块。

3)髓内钉直径的选择:一般推荐选择小于接近髓腔直径的髓内钉,不推荐进行扩髓。这是因为扩髓会加重肩袖损伤的风险,同时可能会损伤嵌顿在骨折块间的桡神经。

4)髓内钉长度的选择:应选择尽可能长的髓内钉,以便为骨折提供更好的稳定性。

5)骨折复位:对于大多数的肱骨干骨折,适当手法牵引复位,初步恢复成角、旋转移位之后,即可以实现髓内钉的置入;对于一些合并大的蝶形骨块的骨折,通过小切口显露骨折断端,通过复位钳或环扎提供更好的骨折复位和稳定性。

6)髓内钉近端的深度控制:没入大结节皮质为佳,可避免髓内钉撞击肩峰,影响肩关节功能。如果先锁远端锁定螺钉、断端回敲技术实现断端加压,切记远端锁定以前,髓内钉插入深度一定没入大结节稍多,为断端回敲、加压留有余地,否则髓内钉近端会突出大结节皮质。即使髓内钉不超过肩袖表面,也会影响肩关节功能。

(3)交锁螺钉的置入:远端交锁螺钉一般采用徒手锁定。调整 C 形臂为垂直位投射,并将影像接收器表面铺无菌巾单,贴近手术台,升高至肩关节水平将上臂平放于影像接收器上;保持肱骨滑车、髓内钉手持在水平位,通过调整上臂位置,使用髓内钉远端钉孔为正圆形;由前向后,切开皮肤后用止血钳分离软组织直到骨表面,使用尖头的克氏针,透视下调整钻的方向钻孔;多角度透视确认克氏针穿过螺钉孔,拔出克氏针,拧入锁定螺钉。螺钉拧入前,应将其尾部拴一根缝线,避免螺钉脱落进入肌肉软组织,导致找寻困难。当然,还有一些公司的配套器械中,其改锥远端和螺钉存在自锁功能,也可以避免螺钉脱落。

在近端交锁螺钉置入前,应再次在透视下进一步调整骨折复位情况,注意对比骨折近端、远端骨皮质厚度,骨皮质厚度不同意味着旋转畸形没有恢复。通过控制和调整前臂、髓内钉手柄的角度,进一步矫正旋转移位。完成复位后,用滑锤轻轻回敲插入手柄,使骨折断端接触并加压。确定髓内钉尾端位置完全没入大结节顶端,在手柄上连接瞄准器,通过瞄准器锁定近端螺钉。根据髓内钉末端的位置,决定需要的尾帽长度。近端交锁螺钉置入时,其钉尾应尽可能没入骨皮质水平。越靠近端的锁钉,如果其拧入过浅,也会造成肩峰撞击。此外,还应注意保护腋神经和旋肱后动脉,避免医源性损伤。最后,近端锁钉长度应避免穿透关节面,进入盂肱关节,造成关节磨损和术后疼痛。

2.顺行髓内钉技术　由于顺行髓内钉置入过程经过肩关节,常会导致患肩疼痛,而逆行穿钉对肩袖和肱骨下区无影响,因此有些临床医师建议采用逆行髓内钉技术。同时,肱骨内外侧髁相对于肱骨干远端不在一个平面上,这为肱骨干逆行髓内钉置入提供了重要的解剖学基础。髓内钉可以经髁间窝近端背侧(肘关节囊外)逆行置入。值得注意的是,逆行置钉存在肱骨髁上医源性骨折的风险,进钉点的骨窗需要扩展至 10mm,长 20mm,以预防医源性骨折。进钉点上方之骨的完整性对逆行插入髓内钉十分重要,所用髓内钉越硬,所需完整骨的长度越长,这一点常限制了逆行插入技术的应用。因此,在实际应用时,通常选用直径较细的、弹性大的髓内钉,以适应非线性入路的特点。

(1)术前准备和体位:患者取俯卧位或侧卧位。放置透 X 线的上臂支架,患肢外展 90°,并予以上臂支架支持。前臂屈曲 90°悬吊在上臂支架外缘上方。C 形臂 X 线机放置在手术床头侧,以便通过旋转 C 形臂 X 线机获得整个肱骨的前后位和侧位像。

(2)手术入路:自鹰嘴尖部向近端延长,做 6~8cm 的纵向切口。沿肱三头肌纤维方向正中分开肱三头肌的腱性和肌肉部分,从而显露鹰嘴窝近端的三角形骨性结构。该三角形区域位于肘关节囊外,是逆行髓内钉的进钉点。

(3)进钉点:进钉点紧靠鹰嘴窝的近端缘约 2.5cm。首先,垂直于背侧骨皮质钻 3 个孔,形成一个小的三角形。然后,使用圆锥形骨凿以 3 个孔为边界去除背侧皮质。接着,用开口钻进行扩口,钻的方向从垂直于皮质逐渐转向水平方向,最终和髓腔方向一致。最后,要在肱骨后方皮质做一个 10mm×20mm 的椭圆形开口,作为髓内钉的入点。如果进钉点太偏向远端,有可能会破坏肘关节囊,增加异位骨化的风险,从而导致肘关节伸直困难。

(4)主钉的置入:逆行髓内钉从鹰嘴窝以近开始,止于肱骨外科颈水平,一般短于顺行髓内钉所需长度。和顺行髓内钉一样,应徒手旋转轻柔地插入髓内钉主钉。如果进钉点开口过小或髓内钉的直径选择过大,会导致骨裂甚至肱骨髁上骨折。如果在轻柔地旋转主钉置入过程中存在明显的阻力,建议更换直径小的髓内钉或重新开口和扩髓。推荐手动使用弹性髓腔锉进行扩髓,避免穿透前方皮质。当髓内钉到达骨折断端远端时,在术中透视下手法复位骨折即可实现髓内钉通过顺利骨折断端,到达近端骨折块。对于合并移位的陈旧性骨折,应有限切开复位,探查并保护神经。髓内钉末端应在鹰嘴窝上 1~2cm。对于粉碎性骨折,应注意过度牵拉会造成断端分离,导致骨折延迟愈合或不愈合。

(5)交锁螺钉的置入:远、近端交锁螺钉的存在对于控制骨折端的旋转不稳有着重要作用。推荐远、近端采用静力锁定,各置入 2 枚螺钉。首先置入的是近端交锁螺钉,应注意保护腋神经,避免损伤。远端螺钉通过瞄准臂从后向前置入。

八、术后处理

术后应立即评估桡神经情况,明确其是否在术中发生损伤。术后一般不需要三角巾悬吊固定患肢。应尽早进行患侧肩关节被动屈曲外展运动,以及肘关节被动屈伸功能锻炼。相应的主动活动应在术后 10~15 天开始,旋转运动应在明确出现骨折愈合迹象以后再进行。如果患者合并多发伤时,康复治疗计划应根据患者的一般情况和并发症进行相应调整。术后每 2 周复查 X 线,明确是否骨折愈合。通常术后 6~8 周骨折就已经愈合,术后 3 个月患者可以获得良好的功能预后。

九、术后并发症及其防治策略

肱骨干骨折髓内钉术后并发症可分成两大类:①与骨折直接相关的并发症,包括骨折不愈合、感染和神经损伤;②髓内钉相关并发症,包括继发于交锁螺钉固定的血管神经损伤、顺行髓内钉尾部所致的肩关节撞击综合征、交锁螺钉的退钉、医源性骨折等。

1.肩痛及肩关节活动受限 肩痛是顺行髓内钉的最常见并发症。其原因包括采用外侧经三角肌入路导致的肩轴损伤,或髓内钉近端未完全埋入骨皮质的肩部撞击。肩关节活动与髓内钉插入路径有关。顺行插入直钉时,其进钉点位于肱骨头关节面,常损伤肩轴和肱骨头外侧关节面,所以肩关节活动面会受到不同程度限制。而顺行插入弧形钉时,进钉点位于大结节内侧,虽然不侵犯关节面,但是会损伤冈上肌腱,导致肩关节疼痛和活动受限。带锁髓内钉治疗肱骨骨折后肩关节的恢复因人而异,有些患者术后短时间即可完全恢复肩关节活动,有些患者术后则需半年左右方可恢复肩关节功能。最终恢复的程度和速度在很大程度上取决于原发性创伤的轻重,而与髓内钉技术本身无明显关系。

2.医源性骨折 医源性骨折包括入点处骨折劈裂、髓内钉穿出骨髓腔、锁钉时劈裂。骨质劈裂在顺行和逆行髓内钉中均可发生。例如,顺行进钉时,进钉点距大结节较远外侧骨皮质开窗,置钉时可撞击对侧骨皮质造成骨折;逆行进钉时,进钉开口不足或方向和髓腔方向不一致时,也可能造成肱骨髁上骨折。仔细选择进钉入点可避免发生此类并发症。髓内钉穿出骨髓腔可发生于粉碎性骨折和骨质疏松症患者。前者因为粉碎性骨折,常可致骨折部位塌陷,这样髓内钉可经骨折端穿出髓腔。后者因为骨质疏松骨皮质变薄,在主钉置入时主钉远端在骨皮质遇到阻力仍继续暴力插钉,可穿破骨皮质。避免此类问题发生,可选择直径小的髓内钉,并在主钉置入有阻力时应将髓内钉稍稍退出并改变方向后,再行主钉置入。

3.桡神经麻痹 桡神经麻痹的发病率约为 11.8%,多发生于肱骨中下 1/3。桡神经麻痹常发生在受伤当时,由神经挫伤、牵拉伤导致,还可以发生在闭合或切开治疗过程中。横断和长螺旋形骨折多见,斜行和粉碎性骨折少见。约88.1%的桡神经麻痹最终可以恢复,其中神经自主恢复的比例约70%,且多见于低暴力损伤。应用髓内钉治疗肱骨干骨折,特别是中、下1/3骨折,应减少复位次数和掌握准确的远端徒手锁定技术,可以避免神经损伤的发生。

4.骨折不愈合　肱骨干骨折非手术治疗后骨不连的发生率为1%～10%,手术后骨不连的发生率为10%～15%。从发病率的差异可以推断出,对于肱骨干骨折准确把握手术适应证才能从根本上降低骨折不愈合的发生。开放性骨折、粉碎性骨折、多段骨折、简单横形骨折和严重多发伤患者都是骨折不愈合发生的危险因素。手术后骨折不愈合的发生常与手术技术错误及内固定选择错误密切相关。以髓内钉为例,肱骨干骨折所承载的旋转负荷明显高于轴向负荷,因此髓内钉的抗旋转能力不足是骨不连发生的最主要因素;其次,对于简单横断和短斜形骨折,骨折断端分离移位和加压不足也是骨不连发生常见原因之一;最后,对于一些特殊类型的骨折,如长螺旋形骨折,髓内钉既不能改善骨折复位,而且髓内钉-骨接触界面不充分还会降低固定的力学稳定性,也会增加骨不连发生的概率。一旦骨不连发生,应根据骨不连的类型、部位,骨缺损程度和先前治疗方式,选择合适的翻修手术方式。提高断端力学稳定性、改善骨折愈合环境、消除断端间隙及增加断端接触才能最大限度地提高骨折愈合率。

第二章　股骨骨折

第一节　股骨转子间骨折

一、流行病学

随着人口老龄化的加重,髋部骨折逐渐成为一种严重的公共卫生问题。其发生率在全球范围内持续增加。在美国,髋部骨折已成为创伤骨科中发病率最高的疾病,每年有超过 25 万患者,其相应的医疗费用支出每年高达 100 亿美元;在未来的 30 年,这一支出将翻倍。全世界范围内估计,到 2025 年将有 260 万髋部骨折患者,而到 2050 年这一人数将达到 450 万。因亚洲人口众多,2025—2050 年期间,将有近一半的髋部骨折人数发生在亚洲国家。

股骨转子间骨折是发生在股骨近端大小转子之间的骨折,占股骨骨折的 24.56%,占股骨近端骨折的 50%。其作为髋部骨折的最重要组成部分,具有极高的致死率及致残率。骨折后 1 个月内病死率 10%~13.3%,1 年内病死率 22%~29%。存活者仅 50%~60% 患者能恢复伤前行走水平,10%~15% 仅能室内活动,20% 患者终身丧失活动能力。

为了降低该病的病死率和病残率,减少庞大的医疗支出,应清楚地认知该骨折发生的危险因素。一般来说,其常见的危险因素包括年龄、性别、种族、内科并发症和骨密度。90% 的股骨转子间骨折发生于 65 岁以上的老年人,平均发病年龄为 66~76 岁。有研究发现,超过 50 岁以后,随着年龄增长,每 10 年该病的发病率会翻倍。性别同样也是其中一个重要的危险因素,超过 65 岁的患者中,男女发病比例为 1∶(2~8),女性的高发病率与绝经后骨骼的代谢异常密切相关。此外,重度骨质疏松和骨折的发病率正相关。研究发现,当骨密度 >1.0g/cm² 时很少发生转子间骨折,而当骨密度 <0.6g/cm² 时,其发病率为 16.6%。和髋部骨折的另一种类型——股骨颈骨折相比,股骨转子间骨折的患者年龄平均偏大,合并的内科疾病偏多。过多的内科疾病会导致老年患者骨质量下降,跌倒时保护性反应不足,以及髋周肌肉软组织的缓冲下降,这些都会增加股骨转子间骨折的风险。

二、应用解剖

股骨转子间骨折是位于股骨颈和股骨干之间的骨折,该区域是力学传导重要的组成部分。其内紧密的骨小梁结构为力学传导提供支撑,并耐受强大的张应力和压应力。Ward 最早描述股骨近端的骨小梁结构:①主要压力骨小梁,起自内侧股骨距止于股骨头的上方;②主要张力骨小梁,起自股骨头凹区域止于股骨大转子外侧缘;③次要压力骨小梁,起自小转子止于大转子;④次要张力骨小梁,起自股骨颈基底中间部分止于股骨大转子外侧缘;⑤股骨大转子本身有独立的骨小梁结构。因此,相比对压应力的良好耐受,该部位对张应力的耐受较差,从而使得局部在接受外力刺激时骨折会沿最小承受能力的部位发生。这也就是转子间骨折的发病基础。而逆转子间骨折的发生是因为该部位是骨小梁结构和髓腔结构的交界区域。

转子间骨折的稳定性取决于股骨近端后内侧皮质和外侧壁的完整性。首先，股骨近端后内侧皮质起主要作用的结构是股骨距。该结构位于股骨颈与股骨干连接部的后内侧，由多层致密的纵行骨板构成，是股骨近端负重系统的重要组成部分，被称为"真性股骨颈"的基石。它能够对由股骨转子部的骨小梁与股骨头部的骨小梁组成三角吊臂样结构起到内侧支撑作用。如果股骨距保持完整且对位正常，则该类型的骨折稳定性较好；如果股骨距断裂、分离或小转子骨折块较大，意味着骨折不稳定。其次，外侧壁的完整性对于骨折稳定性也非常重要，其是由次要骨小梁和大转子骨小梁结构交错支撑构成，起到承托股骨头和对抗髋部强大的内翻应力的作用。外侧壁的完整与否，不仅决定了骨折的稳定性，而且决定了内置物的选择。髓外固定系统的手术禁忌证正是外侧壁的不完整。髓内固定系统则可以通过其近端粗大的金属结构，重建外侧壁，提高固定的稳定性。

然而，股骨转子间的独特解剖结构，使其骨折愈合率很高。这是因为：①该骨折为关节囊外骨折，股骨头供血很少受到影响；②该部位以松质骨结构为主，愈合能力强；③该部位的血供由旋股内侧动脉和旋股外侧动脉的分支供应，血运丰富；④髓内钉技术对其周围软组织干扰小，且不对骨膜进行剥离。因此，与股骨颈骨折不同，转子间骨折发生骨不连和股骨头坏死的概率很低。

股骨近端有大量的肌肉附着，不同肌肉群会产生不同方向的牵拉力，从而导致不同的骨折移位方式。髂腰肌附着在小转子上，产生屈曲、外旋的牵拉力。臀中肌、臀小肌分别附着于大转子后方和前方，产生外展的牵拉力。长收肌、短收肌、大收肌和股薄肌构成髋部内收肌群，产生内收和内翻的牵拉力。外旋肌群(梨状肌、上下孖肌、内外闭孔肌、股四头肌)附着于转子间区域，产生外旋牵拉力。所有的肌肉牵拉力都会导致股骨短缩畸形。明确这些肌肉的牵拉方式，有助于术中选用有效的间接和直接复位方式。

三、损伤机制和临床评估

1.损伤机制　绝大多数股骨转子间骨折的损伤机制为低能量损伤。跌倒是导致该骨折发生的最主要原因，约占90%。年龄的增长会使老年人容易跌倒，而视力下降、肌力减弱、反应能力下降、心脑血管意外又增加了跌倒发生的概率。有时，跌倒时患者由于应激反应引起肌肉紧张，也会导致骨折发生。臀中肌和臀小肌强力收缩会导致大转子部位骨折；髂腰肌强烈收缩会导致小转子撕脱性骨折。

对于年轻患者，如果发生转子间骨折，多为高能量损伤，如车祸伤、高坠伤等。高能量损伤会导致明显的软组织损伤(如 Morel-Lavallee 损伤)或合并其他部位的骨折。应根据不同类型的高能量损伤类型，对患者进行全面的评估。

2.临床评估　临床评估应包括局部评估和全身评估。外伤后患者常表现为髋部疼痛，活动受限，无法站立或行走。患肢查体可见下肢短缩、外旋畸形通常>45°；患侧大转子部出现肿胀或瘀斑；转子部压痛明显；轴向叩击足跟引发髋部剧烈疼痛。

应重视对患者全身状况的评估。明确致伤原因，有些患者是由于心脑血管意外(心肌梗死、脑梗死、脑出血)导致跌倒引发骨折，有些患者是被他人撞倒所致。不同的损伤机制决定患者应首先接受何种急救治疗方案。同时，询问患者内科并发症情况，合并用药情况，骨折前的生活自理程度，初步判断患者手术风险和功能预期。由于股骨转子间骨折患者常合并重度骨质疏松症,因此应注意是否合并桡骨远端骨折、肱骨近端骨折、肋骨骨折、脊柱压缩性骨折等。这些骨折的发生一方面会增加出血,加重血流动力学不稳定,甚至休克;另一方可能会导致肺部损伤和感染,引发呼吸衰竭。此外,老年患者骨折后,治疗常会有延误、饮食摄入减少,因此还应注意生化检查,评估水、电解质情况,避免脱水、电解质紊乱和应激性溃疡等并发症的发生。最后,老年髋部骨折容易合并下肢深静脉血栓,一旦血栓脱落会继发肺栓塞,危及患者生命,所以应术前常规行下肢静脉超声检查,评估下肢静脉血栓情况,并采用抗凝药物预防或治疗。

3.影响学评估 标准的影像学评估包括骨盆正位及患侧髋关节侧位片。骨盆的正位片有利于通过健侧对照,发现移位不明显的转子间骨折。此外,健侧股骨的颈干角有助于临床医师术前规划治疗方案和选择内置物,还可以指导术中复位。髋关节侧位片可以帮助医师判断后内侧是否受累及粉碎程度。当转子间骨折线向下延伸时,还需要加摄股骨正侧位 X 线片全面评估骨折情况。有时还需要行 CT 和 MR 检查,以行进一步的影像学评估。CT 平扫+三维重建可进一步判断骨折移位程度和方向,观察隐匿的骨折线,排除肿瘤病变。当影像学检查阴性,但高度怀疑骨折时,MRI 检查的敏感性和特异性更高。

四、骨折分型

1.常用的骨折分型 股骨转子间骨折的分型系统很多,其中最重要的只有两种:Evans 分型和 AO/OTA 分型。近年来,唐佩福团队采用人工智能技术,将转子间骨折线数据进行了 Hausdorff 距离的定量描述,并通过非监督学习的 K-means 聚类分析算法把骨折模型进行分类,从而提出了一种新型转子间骨折的三维骨折分型系统。

(1)Evans 分型:对股骨转子间骨折做出了重要贡献,其不仅有助于临床医师区分稳定和不稳定型骨折,而且明确了稳定性复位的标准(图 2-1)。该分型以骨折复位后的后内侧皮质是否完整作为判断骨折稳定与否的重要标准。稳定型骨折表现为后内侧的骨皮质保持完整,或仅有少许粉碎。不稳定型骨折主要以后内侧骨皮质粉碎为特征,或是横行和斜形骨折类型(Evans 2 型)。即使对于某些不稳定型骨折,如果可以恢复后内侧支撑和连续性,这些不稳定型骨折仍有机会获得稳定性复位。

(2)AO/OTA 分型:是在 Evans 分型的基础上,根据骨折线的方向和粉碎性程度进行分型。该分型既强调后内侧皮质支撑的重要性,同时也强调外侧壁的完整对骨折稳定的重要影响。AO 将转子间骨折归为股骨近端骨折中的 31-A 类型,分为 A1、A2、A3 三种类型,每型中根据骨折形态又分为 3 个亚型(图 2-2)。一般来说,A1.1、A1.2、A1.3、A2.1 为稳定型骨折;A2.2、A2.3、A3.1、A3.2、A3.3 均为不稳定型骨折。

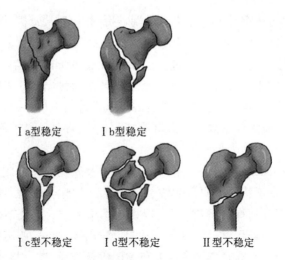

Ⅰa型稳定　　Ⅰb型稳定

Ⅰc型不稳定　　Ⅰd型不稳定　　Ⅱ型不稳定

图 2-1　Evans 分型

Ⅰ型,骨折线顺转子间骨折:Ⅰa,两块型骨折,无移位,稳定;Ⅰb,三块型骨折,有轻度移位但可以复位,内侧皮质可以获得支撑,复位后稳定;Ⅰc,三块型骨折,有移位难以复位,内侧皮质不能获得支撑,不稳定;Ⅰd,粉碎型骨折,通常为四块或以上,内侧皮质破碎,不能获得支撑,不稳定。Ⅱ型,逆转子间骨折,不稳定骨折

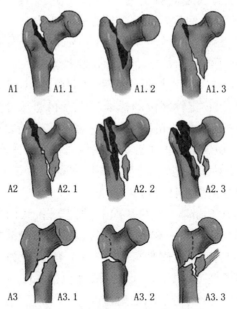

A1　　A1.1　　　A1.2　　　A1.3

A2　　A2.1　　　A2.2　　　A2.3

A3　　A3.1　　　A3.2　　　A3.3

图 2-2　AO/OTA 分型(2007 年版)

A1 型,简单的两部分骨折,骨折线从大转子到远端内侧皮质,内侧皮质只在一处断开:A1.1 型,骨折表现为内侧皮质骨折部位恰位于小转子上;A1.2 型,骨折表现为内侧皮质骨折部位有嵌插;A1.3 型,骨折表现为骨折线延伸至小转子下、小转子与近端骨折连为一体,骨折近端受髂腰肌的牵拉易发生旋转移位。A2 型骨折,经转子的多块骨折,内侧皮质至少两处断开:A2.1 型,转子间有一个中间骨折块;A2.2 型,转子间有多个中间骨折块;A2.3 型,骨折线延伸超过小转子下 1cm。A3 型骨折,骨折线向小转子下延伸或反斜型骨折,又称为逆转子间骨折,骨折难以复位和固定困难:A3.1 型,斜形骨折;A3.2 型,横断骨折;A3.3 型,粉碎型骨折

　　2018 年 AO 联合 OTA 再次推出了新的股骨转子间骨折 AO/OTA 分型(图 2-3)。该分型基于卫生经济学、骨折稳定性和外侧壁情况,为临床医师在髓内和髓外固定方式选择时提供参考和建议。但是,这一改良的分型系统的尚需要临床实践的进一步验证,因此本章节后续讨论的内容依然基于传统的 AO/OTA 分型。

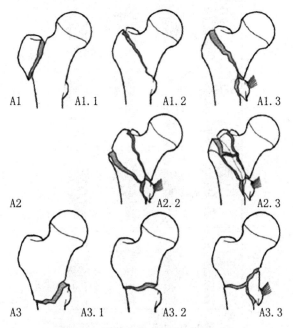

图 2-3　AO/OTA 分型(2018 年版)

　　A1 型,顺转子间骨折。A1.1 型:孤立的单个转子骨折(大转子或小转子);A1.2 型:二部分骨折;A1.3 型:外侧壁完整型骨折(20.5mm)。A2 型,顺转子间粉碎性骨折。A2.2 型:只有一个中间骨块;A2.3 型:≥2 个中间骨块。A3 型,逆转子间骨折(同 2007 版)。

　　(3)人工智能分型系统:基于股骨近端三角形稳定的固定理念,纳入了对于转子间骨折术后影响较大的结构性因素,如大转子、小转子、内侧支撑皮质残余、后外侧转子间嵴撕脱、外侧壁波及等结构,以髓内钉固定术后稳定性结局为指标,通过人工智能算法总结得出。该分型系统避免了传统分型系统对于经验的依赖,使其更具有客观性。该分型系统共分为五型,其中Ⅰ型、Ⅱ型、Ⅲ型为稳定型骨折,Ⅳ型和Ⅴ型为不稳定型骨折(图 2-4)。

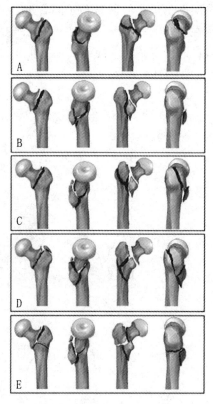

图 2-4 人工智能分型系统

A. Ⅰ型稳定型骨折,股骨外侧壁完整,大转子破裂;B.Ⅱ型稳定型骨折,股骨外侧壁完整,小转子撕脱;C.Ⅲ型稳定型骨折,股骨转子间嵴骨折,累及远端小转子和近端大转子,股骨外侧壁完整;D.Ⅳ型不稳定型骨折,股骨转子间嵴剥离较大,大、小转子剥离骨块较大,累及部分外侧壁,内侧皮质遗留支撑较少;E.Ⅴ型不稳定型骨折,主骨折线合并外侧壁骨折线,外侧壁完全破裂,伴随小转子撕脱

2.骨折稳定性的评估 绝大多数的失败病例源于不稳定型骨折,因此对骨折稳定性的准确预判对指导治疗和判断预后至关重要。以下情况提示不稳定型骨折:①体格检查,见严重的旋转畸形,或严重的肢体短缩畸形;②影像学检查,见小转子骨折块较大,间接提示骨折失去后内侧支撑;股骨头颈部和股骨干失去接触,移位明显;严重粉碎性骨折,骨块分离移位明显;③重度骨质疏松症,Singh-index 评估低于 3;④逆转子间骨折(A3 型),该型的骨折线自股骨近端内侧皮质延伸至远端外侧骨皮质,属于极不稳定性的骨折。臀中、小肌向外上方牵拉近端骨块,内收肌向内侧牵拉远端的股骨干,骨折断端形成较大的剪力。使用髓外固定时,近端整体外移导致内固定失败。

3.特殊的骨折类型

(1)A1.3 型骨折:该型的骨折线延伸至小转子下,小转子与股骨近端骨块相连。髂腰肌牵拉小转子,使近端骨块极度外旋,并向前、向内侧移位;臀中、小肌牵拉使骨折远端向上、向外移位,内收肌等牵拉使肢体上移短缩。骨折往往复位困难,术中须控制旋转,复位后骨折对位对线难以维持(图 2-5A)。

(2)潜在不稳定骨折:还有一部分顺转子间骨折存在潜在的不稳定性。这类骨折的特点为大转子与股骨干相连部分较少,或大转子骨块过薄(图 2-5B)。在近端头颈螺钉置入过程中,股骨外侧皮质的开口和扩孔有可能继发医源性骨折,使得 A1-A2.1 型稳定型骨折转化为 A3 型逆转子的不稳定型骨折,增加内固定失败的风险。

(3)股骨颈基底部骨折:是指骨折位于或接近转子间线(图 2-5C)。通常认为该型骨折也属于囊外骨折。但是相比其他的转子间骨折,该型骨折其股骨头缺血坏死的发病率更高。此外,由于该型骨折部位缺乏骨小梁网状结构支撑,在内置物置入过程中易发生旋转移位。因此,在骨折复位的过程中应注意对其旋转的控制,并需要使用更具抗旋转的内固定器材稳定骨折断端。

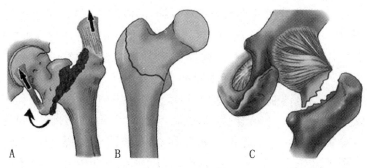

图 2-5　股骨颈骨折

A.股骨转子间骨折(A1.3 型):小转子下骨折,与近端骨块连接为一体。髂腰肌牵拉使近端骨块极度外旋,并向前、向内侧移位;术中需要矫正旋转移位,复位困难,复位不良则容易出现术后不稳定;B.潜在不稳定骨折:当顺转子间骨折,大转子与股骨干相连部分较少,或大转子骨块过薄,可能造成医源性骨折,转化为 A3 型逆转子间不稳定骨折,导致固定失败;C.股骨颈基底部骨折:骨折位于髋关节囊外,接近转子间线,易发生旋转移位

五、治疗原则

股骨转子间骨折的治疗目标是在最短的时间内实现骨折的稳定固定,帮助患者尽快恢复到受伤前的生活自理水平,且治疗相关的并发症发生最少。对于每一个患者,骨科医师都应及时制订出一套有效的综合治疗方案和固定方式,最大限度地改善患者的预后。随着患者老龄化的加剧,内科并发症的增多,老年转子间骨折的围术期综合救治显得尤为重要,是治疗成败的最关键因素。

1.非手术治疗　非手术治疗的适应证包括:①内科疾病重,不能耐受麻醉和手术的患者;②意识不清,不能自主活动的患者;③伤前已经失去活动能力的患者;④局部疼痛缺失的患者。多学科协助治疗是非手术治疗成功的关键,包括患肢的制动和牵引,内科并发症的控制,疼痛的控制,康复医师的指导等。期间,应注意压疮发生,营养支持,水、电解质平衡控制,坠积性肺炎和下肢深静脉血栓的预防。尽管如此,非手术治疗的病死率远高于手术治疗。即使非手术治疗成功,存活的老年患者也会伴发下肢明显的旋转短缩畸形,独立生活能力丧失,所在家庭还将面对巨额的医疗花费和严重的家庭社会负担。对于伤前能够行走,如果因内科疾病不能实施手术的患者,应行牵引治疗和防旋鞋固定患肢。持续牵引 8~12 周后复查 X 线片,若骨折愈合,则逐步负重行走。对于伤前失去行走能力的患者,可在控制疼痛的基础上,鼓励患者尽早坐轮椅到户外活动,避免卧床导致的相关并发症的发生。

2.手术治疗 只要患者能够耐受手术,均应尽早接受手术治疗。

(1)手术治疗目的:①对骨折进行坚强固定,消除疼痛,实现患者早期离床活动,避免卧床并发症的发生,降低病死率;②恢复髋关节的正常功能,防止内翻、短缩畸形等并发症,使患者恢复伤前生活自理能力,降低病残率。

(2)手术时机:①无内科疾病,或内科疾病稳定的患者,应在48小时内尽快完成手术;②内科疾病较重,须进行内科调整,一旦病情允许,应尽快手术;③内科疾病严重,手术风险非常大,或不能耐受手术,应放弃手术,否则会加速患者死亡;④对于多发伤的年轻患者,其手术时机应特殊考虑,严格遵循损伤控制原则。

3.手术方式的旋转 最常用的手术方式有三种:髓内固定、髓外固定和关节置换术。

(1)关节置换术:通常用于初次内固定手术失败后的患者,可作为一种挽救性翻修手术。对于新鲜骨折,其可用于某些特定合并严重骨质疏松、髋关节重度骨关节炎或骨折粉碎的患者。但是,作为初次治疗方式,关节置换术对技术的要求高,内侧股骨距失支撑和外侧大转子骨折愈合不良都会严重影响关节假体稳定和髋关节外展功能。

(2)髓外固定:早在20世纪40年代,髓外固定就开始治疗股骨转子间骨折。最经典的固定装置是动力髋螺钉(DHS),还包括角度可调节的滑动髋螺钉(VHS)、动力髁螺钉(DCS)、经皮加压钢板(PCCP)、转子稳定钢板(TSP)和股骨近端锁定加压钢板(PF-ICP)。髓外固定主要适用于转子间稳定型骨折,其中只有DCS可用于逆转子间骨折。其优势在于术中透视条件要求低,容易实施;技术容易掌握,容易翻修,费用低。但不足之处也很明显,对于缺乏后内侧支撑和外侧壁不完整的不稳定型骨折,髓外固定所提供的机械稳定性不足,且容易发生头顶切出、股骨干内移、髋内翻畸形等严重并发症,导致手术失败风险较高。对于潜在不稳定型骨折,采取DHS固定时,头颈拉力螺钉扩孔时,可能造成医源性骨折,因此不推荐使用髓外固定。尽管后期对其进行改进,通过大转子钢板重建外侧壁,通过头钉双钉设计增加对股骨头颈旋转的控制,但是随之而来的更大的手术创伤、更多的术中出血和过长的手术麻醉时间,反而增加了老年患者围术期的死亡风险。因此,该技术逐渐被髓内固定所取代。

(3)髓内固定:是目前最常用的固定方式。其适用于各种类型的转子间骨折,尤其是不稳定型骨折。在生物力学方面,髓内钉的轴心固定承载负荷均匀,力学传导更合理,疲劳断裂的风险更低。在解剖重建结构上,首先,髓内钉更贴近股骨距,容易获得后内侧的支持,同时减少了三角吊臂样结构的力臂,增加了骨折固定后的抗剪切能力,减少了内置物承受的应力;其次,髓内钉近端宽大的金属支撑结构,可以作为股骨外侧壁的有力补充,重获其稳定性。在手术创伤和临床预后方面,经皮微创化操作,术中失血少,手术时间短,而且术后并发症少、住院时间短,可满足早期下地负重活动。尽管如此,髓内固定也有其不足之处,包括术中透视条件要求高,医师X线职业暴露风险高,翻修较困难等。

六、髓内钉的固定理念

1.概况 早在20世纪80年代,髓内钉固定便开始用于治疗股骨转子间骨折。随着其技术的提高和设计的不断完善,髓内钉已经从第一代发展到第四代,其在生物力学稳定性和临床预后上取得了长足的进步和提高。该固定方式越来越被骨科医师接受和喜爱。据统计,在美国,髓内钉治疗转子间骨折的比例从2009年的23%,提高到2016年的67%。

髓内钉固定理念对股骨近端骨折的治疗,乃至整个长骨骨折治疗理念的发展都具有里程碑式意义。髓内钉依然采用髓外固定系统的髋部滑动加压螺钉,使可控的骨折断端加压优势得以保留。同时,股骨近端骨折的髓内固定方式具有微创、软组织干扰小、保护血运好、愈合率高等优点。术中扩髓,不仅能起到刺激骨膜的作用,还可以实现骨折断端的植骨,对骨折愈合具有促进作用。髓内钉的手术操作技术容易掌握、切口小、出血少。相比以 DHS 为代表的髓外固定系统,髓内钉主钉的近端部分具有重建外侧壁的作用,显著增强了骨折近端的稳定程度。这些潜在的优势使得髓内钉治疗股骨转子间骨折取得了满意的临床预后,并成为治疗的首选。

2.主要的髓内钉类型

(1)Gamma 钉:20 世纪 80 年代早期,Gamma 钉引入并应用于临床。它由髓内主钉及与其交联的头颈螺钉构成,头钉实现对股骨近端骨折块加压,而远端辅以交锁固定,加强了防旋锁定和阻止髓内钉下沉的作用。但是,早期 Gamma 髓内钉直径过大和 10°外翻角容易造成股骨近端的医源性骨折,过大直径的头端锁定也会增加髓内钉断裂的风险。经历数次的设计改变,在第一代 Gamma 钉的基础上设计生产了第三代 Gamma 钉,近端直径由 17mm 减为 15.5mm,外翻角由 10°变为 4°,近端头顶直径降低到 10.55mm,且无须扩髓,适用于各型股骨转子间骨折。随着其在临床上的广泛应用,相关的缺点也逐渐显现,如抗旋能力差,近端拉力螺钉易切除股骨头,主钉与远端锁钉处应力集中,导致锁钉断裂甚至股骨干骨折等。

(2)股骨近端髓内钉:为了克服 Gamma 钉对近端旋转控制不足,在借鉴经皮加压钢板(PCCP)近端双钉设计特点基础上,设计生产出股骨近端髓内钉(proximal femoral nail,PFN)以治疗股骨转子间骨折。其将 Gamma 的单枚头钉改为两枚滑动螺钉,上方较粗的螺钉为拉力螺钉,下方略细的螺钉为防旋钉,主钉采用 6°外翻角。其优势在于:①近端 2 枚螺钉增加了把持力、防旋能力,可减少螺钉切割、断裂、穿出等并发症的发生;②增加了远端螺钉与主钉尾部的距离,减少了应力集中导致的假体周围骨折。然而,临床应用不久后,广泛出现的近端拉力钉切出,防旋钉退钉的“Z”字效应,使其发展受到了很大的制约。

(3)股骨近端防旋髓内钉:经历头顶的双钉设计失败后,股骨近端髓内钉又重新回归到头钉的单钉设计。之后,股骨近端防旋髓内钉(proximal femoral nail anti-rotation,PFNA)被推出。其采用螺旋刀片设计的单头钉,解决了旋转、滑动和骨质压缩这 3 个问题。其优势在于:①PFNA 创新性地使用螺旋刀片来代替拉力钉,避免了“Z”字效应的出现;②螺旋刀片具有宽大的表面积和递增芯直径,不需要预先钻孔可直接打入,大大简化了头钉置入的操作;③螺旋刀片通过挤压自旋转进入股骨头,在减少骨量丢失的同时还可对周围骨质起到挤压填塞的作用,牢靠地固定了股骨头颈部分;④螺旋刀片与头钉自动锁定,抗旋转能力和抗拔除能力更强,降低了骨质疏松症患者螺钉切出的风险。以上的设计优势,使 PFNA 特别适用于合并重度骨质疏松的老年骨折患者。通过广泛临床应用发现患者的预后良好,术后 1 年的骨折愈合率近 90%。

然而,基于欧美人设计的这一款髓内钉系统,在亚洲人群使用过程中,却遇到很多问题。亚洲人群的股骨干直径、股骨颈长度和直径更小,大转子的高度较低,外偏角转折点较高,骨干前弓曲率也更小,使 PFNA 的几何构型与亚洲人群股骨结构不匹配。过于粗大的近端,容易增加外侧壁医源性骨折的风险和复位的困难。主钉尾端极易超过股骨生理前弓顶端,增加假体周围骨折发生的可能。远端锁定过长的尾端还会在患者行走时与大腿周围软组织发生摩擦,导致术后大腿外侧疼痛。

因此,根据亚洲人的解剖特点,推出了更适合于亚洲人股骨近端解剖结构的 PFNA Ⅱ。其设计的主要优势将主钉近端外侧的几何形状由圆形改为平面设计,使主钉更易插入髓腔中央,减少了主钉对外侧壁的压力,降低了对内侧皮质撞击的可能,同时降低了主钉插入髓腔时再骨折及复位丢失的风险。此外,其主钉的外翻角由 6°改为 5°,外翻角转折点升高,有利于进钉和减少对外侧壁的损伤(国人大转子的高度较低)。

(4)联合加压交锁髓内钉系统:联合加压交锁髓内钉系统(triGen InterTan Hip Fracture Nailing System,Inter-TAN)是 Smith-Nephew 公司于 2009 年针对股骨近端骨折设计的新型髓内钉装置。其主要特点为近端的双子头钉和远端的音叉样结构。InterTAN 的近端头钉为联合交锁双钉,加压螺钉的螺纹齿与拉力螺钉相嵌套,互相维持,产生了更好的防旋效果,避免产生"Z"字效应;两枚头颈螺钉通过螺纹紧密连接,产生线性加压,提高了头钉的把持力。远端的音叉样设计能有效地分散远端的应力,减少远端假体周围骨折的风险和术后大腿疼痛的发生。此外,其主钉近端采用近似梯形横截面设计,可加强主钉在髓腔内的旋转稳定性,增加了对外侧壁的支持作用。但是,在临床应用中,不少研究人员发现 InterTAN 过于复杂的头钉操作过程,会增加手术操作难度和时间,术中出血也会随之增多;医师的学习曲线相对较长;近端的梯形设计在增加稳定性的同时,对近端扩髓的要求更高。扩髓不足,可能会导致主钉的插入困难,反而会增加难以调整的旋转畸形,这在年轻患者中尤为明显;充分扩髓,可能会增加股骨近端医源性骨折的风险,这在重度骨质疏松的老年患者中风险更高。

(5)转子间加强型髓内钉:转子间加强型髓内钉(trochanteric fixation nail advanced,TF-NA)主钉规格较 Synthes 公司前期产品(PFN、TFN、PFNA)具有明显改进。主钉近端设计为更为纤细的 15.66mm 直径,且近端外侧进行了工艺上切削操作,使外侧面更为平整,主钉外翻角为 5°(传统髓内钉为 6°)。以上参数的改进使术中置入 TFNA 主钉更简便,并减少了髓内钉对股骨近端外侧皮质的干扰,避免股骨近端假体周围骨折的发生。髓内钉头钉为一个整体,相较于 PFNA 分体式设计具有更强的结构刚度。头钉螺旋刀片的旋转加压过程通过配套的置入器械实现。螺旋刀片的刀刃数量由传统的 4 条改为 3 条,头钉尾部的凹槽及辅助置钉器械的特殊标识,保证螺旋刀片置入后形成倒三角形状:2 个底角朝上,托住股骨头,1 个顶角朝下。这样的构型可以避免负重时偶发的单一刀刃对股骨头骨质的切割。头钉末端设计有孔洞结构,与头钉的中空轴线相通。针对严重骨质疏松的患者,可通过头钉尾端向股骨头内注射骨水泥,以增加头钉在股骨头内部的把持力。推荐注入骨水泥不超过 6mL,这样既保证足够的把持强度,又能避免股骨头坏死的发生。TFNA 的头钉在主钉内的锁定固定装置与 TFN 类似,通过主钉近端的插销锁定,维持头钉在股骨近端的位置,并具有一定距离的滑动空间。

3.髓内钉固定后骨折断端的二次稳定理论　在理解骨折断端二次稳定理论前,需要明确以下几个概念。

(1)望远镜型移位:DHS 中的拉力螺钉在实现颈干固定的同时还可以实现与股骨干钢板在 135°角的套筒中滑动,这种滑动的方式称为望远镜效应。由于髓内钉保留髋部拉力螺钉,应用髓内钉固定股骨转子间骨折可以观察到股骨头颈与拉力螺钉(或螺旋刀片)共同向外滑动,早期文献将这种现象称为"股骨干内移",近期的文献称之为"望远镜型移位"。

(2)初次稳定:骨折导致骨皮质失去原有的连续性,经手术治疗后,通过复位、固定恢复原有解剖结构和力学稳定性,获得了初次稳定。

(3)二次稳定:骨折固定后在髋周肌肉的收缩运动及负重行走作用下,骨折块与骨端之间,或者骨端与内置物之间,进一步接触、契合、夯实,最终获得新的力学稳定性。

对于绝大多数骨折,特别是稳定型骨折,经过复位固定后骨折断端可以直接接触对合获得稳定,二次稳定现象并不明显。但是不稳定型骨折,除了骨折断端直接接触外,骨折断端还可以通过与内置物接触获得支撑,实现二次稳定。其主要表现在:股骨颈干角的改变、骨折部位压缩所造成的股骨颈短缩及股骨头颈部沿固定器械主轴的旋转运动。

髓外固定时(以 DHS 为例),大转子外壁不完整,或潜在不稳定型骨折在固定时造成医源性大转子外壁骨折,或大转子外壁较薄近端骨块接触后有可能造成该部位继发性骨折,使患者失去了二次稳定机会,最终可导致内固定失败。

而髓内固定属于中心性固定,主钉插入髓腔内,不稳定骨折,股骨近端发生望远镜型移位时,除了骨折断端可以直接接触外,尚可与主钉钉体接触构成支点,获得二次稳定。由此可见,髓内固定不需要对内侧骨块解剖复位固定,不干预内侧的生物学环境,自然增加了骨折的愈合率。中国人民解放军总医院(301 医院)创伤骨科通过动态 X 线片和 CT 测量连续观察了 150 例转子间骨折术后的再稳定情况,发现骨折的愈合与骨折断端的二次稳定密切相关。因此,由于髓内固定能够获得有效的二次稳定,使其适用于任何类型的骨折固定,尤其是在不稳定型骨折固定中表现优异。

七、髓内钉的手术技术

以 PFNA 为例介绍股骨近端髓内钉固定技术。

1.术前准备和体位　本手术对体位要求较高,只有正确的体位和良好的透视角度才能获得最佳的复位。对于高龄患者,推荐使用局部神经阻滞麻醉;其他患者根据个体情况选用全身麻醉或硬膜外麻醉。

患者仰卧位于可透视的牵引床上,牵引床的优势在于能够解放医师的双手以进行持续稳定的轴向和旋转复位。患者平卧于下肢牵引床上,两腿分开,双足固定于可内外旋的牵引脚踏板上。健侧肢体伸直外展或屈膝、屈髋、外展、外旋位稍微对抗牵引;患肢通过外旋外展位牵引,然后内旋内收复位骨折,并维持牵引。应注意对双下肢和会阴部保护,良好松软的衬垫能够避免双足和会阴区在持续牵引时受压出现损伤。上半身偏向对侧,患者患侧臀部尽量靠近手术台边缘,同侧上肢应该悬吊于胸前,并将上身向健侧倾斜 $10° \sim 15°$,患肢内收 $10° \sim 15°$ 以显露进针点,为手术操作提供更好的空间。这一点对于肥胖患者尤其重要。

体位摆放好后,应准备 C 形臂或 G 形臂做术中透视准备。应在患肢消毒铺中开始前,调整影像增强器的位置,以便术中获得准确的透视角度。如果采用 C 形臂进行透视,还应检测在前后位和侧位转换过程中健侧肢体是否会对其有阻挡。推荐使用 G 形臂,它能够同时获得前后位和侧位像的影像学表现,明显减少术中透视和手术时间。标准的前后位影像要求图像采集器与患者躯体的水平面相垂直。侧位影像要求图像采集器应与股骨颈的纵轴同处一个平面,并与股骨颈纵轴垂直,即影像采集器与地面呈 $10° \sim 30°$ 的倾斜角,同时与下肢轴线成 $40°$。

采用侧卧位对股骨转子间骨折进行手术和固定也是一种有效的方法,对于无牵引床的医院而言,是一种很好的选择。该体位有以下优点:①术前准备简单,无须牵引床的安置及影像增强器准备;②避免牵引床相关的并发症,包括会阴部压伤、下肢神经牵拉伤等;③不需要进行术前复位;④容易确认髓内钉的进钉点。该体位更适用于单纯的单侧股骨转子间骨折。当合并其他部位骨折和损伤时,如脊柱骨折、对侧肢体骨折、骨盆骨折、胸腹部外伤,是该体位使用的禁忌证。

使用侧卧位时,应注意以下问题:①体位准备时,应牢固稳定骨盆,便于术中复位和确认透视角度;②双下肢之间应放置好衬垫,有利于维持下肢中立位;③手术时至少需要额外1名医师对肢体进行牵引复位;④骨折复位依然是所有手术步骤的第一位,因此可在预置头顶螺钉的部位先行予以有限切开,用于辅助复位;⑤术中透视要求更高,应用全透视骨科床进行手术,正确识别健侧和患侧的头颈部和大转子影像,避免出现透视死角及将健侧影像误认为患侧影像,导致进钉点和头颈螺钉定位错误。

2.骨折复位   骨折复位必须在髓内钉固定之前完成。任何试图借助髓内钉复位,或插入髓内钉后再行复位往往会徒劳无功。对于大多数转子间骨折,只需要足部轻度内旋,持续牵引即可复位。复位过程中髋关节内收还是外展位、屈曲位或内收位,取决于骨折的类型及其所造成的畸形。如果不能实现骨折的闭合复位,有限切开直接复位是非常必要的。

复位完成后,须在透视下检查复位效果。转子间骨折复位的标准如下:①髋关节前后位像上,内翻<5°,外翻<20°。对于内翻畸形的复位严格程度明显高于外翻畸形。这是因为适度的外翻可以减少偏心力矩,从而减少内置物的剪切应力和肢体的短缩畸形(图2-6);②侧位像上,成角<10°;③旋转移位<15°(复位技巧参考股骨干骨折部分)。

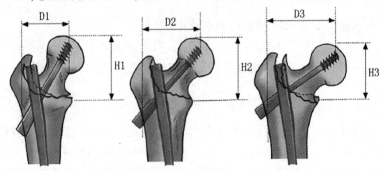

图2-6   转子间骨折复位的标准

良好的骨折复位或适度的外翻可以减少偏心力矩,从而减少内置物的剪切应力和肢体的短缩畸形;轻度的内翻畸形会降低骨折固定的稳定性,导致头颈部内翻,下沉甚至旋转,导致手术失败

对于A1.3型的骨折,由于小转子附着于近端骨折块,髂腰肌的牵拉导致近端骨块极度外旋,并向前、向内侧移位,所以该类骨折靠牵引难以复位。因此,可以采用以下复位方法:①有限切开,通过一把复位钳,一端置于小转子附近,一端置于远端骨折块外侧,钳夹复位;②在股骨近端骨折块打入2枚粗克氏针作为摇杆,下压并推向近端辅助复位;③在股骨近端前内侧插入顶棒,向后下方加压复位骨折;④线缆捆绑技术。对于非常不稳定的骨折,由于骨折复位后容易发生再移位,可以打入克氏针临时固定。对于逆转子间骨折,可参见股骨转子下骨折复位的辅助复位技巧(见股骨转子下骨折部分)。

值得注意的是,当骨折复位完成后,在后续置钉过程中由于不恰当的操作,依然有可能造成骨折断端分离,多发生于逆转子间骨折。如果术中没有及时发现,使断端在分离位置上固定,负重时骨折断端的接触减少,不能有效分担应力载荷,应力将全部集中在内固定装置上,会增加骨折不愈合或内固定断裂的风险。为避免该情况的发生,应适时放松患肢牵引,并在透视下确定骨块之间获得接触,方可完成拉力螺钉加压和远端锁定等操作。

3.进钉点　由于外翻角型顺向髓内钉广泛用于临床,因此大转子顶点是目前最常用的进钉点。确认正确的进钉点是髓内钉技术的最重要一环,它既可以保证骨折生物力学稳定性,又可以避免不必要的软组织损伤。应该注意的是,不同的内固定器材由于其外翻角度设计不同,进钉点也有所差异。尽管大转子顶点进钉具有手术操作时间短、术中透视次数少、术中失血少、软组织损伤小等优势,但仍会造成周围肌肉附着点的损伤。因此,如何正确地选择进钉点非常重要。

首先选择正确的手术切口。手术切口的体表投影沿股骨干轴线向近端延伸,越过大转子画线,以其与经过髂前上棘垂直于地面的直线交点为中心做切口。如果患者较胖,可以适当向近端延长切口,避免过厚的软组织影响操作。逐层分离皮下组织至阔筋膜,切开阔筋膜,寻找大转子顶点。

应在影像增强器监视下寻找正确的进钉点。前后位显示进钉点位于大转子顶点或稍偏内侧。侧位显示进钉点的方向与股骨髓腔平行。解剖学上,进钉点应位于股骨大转子中部,因为该部位是股骨大转子的"裸区",能够最大限度地避免对周围肌肉附着点的损伤,尤其是臀中肌。该区域前方与臀小肌止点相邻,后方与臀中肌止点相邻,近似圆形,直径约为21mm;外面观显示该区域中心位于大转子顶点下方11mm和大转子中线偏前5mm的交点处,面积约为354mm^2。

进钉点偏外是最常发生的错误。常见的原因包括错误的进钉点选择、肥胖患者软组织的阻挡、体位准备不足、手术铺单的影响、扩髓时保护套筒使用不当。在偏外的进钉点插钉,一方面会导致复位丢失,出现髋内翻;另一方面置入股骨头内的螺钉位置会偏高,增加了头颈螺钉切割的风险。充分的体位准备、准确的解剖认识、良好的透视配合和合理的扩髓都可避免该问题的发生。

4.扩髓　在骨折尚未复位之前,切勿扩髓,否则即使调整位置,髓内钉仍然会沿着错误的方向进入。正确插入导针后,准备近端开口扩髓。一般常用电动近端开口扩髓钻沿导针进行扩髓。对于严重骨质疏松患者,有时也可考虑使用手动扩髓钻或开口錾。对于不稳定型骨折,当选择长的髓内钉固定时,应根据患者的年龄、髓腔的宽度决定是否需要对股骨干进行扩髓。

在扩髓过程中维持骨折复位非常重要,并应避免开口外移的发生:①在此过程中,需要施加一个向内的力量来维持复位,否则容易造成大转子部位的骨折再次移位;②应在套筒保护下进行扩髓操作,过程中向躯体侧推压套筒,避免髓腔开口和扩髓过程中铰刀逐渐外移,造成钉道偏向外侧;③扩髓的过程要求"快钻慢进",也就是要求高转速,但不能向远端用力顶着钻,使靠扩髓钻自身旋转磨锉进入髓腔,避免扩髓钻经骨折线挤入髓腔,加重骨折移位,引起髋内翻畸形,同时降低了骨折内固定后的稳定性。

导向套筒还能够保护软组织,避免术后出现切口内脂肪液化。

5.主钉的置入　对于大多数患者,应选择标准长度的股骨近端髓内钉。对不稳定型转子间骨折,尤其是逆转子间骨折,髓内钉会承受更大的应力,推荐选择更长的髓内钉。长髓内钉可将应力更多地分布到股骨干上,避免局部应力集中所致的并发症。

徒手插入主钉,如果遇到阻力可以旋转手柄。尽量不要锤打入钉,这有可能造成医源性股骨干骨折或近端骨折。应在术中透视下确定主钉的深度和旋转。在"股骨颈侧位"上,调整手柄的角度,使其位于股骨颈的正侧方。在前后位上,要保证恢复>130°的颈干角。如果颈干角<130°为髋内翻,此时应该退出头钉导针,并稍稍外展患肢或牵引健侧患肢,调整完成后进一步插入主钉,再次钻入头钉导针。

6.头钉的植入

(1)螺旋刀片的置入和骨折断端加压:主钉位置满意后,使用导向套筒打入头钉导针。透视下确认导针的正确位置:前后位像上,应当平行于股骨颈轴线,位于股骨颈长轴中线偏下的位置,其尖端位于软骨下骨表面5mm;侧位像上,平行股骨颈轴线,位于股骨颈中线部分。测量导针深度,螺旋刀片的长度应为测量深度数减去10mm。

敲击螺旋刀片至股骨头软骨下骨。注意在打入头钉过程中逐渐松开牵引。完全松开牵引后,进行骨折断端加压,加压方式如下:①大多数情况下,通过旋转手柄锁紧螺旋刀片,可以实现加压;②在头钉尾部旋入术中加压螺栓,反向旋转套筒上的限位螺栓,让套筒尾部与术中加压螺栓接触,进一步旋转,用瞄准臂为支点实现术中加压。完成加压后,须注意螺旋刀片的加压空隙是否消失。当间隙消失后,螺旋刀片才能锁定而不能旋转。如果该空隙不能完全消失,需要重新置入螺旋刀片。

(2)头钉的选择:对于合并严重骨质疏松患者或老年患者,推荐选用螺旋刀片。其优势在于:①能够同时解决防旋和承重;②螺旋刀片直接打入,不需要预先钻孔,不会造成骨质丢失;③螺旋刀片对其周围的松质骨造成挤压,可以夯实疏松的骨质,使其变得更加结实、密集,增加螺钉的锚合力。对于中青年患者,推荐选用普通螺纹头钉,因其股骨颈内骨质较好,如果直接打入螺旋刀片很可能造成股骨颈的医源性骨折。

(3)头钉置入位置的评价:拉力螺钉在股骨头中的位置是影响转子间骨折内固定稳定性最重要的因素之一,尤其对于合并重度骨质疏松的高龄患者。骨折复位不良,尤其侧位上骨折复位不良,是导致头颈螺钉位置不良的主要原因。一般认为股骨头颈内螺钉的位置应当中线偏下,偶尔还可以偏后,确保螺钉的上方及前方可以保留更多的骨质。评价头钉位置最常采用尖顶距(TAD),其可以对股骨头内拉力螺钉的深度和中心化程度进行准确评估,并预测手术是否成功。

尖顶距是指在矫正放大率后,正、侧位X线片上所测得的拉力钉尖端到股骨头顶点距离的总和(图2-7)。头颈螺钉在正、侧位影像上均位于软骨下骨10mm以内,并在股骨头的中央,才能避免尖顶距过长,减少螺钉的切出率。一般要求头颈螺钉的尖顶距<25mm。研究发现,TAD<20mm可能会增加头钉内侧切出的风险;TAD>30mm可能会增加头钉近端切出的风险。

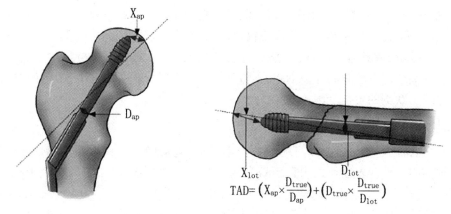

$$TAD = \left(X_{ap} \times \frac{D_{true}}{D_{ap}} \right) + \left(D_{true} \times \frac{D_{true}}{D_{lot}} \right)$$

图 2-7 尖顶距（TAD）示意

X_{ap} 是指前后位 X 线片上拉力钉尖端到股骨头顶点的距离；X_{lot} 是指侧位 X 线片上拉力钉尖端到股骨头顶点的距离；D_{true} 是指拉力钉的实际直径；D_{ap} 是指前后位 X 线片上拉力钉的直径；D_{lot} 是指侧位 X 线片上拉力钉的直径

7.远端锁钉的置入　使用导向器锁定远端锁钉，无论是稳定型还是不稳定型转子间骨折，推荐采用静力锁定。远端动力锁定或多枚螺钉锁定都可能会增加假体周围骨折的风险。这是因为这种锁定方式会使内置物的尖端会产生应力集中，导致骨折发生。对于有 2 枚远端交锁螺钉的髓内钉，可选择近端 1 枚螺钉交锁，远端钉孔旷置，减少应力集中。由于转子间骨折患者通常不需要取出内固定物，因此大多数情况下不需要置入尾帽。冲洗后逐层缝合切口。

八、术后处理

任何接受了髓内钉固定手术的患者都应允许其进行术后负重功能锻炼。医护人员不仅应协助患者早期下地活动，助其恢复回归家庭和社会的信心，而且还应对患者及其家属和陪护人员进行家庭教育，预防跌倒再骨折。

推荐术后第 1 天应该完成 X 线和髋关节 CT 三维重建的影像学评估。这有利于医师更准确地判断骨折复位情况和拉力螺钉在股骨颈的位置，从而决定患者术后处理计划。一般来说，术后第 1 天早晨，一方面嘱患者开始下肢肌肉等长收缩训练和股四头肌训练。另一方面，要求患者处于坐姿，这不仅有利于降低肺部并发症的风险，还有利于为下一步患者下地负重活动提前做准备（避免直立性低血压）。影像学评估完成后，患者在医师指导下由患者家属或陪护人员协助其在助行器保护下下地负重活动。

在固定稳定的前提下，关于早期是完全还是部分负重功能锻炼，目前存在争议。尝试部分负重时，下肢肌肉会在髋部产生相当大的压力。此外，床上活动和使用便盆所产生的应力和正常行走时所产生的应力相当。甚至，足踝关节运动也会对股骨头产生较大的继发于肌肉收缩的负荷。有研究表明，股骨转子间骨折内固定术后不限制负重并未增加并发症的发生。因此，推荐对于固定稳定的骨折，不需要限制负重功能锻炼。对于复杂的不稳定型骨折，推荐术后 1 个月进行下地负重功能锻炼，且应在严密影像学检查基础上逐渐增加负重锻炼。

术后的康复不应仅局限于骨折，还应关注下肢血栓的预防、骨质疏松的治疗、跌倒的预防和内科疾病的管理。术后 5 周内建议口服抗凝药物预防下肢深静脉血栓。钙剂和骨化三醇可治疗骨质疏松症,特立帕肽的使用不仅可以治疗骨质疏松,还可能有利于骨折愈合。当骨折愈合后加用双膦酸盐类药物,加强对骨质疏松的治疗,降低再骨折风险。重视家庭教育,增加患者室内外活动时的保护措施,预防跌倒。内科疾病的控制也有利于减少骨折不愈合风险,并减少跌倒的发生。

九、术后并发症及其预防策略

采用髓内钉固定髋部骨折具有明显的力学优势,包括经内置物近端向股骨距应力传导更充分,轴向固定使内置物作用力臂更短和所承受的应力更小,软组织和骨膜干扰更少,手术时间和住院时间更短,围术期输血需求更少,术后行走功能更好,肢体短缩发病率更低。尽管如此,随着髓内钉在临床上广泛应用,也带来了一系列新的髓内钉相关并发症,其发生更多与手术技术相关。常见的并发症将在下面分别介绍。

1.内科并发症 由于发生股骨转子间骨折多为老年患者,其内科并发症发生和加重是这类患者围术期最常见的并发症。即使患者术前一般情况良好,且不合并明确的内科疾病,内科并发症的发病率仍高达 20%。认知功能障碍和神经系统病变是围术期比较常见的并发症,其更容易发生在术后,往往持续时间较短。急性肾功损害发病率约为 25%,贫血的发病率高达 45%,心血管疾病和血栓的发病率约为 5%。心力衰竭和心肌梗死是患者死亡的最常见原因。医院获得性肺炎和尿路感染也会影响患者的预后,其所继发的血源播散性感染会导致内置物松动和骨折不愈合。值得注意的是,如果患者在术后发生胸部感染,其 30 天内的病死率可高达 50%。

2.对位对线不良 对位对线不良是髓内钉固定失败常见的原因之一,包括复位丢失、机械力学稳定性不足、髋内翻畸形、拉力螺钉的切出及髓内钉远端的假体周围骨折。任何在冠状面>5°、矢状面>10°、轴面>15°的移位都可能导致髋关节内压力分布异常,最终导致手术失败或关节退变加速。不正确的进钉点也可能会增加外侧皮质的间隙,加重髋关节内翻畸形。当逆转子间骨折线向转子下延伸时,更容易出现内翻、旋转和短缩畸形。

根据其发生时间,可将其分为原发性和继发性。原发性的力线不良发生于患者即刻离开手术室后,其往往是不正确的进钉点和骨折复位不良所致。术者精细的外科技术是避免该并发症发生的关键。骨折的复位不能仅通过简单的髓内钉插入来实现。在进钉之前,应实现良好的骨折复位并选择正确的进钉点,这对于反转子间骨折尤为重要。不对称肌肉牵拉会导致外侧入路的大转子顶点的进钉点困难,增加力线对位不良的风险,因此有时可以考虑梨状窝入路的梨状窝进针点。继发性的力线不良是发生在术后某一时段,因骨折块移位所致。常见的原因包括严重的骨质疏松症,对不稳定的骨折髓内钉类型选择不当,过早的动力化,患者对术后严格负重限制依从性不够。静力锁定、合适髓内钉的直径和严格的限制负重可减少这类并发症的发生。

3.头钉切出 头钉切出是指由于颈干角变小使头颈部分内翻和旋转,从而导致拉力螺钉从股骨头中切出(图 2-8)。据文献报道,其发病率为 1.0%~6.3%。其是导致该部位髓内钉失败的主要原因,约占 85%。导致其发生常见的原因包括患者年龄、骨质量、骨折类型、复位程度、拉力螺钉的位置、内置物的设计和髓内钉角度的选择。

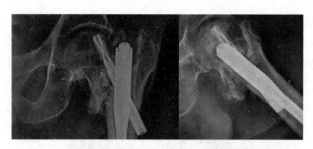

图 2-8 在股骨颈内不正确的拉力螺钉位置导致头钉切出

预测该并发症发生最常见的四大因素:不稳定的骨折、骨折复位欠佳、股骨颈内拉力螺钉位置不理想和髓内钉的设计。其中最重要的是骨折复位和拉力螺钉在股骨颈内的位置。良好的骨折复位是骨折内固定的前提,理想的拉力螺钉位置在正位像应位于股骨颈中下区域,在侧位像应位于股骨颈正中。其中侧位像居中尤为重要。如果前3种因素同时存在,可大大增加头钉切出的风险。头钉切出并发症在复杂的不稳定型骨折中更为常见,因为该型骨折的解剖复位更困难,从而导致在股骨颈内合适的头顶位置难以实现。避免其发生的关键在于:详细的术前规划,正确的骨折评估和分型,以及准确的手术技术。

4.假体周围骨折 假体周围骨折常发生于髓内钉远端,是一种严重的并发症。应用早期设计的髓内钉治疗骨折时,这种并发症更为常见。第一代 Gamma 钉其假体周围骨折的发病率是髓外固定装置的4.5倍,这可能和其近端过大的外翻角,髓内钉没有正常的生理前弓和远端动力化交锁螺钉相关(图 2-9)。随着髓内钉设计的进步和外科技术的提高,现代髓内钉的外翻角为 4°~6°,使得髓内钉和股骨近端解剖结构更加匹配。相比动力锁定,远端交锁采用静力锁定更能减少该型骨折的发生。有些髓内钉的远端为音叉样设计,能有效分散远端的应力,也可减少远端假体周围骨折的风险。选用髓内钉的长短和假体骨折的发病率没有必然联系。

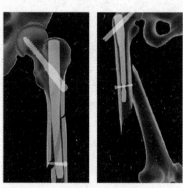

图 2-9 早期 Gamma 钉

由于其远端双螺钉设计,导致局部应力集中,继发假体周围骨折

此外,还有一种比较少见的术中假体周围骨折并发症——股骨前方皮质的撞击和穿出,多发生于身材矮小(身高<160cm)且伴股骨前弓较大的患者。周密的术前规划和选择偏后的进钉点可避免该并发症的发生。

5."Z"字效应和逆"Z"字效应 2002 年,有学者报道这种特殊的并发症。其发生于特定设计的髓内钉系统,该款髓内钉有两枚独立的头颈螺钉,如 PFN(图 2-10)。由于股骨近端复杂的力学传导方式,有时双钉滑动加压难以实现,因此出现了"Z"字退钉,即下方的螺钉向外侧移位、骨折内翻畸形和上方螺钉穿出股骨头。逆"Z"字效应是指上方的螺钉向外侧移位,下方的螺钉向内侧移位。这类并发症的生物力学原因尚不清楚,但是骨折复位后存在的内翻畸形、进钉点选择不当和股骨内侧失支撑都可能是其重要的危险因素。

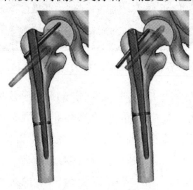

图 2-10　PFN 固定术后

由于双拉力螺钉设计导致同时滑动加压失败,继发"Z"字效应和逆"Z"字效应

6.拉力螺钉向骨盆内移位　拉力螺钉向骨盆内移位是一种少见的并发症,其主要和拉力螺钉的位置不良有关,多见于不稳定型骨折(图 2-11)。拉力螺钉穿透骨盆会带来严重的后果,如乙状结肠穿孔、腹膜后脓肿形成和神经血管损伤。其发生可能和髓内钉设计本身有关,也可能是一种特殊的逆"Z"字效应。

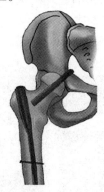

图 2-11　拉力螺钉向骨盆内移位

7.内置物断裂　髓内钉断裂主要发生于主钉和交锁螺钉交界处,也可发生于主钉本身。发生的原因可能和早期过度负重活动有关,也可与骨折延迟愈合或不愈合导致髓内钉所承受的循环负荷时间过长有关。通过增加髓内钉的长度和直径,或使用特殊交锁固定的螺钉可以降低内固定断裂的风险。

8.感染　感染的发病率为 1.1%~3.2%。由于髋关节周围软组织包裹良好且开放性骨折发生率低,因此该部位的感染发病率明显低于其他部位的髓内钉手术。感染的危险因素包括开放性骨折,预防性抗生素延迟,伤口愈合不良,手术时间过长,之前接受过外固定架固定,以及内科并发症等。

感染的治疗对医师和患者都是巨大的挑战。术后急性期感染,建议立即行冲洗和清创,全身应用抗菌药物。如果在彻底清创的基础上,没有内置物松动和骨折不稳定的迹象,可以保留髓内钉。一旦感染无法控制,保留髓内钉会大大增加手术失败的风险。应严密观察病情和内置物的稳定性,必要时取出髓内钉并采用其他固定方式。

9.骨折延迟愈合和不愈合　延迟愈合和不愈合的发病率为 1% ~ 2%。如此低的发病率得益于:①解剖学特点:股骨转子间丰富的血运和良好的松质骨结构;②手术方式:闭合复位髓内钉的广泛应用减少了对骨折断端血供和软组织干扰。骨折不愈合的发生多是由于患者的个体因素,如高龄患者所带来的骨折愈合能力严重下降、内科疾病(尤其是内分泌系统疾病)及其相关用药等。其他危险因素还包括复杂的不稳定型骨折、严重骨质疏松、内置物位置欠佳、开放性骨折、吸烟等。

如果发生骨折不愈合,建议行翻修手术。髓内钉动力化可增加轴向负荷和股骨断端的压力,有促进骨折愈合的可能。但目前对该方法仍存在较大争议。推荐采用更换更粗、更长的髓内钉或髋关节置换术。

10.神经血管损伤　神经血管损伤常发生在术中,常为医源性损伤。过度牵引,以及导针、钻头、螺钉尖端和螺旋刀片都可能会损伤神经血管,移位的骨块也可能会造成该损伤。

血管损伤最常受累的是股深血管,其次是股浅血管、臀上血管和腹壁下血管。由于患者多为老年人群,其下肢常伴有不同程度的动脉硬化,此类血管内皮脆性增加,易发生破裂出血或血栓形成,导致急性下肢缺血性病变。医源性的血管损伤可分为出血性疾病(由锐器所致,如克氏针、导针、钻头、螺钉尖端和刀)和栓塞性疾病(由拉钩、牵开器或钳子所致)。应根据不同的血管损伤情况进行治疗。对于急性出血,可采用选择性的血管栓塞术。对于假性动脉瘤形成,可行切开进行修复。

股神经、坐骨神经和臀上神经更易受累。移位的小转子骨块可能会损伤股神经,髋关节周围的异位骨化会损伤坐骨神经,通过牵引床骨折复位置钉的过程也会损伤臀上神经。治疗的关键在于解除物理压迫。

第二节　股骨转子下骨折

一、流行病学

股骨转子下骨折是一种发生于股骨干的特殊骨折,通常认为其是发生于从小转子下缘至其远端 5cm 之内的骨折。该骨折多发生于以下三类人群:①年轻患者,多由高能量损伤所致;②老年骨质疏松患者,多由低能量损伤所致;③不典型骨折,多为长期服用或一次性高剂量使用双膦酸盐类药物的骨质疏松患者。值得注意的是,该区域也多发生病理性骨折,据统计 17% ~ 35% 的股骨转子下骨折是病理性骨折。

二、应用解剖

由于骨折近端和远端强大肌肉力量的牵拉导致骨折畸形严重且复位困难,使股骨转子下骨折的治疗具有很大的挑战性。骨折断端移位的特点,源于骨折后近端、远端骨块所受到的肌肉张力不平衡。股骨近端由于髂腰肌、臀中小肌和短外旋肌群的牵拉,多发生屈曲、外展、外旋畸形。股骨远端由于大收肌和长收肌的牵拉,多发生短缩和内收畸形。

股骨转子下区域不仅是股骨近端松质骨和股骨干皮质骨的交界处,而且还是股骨干处应力传导最为集中的部位。转子下内侧和后侧骨皮质承受很高的压力,外侧皮质承受很高的张力,因此,粉碎性骨折十分常见。这种双侧不对称的力学特征决定了髓内钉轴心固定比钢板偏心固定更有力学优势。髓内固定,尤其是股骨近端髓内钉,不仅能提供更好的机械力学稳定性,还可有效地减少内置物和骨折断端微动。

三、损伤机制和临床评估

1.损伤机制　对于年轻患者,导致转子下骨折通常为高能量损伤,常见的原因包括车祸伤、高坠伤、工业生产事故等。对于老年骨质疏松患者,导致该骨折通常为低能量损伤,最常见的原因就是跌倒。对于发生不典型骨折的患者,其多合并长期的双膦酸盐用药病史,骨折的损伤机制和老年骨质疏松患者相似,但有时也可为自发性骨折。此外,转子下骨折还可发生于股骨颈骨折空心钉内固定术后。由于空心钉直径为 6.5~7.3mm,3 枚螺钉削弱了股骨近端张力侧皮质的坚固性,从而造成股骨转子下骨折。因此,为了避免该类骨折的发生,建议螺钉在股骨外侧皮质的位置不应低于股骨小转子水平。

2.临床评估

(1)骨折的评估:通常骨折后患肢活动受限明显,不能负重,伴下肢短缩畸形。仔细询问患者病史,除外肿瘤转移造成的病理性骨折。该骨折常合并较大的出血量,局部常表现为明显的水肿和淤血,应注意患侧下肢腿围变化,动态监测血红蛋白及血容量变化,警惕休克的发生。尽管开放性骨折和血管神经损伤的情况并不常见,但还是应进行详细的体检,以评估是否发生这些情况。

(2)相关损伤的评估:对于高能量损伤所致的转子下骨折,应警惕合并脏器损伤的可能,评估是否存在头、胸、腹和盆腔脏器损伤。如果存在,应遵循生命支持治疗的原则先挽救生命。在成功的复苏治疗后,才可以考虑行骨折的确定性手术。如果复苏后生命体征仍不稳定,应遵循损伤控制原则,先行外固定架或骨牵引,防止局部肌肉挛缩。除了全身情况,还应检查是否合并其他骨折,包括股骨颈骨折、骨盆骨折、髋臼骨折、脊柱骨折等。

对于低能量所致的老年转子下骨折,因其多数为跌倒所致,应明确跌倒的原因。昏厥、癫痫发作、胸痛、呼吸困难等常见的老年跌倒的病因,应详细询问患者及其家属。跌倒过程中,有无损伤头、颈部导致颅内出血或颈部骨折脱位,也是评估检查的重要一环。除此之外,跌倒时应了解患者有无保护性上肢支撑,这可能会继发桡骨远端骨折、肱骨干骨折、肩关节骨折脱位。

3.影像学评估　该病的诊断主要依靠 X 线检查。应摄患侧髋关节和股骨的正侧位及骨盆正位片。髋关节正位片判断骨折近端外展畸形的情况,髋关节侧位片判断骨折近端外旋和屈曲畸形的情况。还应该辨识骨折线是否累及梨状窝、大转子、小转子,这对于内固定物的选择非常重要。股骨的正侧位片应包含膝关节,用于判断股骨的长度、髓腔峡部的直径和合并损伤的情况。骨盆正位片能够获得健侧髋关节的影像,有利于明确患者颈干角的大小,从而选择合适的股骨近端髓内钉。如果考虑为不典型骨折,必须评估对侧转子下区域的皮质厚度,明确是否存在骨折或发生骨折倾向。如果通过 X 线检查不能获得足够的术前信息,应行 CT 检查。这样一方面有利于判断骨折线和临近结构的解剖关节,另一方面可以明确是否存在股骨颈骨折和骨盆环损伤。

四、骨折分型

由于转子下骨折的复杂性,其相应的骨折分型也较多。目前已报道的股骨转子下骨折的分型系统有 15 种,最常用的分型系统有以下两种:AO/OTA 分型(图 2-12)和 Seinsheimer 分型(图 2-13)。这两种分型系统都关注于骨折近端的完整性、骨折块的几何形态和骨折的粉碎程度。通过这些分型系统有利于提高对骨折的认识和明确对内置物的选择。这两种分型最大的区别在于 AO/OTA 分型仅将小转子下 3cm 以内定义为转子下区域,而 Seinsheimer 分型则将小转子区域一并定义为转子下区域。

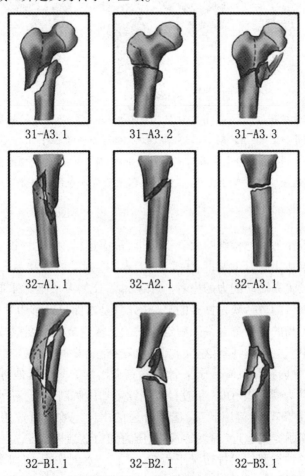

图 2-12　AO/OTA 分型系统

该分型将股骨转子下骨折分为横断、斜形和粉碎性骨折 3 种类型

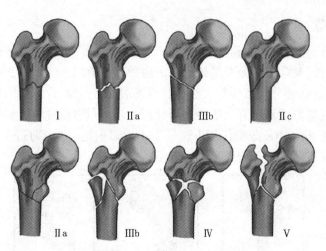

图 2-13　Seinsheimer 分型系统

Ⅰ型,任何转子下骨折移位<2mm。Ⅱ型包括三种亚型:Ⅱa型,两部分横断骨折;Ⅱb型,两部分螺旋形骨折,小转子位于骨折近端;Ⅱc型,两部分螺旋断骨折,小转子位于骨折远端。Ⅲ型包括两种亚型:Ⅲa型,三部分螺旋形骨折,小转子为第三部分的骨折块;Ⅲb型,三部分螺旋形骨折,外侧蝶形骨块为第三部分。Ⅳ型:四部分或更多部分的骨折。Ⅴ型:累及股骨转子间的转子下骨折结构特征。

五、治疗原则

股骨转子下骨折作为一种特殊的股骨干骨折,都应遵循"干性骨折"处理原则选择手术治疗。非手术治疗仅适用于以下情况:①全身情况不能耐受麻醉和手术;②患者拒绝手术;③受伤前长期卧床已丧失活动能力的患者。非手术治疗的方法推荐采取屈髋90°的股骨髁上牵引。手术治疗的目的包括获得良好的复位(尤其是内侧),足够力学稳定性,允许患者更早进行功能锻炼和更高的骨折愈合率。固定方式的选择应最大限度地减少围术期全身并发症、术中出血量、软组织的剥离,降低感染和深静脉血栓的发病率。

目前,股骨近端髓内钉是股骨转子下骨折的首选治疗方式。其他可用的手术方式包括钢板(传统的钢板、动力髁钢板、DCS 和股骨近端锁定加压解剖钢板)和外固定架。应根据损伤的特点、骨折的类型和患者健康状况,选择合适的内固定物。所选用的内置物应操作简单、创伤小,并具有能耐受股骨近端高张力和高压力的力学结构特征。

髓内钉适用于各种类型的股骨转子下骨折,具有手术创伤小、髓外软组织血供保护好、出血少、手术时间短等优点。此外,由于髓内钉为轴心固定,有利于对抗股骨近端的高张力和高压力结构特征,可以允许患者进行早期功能锻炼。但是,使用髓内钉时最大的缺点是骨折闭合复位困难且技术要求高,旋转和内翻畸形不能得到纠正往往是手术失败的重要原因。

切开复位钢板螺钉内固定的优势在于能够直接实现骨折块的准确复位,尤其是内侧支撑的完整性。但是这种解剖复位并不意味着更好的临床预后和更高的骨折愈合率。相反,相应的术后并发症更多,包括骨折块周围血供破坏严重、手术时间长、骨和软组织感染率高、负重功能锻炼晚,以及内置物去除后再骨折风险高。因此,钢板一般作为该部位骨折不愈合时翻修手术的选择,内固定物推荐选用 DCS 和股骨近端锁定加压解剖钢板。外固定架很少作为最终手术治疗方案用于股骨转子下骨折,对于多发伤患者损伤控制时,其可以作为临时固定方式。

六、髓内钉的固定理念

作为股骨转子下骨折的治疗首选,髓内钉(尤其股骨近端髓内钉)的优势有:①更好的生物力学优势,能够有效地对抗旋转、轴向和剪切负荷;②更小的手术创伤,有利于骨折愈合;③允许早期进行负重功能锻炼,其住院时间更短和术后并发症更少。

股骨近端锁定方式的进步和提高是髓内钉固定获得临床成功的关键。根据其近端锁定方式的不同,将髓内钉分为单枚锁钉(从大转子指向小转子)、重建钉(指向股骨颈的双枚螺钉)、交叉锁钉(一枚向股骨颈方向,另一枚向小转子方向)和头颈螺钉(位于股骨头颈内粗大头钉,如 Gamma3、PFNA、InterTan 等)。对于合并重度骨质疏松的患者,应选用大直径的头颈螺钉以获得更好的力学稳定性。对于骨质较好的年轻患者,不推荐选用头颈螺钉,而应选择直径较小的重建钉或交叉锁钉,以减少对股骨颈内骨质和血供的破坏。

尽管髓内钉适用于绝大多数孤立的转子下骨折(即使是 Gustilo ⅢA 型开放性骨折),但也应认识到其在临床使用中的局限性和不足。当出现以下情况时,应谨慎选择或不选择髓内钉固定。

1.多发伤患者　外固定架是损伤控制外科中重要的组成部分,也是对于生命体征不稳定患者早期临时固定的首选。当患者生命体征不稳定、复苏延迟时,过早地使用髓内钉固定,会使髓腔压力增高、大量脂肪入血,增加肺部并发症的风险。应在成功复苏,血流动力学和心肺功能稳定后,再行髓内钉固定。分期手术、延迟使用髓内钉、减少扩髓操作、选择小直径的髓内钉或选择其他固定方式是避免其发生的相关措施。

2.多部位长骨干性骨折　多个长骨干骨折,尤其是双侧股骨干骨折,同时都选用髓内钉固定可能并不是正确的决策。因为这样会明显增加骨髓入血的量,增加 SIRS 和肺栓塞的风险,从而对患者造成不必要的伤害。

3.Gustilo Ⅲ型开放性骨折　这类损伤常伴有严重的骨与软组织污染、软组织的破坏和缺损,在彻底清创和软组织修复覆盖的基础上,是选择一期还是二期的髓内钉手术存在困难,需要有丰富经验的高年资医师进行决断。一般来说,Gustilo ⅢB 和ⅢC 或是污染特别严重的患者不建议行一期髓内钉固定。

4.骨折不愈合　对于骨不连患者,需要综合评估骨不连的类型、畸形程度,选择合适的固定方式。对于不合并畸形的患者,更换更粗、更长的髓内钉可以提供更好的力学稳定性和有效的自体植骨。对于合并畸形的患者,常需截骨矫形和广泛植骨,选择钢板固定可能会容易成功。

5.个体解剖结构差异　股骨前倾角过大、颈干角过小、股骨颈过短、股骨前弓过大、股骨干髓腔过小都会影响内置物的选择。如果现有的髓内钉系统不能与之匹配,也应是髓内钉的手术禁忌证。

6.生长发育活跃的儿童和青少年　顺行股骨近端髓内钉不仅会破坏股骨近端生发中心,还可能导致股骨头缺血坏死。因此,对于年龄<8 岁的患儿,推荐采用弹性髓内针;>8 岁的患儿,可以考虑使用强度更大的髓内钉。选用髓内钉时建议使用外翻角更大的髓内钉类型,以避开近端的骺板。

七、髓内钉的手术技术

1.术前准备和体位　由于短小的股骨近端骨折部分受强大肌肉牵拉,往往畸形严重。因此,患者如无明显禁忌,推荐选用全身麻醉和肌肉松弛剂,有利于术中复位。常用的体位有两种:侧卧位不上牵引床和仰卧位联合牵引床。它们各有利弊,应根据医院的条件、医师的习惯选择和患者病情选择合适体位进行手术。骨科医师应当熟悉这两种体位复位理念上的差异。

当选择侧卧位不上牵引床时,应将患者置于全透视骨科手术床上,患肢稍屈髋屈膝,此时臀中肌、髂腰肌放松,由助手移动牵引骨折远端,恢复与近端的位置关系。该体位的优点在于:①进钉点的显露方便,适用于病理性肥胖患者;②造成骨折近端的肌肉处于松弛状态,复位更容易实现。该体位的缺点有:①侧位透视较为困难,需要一定的经验;②旋转畸形不易控制;③多发伤患者,尤其是合并脊柱骨折、胸腹腔脏器损伤时,并不适合选用侧卧位。

当选用仰卧位联合牵引床复位时,患者取平卧位,固定骨折远端,用器械操作调整近端位置,进行闭合复位或有限切开复位(见股骨转子间骨折部分)。股骨转子下骨折不能依靠牵引床提供复位,仅为提供良好透视所需的体位,因此不必过度牵引患肢,避免牵引造成肌肉收缩导致骨折块进一步移位加重。其他术前准备和透视要求见股骨转子间骨折部分。

2.骨折复位　大多数情况下,可以实现骨折的闭合复位,矫正旋转、成角畸形,恢复肢体长度。所选用的体位不同,其骨折复位原则明显不同。无论何种体位,在扩髓和置钉前,必须实现复位。旋转、成角、长度复位标准见股骨干骨折部分。当骨折的近端和远端部分未能复位便行髓内钉的置入时,会造成骨折断端间的接触明显减少,最终导致骨折延迟愈合、不愈合或内固定失败。

侧卧位时,骨折复位的原则是远端对近端。复位的难点在于控制旋转,应透视下调整,纠正旋转畸形(具体方法见股骨干骨折复位部分)。仰卧位联合牵引床时,骨折复位的原则是近端对远端。虽然对于转子间骨折,通过牵引床内旋和牵拉肢体远端可以实现骨折复位,但是这种方法并不适用于转子下骨折。这是因为通过闭合复位内旋牵拉肢体远端并不能影响骨折近端的位置,反而会加重患肢内旋畸形。因此,患肢稍牵引,足极度内旋,以保持髌骨朝向正上方。这样可以方便术中纠正旋转移位。同时,了解股骨近端骨折移位的方向和机制是转子下骨折复位的基础:①当小转子骨块附着于股骨远端时,近端骨块移位相对简单,主要是外展移位;②当小转子附着于股骨近端时,近端骨块移位较为复杂,同时存在外展、外旋、屈曲移位。因单纯牵引不能纠正畸形,须对近端骨折块采取辅助复位操作。

常用的闭合辅助复位操作技术有以下几种。

(1)手法复位:对于较小外展、屈曲移位,向内、向下压迫骨折近端,进行复位。

(2)顶棒技术:在近端骨块外侧和前方经小切口分别置入两枚顶棒,下压并向内顶推复位。

(3)Schanz针/摇杆技术(见股骨干骨折部分)。

(4)骨钩复位技术:远端向内移位的骨折,可以在远端使用骨钩,同时近端配合顶棒进行复位。

(5)复位"金手指"(见股骨干部分)。

(6)阻挡钉技术:由于股骨近端髓腔宽大,可以通过阻挡钉技术纠正内翻和屈曲畸形。

一枚阻挡钉从前后方向置入髓内钉预计轨迹的内侧,控制内翻畸形;另一枚阻挡钉从侧方由外向内置入髓内钉预计轨迹的后方,控制屈曲畸形(见股骨干部分)。

当通过以上手段无法实现闭合复位时,应果断行切开复位内固定术。常用的方法有:①复位钳:近端外展畸形的骨折,可以用点状复位钳,沿大转子和股骨干方向临时固定;②线缆捆绑技术:通过股骨外侧2~3cm的切口,在股骨的背侧和腹侧分别置入线缆通道装置;在确认骨折复位满意后,将背侧和腹侧的通道装置连接收紧;通过线缆通道置入足够长度的线缆或钢丝,然后移除线缆通道装置;连接线缆收紧器,在透视下逐渐收紧线缆或钢丝实现骨折复位固定。这些方法通常用于长斜形和螺旋形骨折。当转子下骨折为简单横形骨折时,很难通过以上方法进行有效的复位和稳定。可以通过复位钳夹持骨折近端,将其复位至正常的解剖位置,而暂时不处理骨折远端,这样便于确认正确的进针点和近端扩髓。

对于后内侧皮质粉碎的股骨转子下骨折,无论是采用闭合辅助复位技术,还是有限切开复位,都应避免在复位时对内侧骨块使用较大的拉钩,或直接分离其表面的软组织,否则会增加骨折延迟愈合或不愈合的风险。

3.进钉点　正确的进钉点是维持复位和手术顺利的关键(图2-14)。由于转子下骨折的稳定性差,不恰当的进针点的位置和方向会导致骨折复位后的再次移位。例如,进钉点偏外时,会使髓内钉在插入过程中指向过度偏内,从而使股骨近端部分过度被髓内钉挤向内侧造成内翻畸形。正确的术中正侧位透视影像,对于判断是否获得最佳进针位置是必要的(见股骨转子间骨折部分)。

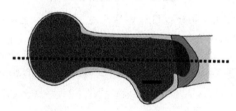

图2-14　在冠状面上将股骨干分为三份,进针点应在前中1/3交汇水平

不同的内置物、股骨近端解剖结构和骨折类型,其进钉点也会不同。对于高位的转子下骨折,进钉点应偏内以提高髓内钉对近端的把持力。对于骨折线经梨状窝的转子下骨折,进钉点偏外能够避免髓内钉经骨折线固定,减少对骨折愈合的干扰。

4.扩髓　骨折复位完成并获得稳定的维持是扩髓开始的前提。因为近端髓腔宽大,即使导针通过骨折断端插入到股骨远端,其过细的直径也无法维持骨折复位,骨折近端依然处于屈曲畸形。这时进行扩髓会造成股骨近端后方皮质过度磨损,甚至缺损,从而减少骨折断端间的接触,增加复位困难,并降低了内置物的稳定性。

正确的进针点确认后,应用空心弯曲的尖锥(錾)或电动近端开口扩髓钻沿导针进行扩髓。通常选择股骨髓腔全长的髓内钉进行固定,因此应在透视下在股骨远端确认导针的位置。对于髓腔较窄的年轻患者,可从直径8.5mm的软钻开始,每次递增0.5mm直径,直至比预计置入的主钉直径大1.5mm为止。扩髓时,用力要均匀温和,否则用力过大会带来新的移位或对股骨远端前侧骨皮质带来损伤,导致术中或术后的股骨髁上骨折。扩髓时,可以局部反复移动,以去除小的碎片。仰卧位扩髓时,容易偏向外后侧导致进针方向改变从而引起内翻,因此应注意使用套筒把持软钻的方向,保护外后侧皮质。

5.主钉的置入 连接主钉和导向器,注意固定螺丝一定要旋紧,否则在置入头钉的导向会不准确。对有前弓角度的解剖型长重建钉,置入时应先将导向器置于大腿前方,使前弓角适合入钉处的外翻角度。在透视监视下通过骨折断端。在置入主钉的后 1/3 时,逐渐旋转导向器90°至大腿外侧。注意在旋转主钉时,应透视检查骨折断端是否存在旋转移位,如果出现旋转移位,应拔出主钉,纠正旋转移位后重新置入主钉。如有需要可以在导向器上连接打砸器,用锤子轻轻敲入主钉。

6.头钉的置入 连接瞄准器和套筒,正侧位透视下钻入两枚导针,使针尖位于软骨下5mm。调整其置入的深度,确保两枚重建钉均可置入股骨头颈内。如果发现导针成"强斜位",即从股骨颈下方进入而头端位于股骨头上部,则可能是近端骨块存在内翻畸形,也可能是选择主钉颈干角偏大。调整并拧入相应长度的重建钉至软骨下 5~10mm。重复上述步骤,拧入第二枚重建螺钉(图 2-15)。

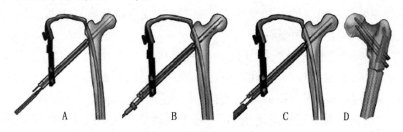

图 2-15 头钉的置入

A~C.安装瞄准器和套筒,打入导针后用阶梯钻开髓,然后拧入重建螺钉;D.如果发现重建螺钉成"强斜位",即从股骨颈下方进入而头端位于股骨头上部,则可能是近端骨块存在内翻畸形

7.远端锁钉和尾帽置入 远端锁钉和尾帽置入同股骨干骨折部分。

八、术后处理

除了骨折断端缺乏接触或节段性骨缺损患者外,大多数患者允许其早期进行负重功能锻炼。负重量的大小主要取决于骨折类型和骨质量。术后 6~12 周,允许患者进行 10~15kg 部分负重活动。术后 1 个月、2 个月、3 个月、6 个月、12 个月复查 X 线明确骨折愈合情况,根据骨折愈合的进展和患者的耐受程度逐渐增加负重量。

九、术后并发症及其防治策略

过去的研究显示,股骨转子下骨折的手术并发症发生率高达 21%。随着内置物设计的改进和手术技术的规范,相应的并发症有所减少。常见的并发症包括畸形愈合、骨不连、感染、血肿、局部疼痛和内置物失败。其中以前三种并发症最为常见,髓内钉术后因这些并发症的再手术率高达 4.7%。

1.畸形愈合 股骨转子下骨折畸形愈合的实际发病率远高于目前的临床报道。畸形愈合分为 3 种,即旋转畸形、患肢不等长和内翻畸形。其中,以内翻畸形对临床预后的负面影响最大。股骨近端外侧不完整、后内侧皮质粉碎失支撑、骨折复位不良、进钉点偏外等,都有可能造成内翻畸形。内翻畸形不仅会减弱髋关节外展肌肉的力量,影响髋关节功能,还会伴发明显的下肢短缩和旋转畸形,增加头钉切出的风险。

解剖复位和正确的髓内钉操作技术是避免该并发症的关键,必要时果断地有限切开复位也可以减小畸形愈合的概率。术中可根据大转子顶点和股骨头中心的关系判断是否存在内翻畸形。两者在一条水平线上，颈干角即可在130°左右，如果大转子顶点明显高于股骨头中心，则提示存在内翻畸形。避免畸形愈合的具体措施有：①髋内翻畸形，应避免进钉点过度偏外；在扩髓前和扩髓过程中，实现并维持骨折复位；②旋转畸形，在内固定置入前应完成复位；术前评估对侧髋关节的前倾角度选择合适的内置物；③患肢短缩畸形，在内固定置入前应完成复位；术前测量健侧股骨长度作为参照。

如果畸形严重，患者可能需要接受截骨矫形手术。应根据原有内置物的种类、骨质量、有效骨量和股骨头内骨缺损的位置，选择合适的内置物用于截骨矫形术。其中，DCS是一种较为理想的选择。其优势在于：①该钢板可以跨越整个截骨区域，并位于其近端；②相比髓内钉，实现内翻、旋转和长度复位更容易；③DCS的头钉通常置于股骨头的下方，该区域一般受原有内置物干扰较小，骨量保留更多。

2.骨不连　早年，采用髓外固定治疗股骨转子下骨折时，术后骨不连的发病率高达20%。随着髓内钉的广泛应用，骨不连的发病率明显降低，文献报道约为1%。骨不连常由以下原因造成：①由于周围强大的肌肉牵拉，导致该部位的骨折极不稳定；②该处骨折多为高能量损伤，其继发的周围软组织损伤多较为严重；③作为解剖结构的交界区域，该部位的血供较少，骨折愈合能力本身较弱；④手术复位过程中，闭合复位不满意或切开复位剥离过度，也会影响骨折愈合。

骨不连的治疗方法较多，应根据骨折的畸形程度选择合适的治疗方案。如果骨折的力线良好，内置物未失效，可以保留髓内钉行附加钢板治疗。如果骨折畸形严重或是内置物失效，应行更换内置物+截骨矫形术。多个临床研究结果显示，骨折近端只要能获得足够的稳定性，骨折愈合的概率就大大提高。对于萎缩型骨不连或合并骨缺损时，还应充分植骨治疗。当原有内置物头钉切出继发骨折近端骨缺损严重时，对于老年患者可行关节置换术。

3.感染　感染是转子下骨折术后最严重的并发症。感染的治疗不仅非常困难，而且常继发骨折不愈合。对于术后早期的感染，应该在保留内置物的基础上，彻底清创，并静脉选用敏感抗菌药物治疗。对于慢性感染，应移除原有内置物，彻底清创和创腔灌洗，并使用髓内抗生素占位器。必要时可采用外固定架临时固定。术后静脉选用敏感抗感染药物治疗。待感染控制后，再行确定性手术。

第三节　股骨干骨折

一、流行病学

股骨干骨折的年发病率为(10~37)/10万，占成年人股骨骨折的36.27%。按照AO分型，A型占70.26%，B型占18.17%，C型占11.57%。按照骨折部位，股骨干中段骨折最常见。由于被肥厚的肌肉软组织所包裹，开放性骨折并不多见，只占约2%。股骨干骨折发病具有年龄和性别高特异性，常发生于15~29岁年轻男性(中位年龄27岁)和70~94岁老年女性(中位年龄80岁)。

股骨干骨折最多由高能量损伤所致，如车祸、高坠伤、枪伤或爆炸伤，以年轻患者多见。这些患者往往合并多发伤。1/3交通伤合并股骨干骨折的患者常伴发胸部、颅脑、骨盆和对侧下肢的骨折。高坠伤合并股骨干骨折患者,其脏器损伤发生率为 3%。双侧股骨干骨折往往合并其他系统的损伤,病死率高达 1.5%~5.6%;死亡的主要原因包括严重的肺挫伤、肺炎、脂肪栓塞、ARDS 和心力衰竭。高暴力损伤和开放性骨折同样会增加骨折延迟愈合和不愈合,以及邻近关节僵直的风险。股骨干骨折的失血量为 0.5~1.5L,其中 1/3 的患者住院早期需要接受输血治疗。筋膜间室的发病率为 1%。

老年患者多由跌倒所致,约占整体发病人群的 25%,多为螺旋形骨折,常是单侧单发骨折。由于患者多为高龄老人,其合并疾病较多,尤其是重度骨质疏松。除了外伤,部分患者的骨折发生比较隐匿,可能是转移性病理骨折或不典型骨折。转移性癌症最常累及的长骨为股骨,其中股骨近 1/3 受累的人群占 50%。不典型骨折在股骨干骨折中的年发病率为 1‰。

二、应用解剖

按照 AO/OTA 分型,股骨干骨折定义为发生于股骨小转子下方以远至股骨内收肌结节近端 5cm 以内的骨折。股骨小转子下方以远 5cm 以内定义为股骨转子下骨折,其作为一种具有特定解剖学特点和力学特性的股骨干骨折,将单独介绍。

股骨是人体最大和最坚强的骨骼,周围被最丰厚的肌肉软组织所覆盖包裹。股骨的解剖形态包括 12°~15° 的生理性前弓,以及 125°~130° 的颈干角。髓内钉设计有适合前弓角度的弯曲;采用髓内钉固定时,必须维持此角度,严格避免向后成角畸形。股骨粗线是确定股骨复位的重要解剖标志。在股骨粗线位置,营养血管进入股骨,因此要避免使用大的 Hoffman、Bennett 等拉钩,减少骨膜的剥离,保护股骨干的血供。

股骨的髓腔起自股骨小转子水平,最远至股骨远端髁间窝皮质线末端前方,其近端延长线通过梨状窝,远端投影点位于后交叉韧带止点的前方(图 2-16)。按照 AO/OTA 分型,根据髓腔的大小,将股骨干分为近端非峡部区域、峡部区域和远端非峡部区域(图 2-17)。髓腔自股骨大转子至股骨外上髁连线近端 1/4 处开始狭窄,直至连线中点远端 1cm,此线中点近侧 2~3cm 处是髓腔最狭窄的部位。不同区域的髓腔直径,会影响髓内钉型号的选择、交锁螺钉固定的数量及手术最终获得的力学稳定性,从而影响骨折愈合的结局。

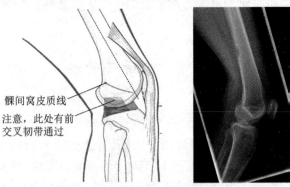

髁间窝皮质线

注意,此处有前交叉韧带通过

图 2-16　股骨髓腔远端投影点位置

股骨髓腔远端位于髁间窝皮质线末端前方,其近端延长线通过梨状窝,其远端投影点位于后交叉韧带止点前方

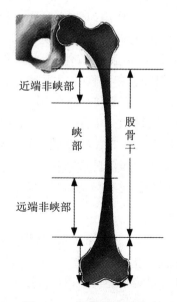

图 2-17 股骨干髓腔分区

按照 AO 分型,根据髓腔的大小,将股骨干分为近端非峡部区域、峡部区域和远端非峡部区域

股骨的力学特点是内侧骨皮质承受到压应力,而外侧骨皮质承受牵张应力。受力模式决定了髓内钉轴心固定是临床上最优的固定方式。而采用钢板偏心固定时,由于其安放在张力侧,一般要求压力侧骨皮质完整且连续,否则容易形成吊臂样不稳定,导致骨折不愈合或钢板螺钉断裂(图 2-18)。

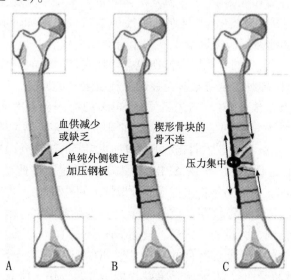

图 2-18 钢板偏心固定

钢板偏心固定时,由于其安放在张力侧,对压力侧骨皮质完整性要求较高,否则容易形成吊臂样不稳定,导致骨折不愈合及钢板断裂

股骨周围由三组主要的肌群包裹,包括前方的股四头肌,背侧的股二头肌和半腱半膜肌,以及内侧的内收肌群。各肌肉群的功能不同,导致了不同的骨折平面,断端移位方向不

相同:①臀中肌、臀小肌,附着于大转子,作用为外展、屈曲、外旋髋关节;②髂腰肌,附着于小转子,作用为屈髋、外旋;③股四头肌,包括股直肌、股内侧肌、股外侧肌和股中间肌,除股直肌起自髂前下棘和髋臼上部跨越髋关节、膝关节外,其余起自股骨仅跨越膝关节,主要作用是伸膝;④内收肌群,附着于股骨粗线及其内侧唇,主要作用是髋关节内收,同时有轴向的牵引分量;⑤后侧肌群,包括股二头肌、半膜肌和半腱肌,主要作用是伸髋、屈膝。

股骨干的血供主要来自股深动脉的滋养动脉。其由骨干的近端和后侧的股骨粗线进入髓腔,供应骨内膜,提供髓腔内骨皮质内 2/3 的血供。骨膜外血管提供骨皮质外 1/3 的血供。髓内钉固定时,扩髓会不可避免地损伤髓内血供,而髓外的血供得到了保障。同时,髓内的血供可以在术后 2~6 周自我修复,这样就为骨折愈合提供进一步保障。

三、损伤机制和临床评估

1.损伤机制 股骨干骨折大部分是由外伤所致,分为高能量损伤和低能量损伤。高能量损伤常见于年轻患者,包括两个方面:①直接暴力,如车祸伤、挤压伤、枪伤和爆炸伤等,骨折类型多为横断或粉碎性骨折;②间接暴力,为杠杆作用、扭转作用,如高空坠落、疲劳行军等。低能量损伤常见于老年患者,如跌倒、病理性骨折,多为斜形或螺旋形骨折。此外,部分骨折比较隐匿,且不伴明确的外伤史。其中,有一部分是溶骨性或破骨性转移癌所致;还有一些是骨质疏松患者长期口服双膦酸盐类药物,导致的不典型骨折。

2.病理生理变化 股骨干是人体最坚强的长骨,其骨折的发生往往是高能力损伤所致。同时,应重视其另外一个重要的解剖学特点,即包裹股骨的是全身最丰厚的肌肉软组织结构。当发生骨折时,会同时伴发大量的肌肉软组织损伤和坏死,并同时释放大量的炎症因子,如激酶、白介素和肿瘤坏死因子,这是激发机体一系列病理生理反应(SIRS、ARDS、MOF、MODS)的基础。因此,有学者提出了"早期确定性手术"(early total care,ETC)的治疗理念,期望通过急诊稳定骨折来减轻或阻断继发性的全身炎症反应。

当患者为多发伤时,全身的其他器官损伤也会增加炎症因子的释放,并诱导和加重全身炎症反应。有研究发现,肺脏是全身某些炎症因子释放最多的器官。因此,相比单发的股骨干骨折,多发损伤(尤其是伴发肺损伤)患者发生 SIRS 的概率会大大增加。基于该理论,有些学者并不赞同对股骨干骨折的处理遵循 ETC 原则,他们认为早期附加的骨折固定手术(特别是扩髓髓内钉手术),作为二次打击,可能增加炎症因子的释放,激活粒细胞和内皮细胞的活性,提高的肺通透性,最终导致 ARDS 和 MODS 发生。在此基础上,损伤控制骨科(damage control orthopedics,DCO)被提出指导股骨干骨折的外科治疗,尤其对于多发伤患者。

3.临床评估 既然股骨干骨折存在诱发严重全身炎症反应的风险,对其局部和全身进行全面有效的临床评估则尤为重要。无论是遵循 ETC 还是 DCO 原则,股骨干骨折都是急诊手术的指征。早期有效的复苏能够降低并发症发生,增加手术的安全性。

详细询问病史,判断受伤机制,明确是单发骨折还是多发伤。股骨干骨折典型表现包括疼痛、畸形、肿胀、活动受限、患肢短缩等。股骨干骨折平均失血量可>1200mL,监测生命体征,评估血流动力学的稳定性。除此之外,还应仔细评估局部软组织损伤的程度及下肢神经血管情况。如果患肢远端动脉搏动不能触及,应及时行血管超声检查。

对于高能量损伤造成的骨折,须重点排除脊柱、骨盆髋臼、股骨近端、胫骨近端、膝关节、颅脑损伤、盆腹腔实质或空腔脏器等合并伤(表 2-1)。40% 的患者合并同侧膝关节韧带和半月板损伤。2.5%～6%的患者合并同侧股骨颈骨折。当患者合并同侧髋关节脱位、骨盆髋臼骨折,和(或)合并同侧浮膝损伤时,常提示其他脏器合并伤的存在,应仔细排查和处理。严重的脏器损伤、血流动力学紊乱及局部肌肉软组织毁损,可能会威胁到患肢的存活和患者的生命,并影响到相应的临床决策。

表 2-1　严重创伤患者的急救分期

分期	伤后时间	临床表现及救治措施
急性期	1～3 小时	临床核心内容是复苏和评估患者全身情况,包括呼吸支持、抗休克、必要的胸腔穿刺、止血等;需要急诊处理的骨科情况,包括骨筋膜室综合征、血管损伤、无法复位的髋关节脱位和开放性骨折
初始期	1～48 小时	肢体创伤的手术多在这一时期内完成,包括合并血管损伤、骨筋膜室综合征切开减压和骨折的外固定架固定
第二期	2～10 天	患者一般状况有所好转,但应避免长时间的手术
第三期	数周至数月	终极固定和重建手术在患者情况稳定后进行,还包括术后处理治疗

4.影像学评估　高能量所致的股骨干骨折,常合并胫骨、髌骨、股骨近端、髋臼等部位骨折,必须拍摄包含膝关节和髋关节的股骨全长 X 线片。如无法拍摄股骨全长 X 线片,则应分别对髋关节、股骨干及膝关节进行正、侧位摄片检查。必要时可行 CT 扫描,详细了解骨块情况。怀疑血管损伤者可行血管超声、造影或增强 CT 血管重建检查以明确诊断。

四、骨折分型

对于股骨干骨折的描述一般基于以下三个方面:骨折部位(近端非峡部、峡部、远端非峡部)、骨折的形态(横形、斜形、螺旋形、节段性)及粉碎程度。这也是骨折分型的基础,其中最经典的分型是 Winquist-Hansen 分型(图 2-19)和 AO 分型(图 2-20)。

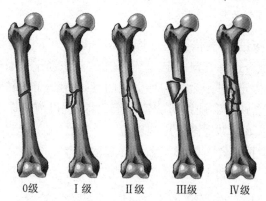

0级　　Ⅰ级　　Ⅱ级　　Ⅲ级　　Ⅳ级

图 2-19　Winquist-Hansen 分型

0 级,无粉碎;Ⅰ级,小的楔形或粉碎性骨折,断端皮质接触至少 50%;Ⅱ级,大的楔形或粉碎性骨折,断端皮质接触至少 50%;Ⅲ级,大的楔形或粉碎性骨折,断端皮质接触少于 50%;Ⅳ级,粉碎性骨折,主要骨折断端间无皮质接触

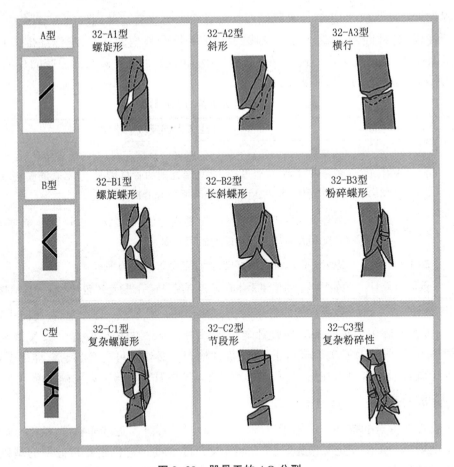

图 2-20　股骨干的 AO 分型

A 型为简单骨折;B 型为楔形骨折;C 型为复杂骨折

Winquist-Hansen 分型主要的依据是骨折粉碎程度。该分型的提出就是为了指导髓内钉的临床使用,尤其是是否选择交锁固定,以及静态或动态锁定。对于 0 和 I 型骨折髓内钉固定后可以不使用交锁固定;对于后面三种类型的骨折,由于断端旋转和短缩稳定性较差,推荐使用交锁固定。随着研究和随访对交锁固定的肯定,目前临床上应用髓内钉固定时都推荐使用交锁固定,所以该分型逐渐退出临床应用。现在,AO 分型是股骨干骨折最常推荐使用的分型系统,其不但根据骨折的形态和粉碎程度将骨折分为 A、B、C 三型,还根据骨折部分再分为相应的亚型,这有利于临床医师对骨折进行区分并制订相应的外科治疗计划。

五、治疗原则

任何成人股骨干骨折,都是不稳定型骨折。除了不能耐受手术外,所有患者都应接受手术治疗。股骨干骨折是有急诊手术指征的,延迟固定会增加患者的病死率和住院时间。目前手术治疗方式有三种:髓内钉、钢板和外固定架。其中髓内钉是治疗选择的金标准,具有并发症发病率最低,骨折复位丢失量少的优点,其适用于绝大多数的患者。

髓内钉固定包括顺行和逆行两种方式。其中顺行髓内钉适用于大多数股骨干骨折,而逆行髓内钉也是一种非常好的替代手段。后者主要适用于以下情况时的股骨干下 1/3 骨折;同侧股骨颈、股骨转子、髋臼、髌骨或胫骨干骨折;双侧股骨干骨折;病理性肥胖患者;怀孕妇女;全膝关节置换术后假体周围骨折;同侧膝关节以远截肢患者的股骨干骨折。

当然髓内钉不能解决所有的股骨干骨折患者,钢板和外固定架也有其更适宜的人群和情况。钢板螺钉内固定的手术适应证:①髓腔狭窄;②股骨畸形;③因感染或先前的非手术治疗出现髓腔闭塞;④骨折线向远、近端延伸至转子周围或股骨髁区;⑤合并血管损伤或筋膜间室综合征的股骨干骨折,探查血管或筋膜间室减压时,同时实施钢板固定;⑥股骨干髓内钉术后骨不连;⑦严重开放伤,髓腔污染严重。

外固定多作为临时固定或辅助固定,是损伤控制手术的重要组成部分,其手术适应证包括:①修复躯体同侧的动脉损伤,同时进行外固定稳定骨折;②软组织严重污染的损伤,其他固定可能妨碍行二次清创;③股骨干骨折伴大段骨缺损。

对于多发伤的患者,应根据整体病情对股骨干骨折做相应的治疗(表2-2)。应根据具体情况遵循ETC或DCO原则。目前,没有明确的证据证明ETC会增加围术期并发症的发生,而一些亚组的多发伤患者可从DCO中获益。早期有效的复苏能够降低髓内钉固定围术期的风险。在此基础上,对于一些合并明显胸部和颅脑损伤的患者,采用髓内钉固定也是安全的。

表2-2　多发伤患者合并股骨干骨折的处理原则

患者病情	治疗原则
病情稳定	遵循ETC原则,采取终极内固定的方法治疗骨折(如髓内钉)
病情不稳定	仅进行必要的快速挽救性手术,并尽快地转入ICU,复杂的肢体重建等工作推迟到患者病情稳定
边缘状态	谨慎采取手术,加强监护,并遵循DCO原则
濒死	经复苏后仍然病情危重,甚至存在死亡三联征;应立即转送ICU病房进行有创监测,同时开始高级生命支持治疗,仅在床旁进行快速的肢体外固定

六、髓内钉的固定理念

目前,成人股骨干骨折采用髓内钉固定是临床治疗的首选,其最大的优势在于轴心固定。经典的髓内钉固定理念是指将一根坚强没有弹性的钉插入到一个相对软的有弹性的组织中,通过两者之间接触所产生的摩擦力实现稳定。随着对股骨解剖和生物力学的研究进展,越来越多的治疗原则和理念应用于髓内钉的设计。这其中贡献最大的是德国医师提出的弹性锁定、扩髓和交锁三个重要的概念,这些被以后的学者进一步丰富、实践和发展,为现代髓内钉技术奠定了坚实的基础。

1.股骨的生物力学优势　正常活动时,股骨承载三方面的负荷:轴向、侧方和扭转负荷。股骨所能承受轴向负荷最强。有研究发现,予以股骨单纯轴向加压,导致骨折所需的载荷至少要6230N。因此,侧方和扭转应力是导致股骨干骨折常见的原因,分别只需要21.2N·M和183N·M的载荷就可能会导致股骨干骨折。基于股骨生物力学特点和管状解剖学特点,髓内钉固定治疗股骨干骨折是一种更为理想的选择。由于髓内钉轴心固定的优势,使其对称性地承载了来自横断面的力矩,从而可以很好地对抗侧方应力。而交锁固定技术弥补了髓内钉对抗扭转稳定性的不足。

（1）弹性锁定:弹性锁定是传统 Kuntscher 髓内钉的固定原理。它是通过髓内钉连接骨折的远、近端,通过骨和髓内钉之间的接触面积及其所产生的摩擦力来实现骨折的稳定。为了增加髓内钉的弹性,研究者对髓内钉进行以下的技术改进:①将实心钉设计成空心钉;②将钉的横断面设计成三叶草形;③增加了一条纵形缝隙。这样的改进,既保留了髓内钉抗弯强度,又使其插入的过程更加容易。但是,由于股骨干髓腔呈沙漏状,所以只有峡部简单骨折才能获得确切的固定。

（2）扩髓:为了增加髓内钉对骨折固定的稳定性,Kuntscher 提出了扩髓技术。通过扩髓可以增加股骨干髓腔的直径,从而引起了以下力学效应:首先,增大的髓腔可以增加骨和髓内钉之间的接触面积和摩擦力;其次,扩大了髓内钉的手术适应证范围,靠近髓腔峡部的近端和远端可以采用髓内钉固定;最后,增加的髓腔允许使用直径更大的髓内钉,从而增加其抗弯和抗扭转强度。然而对于粉碎性骨折,弹性锁定和扩髓都无法克服髓内钉固定后短缩畸形的发生,也无法提供足够抗扭转强度。

（3）交锁:为了解决髓内钉抗轴向和扭转应力的不足,交锁固定技术被引入应用于临床。该技术是指通过骨和螺钉孔拧入螺钉,将髓内钉锁定于骨结构上,形成骨–髓内钉–螺钉结构。这样使得弹性锁定的理念在稳定骨折断端中的作用变得并不重要,取而代之的是骨–髓内钉–螺钉结构。该结构能够有效地对抗轴向和扭转应力,即使是用于峡部粉碎性骨折或非峡部骨折,也可以为骨折断端提供足够的稳定性。

交锁螺钉的直径、数量和方向都会影响到固定的稳定性。研究表明,增加交锁螺钉的直径会明显增加其疲劳强度,直径增加 20%,螺钉的疲劳强度增加 70%。还有研究采用螺旋形锁钉用于交锁固定,和传统螺钉相比,其硬度增加 41%,强度增加 20%。这一螺旋形交锁螺钉尤其适用于重度骨质疏松的老年患者。尽管有研究证实顺行髓内钉远端 1 枚和 2 枚交锁螺钉在对抗轴向和扭转应力方面不存在明显差异,但还有很多不确定因素会影响交锁螺钉数量的选择,如股骨干远端的骨折、粉碎性骨折、重度骨质疏松和患者的康复期望。因此,骨折每一端使用至少 2 枚交锁螺钉可能更为稳妥,其所构建的结构能承载更大的载荷。有时,如果交锁螺钉为单平面平行交锁,即使增加其使用数量,对于非峡部骨折和峡部粉碎性骨折,髓内钉依然无法控制骨折断端的摆动,有学者将这种摆动不稳定称为"雨刷器效应"。之后,多平面交锁固定的技术被引入,其不仅可以避免"雨刷器效应"的发生,还可以使髓内钉更加适用于靠近股骨干两端的骨折,甚至是股骨远端关节内骨折。

2.髓内钉固定后生物学优势　　由于髓内钉的进钉点远离骨折区域,所以采用闭合髓内钉技术有利于保护骨折断端的血肿,且不破坏骨外膜的血供。此外,扩髓也对骨折愈合有促进作用:①扩髓过程中所产生的碎屑对骨折的愈合有良好的骨诱导和骨传导作用;②扩髓所产生的热效应还会刺激增加骨外膜及其周围软组织血供,从而加速骨折愈合;③扩髓过程中对骨内膜血供的破坏是可逆的,2~6 周后其血供会重建,不会对骨折愈合产生不利影响。因此,髓内钉固定术后会产生足够多的骨痂,提高骨折愈合率,并减低了内固定取出后再骨折的风险。

七、髓内钉的手术及时

1.顺行髓内钉固定技术

（1）体位:可选择仰卧位、侧卧位及是否使用牵引床。各种体位都存在一定的优缺点

（表2-3）。对于单发的股骨干骨折,推荐使用仰卧位合并牵引床,或侧卧位。对于多发伤患者,尤其是合并同侧肢体多发骨折或双侧股骨干骨折时,推荐使用仰卧位。侧卧位合并牵引床,由于牵引装置组装复杂且术前体位准备及消毒时间过长,目前临床上使用较少。

表2-3　股骨干骨折手术体位的优缺点

体位	仰卧位	侧卧位	仰卧位合并牵引床
优点	①术前体位准备简单快速;②多发伤需要多部位手术时不需要重新消毒铺巾;③术中可参照健侧股骨减少畸形发生	①进钉点确认容易;②消毒铺巾简单	①持续有效地牵引;②减少对助手的需求高
缺点	需要助手牵引复位	①不适合多发伤患者,尤其是脊柱、胸部和颅脑损伤;②术中透视困难;③骨折旋转畸形发生率高	①牵引床引起的并发症;②术前准备时间长,并增加麻醉时间;③过度牵引和旋转畸形发生率

牵引床的优势在于能够提供持续有效的轴向牵引力。但使用牵引床也会带来一些不良的并发症,应引起临床医师重视,其主要为:①术前准备时间、手术整体时间和麻醉时间增加;②断端过度牵引和旋转畸形的发生率更高;③阴部神经和男性勃起功能障碍;④健侧肢体的筋膜间室综合征。应根据患者病情,合并损伤的严重程度,多发骨折的部位和严重程度,选择有利于简化手术过程,提高复位标准的手术体位。

（2）进钉点:常用的进钉点有两种——梨状窝和股骨大转子。正确的进钉点是获得和维持复位的关键。不同的内置物类型,其进钉点也会不同。判断是否获得最佳进钉位置的关键在于术中正侧位透视影像。正位像上,髓腔的沿线通过梨状窝,即为梨状窝进顶点;外侧入路进钉点位于股骨大转子尖附近,其具体位置视髓内钉的外翻角度而定。侧位像上,由于股骨干前弓的存在,梨状窝进针点位于中后1/3;以大转子进针点位于前中1/3(图2-21)。错误进钉点的位置和方向会导致骨折复位后的再次移位。

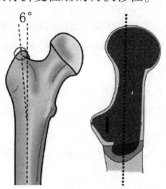

图2-21　股骨大转子进钉点

经梨状窝的髓内钉,更符合轴心固定的原则。但是,其也会带来一系列的问题:①当进钉点过于偏内时,存在医源性股骨颈骨折风险;②过度的髋关节内收,虽然有利于进钉点的确定,但是会导致髂胫束的张力增高,导致复位困难;③扩髓会损伤髋部周围肌肉,影响髋关节功能;④扩髓会带出大量的骨碎屑,增加了髋关节周围异位骨化的发生概率。

因此,作为股骨顺行髓内钉梨状窝进钉的替代方式,股骨大转子进钉点广泛应用于临床。选择该进钉点,可以减少对髋关节周围肌肉的损伤,操作更加简单,缩短了手术时间和透视暴露时间。但是,该进钉点也带来了新的问题:①潜在的医源性股骨近端骨折(内外侧壁);②对于近端非峡部骨折,骨折复位常不满意,导致髋内翻畸形;③股骨大转子解剖变异大和不同厂家的髓内钉其近端外翻角差异,导致进钉点确定困难;④经外侧入路术后功能随访结果和理论上功能不符,63%患者可以正常行走,而只有45%的患者髋关节可以主动正常屈曲活动。

(3)骨折复位技巧

1)侧卧位复位技巧:在扩髓及置入髓内钉之前,必须先复位。术中由助手牵引患肢并屈髋,在透视下调整远端对近端,让导针通过骨折断端进入远端髓腔完成复位。测量患肢长度,与术前测量的健侧肢体比较,确认肢体长度的恢复。

此方法难点在于控制旋转,应透视下调整,纠正旋转畸形。首先,透视膝关节,调整双髁后侧连线重叠,此后膝关节维持位置不再变动;然后,旋转C形臂10°~15°(或设计好的股骨颈前倾角),透视股骨近端,此时股骨颈和股骨干应在同一轴线上。

2)平卧位复位技巧:患肢稍牵引,骨折远端内旋,保持髌骨朝向正上方。熟悉股骨干骨折移位的方向和机制是骨折复位的基础。但由于肌肉牵拉的作用,单纯牵引不能纠正畸形,须对近端骨折块采取辅助复位操作。

(4)常用的复位辅助技术

1)Schanz针/摇杆技术:利用原有已存在的临时外固定架针,或是术中在骨折远近端分别拧入1枚Schanz针,将其作为摇杆控制骨折移位,实现复位。骨折近端部分的Schanz针应在股骨偏后位拧入,避免阻挡导针;骨折远端部分的Schanz针只要远离骨折线拧入即可。一旦导针通过骨折线进入远端部分,应去除Schanz针,准备扩髓。

2)股骨牵开器:股骨牵开器对于骨折复位也非常有用。值得注意的是,近端Schanz针固定位置不能阻挡髓内针的插入。如果近端Schanz针前后方向固定,应位于股骨内侧;如果近端Schanz针水平方向固定,应位于股骨前方。

3)复位"金手指":这种复位"手指"是由三部分构成,即近端的手柄使骨折操作变得更加容易;中空的管道有利于保留导针;远端略带弯曲且平坦的尖端有利于完成复位或引导导针通过骨折断端到达远端骨折块。

4)尖锥技术:通过尖锥将主骨块推向有利于骨折复位的方向。但是,股骨干是圆柱状且表面光滑,尖锥可能会滑脱并引发潜在的神经血管损伤。因此,在股骨干上行单皮质钻孔,然后安置尖锥,可以避免上述风险的发生。

5)预弯的圆头导针:应用预弯的圆头导针,在透视下插入移位的远端骨折块髓腔内,旋转导针后协助复位。

6)阻挡钉技术:详见后文阻挡钉技术。

7)双反牵引顺势复位技术:张英泽院士及其团队创新性设计出一种用于骨折复位的牵引架,并提出双反牵引顺势复位技术的理论。该技术主要是通过牵引装置将力以骨折端为中心向两侧牵拉,主要依靠骨折周围的软组织挤压进行复位,这项技术即为张氏牵引技术。

(5)扩髓:一般来说,对于所有患者都应选择扩髓。其有以下优势:首先,扩髓后可以使用更粗的髓内钉,提供了更好的初始稳定性;其次,扩髓可以减少骨折延迟愈合和不愈合的发生率;最后,扩髓减少了置入髓内钉的阻力。

尽管如此,不正确的扩髓技术也会带来以下问题。

1)偏心扩髓:可以导致一部分骨皮质变薄,从而影响愈合甚至导致疲劳骨折。

2)扩髓钻头嵌顿或断裂:如果转速慢导致扩髓钻卡住,应由有经验的医师取出。而扩髓钻头在髓腔内断裂等工具的毁损是严重的并发症。

3)骨的热坏死:对于股骨干中部髓腔狭窄的患者(9mm 或以下),应避免过度扩髓,否则可能导致髓腔内细胞的过热坏死。

4)脂肪栓塞:快速插入扩髓钻会导致髓腔内压力升高。这有可能导致肺部的脂肪栓塞,甚至肺功能衰竭。

5)仰卧位近端扩髓:容易偏向外后侧导致进钉方向改变,导致髋关节内翻畸形。

因此,扩髓时应遵循逐级递增的原则,尤其是对于髓腔较窄且峡部皮质更厚的年轻患者和多发伤患者。应从最小直径 8.5mm 开始,每次递增 0.5mm 直径,直至比预计置入的主钉直径大 1.5~2mm。扩髓的技术要点包括以下几方面:①用力要均匀温和,因用力过大会带来骨折再次移位,或对股骨远端前侧骨皮质带来损伤导致医源性骨折;②可以局部反复移动,以去除小的碎片;③缓慢插入扩髓钻,并且在每次扩髓之间停留足够的时间,保证髓腔内压力恢复正常。

(6)主钉的选择和置入:无论骨折线的位置和骨折粉碎程度,都应选择股骨全长髓内钉。其置入的顺序和技巧如下(图 2-22)。

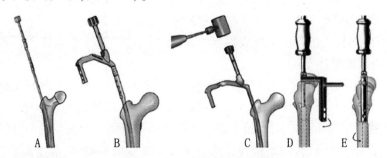

图 2-22 主钉的置入顺序和技巧

A.置入主钉时首先让导向器位于大腿前方;B、C.在插入主钉时逐渐向侧方旋转,至插入后 1/3 时旋转至大腿外侧,必要时可连接打砸器,用锤子辅助置入主钉;D、E.在旋转导向器时,透视检查骨折断端是否存在旋转移位,并在交锁螺钉固定前纠正

1)连接主钉和导向器,注意固定螺丝一定要旋紧,否则在置入头钉时导向不准确。

2)对有前弓角度的解剖型长重建钉,置入时应先将导向器置于大腿前方,使前弓角适应无菌绷带、电刀连线等,自患侧的髂前上棘、髌骨和第 1 趾、第 2 趾间隙作连线调整力线及旋转。这种方式对于仰卧位合并牵引床或侧卧位,比较难以实现。因此,更精确的旋转调整可以借助术中 C 形臂透视辅助完成。

当小转子完整时,将患肢及健肢平放,保证髌骨朝向前方,透视并存储健侧肢体的小转子形状,然后透视患肢的小转子形状并与健侧相对比。如果小转子形态较健侧小,说明近端存在内旋;如果小转子形态较健侧大,说明近端存在外旋。调整旋转角度后,保证患肢髌骨朝向前方,重新透视,双侧小转子形态一致说明旋转畸形已经纠正。

当小转子不完整时,应当透视股骨远端髁的标准侧位像,两髁完全重叠,记录此时 C 形臂角度。在该角度基础上,外旋 C 形臂 10°~15°并稳定患肢和固定机臂,然后透视股骨近端,如果股骨颈和股骨干长轴在一条直线上,说明旋转畸形已经纠正。对于 A 型股骨干骨折,可以透视骨折断端,观察近端和远端髓腔直径和皮质的厚度,若骨折两端存在差异,则说明存在旋转畸形。调整角度后断端的髓腔直径和皮质厚度一致,说明旋转畸形已经纠正。

(7)远端锁钉的置入

1)应用"满圆"技术,在透视下锁定远端螺钉。调整 C 形臂的投照角度,使锁定孔成为正圆。在圆孔中心,做一小切口。

2)置入与钻头等粗的克氏针,并使针尖端接触骨面,保持一定倾斜,仔细调整斯氏针尖端的位置,保证其尖端在锁定圆孔中央。采用克氏针替代钻头的优势在于,克氏针锐利的尖端扎在骨面上不易滑脱,容易操作。

3)透视下确定针尖端与锁定孔在同一轴线上,针的边缘正好套在锁定孔内,或正好将其充满。

4)钻透双层皮质,测量后选择合适长度的螺钉,拧入髓内钉远端锁孔。

5)推荐采用静态锁定固定。如有必要,可在远端应用多平面锁定,以获得更好的稳定性。

6)对于 A 型和 B 型骨折,应当回敲断端加压。

7)远端螺钉应穿过对侧皮质 2~3 个螺纹。螺钉过短,可能发生锁钉松动甚至退出,影响内固定稳定性。如果螺钉过长,可能会刺激对侧软组织,引起疼痛不适。

(8)近端锁钉和尾帽的置入:根据需要和髓内钉的设计不同,可以选择多种锁定方式。同时,为了防止骨痂长入主钉尾端造成内置物难以取出,应当置入相应长度的尾帽。

2.逆行髓内钉固定技术

(1)体位:相比顺行髓内钉,逆行髓内钉对体位要求不高,一般在全透视骨科手术床上取仰卧位即可,不需要使用牵引床。其体位为:患者仰卧于全透视线的手术床上,患侧膝关节后方适当垫高使其屈曲40°左右,小腿中立位。患侧膝关节僵直为逆行髓内钉的禁忌证。健侧肢体存在可能会影响透视,因此推荐使用以下方法摆放对侧肢体:①半截石位,即将其置于产科腿架上,髋关节屈曲外展位固定;②进行侧方透视时,将其通过无菌被单临时垫起,使髋膝关节屈曲;③也可在消毒铺巾前用体位垫将健侧肢体垫起;④部分透视床可分别调整双下肢的体位,可将健侧肢体降低,使之低于患肢,从而避开透视。

(2)切口:使用马克笔标记髌骨外形,自髌骨下缘正中向远端做一长为 2~3cm 的纵向切口。纵行劈开髌韧带,或用剪刀在髌韧带内侧锐性分离后向外侧牵开髌韧带,进入关节腔,术者的手指可以摸到髁间窝和髌骨。然后在透视下确定进钉点。

(3)进钉点:应在透视下确定进钉点,而不是根据解剖结构确认。侧位像,可见股骨双髁重叠,此时最重要的透视标志是髁间窝皮质线(Blumensaat 线),进钉点位于在 Blumensaat 线的末端前方。笔者推荐在该点的基础上,再向前轻微移动,移动距离为计划使用髓内钉半径,这样可以避免在开口时损失后叉韧带附着点。正位像,进钉点应在髓腔中心的延长线上,而股骨髓腔延长线和股骨髁水平连线处成角小于90°。因此,建议进针点位于股骨髁间窝正中或轻度偏内(图 2-23)。

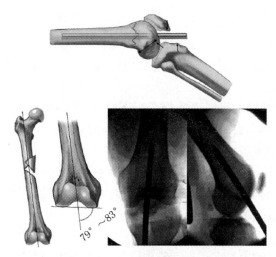

图 2-23　逆行髓内钉的进钉点

（4）骨折复位：在扩髓前必须完成大致的骨折复位，复位技巧见顺行髓内钉部分。

（5）主钉的置入：导针跨过骨折断端，用空心钻沿导针逐步扩髓至小转子水平。测量所需髓内钉长度，徒手插入髓内钉。在置入髓内钉导针、扩髓时，应屈膝40°左右。屈膝度数过小，容易损伤胫骨结节；屈膝度数过大，容易损伤髌骨下极。

髓内钉近端位置：骨折线位于股骨干远端的骨折，髓内钉必须通过股骨干峡部；股骨干粉碎性骨折须将髓内钉插至小转子水平。

髓内钉远端位置：埋入关节软骨下，避免突出关节面，否则会损伤髌骨的软骨面。根据髓内钉尾端沉入骨内的深度选择适当长度的尾帽，尾帽不应埋入过深，以免骨折愈合后髓内钉取出困难。

（6）交锁螺钉的固定：应首先完成远端锁钉的固定。远端锁定应用导向器锁定，近端锁钉技术遵循"满圆"技术。近端锁定前，参照健侧肢体，调整患侧肢体的长度、力线、成角和旋转畸形。

由于股骨远端的形态在横断面上呈梯形，因此在透视时，长度合适的锁钉会呈现在股骨远端骨内的现象。如果不加以注意，容易造成锁钉过长，突破内侧皮质，造成远期疼痛。因此，透视时应将患肢远端内旋30°，投射内侧髁皮质的切线位。

近端锁定时应避免损伤神经血管。前后方向上锁钉时可能损伤邻近的股神经和旋股内侧动脉分支。相比在股骨小转子水平或其远端锁钉，在小转子水平以近进行操作会降低这种风险。钝性分离至骨面，并且钻孔时使用套筒，对于降低该风险非常重要。同时由于该处的肌肉软组织很丰厚，拧入锁钉时可能出现锁钉尾部与改锥分离脱落入软组织的风险。有些生产厂商螺钉拧入装置存在自锁功能，能够避免该问题的发生。如果没有该装置，螺钉尾部用可吸收缝线固定后再行拧入操作。

（7）闭合伤口：关闭伤口前应触诊股骨髁间进钉点是否存在髓内钉凸起，以及彻底冲洗关节内的骨屑，避免产生游离体。

3.阻挡钉技术　阻挡钉多应用于股骨干峡部粉碎性骨折、非峡部骨折和老年骨质疏松性骨折。这些骨折的特点在于骨折两端的髓腔相比髓内钉的直径更大，导致髓内钉在宽大的髓腔内过度摆动，从而造成骨折复位困难，并继发成角和旋转移位，最终增加骨折畸形愈合和不愈合的风险。针对这些患者,阻挡钉具有皮质骨的功能,可以缩小髓腔,产生以下两种作用:①复位:合理地设计阻挡钉的位置,有助于引导髓内钉向正确的方向插入,利于骨折复位;②力学稳定:通过阻挡钉缩小髓腔直径,从而增加骨-髓内钉-螺钉结构的强度和刚度,提高了机械稳定性。

阻挡钉在髓内钉插入前后都可以使用。当需要矫正的力线差异不大时,可以在髓内钉插入后使用。当力学差异明显时,常需要取出已插入的髓内钉,然后在合理的位置拧入阻挡钉,引导髓内钉沿正确的方向插入实现骨折复位。

此外,阻挡钉可以矫正错误的进钉点,纠正内翻和(或)成角畸形。例如,顺行髓内钉治疗股骨干近端非峡部骨折时,当进钉点偏外或偏前,主钉插入后会出现髋关节内翻畸形或股骨干向后成角畸形。此时,即使重新选择正确的进钉点,也会由于宽大的髓腔导致髓内钉过度摆动,使纠正髋内翻失败。有时,由于原有通道的存在,重新寻找进钉点会出现困难。而阻挡钉的存在,可以避免髓内钉在近端髓腔内冠状面的摆动,或是阻挡导针进入原有错误的进针通道,实现对畸形的纠正和骨折的稳定。

对于简单骨折,阻挡钉可以将剪切应力转变成压应力。以斜形骨折为例,轴向加压可以在骨折断端区域产生剪切力,并导致移位,减少骨折断端的接触面积。这样,不仅会增加内置物断裂失败的风险,而且还会对骨折愈合造成负面影响。针对该情况,可以使用阻挡钉,不仅可以阻止骨折侧方移位,维持或提高断端接触,还可以将剪切应力转变成压应力,从而促进骨折愈合。

4.开放髓内钉技术　对于新鲜骨折不推荐使用该技术。因为髓内钉技术会破坏髓内血供,进行切开、环扎等操作会进一步破坏髓外血供,影响骨折的正常愈合。开放髓内钉技术仅用于开放性骨折伴髓腔污染的患者,对髓腔内进行清创冲洗及内固定。

目前,开放髓内钉技术的主要适应证为股骨干骨不连。注意如果采取开放髓内钉技术,骨折愈合时间会延长,感染和骨折不愈合概率会增加,应该相应地延长下地负重时间。

八、术后处理

术后处理必须根据每个患者合并损伤的情况、骨折类型、固定的稳定性进行个体化实施。如果骨折固定稳定且患者一般情况良好,术后根据耐受情况逐渐增加负重。术后第1天,患肢行股四头肌等长收缩锻炼,膝关节被动功能锻炼。第1~2周,床边非负重下行膝关节功能锻炼。第3~4周,挂拐下地,患肢部分负重,继续行膝关节功能锻炼。静态锁定时,患肢负重不应超过自身体重的50%。影像学检查提示骨折愈合后,才允许患者进行全负重功能锻炼。

九、术后并发症及其预防策略

1.神经损伤　导致神经损伤的常见原因包括:过度牵引(术前和术中)、手术入路选择不当、粗暴的复位操作、交锁螺钉固定,其中最常见的原因是过度牵引。牵引引发的神经损伤以腓总神经最多。相比胫骨结节牵引,术前采用股骨髁上牵引导致神经损伤的概率更低。术中除骨折复位时间外,其余手术流程应尽量减少牵引时间,这样也可以降低神经损伤的风险。牵引所导致的神经损伤往往预后较好,90%的患者术后1年内能够完全恢复。

选择梨状窝作为进钉点时,切口过于偏后或偏远端时,会导致臀上神经损伤,最终导致臀中肌和臀小肌的肌力下降及髋关节外展无力。笔者推荐采用侧卧位且不用牵引床,髋关节屈曲后可以使手术切口远离神经,从而避免损伤。逆行髓内钉行皮肤切口,尤其是延长切口时,可能会损伤隐神经的髌骨下分支。该神经的损伤会导致髌骨下方感觉障碍和痛性神经瘤形成。后者的形成可能会增加膝关节功能锻炼的疼痛感受,降低功能锻炼依从性,增加关节僵直的风险。邻近髌骨下极的小切口,以及小心的组织分离可以减少该损伤。

粗暴的复位操作也会引发神经损伤,多见于之前骨折处理方式不当所致的股骨短缩畸形。恰当地使用复位工具是减少该类情况发生的关键。交锁螺钉固定所致的神经损伤多见于长的逆行髓内钉近端交锁固定,股神经的分支受累最为多见。小心地分离组织和使用保护套筒有利于减少神经损伤。同时,应使近端锁钉孔位于股骨小转子以近,也能够避免其发生。

2.血管损伤 血管损伤的发生率约2%,常见于骨折移位明显和股骨远1/3骨折的患者。术中发生血管损伤比较少见。逆行髓内钉近端前后方向交锁螺钉固定时,存在损伤旋股内侧动脉横支和降支的风险。因此,采用以下措施能够降低该风险:①小心地分离组织和使用保护套筒;②应使近端锁钉孔位于股骨小转子近端。如果术后发现血管损伤且存在失血性休克,应立即进行血管造影,行选择性血管栓塞治疗。

3.筋膜间室综合征 由于大腿只有两个间室,且间室内容量较大,所以筋膜间室综合征发生率较低,发病率为1%～2%。常见原因包括:外伤、正性肌力药物、扩髓、牵引床使用时间过长、手术时间过长、体位摆放错误、血管损伤后或修复后的再灌注损伤。其中,扩髓会导致出血增加,并将髓腔内容物释放到间室内,这可能会造成筋膜间室综合征。关于这种扩髓所致的筋膜间室综合征假说,至今为止没有确凿的证据支持。相关研究显示,扩髓的过程会临时增加间室内压力,但术后未能检测出持续的压力升高。

当舒张压和间室内压力差小于30mmHg时,应立即行筋膜间室减压术。大多数情况下,只需要通过股骨外侧切口切开外侧肌间隔进行减压。如果外侧减压后,间室内压力仍比较高,可能会需要辅助内侧切口行内收肌间室减压术。

4.医源性骨折 医源性骨折最常见的是股骨颈骨折,常由于进钉点错误、近端开口过度扩髓及暴力插入髓内钉所致。值得注意的是,股骨干骨折合并同侧股骨颈骨折的发病率高达9%。但是,如果术中发现股骨颈骨折,应仔细分析原因,辨认是术前已存在的骨折还是术中医源性骨折。此时,术前股骨近端CT平扫+三维重建就显得尤为重要。避免发生医源性骨折的关键在于,骨道开通的方向应在髓腔的延长线上。这样可以减少髓内钉插入时的张力和压力。如果发生医源性股骨颈骨折,应在髓内钉的前方向股骨头内固定两枚螺钉。如果发生其他医源性骨折,只要不降低髓内钉固定的稳定性,通常静力多枚螺钉交锁固定就可以获得足够的稳定性。

5.畸形 股骨髓内钉术后畸形包括三个方面:成角、短缩和旋转。成角畸形是指在冠状面或矢状面上成角>5°;短缩畸形是指患肢相比健侧短缩>2cm;旋转畸形是指股骨内外旋>15°。关于何种程度的畸形会给患者带来短期或长期的问题,目前还不清楚。畸形所带来的问题受多重因素的影响:畸形的程度、发现畸形的时间、患者的期望值和需求,以及并发症的严重程度。

成角畸形多发生于股骨近端非峡部骨折,多由于术中复位欠佳和进针点选择错误,以及术后内侧缺乏支撑继发的畸形所致。最有效的治疗方式是正确使用阻挡钉技术。短缩畸形多见于股骨粉碎性骨折,应将健侧作为参考,术前详细的测量计划和术中准确的透视是有效手段。旋转畸形最准确的评估方式是术后 CT。一旦诊断旋转畸形,且患肢在内外旋过程中不能通过中立位,应尽快手术矫正。可以采用两枚克氏针,分别固定于骨折线远、近端骨块上,根据术前测量的旋转畸形将这两枚克氏针成角固定。去除断端一侧的交锁螺钉后,旋转肢体远端。当两枚克氏针平行后,即完成旋转矫正,然后再次固定该螺钉。

6.内置物失效　内置物失效常意味着医师和患者将面临严重的挑战。尤其是当主钉发生断裂或弯曲时,其常伴发愈合相关问题(骨折延迟愈合和不愈合)及机械负荷过大的问题(疲劳损伤、急性外力损伤)。这种情况下,常需要行翻修手术。

7.骨折和延迟愈合和不愈合　股骨干骨折髓内钉固定术后延迟愈合和不愈合的发生率为 1%~12.5%。相比扩髓髓内钉,非扩髓技术会增加骨折延迟愈合和不愈合的概率(4.5倍)。目前临床常用的治疗方法包括髓内钉动力化、阻挡钉技术、更换髓内钉、附加钢板、外侧单钢板/双钢板技术、Ilizarov 牵张成骨技术(表 2-4)。无论采用何种手术方式治疗骨折不愈合,都应遵循以下原则:提高机械力学稳定性,改善骨折愈合的生物学环境,消除骨折断端的间隙,控制感染。在此基础上,根据患者骨折不愈合的特点和医师个人所熟悉的手术方式,选择合理的治疗策略。

表 2-4　髓内钉固定术后骨折延迟愈合和不愈合治疗方式的优缺点

手术方式	愈合率	适应证	优点	缺点
附加钢板	>95%	各种类型的无菌性骨不连	更加简便、快速和有效的方法	双皮质螺钉固定困难,钢板长度和螺钉数量的选择存在争议
双钢板	>90%	各种类型的无菌性骨不连	固定强度大且牢固	手术创伤大,时间长,髓内和髓外的血供破坏大,愈合时间长
阻挡钉	—	选择性治疗肥大型骨不连	手术创伤小,操作简单	适应证狭窄
动力化	<60%	简单骨折,之前髓内钉固定良好	手术简单	治疗成功率低,且常伴下肢短缩畸形
更换髓内钉	53%~90%	无菌性;不合并骨缺损的患者,尤其是肥大型骨不连	损伤较小,操作简单	适应证狭窄
Ilizarov 技术	80%~90%	各种类型骨不连,尤其是感染性	损伤小,术后可以早期进行负重功能锻炼	带架时间长,外架相关并发症多

第四节　股骨远端骨折

一、流行病学

股骨远端骨折是指股骨最远端 9cm 以内的骨折,年发病率为(4.5~11.7)/10 万人,约占全身骨折的 0.4%,占股骨骨折的 4%~6%。股骨远端骨折大多数为股骨髁上骨折,粉碎性骨折多见,开放性骨折占 5%~10%。本病发病呈双峰分布,青年男性多因高能量损伤所致,老年骨质疏松患者多为低能量损伤所致。随着人口老龄化的加重和膝关节置换术后患者的增多,该部位骨折的发病率逐年增高。股骨远端骨折人群中,老年患者占 85%。在假体周围骨折患者中,初次关节置换术后股骨远端骨折的发病率为 0.7%,关节置换翻修术后其发病率为 1.7%。

二、应用解剖

股骨远端骨折分为股骨髁上骨折和股骨髁间骨折。股骨髁上骨折是指骨折线位于股骨干骺端结合部和股骨髁之间的区域,未累及关节面。该部位是管状皮质骨和不规则松质骨的移行区,容易发生骨折。股骨髁间骨折是指骨折线经髁间区域,累及关节面。该部位髁间窝是股骨内外侧髁中间的凹陷部分,为力学薄弱区域,是该骨折易发生的重要原因。股骨远端周围血供丰富,在骨折稳定固定的基础上,一般都可以实现愈合。

股骨远端骨折复位重建成功的重要标准是恢复下肢的轴线,并预防内翻畸形。下肢的轴线有 3 条:躯体长轴线、股骨力学轴线和股骨解剖轴线(图 2-24)。股骨力学轴线是从股骨头中央到膝关节中央的连线,该轴线与躯体长轴呈 3° 夹角。股骨解剖轴线,即股骨干的长轴轴线,是股骨梨状窝与股骨髁间窝前交叉韧带止点前方 1cm 处的连线,该轴线与躯体长轴呈 9° 夹角。股骨远端的外翻角对于控制内翻畸形非常重要。由于股骨内侧髁较外侧髁向远端延伸,使股骨的解剖轴线与胫骨的解剖轴线存在约 6° 的夹角,即股骨外翻角。骨折复位时需要恢复及维持此角度。文献报道,超过 15° 的外翻角度或任何内翻角度,都会引起或加速膝关节创伤性骨关节炎的发生。

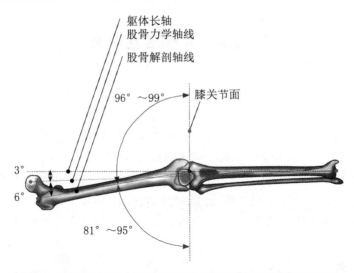

图 2-24　下肢的轴线:躯体长轴、股骨力学轴线和股骨解剖轴线

　　股骨远端形状极不规则,正确地认识其解剖结构对于骨折的复位、钢板的放置、螺钉分布及其长度的选择非常重要。股骨远端在髁上区域由柱形逐渐变化为扁形,再形成股骨髁的形态。在横断面上,从远端向近端观察股骨远端呈梯形。相比股骨内侧髁,外侧髁前缘更向前凸,从而形成从外前到内后10°倾斜。此外,股骨内外侧皮质向前方中线汇聚,分别形成25°和10°的倾斜角。固定股骨髁间骨折时,靠近前表面的螺钉,应自外上向内下倾斜10°。从前向后置入螺钉固定股骨后髁的Hoffa骨折时,螺钉应平行于内外侧髁的倾斜面,内侧倾斜25°,外侧倾斜10°。不仅如此,术中透视时也应考虑这些倾角的存在,避免造成螺钉过长所致的对侧软组织和韧带激惹。从侧方观察股骨髁前半部分与股骨干相连接,后髁向后方延伸。因此,内固定物应固定在股骨髁的前半部,避免偏心固定导致骨折移位和内置物失败。此外,术中复位髁间骨折时,由于股骨远端的梯形形态,应使用大的复位钳钳夹股骨髁中部,避免加重骨折分离移位(图2-25)。

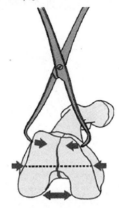

图 2-25　点式复位钳固定位置,错误的加持位置会加重骨折分离移位

　　股骨远端被多组肌肉包绕和附着,这些肌肉组织会导致各种骨折畸形。腓肠肌内、外侧头分别起始于股骨内、外侧髁后方,使骨折远端向后移位;骨折线延伸至髁间时,内、外侧头分别牵拉造成两髁旋转移位。前方的股四头肌和后方的腘绳肌收缩牵拉胫骨近端,顶推股骨远端,造成短缩畸形。大收肌止于股骨内上髁近端内侧面的收肌结节,造成内翻畸形。髂胫束止于胫骨外侧 Gerdy 结节,引起外翻畸形。因此,通常在腘窝后方垫枕轻度地屈曲膝关节,有利于骨折复位。

股骨远端后方分布着重要的血管和神经,移位的骨折块或是不正确的螺钉方向会造成严重的血管和神经损伤。在腘窝上方,血管神经束从收肌裂孔穿出;在腘窝后方,血管神经束直接贴附于股骨远端腘面。这些血管和神经位置固定,活动性差,远侧的骨折块在肌肉的牵拉下向后方移位,导致血管神经损伤。

三、损伤机制和临床评估

1.损伤机制　在轴向负荷基础上,合并存在外翻、内翻或旋转暴力是股骨远端骨折发生的主要机制。骨折发生的双峰分布是其主要特点。年轻患者多由高暴力损伤所致,外力直接作用于骨折部位,多见于车祸伤和高坠伤。这类患者的骨折常移位明显且粉碎严重,有时会合并软组织损伤,甚至发生开放性骨折。合并骨质疏松的老年患者由低能量损伤所致,多见于不同原因所致的意外跌倒,而跌倒的原因应是临床医师关注的重点。此外,随着膝关节置换手术的增多,在术中对股骨远端过度修整可能是导致假体周围骨折的重要原因。

2.临床评估　对于怀疑发生股骨远端骨折的患者,应详细采集病史和进行体格检查。首先应询问致伤机制,明确为高能量或低能量损伤。典型的临床表现为局部疼痛、肿胀。如果骨折移位明显,患肢常伴发短缩和外旋畸形。检查膝关节周围皮肤软组织,是否存在挫伤、淤血、水肿,甚至开放伤。如存在开放性损伤,应明确其是否与关节腔相通。血管神经的检查和评估非常重要。腘窝部位肿胀,肢体苍白,皮温下降,足背脉搏消失提示血管可能损伤,需行血管超声、血管造影或增强 CT 血管重建。肢体麻木、感觉异常、双下肢感觉不对称等均提示神经损伤。小心对骨折进行复位并尽早固定患肢,有利于避免神经血管二次损伤的发生。对于高能量损伤的患者,注意评估是否存在失血性休克,并明确头、胸、腹、盆腔脏器等合并损伤的情况。此外,应判断是否合并同侧肢体其他骨折,如髌骨骨折、胫骨平台骨折、胫骨干骨折、股骨颈骨折、髋臼骨折。多学科协作早期有效地复苏和维持血流动力学稳定,对多发伤患者的救治至关重要。

3.影像学评估　应行膝关节和股骨正侧位对股骨远端骨折进行诊断。健侧肢体侧位片有助于制订术前治疗计划。如果为高能量损伤,还应行骨盆和同侧髋关节的 X 线检查,以排除合并伤是否存在。对于累及关节面的骨折推荐行 CT 平扫+三维重建,这是对 X 线检查的重要补充,有助于诊断及制订术前治疗计划。CT 不仅可以明确关节内骨折的粉碎程度,还有利于发现隐匿性骨折。文献报道,股骨远端骨折中 38.1%包含冠状面骨折,仅靠 X 线片诊断,漏诊率高达 31%。通常不需要常规进行 MRI 检查,但当怀疑韧带及半月板损伤时,MRI 检查能早期明确诊断。

四、骨折分型

目前最常用的骨折分型系统为 AO 分型。根据骨折是否累及关节面,分为关节外骨折、关节内骨折和孤立的单髁骨折。根据骨折移位程度、方向和粉碎程度,进一步分为相应的亚型。根据分型的结果决定手术治疗方案的选择。尽管如此,一些临床可见到的骨折类型并不能在该分型系统中找到相应的位置;另一些分型所未能纳入考虑的因素可能会影响治疗方案的选择和患者的预后,包括骨质疏松的程度、软组织受累的程度、神经血管损伤情况、同侧肢体骨折的类型(髌骨骨折或胫骨平台骨折)和多发伤情况。因此,应对每个患者及其骨折特征进行个体化评估,最终确认合适的治疗方案。

五、治疗原则

早在20世纪60年代,大部分的股骨远端骨折都采用石膏和牵引进行非手术治疗,67%~90%的患者获得了基本满意的临床预后。然而,随着手术技术和内固定设计的进步,越来越多的患者开始接受手术治疗。手术治疗的成功率随之逐年提高,60年代达52%~54%,70年代达73.5%~75%,80年代达74%~80%。目前,如果患者的一般情况允许,且无明显的手术禁忌,几乎所有的股骨远端骨折都应行手术治疗。

1.非手术治疗 非手术治疗仅适用于以下情况:①无移位的骨折且患者的依从性良好;②受伤前长期卧床的患者;③合并严重内科疾病的患者,尤其心肺衰竭的患者。非手术治疗常用的方法为闭合复位联合骨牵引,是否行石膏或支具固定应视骨折的类型而定。因为非手术治疗需要长期卧床,对于老年患者或多发伤患者并不适用。并且,该方法还会带来一系列严重的并发症,包括肺栓塞、下肢深静脉血栓、肺炎、压疮、尿路感染等。

2.手术治疗 手术治疗是最常用的治疗方法。常用的固定方式包括:钢板(LISS钢板、股骨髁钢板、角钢板、动力髁钢板)和逆行髓内钉。无论采用何种固定方式,都应实现以下目标:①关节面解剖复位,坚强固定;②恢复股骨的长度、力线、外翻角和旋转畸形;③干骺端尽量采取间接复位,减少软组织损伤;④术后早期进行功能锻炼,避免膝关节僵直,并使患者恢复合理且舒适的步态。

每种固定方式都有其优缺点,术者应根据骨折类型、患者自身的特点、医师的经验及医院的硬件条件选择合适的治疗方式。一般来说,钢板适用于各种类型的骨折,尤其是B型和C3型骨折。而髓内钉适用于A型、C1型和C2型骨折。相比钢板螺钉固定,逆行髓内钉固定更适用于以下情况:病理性肥胖、漂浮膝损伤、合并同侧股骨颈骨折、膝关节假体周围骨折和严重骨质疏松。而对于发生在极远端如关节面以上2~3cm的骨折或累及关节面的粉碎性骨折,不推荐采用逆行髓内钉固定。

六、髓内钉的固定理念

早在20世纪初,就开始采用钢板治疗股骨远端骨折。20世纪40年代,AO/ASIF推荐采用角钢板固定,术后允许患者早期进行功能锻炼,保护关节软骨,预防膝关节僵直,也取得了一定的成功。20世纪70年代后,手术治疗逐渐取代非手术治疗,成为股骨远端骨折治疗的主要选择,钢板则是最主要的内固定方式。

然而,采用钢板固定时存在以下问题:①远端锁定螺钉进入关节内,不恰当的钢板放置位置、不正确的透视角度和螺钉长度的测量错误,会导致远端锁定螺钉穿入关节腔内或刺激对侧韧带肌肉软组织;②近端锁定螺钉切出,近端锁定螺钉偏心固定,导致螺钉的工作距离减少和螺钉切出;③骨折延迟愈合或不愈合,应用LISS固定股骨远端骨折,过于坚强的固定减少了骨折块之间的微动,抑制了骨痂的生长,甚至造成骨不连。此外,还有手术创伤大、出血多、植骨率和二次手术率高等问题。因此,髓内钉作为一种轴心固定方式,力学优势明显,且手术创伤小,逐渐引起临床医师的关注。

1987年,Green和Seligson开始讨论采用髓内钉治疗低暴力所致的老年股骨髁上骨折。他们希望采用一种经皮微创的方式插入髓内钉,并通过准确的导向设计完成交锁螺钉的固定。1988年,第1例逆行髓内钉治疗股骨远端骨折获得成功。该髓内钉设计特点为10~12mm的直径,150~200cm的长度,远端有80°后倾角。其交锁螺钉更靠近远端关节面,螺钉直径6.5mm,并配备体外导向设计用于固定交锁螺钉。由于Green、Seligson和Henry在该钉设计和应用中的贡献,将这种髁上髓内钉命名为"GSH"髓内钉。早期临床结果显示,髓内钉作为一种经皮微创手术方式可用于股骨远端骨折的老年患者,允许患者早期进行功能锻炼,改善膝关节功能。在老年患者中取得成功后,他们又开始将这种髓内钉应用于高暴力损伤的年轻患者,结果同样令人满意。

当然,随着一种新方法应用于临床,不可避免地会带来一系列的问题,主要分为以下两个方面:生物学并发症和内固定设计相关并发症。一些医师担心经过膝关节置钉,会损伤膝关节交叉韧带。后续的解剖学研究却显示,逆行髓内钉的进钉点位于交叉韧带附着点的前方,术中操作不会损伤该结构。还有学者担心关节内手术操作会增加关节僵直的风险,但临床随访结果显示膝关节屈曲活动范围只会轻度减少。而关于关节感染风险增加的担心,在后期临床实践中也未能被证实。

当逆行髓内钉广泛应用于年轻或活动需求量大的患者时,一些并发症开始陆续出现,包括髓内钉断裂(尤其是经锁定孔处断裂)、螺钉松动移位和髓内钉的下沉。因此,研究者对逆行髓内钉的远端设计进行改进。最早的变化就是同时减小远端锁定孔和交锁螺钉的直径,增加螺钉孔数量。这种设计只是延迟了髓内钉断裂,并未避免其发生;除此之外,该设计反而降低了髓内钉对重度骨质疏松骨折的把持力。同时,又有研究发现远端的前弓设计不仅会增加复位困难,还会导致折弯处应力集中,增加断裂风险。因此,逆行髓内钉远端由弯钉改为直钉,由单平面锁定改为多平面锁定或螺旋刀片进行固定。这样不仅更符合髓腔本身形态,简化操作,而且增大了接触面积,提高了抗旋转性能。生物力学试验表明,股骨远端逆行髓内钉固定生物力学性能优秀,轴向负荷下刚度大于LCP和DCS等内固定器材;当远端锁定远端锁入4枚螺钉,可以提供与LCP近似的抗旋转刚度。

然而,随着钢板微创化技术的提高,逆行髓内钉的一些传统优势也在消失。钢板既可以实现经皮微创固定,也可以实现生物学弹性固定。因此,何种固定方式更优依然存在争议。国外学者报道了逆行髓内钉和钢板在治疗股骨远端骨折的长期随访结果。通过对22名患者的回顾性分析发现:①在二次植骨方面,两组间存在显著差异,髓内钉组9%,钢板组67%;②在畸形愈合方面,两组间存在显著性差异,髓内钉组0,钢板组42%;③在膝关节功能和感染率方面,髓内钉组优于钢板组,但是没有统计学差异;④在SF-36、SMFA量表评价方面,两组间没有差异。还有学者进行了一个小样本随机对照试验,比较逆行髓内钉和95°股骨髁角钢板两者之间的差异,结果显示在术中出血、手术时间、伤口感染、住院时间、膝关节功能和SF-36量表方面两组间没有明显差异。最近,在美国进行的多中心随机对照试验比较了锁定钢板和逆行髓内钉在治疗股骨远端骨折上的优缺点。前期随访的临床结果显示:①在术后畸形方面,髓内钉组22%,钢板组32%,其中钢板组87%的患者存在外翻畸形;②术后功能方面,髓内钉组也优于钢板组,但两组间没有显著的统计学差异。

总之,对于A型和部分C型股骨远端骨折,无论是否合并骨质疏松,逆行髓内钉都是锁定钢板的一种标准替代方式。在术后畸形、膝关节功能和并发症方面,逆行髓内钉可能优于钢板。

七、髓内钉的手术技术

股骨远端骨折逆行髓内钉手术操作和股骨干骨折部分存在很多相似之处，是股骨干骨折髓内钉临床应用的延伸和扩展。但是，该部位的手术技术也有其独特之处，手术成功的关键在于以下两方面：①正确的进钉点和初始扩髓通道；②在髓内钉置入固定过程中维持骨折复位。下面结合股骨远端的解剖特点和骨折类型，介绍逆行髓内钉的手术操作技术。

1.手术入路　对于 A 型骨折，可以采取股骨干骨折相应章节介绍的微创入路；对于 C 型骨折，首先可采取髌旁入路行切开复位并固定关节面骨折块。应用 4.5mm 空心拉力螺钉固定关节内骨折，将 C1 型、C2 型骨折转化为相应的 A 型骨折，注意拉力螺钉的位置应避免阻挡即将置入的髓内钉和交锁螺钉。

2.髓内钉长度的选择　推荐选择股骨全长的髓内钉，该钉长度应超过股骨干峡部至小转子水平甚至在小转子以上。这样不仅可以增加力学稳定性，而且能够避免假体周围骨折的发生。

3.阻挡钉技术　由于股骨远端髓腔宽大且位于松质骨区域，没有骨干峡部的约束，即使直径更大的髓内钉依然不能很好地控制其摆动和成角。因此，阻挡钉技术对于获得和维持骨折复位非常重要。通常选用 4.5mm 的皮质骨螺钉作为阻挡钉。其置入的位置取决于骨折移位的方向。通常阻挡螺钉放置于骨折远端骨块，斜形骨折长度较短的一边。若骨折稳定性极差，可应用 2 枚螺钉置于髓内钉的路径两侧。阻挡钉在股骨远端骨折的应用原理如下：①当进钉点可以提供支撑时，应在干骺端骨折移位的凹面临近骨折线的位置上置入 1 枚阻挡螺钉，建立稳定的三点固定；②当进钉点过宽或不完整时，在干骺端骨折移位的凸面，远离骨折线的位置再置入 1 枚阻挡螺钉，作为第三个支撑点。

4.交锁螺钉的固定　逆行髓内钉固定股骨远端骨折时，至少须在远端锁入 2 枚螺钉，以提供足够的抗旋转能力。对于骨质疏松患者，推荐锁入 4 枚远端螺钉或使用宽大的螺旋刀片。对于简单或稳定的骨折，近端固定 1 枚交锁螺钉就可以提供足够稳定性；对于粉碎性骨折，近端应固定 2 枚交锁螺钉。

为了提高髓内钉的抗旋转性能，Synthes 公司设计了用于髓内钉的角稳定锁定系统(angle stable locking system，ASLS)，通过螺钉的 3 个不同的直径和膨胀套管，分别固定于髓内钉的远端和近端，增加稳定性。

5.关节腔冲洗和关节囊缝合　内置物固定后，应对膝关节腔进行灌洗和抽吸，将关节腔内的淤血和碎屑清理干净，避免产生机械性摩擦和异位骨化。对于关节囊切开的患者，必须完整修复关节囊。

八、术后处理

对于关节内骨折，原则上鼓励进行早期功能锻炼。对于意识清醒的患者，建议行温和的主动功能锻炼；对于昏迷或无法配合治疗的患者(如精神障碍或智力低下)，可进行连续的被动功能锻炼。如果允许，可以实施早期的步态训练。负重功能锻炼的时机和程度取决于术中固定的稳定性。如果骨折固定稳定，对于关节内骨折，推荐术后 10~12 周开始部分负重；对于关节外骨折，推荐术后 4~12 周开始部分负重。

九、术后并发症及其防治策略

随着手术入路和内置物设计的改进，股骨远端骨折术后临床预后越来越好。但是，这些并不是临床预后满意的保障,骨科医师必须对局部的解剖特点、不同内置物的固定原则和愈合过程有科学的认识。手术相关的并发症介绍如下。

1.畸形愈合　任何超过5°的畸形都会影响膝关节的功能和下肢步态。其中,内外翻畸形对功能影响最大,其会造成内侧或外侧间室压力增高,继发骨关节疾病。前后成角、旋转和短缩也可能会对步态及远期日常生活的舒适性造成不良影响。尽管畸形愈合的发病率在逐年下降,但由于经皮微创技术的广泛应用,间接复位且骨折断端不显露,使对线不良的发生概率明显增高。

预防的关键是术中良好的复位和准确的透视技术。对于股骨远端粉碎性骨折,恢复肢体长度存在一定困难,全身麻醉下应用肌松剂有利于牵引复位恢复肢体长度,另外与健侧肢体比较,也可以避免肢体短缩。置入阻挡螺钉,可以减少冠状面上复位不良。在矢状面上,由于腓肠肌的牵拉作用,导致骨折断端向后成角。因此,术中应屈膝并在骨折断端成角下方垫一厚的衬垫协助并保持复位;或从前方在远端骨块内打入一枚Schanz螺钉作为摇杆协助复位。旋转复位应在透视下纠正,透视技术详见股骨干骨折部分。

2.骨折不愈合　即使采用生物学固定模式,股骨远端骨折术后骨不连仍然存在。钢板术后骨不连的发病率为15%~20%;逆行髓内钉术后骨不连发病率相对较低,不超过10%。开放性骨折、肥胖、糖尿病、不锈钢材质的钢板、感染及内置物长度过短都是导致骨折不愈合的独立危险因素。手术治疗不仅要解决骨折愈合的问题,还要治疗或预防膝关节僵直。目前常用的治疗方式为股骨远端角钢板,但这种偏心固定方式在骨缺损明显时容易出现内置物断裂。双钢板或更换髓内钉联合附加钢板能够提供更优的力学稳定性,有利于骨折的愈合,并已获得初步的成功,尤其适用于重度骨质疏松和假体周围骨折的患者。

3.膝关节僵直　膝关节僵直也是术后常见并发症之一。外伤导致的关节内骨折和手术操作所致的股四头肌损伤是导致膝关节僵直的主要原因。一般来说,累及关节面的股骨远端骨折,术后膝关节屈伸功能少许的丢失是合理的和可接受的。术后膝关节功能锻炼的标准应达到屈曲110°,伸直0°。术中应实现骨折稳定固定,并小心仔细地保护膝关节周围韧带和软组织,为提高患者术后功能锻炼的依从性提供最好的准备。术后应尽早进行关节主动活动,如果超过1个月还不能达到膝关节活动范围的目标,可以辅助相应的物理治疗。一旦膝关节僵直发生,应考虑在麻醉状态下实施关节松解手术或股四头肌成形术。

4.感染　导致感染发生的常见原因包括高暴力损伤导致骨块失活,开放性骨折,过度的手术剥离和固定不稳。对于闭合性骨折,术后感染率为3%~16%,而开放性骨折术后感染率高达25%。如果明确存在深部感染,应予以彻底清创和灌洗,并辅以创面负压吸引或抗生素骨水泥置入。根据细菌培养和药敏结果,选择敏感抗菌药物静脉治疗3~6周。如果内置物未见松动,应保留其直到骨折愈合;如果内置物松动失效或有难治性感染,应立即取出,并采用外固定架临时固定。

5.内置物相关并发症　股骨远端皮肤软组织覆盖较薄,尾帽过大的远端交锁螺钉、远端螺钉拧入过浅或长度过长穿出内侧皮质都会刺激膝关节周围软组织,引发局部疼痛或弹响,并在活动时加重,最终影响患者的日常活动。因此,为了避免这些并发症,骨科医师必须准确地测量螺钉的长度,并正确地掌握股骨远端梯形解剖结构及其相应的透视角度,以确定螺钉的位置。对于存在明显不适的患者,尤其是活动需求量高的年轻患者,可以考虑在骨折愈合后取出内置物。但是,对于老年患者,即使存在以上并发症,由于麻醉和手术风险往往超过取出内固定所带来的益处,因此应谨慎掌握内固定取出的指征。当内固定取出后,患者应在腋杖保护下活动4~6周,完全的日常活动量应根据患者个体差异推迟至术后3~6个月。

6.创伤性关节炎　对于累及负重关节面的骨折,常会影响膝关节正常功能。关节面的不平整可导致早期骨关节炎。复位不良导致的内外翻畸形也会增加该病发生的风险。然而,股骨远端骨折后创伤性关节炎的发病率目前尚不清楚,缺乏相关的长期随访文献报道。一般来说,对于单间室严重的骨关节炎,可以行截骨矫形术或单髁置换术。对于累及两间室或三间室的重度骨关节炎,需要行全膝关节置换术。

第三章　胫骨骨折

第一节　胫骨近端骨折

一、流行病学

胫骨近端包括累及关节面的平台骨折、未累及关节面的干骺端骨折及胫骨干近 1/3。由于关节内骨折须解剖复位并坚强固定，多采用钢板螺钉内固定术。因此，本节重点介绍髓内钉在胫骨干近 1/3 和未累及关节面的干骺端骨折。该部分骨折发生率并不高，仅占胫骨骨折的 7%~12%。80% 的骨折多由交通伤所致，约 1/3 的胫骨近端骨折合并 2~3 级的软组织损伤，且复杂性粉碎性骨折相比胫骨干中远段更为常见。

二、应用解剖

胫骨近端横断面为三角形，干骺端连同内外侧平台在尺寸上大于骨干。在外侧，与腓骨头在后外侧形成近胫腓关节。前方突出形成胫骨结节，其上有髌韧带附着。近端表面除外髓内钉的进钉点之外，其余均为关节面，进钉点与胫骨髓腔中心线在同一条直线上。

干骺端被一层薄的皮质骨所包绕，里面填充着松质骨。由于骨密度低下且干骺端宽大，容易发生髓内钉主钉固定不确切，并难以维持骨折复位。不论采用何种内固定，这个现象是普遍存在的，尤其常见于骨质疏松患者。

胫骨近端只有后方和外侧覆盖肌肉组织。前内侧的骨质就在皮下，容易导致此处出现开放性骨折和皮肤破坏。即使是在闭合骨折，此处的皮肤很容易损伤，并且有限的软组织覆盖也减少了骨膜对于胫骨的血供，但这点对于骨折愈合时间尤为重要。

此外，胫骨近端周围附着大量的韧带组织，这些结构都可造成骨折移位明显及复位困难。在前方，附着于胫骨结节的髌腱牵拉近端骨折部分向前成角移位；在后方，腘绳肌肌腱和小腿三头肌牵拉骨折远端部分向后成角移位。当采用标准的髌下入路置入髓内钉时会造成畸形加重。在内侧，附着于前内侧鹅足的缝匠肌、股薄肌和半腱肌容易造成骨折外翻移位；在外侧，小腿前方间室内附着于近端骨块的肌肉（如胫骨前肌和趾长伸肌）可加重外翻畸形。除了以上软组织结构，胫骨近端还包括膝关节侧副韧带和前后交叉韧带。任何导致这些结构的损伤合并胫骨骨折可导致膝关节不稳定。

由于以上韧带结构的存在，使胫骨近端周围血管神经位置相对稳定，外伤时组织退让的空间较小，损伤的风险高。胫后动脉附着在胫骨近端的后方，骨折的移位可能会导致血管损伤。腓总神经绕过腓骨颈远端下行至胫腓关节，高能量损伤导致腓骨近端骨折可能损伤该神经。血管神经的医源性损伤也可能会发生：①当从内向外固定成角交锁螺钉会存在损伤腓总神经的风险；②在胫骨近端后方置入 Poller 钉时可能会损伤胫后神经血管。

三、损伤机制和临床评估

1.损伤机制

(1)直接暴力:80%为交通伤。常见的受伤机制为行人被行驶的机动车(如摩托车或电动自行车)直接撞击在膝关节下方,从而导致胫骨干骺端骨折。这种骨折伴有严重的软组织损伤,并应警惕骨筋膜室综合征的发生。

(2)间接暴力:多由韧带的牵张力导致撕脱性骨折。

2.临床评估　对于年轻患者,由于高能量损伤所致胫骨近端骨折,患者通常伴有致命伤。要注意观察皮肤、软组织和血管神经是否存在损伤。明显的出血和肿胀容易导致小腿出现筋膜间室综合征。文献报道,对于胫骨近端骨折,约7%患者伴有筋膜间室综合征,因此必须时刻警惕小腿间室压力的变化。相比胫骨干中远 1/3 的骨折,胫骨近端骨折严重软组织损伤的发生率要高 2 倍,粉碎性和复杂性骨折的发病率也更高。因此,对于该部位骨折,制订治疗策略时要充分考虑到软组织损伤程度,从而更好地设计手术入路和内固定物置入种类。

3.影像学评估　X 线是最常规的检查,标准的膝关节前后位、侧位片可以诊断大多数的胫骨近端骨折。如果怀疑骨折线累及关节,应行 CT 平扫+三维重建。一方面通过矢状面重建,能够提示胫骨近端骨折诊断的准确性,协助判断骨折块来源和移位程度;另一方面通过冠状面重建,能够提示关节面压缩情况。磁共振成像同样也很重要,可用于评估软组织结构和骨性结构,尤其是侧副韧带、半月板及交叉韧带的损伤情况。

四、骨折分型

胫骨近端骨折最常用骨折分型为 AO/OTA 分型。该分型系统根据骨折的形态位置、形态进行分类。

1.A 型为关节外累及干骺端的骨折　A1 型为撕脱骨折;A2 型为干骺端的简单骨折;A3 型为干骺端的粉碎性骨折。

2.B 型为部分关节内骨折　B1 型为单纯劈裂骨折;B2 型为单纯压缩骨折;B3 型为劈裂–压缩型骨折。

3.C 型为完全关节内骨折　C1 型为关节内和干骺端骨折均为简单骨折;C2 型为关节内简单骨折,干骺端粉碎性骨折;C3 型为关节内和干骺端均为粉碎性骨折。髓内钉技术主要用于 A2 型和 A3 型胫骨近端骨折(图 3-1)。胫骨干近 1/3 骨折也是髓内钉的手术适应证,该骨折的分型参照干性骨折的 AO/OTA 分型。

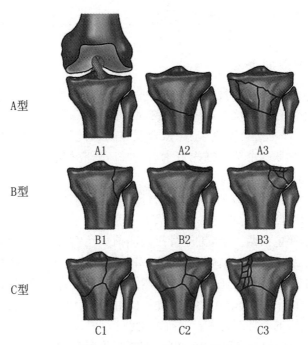

A型　A1　A2　A3

B型　B1　B2　B3

C型　C1　C2　C3

图 3-1　AO/OTA 分型中 A2 和 A3 型骨折的详细分型

这类骨折是髓内钉固定的主要适应证

五、治疗原则

绝大多数胫骨近端骨折需要行手术治疗。手术治疗的目标是恢复下肢的长度、旋转和力线,并在术后允许患侧膝关节的早期锻炼。如果骨折复位不良,如内外翻>5°,或向后成角>5°,或向前成角>10°,都会严重影响患肢功能,导致步态异常和行走障碍,远期患者可能发生创伤性骨关节炎。常用的固定方式有 3 种,即钢板、髓内钉和外固定架。胫骨近端骨折由于近端的骨折块相对短小,远端的骨折块相对更长。因此,无论采用何种方式固定,都会形成一个长而大的力臂,在内固定物上产生强大的弯曲负荷。在骨折愈合过程中,需要警惕内固定物松动和断裂。

在制订手术治疗策略前,需要详细评估骨折类型、软组织损伤程度和其他伴随损伤。对于软组织损伤严重的患者,需要分期行手术治疗,首先采用临时的外固定来稳定软组织后,然后合理地安排治疗策略。

在这 3 种固定方式中,钢板螺钉内固定是最常用的选择。该固定方式具有抗扭转和弯曲稳定性更好,直视下复位更容易等优势,尤其是双钢板固定技术。然而钢板的置入需要过大的组织剥离,会增加骨折延迟愈合、不愈合,伤口愈合不良,骨和软组织感染等风险。因此,目前临床上更多采用微创接骨板(MIPO)技术在胫骨外侧置入钢板。外固定架主要用于合并严重软组织损伤的胫骨近端骨折,是分期治疗重要的组成部分,主要作为一期临时固定使用,其中跨膝关节外架最为常用。一旦软组织条件允许,应尽早解放膝关节并更换固定方式。对于一些无法采用内固定的患者,Hybrid 外架或 Ilizarov 环形外架也可作为最终确定性固定方式。髓内钉主要用于不累及关节面的胫骨近端骨折和胫骨干近 1/3 骨折。骨折复位丢失、外翻畸形和向前成角畸形是髓内钉术后最常见的并发症。一些手术技术,如半屈曲位髌上或髌旁置钉、阻挡钉技术、附加钢板、多平面交锁锁定螺钉设计等,有利于减少相关并发症的发生。

六、髓内钉的固定理念

髓内钉技术已经成为胫骨干骨折手术治疗的金标准。然而,对于胫骨近端骨折,采用钢板还是髓内钉固定仍然存在争议。采用髓内钉固定胫骨近端骨折存在很多困难。早期髓内钉术后存在并发症多、畸形愈合率高、临床愈合差等问题,使很多临床医师反对采用髓内钉治疗胫骨近端骨折。早期两个关于髓内钉术后的临床研究相继发表,同时都指出髓内钉治疗胫骨近端骨折的局限性和不足。研究显示,胫骨近端骨折髓内钉术后畸形率高达58%(7/12),而该研究所纳入的全部胫骨骨折髓内钉术后畸形率只有12%。有学者随访了采用髓内钉治疗的32例胫骨近端骨折患者,临床结果术后畸形愈合率更高,达84%(27/32)。早期髓内钉术后畸形主要包括两大类:近端骨折块向前成角畸形和外翻畸形。畸形的发生和很多因素相关,包括髓内钉置入的体位和入路、对进钉点解剖位置认识的不足、手术技术的不规范及髓内钉的自身设计缺陷(表3-1)。然而,由于髓内钉自身突出的生物学优势(微创、骨膜剥离少、软组织干扰小)和生物力学优势(轴向稳定性好、更适合下肢骨折),使临床医师没有放弃对髓内钉的设计改进和技术理念更新。

表3-1 导致近端骨折块向前成角和外翻畸形的原因

畸形类型		相关原因
近端骨折块向前成角畸形	解剖学因素	①髌腱向上牵拉近端骨折块;②腓肠肌和腘绳肌肌腱共同使骨折块屈曲;③后方皮质不完整缺乏支撑和阻挡
	技术因素	①进钉点过于偏向前方和远端;②髓内钉的进钉角度过于偏后;③前方皮质矢状位上扩髓不是同心圆
	髓内钉的自身因素	髓内钉近端的Herzog弯弯曲过长所致的"楔形效应"
外翻畸形	解剖学因素	①附着于鹅足的肌腱牵拉近端骨块;②小腿前外侧间室内肌肉的牵拉
	技术因素	①进钉点过于偏内侧;②髓内钉的进钉角度过于偏外;③扩髓时在冠状面不是同心圆

髓内钉的设计缺陷是导致骨折复位固定失败的主要原因之一。胫骨髓内钉早期的设计其近端存在一个Herzog弯。研究发现由于这个弯曲长度较长,当该弯曲后方顶点位于骨折线水平或其以远时会造成骨折向前成角移位,这被称为"楔形效应"。基于该发现,以后髓内钉设计时尽可能缩短Herzog弯并更加靠近近端,可以避免楔形效应的发生(图3-2)。此外,早期髓内钉的近端交锁螺钉数量少或动力化设计也是导致固定失效的原因。这是因为胫骨近端主要由松质骨组成,对螺钉的把持力要求高,仅1枚交锁螺钉并不能维持有效的复位和提供早期功能锻炼所需的力学稳定性。因此,髓内钉的近端采用了多平面多枚交锁螺钉设计,并且为了提高稳定性还增加了交锁螺钉的成角锁定设计。生物力学研究显示,这种近端交锁螺钉设计能够最大限度地减少复位丢失,并提供比早期髓内钉更好的机械稳定性,这一力学优势在骨质疏松患者中表现得更为明显。

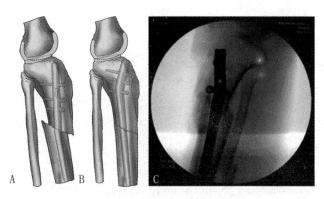

图 3-2　楔形效应

A.当采用髓内钉固定胫骨近端骨折时,早期髓内钉近端的 Herzog 弯设计较长,当该弯曲顶点位于骨折线水平或其以远时会造成骨折向前成角移位,这被称之为"楔形效应";B.基于该发现,后期髓内钉设计时尽可能缩短 Herzog 弯并更加靠近近端,可以避免楔形效应的发生;C.胫骨近端髓腔宽大,髓内钉固定后仍出现骨折端前后移位

Krettek 等首次提出了 Poller 钉技术(阻挡钉技术),并将其应用于髓内钉治疗胫骨非峡部骨折。但发现由于胫骨两侧的干骺端过于宽大,导致髓内钉常不按照预定的通道置钉。因此,Krettek 等采用在干骺端预置螺钉的方式,人为设定"皮质骨"位置并缩窄了髓腔,引导髓内钉主钉沿正确的路径进入髓腔,并达到矫正畸形的目的(图 3-3)。后续的临床研究显示,髓内钉联合阻挡钉治疗胫骨近端骨折,能有效地减少畸形发生率。相关的生物力学研究也显示,使用阻挡钉可以增加髓内钉-骨结构 25% 的固定强度。

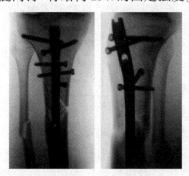

图 3-3　阻挡钉技术在胫骨近端骨折髓内钉固定术中的应用

经典胫骨髓内钉手术体位采用膝关节屈曲位固定,这一体位会使髌腱张力增高,导致胫骨近端骨折部分向前移位加重,增加术中复位困难度及术后骨折畸形愈合的发生率。因此,Tometta 等提出了膝关节伸直位(膝关节屈曲 15°~20°)复位骨折并置钉的理念,通过该体位可以最大限度地松弛股四头肌肌腱,减小其对近端骨折块的牵拉。其研究结果显示所有患者均未发生明显的向前成角畸形(<5°)。之后,其他学者也报道了伸直位经髌上入路置钉,通过改进胫骨髓内钉置入过程中的配套器械,很好地保护了髌股关节面的软骨结构,并减少了关节内扩髓所带来的碎屑。

在这些成功经验的基础上,膝关节伸直位置钉(经髌上入路或经髌旁入路)成了解决胫骨近端骨折复位不良的重要手段并被临床广泛接受。除了平衡伸膝装置力量的优势外,经该体位置钉还有以下优点:①在膝关节伸直状态下,胫骨近端骨折的复位和维持更加容易,这对于胫骨干多段骨折尤为重要,减少了术者对助手的要求;②由于软组织处于松弛状态,导针置入、扩髓和置钉过程中周围的软组织干扰更小,术中更容易获得正确的置钉位置;③术中透视时更容易获得正确的膝关节正侧位影像;④由于避开了对髌骨下方髌腱、滑囊和隐神经髌下分支的干扰,有利于减少膝关节疼痛的发生;⑤当胫骨近端周围软组织条件差或是开放性骨折时,经髌骨上方入路可以降低切口愈合不良和感染的风险。

随着髓内钉技术的进步,胫骨近端骨折术后的畸形率可以控制在8%以下,并获得和钢板螺钉内固定相似的临床预后。然而,对于胫骨近端骨折,髓内钉和钢板何种技术能够使患者获得更好的预后尚不清楚,关于这两种手术方式的临床对照研究也很少。有学者回顾分析了56例胫骨近端骨折,其中22例采用髓内钉,34例采用钢板,均为经皮微创置入内固定物。结果显示,在骨折愈合率、畸形愈合率、复位不良率、感染率等方面两组间未见统计学差异。但是,钢板组中有15%的患者因为内固定物激惹而行内置物取出术,这是髓内钉组的3倍(5%)。值得注意的是,该临床研究的证据等级较低,且没有更有说服力的研究证实这两种方式的优势和不足。因此,对于胫骨近端骨折,临床医师应根据个人的经验、手术技术的熟悉程度、医院的客观条件及患者局部的软组织损伤程度选择合适的手术方式。

七、髓内钉的手术技术

以下主要以半屈曲位置钉为例介绍髓内钉的应用和手术技术。

1.术前准备和体位　对于胫骨近端骨折,髓内钉固定时可采用膝关节屈曲位或伸直位。体位的选择应根据医院客观条件和医师的认知水平而定。笔者推荐采用膝关节半伸直位,即膝关节轻度屈曲15°。可以在膝关节后方放置一个小圆枕,或采用可透视的体位垫将膝关节适当屈曲并垫高整个小腿。后种方式更具优势,即将膝关节以下垫高使患肢和健侧肢体不在同一平面上,更便于术中透视,并减少了对助手手法牵引的需求。

2.骨折复位　骨折复位必须在确定进钉点和扩髓之前完成。这是因为干骺端骨折使用髓内钉固定时,不像在胫骨干骨折时一样,一旦进钉点确定后,髓内钉穿过峡部的过程可作为很好的辅助复位工具,使下肢的力线和旋转得到很好的控制与恢复。而干骺端粗大且以松质骨为主,髓内钉既无法作为复位的辅助工具,更无法维持骨折复位。当在干骺端入钉时,髓内钉倾向于选择一个偏离胫骨轴线,朝向后方皮质的轨道;当主钉沿着这个倾斜方向并到达后方皮质时,其通道随着远端骨折块的后方皮质向远端改变。因此,近端骨折块会出现倾斜,造成骨折断端向前成角。同时,由于骨折块上的肌肉和肌腱的牵拉作用,胫骨近端骨折的移位方向倾向于外翻和前屈。这两个畸形必须在安置髓内钉之前予以纠正。常用的骨折复位手段包括经髌上或髌旁入路进钉、阻挡钉、复位钳、股骨牵开器、单皮质附加钢板。这些方式可以单独或联合应用,以达到骨折复位和维持复位的目的。

(1)经髌上或髌旁入路进钉:具体详见入路部分内容。

(2)阻挡钉:阻挡钉的主要作用是将胫骨干骺端髓腔变窄,并将其作为侧骨皮质来保证髓内钉的正确置入。一般来说,螺钉应当在安置髓内钉和扩髓之前置入,以用来控制矢状位和冠状位的力线。此外,也可以在髓内钉置入后再拧入阻挡钉,这样可以提高固定的力学稳定性。推荐采用直径较粗的螺钉作为阻挡钉,扩髓和置入主钉过程中会使直径过小螺钉(<3.5mm)发生弯曲或断裂,造成螺钉失效。有时,也可以使用斯氏针或克氏针作为临时阻

挡钉,在完成远、近端交锁螺钉固定后再将其去除。阻挡钉的置入位置和骨折线的距离十分重要,应至少距离骨折线1cm,避免发生医源性骨折。

为了预防骨折断端向前成角,应在冠状面放置一阻挡钉,位于在近端骨折块后方用来减少髓内钉后方的空间,减少屈曲和向后的力量,避免髓内钉朝向后方皮质。同样,在矢状位安放阻挡钉,可以减少外翻成角。值得注意的是,对于严重骨质疏松患者或是骨折线过于靠近近端时,阻挡钉的把持力会明显下降,使得该钉的引导复位和维持复位作用失效。

(3)复位钳:虽然经皮点式复位钳已经成功用于胫骨干或远端骨折复位和维持复位,然而该技术在胫骨近端骨折应用方面并不常见。由于胫骨近端后方和外侧存在重要的神经血管,使用复位钳复位骨折时应警惕医源性损伤。对于开放性骨折,在骨折断端直视的前提下,血管神经损伤的风险较小。此外,还需要注意避免局部组织受压所致的组织坏死,应控制并减少复位钳钳夹皮肤软组织的时间。局部辅助小切口联合宽的复位钳可能会减少该并发症的发生率。

(4)股骨牵开器:①应放置于小腿内侧,便于畸形矫正;②近端的斯氏针应遵循近端阻挡钉的置入方式,即在冠状面置入1枚斯氏针预防骨折断端向前成角;③远端的斯氏针应避开髓内钉预定的置入轨迹;④骨折两端的斯氏针应平行于胫骨远、近端关节面,并位于髓内钉预置轨迹的后方;⑤有时需要同时在外侧使用牵开器或外固定架辅助复位。

(5)单皮质附加钢板:对于某些骨折复位和维持困难的胫骨近端骨折,可以在置钉前,在胫骨近端骨折块的内侧放置一块单皮质钢板来维持骨折复位。该方法尤其适用于开放性骨折和一部分闭合性骨折。如果用于闭合性骨折,应尽可能采用微创放置钢板,减少干扰骨折断端,这是因为切开放置钢板容易将骨折端的血肿流失。使用1/3管形钢板或其他短钢板(4~6孔钢板),放置于胫骨近端骨折块前方、前内侧或后内侧,跨越骨折两端,保证骨折两边至少各有2枚单皮质螺钉。钢板可以在髓内钉置入后取出或留在骨折处作为预防进一步畸形的发生,但一般须将单皮质螺钉更换为双皮质固定(图3-4)。

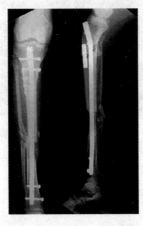

图3-4 采用单皮质附加钢板辅助固定胫骨近端骨折

3.入路 胫骨髓内钉所采用的手术入路包括经典的髌下入路(劈开髌腱或经髌腱内侧)、髌旁(内侧或外侧)入路和髌上入路。后两种入路是为伸直位或半伸直位置钉所采用的入路。

(1)经典的髌下入路:详见胫骨干骨折部分。

（2）髌旁入路有两种：经内侧髌旁入路和经外侧髌旁入路。经内侧髌旁入路更为常用，原因包括以下几点：①对于大多数患者，内侧支持带和关节囊更为肥厚和坚韧，便于重建和组织愈合；②由于外侧支持带相对松弛，术中容易将髌骨牵拉或翻向外侧；③该入路是全膝关节置换术手术入路的一部分，减少了后期可能的翻修手术造成的额外的手术创伤。在实施前，应在体表确定髌骨、胫骨结节和髌腱的体表投影，内侧髌旁入路的手术切口体表投影为从髌骨内侧缘近 1/3 处开始，沿髌骨缘向远侧延伸至髌腱内侧缘。依次切开皮肤、皮下组织、内侧支持带和关节囊。之后，将髌骨向外侧牵拉，并辨认胫骨平台前缘、股骨滑车及其滑膜结构。确定好进钉点后，在透视引导下，经髌旁入路置入导针、扩髓和髓内钉。

（3）髌上入路：详见胫骨干骨折部分。

4.进钉点　对于任何一个髓内钉手术来说，选择一个正确的进钉点是最为重要的。理想的进钉点位于胫骨髓腔正侧位的轴心线的延长线与胫骨近端皮质的交点处。该点位于膝关节腔的髁间崎处。如果采用该进钉点，容易导致前交叉韧带胫骨止点处。由于这个原因，胫骨髓内钉被设计成在矢状面上向前方弯曲进而能在胫骨近端前方皮质进钉。在胫骨近端骨折，胫骨平台和骨折线之间的距离很短。这就意味着，在有限的距离里要通过多平面的骨性锁定来维持骨折固定的稳定性。因此，该进钉点应越靠近近端越好，最好位于胫骨平台处但在膝关节腔之外。

在影像图上，正确的进钉点在正侧位像上应位于胫骨外侧棘的内侧，在侧位像上应位于胫骨关节面的前缘。获得正确的 X 线片是进钉点正确的前提。临床上常用的 X 线片有两种：①在前后位像上，腓骨头被胫骨外侧皮质平分为相等的两份；在侧位像上，股骨远端内外髁完全重叠（图 3-5）；②在前后位像上，可见明显突起的胫骨内外侧棘突（"Twin Peak"像）；在侧位像上，可见胫骨内外侧平台线重叠（图 3-6）。

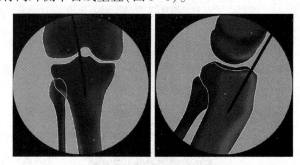

图 3-5　胫骨近端的 X 线片正侧位

在前后位像上，腓骨头被胫骨外侧皮质平分为相等的两份；在侧位像上，股骨远端内外踝完全重叠

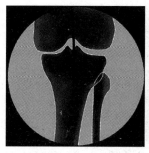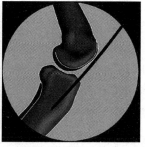

图 3-6　胫骨近端的 X 线片正侧位

在前后位像上,可见明显突起的胫骨内外侧棘突;在侧位像上,可见胫骨内外侧平台线重叠

在解剖学上,正确的进钉点在正位上位于外侧平台棘旁边内侧一点,侧位在棘的正前方,由于这一区域远离关节面和前交叉韧带附着点,被称为"安全区"。安全区的平均宽度为(22.9±8.9)mm(12.6~56mm),位于胫骨平台中线的外侧(9.1±5)mm,胫骨结节中央外侧的3mm。

导针或开口錾均可用于确定进钉点的位置。无论采用何种体位及置钉方式,均推荐采用导针。这对于采用标准的膝关节屈曲位经髌下入路置入髓内钉尤为重要。采用导针确定进钉点要比开口錾更准确,导针更容易调整顺应胫骨髓腔轴心并和胫骨前皮质平行。

任何偏离安全区进钉都会增加置钉的难度和骨折复位不良的风险。进钉点偏内侧容易导致骨折外翻,偏外容易导致骨折内翻。进钉点偏低一方面会增加髓内钉经后方皮质穿出的风险,另一方面可能会导致胫骨结节医源性撕脱骨折。进钉点偏高可能会破坏胫骨平台关节面,并损伤半月板前脚和半月板间韧带。因此,胫骨髓内钉进钉点的选择应遵循以下 3个原则:①进钉点应适当偏外;②进钉点应在胫骨平台关节面的前缘;③应在矢状面上使髓内钉、导针和扩髓钻置入的方向与胫骨前皮质线相平行。

5.扩髓、置钉和交锁螺钉固定技术　详见胫骨干骨折髓内钉技术章节。

八、术后处理

对于未累及关节的骨折,若骨折固定术后非常稳定,允许患者在术后第 1 天就可以进行负重活动;对于不稳定型骨折,如胫骨近端干部粉碎性骨折,早期不允许完全负重,可鼓励进行部分负重功能锻炼,6 周后方可完全负重。

对于累及关节的骨折,通常前 6 周不允许负重。术后即刻开始膝踝关节活动。锁定钉动力化不是必需的,仅在骨折延迟愈合的患者才给予动力化。

九、术后并发症及其防治策略

1.骨折复位不良　胫骨近端骨折复位不良的诊断标准为内外翻成角>5°,向前或向后成角>10°,短缩移位>10mm,旋转畸形>10°。该并发症多发生于早期的髓内钉固定术后,以向前成角畸形和外翻畸形最为常见。随着新的器械和技术出现后,如阻挡钉、附加钢板、股骨牵开器、临时外固定架和伸直位置钉等,术后骨折复位不良率已<8%,与经典的髌下入路置钉相似。

骨折复位不良和畸形愈合有可能和创伤性膝关节骨关节炎相关。此外,骨折的位置、畸形严重程度及患者个体因素(体型、活动水平、遗传倾向等),也是膝关节骨关节炎发生的原因之一。一些研究长期随访了胫骨骨折髓内钉术后畸形愈合患者的预后,发现虽然影像学上表现出骨性关节炎,但患肢功能并未明显受影响,且患者并未表现出十分严重的临床症状。

2.髌上入路置钉的并发症　虽然越来越多的研究结果推荐对于胫骨近端骨折采用髌上入路进钉,然而其相关的潜在并发症依然引起临床医师的关注。可能的并发症包括髌股关节软骨损伤,扩髓碎屑关节腔残留,髓内钉取出困难等。

医源性的髌股关节面损伤是临床最为关注的问题。有学者对尸体膝关节进行的生物力学研究显示,尽管髌上入路会明显增加髌股关节的压力,但这种压力仍然远低于软骨细胞发生坏死及膝关节屈曲所产生的压力。还有医师采用关节镜评估髌上入路置钉术后髌股关节面情况,也未发现明显的软骨损伤表现。有研究比较了髌上入路和髌下入路置钉其他膝关节面的损伤,并未发现髌上入路置钉会增加其他关节面软骨损伤的风险。在扩髓碎屑残留方面,目前并无临床报道发现与其相关的膝关节并发症。当需要取出髓内钉时,一般应经髌下入路取出。

3.膝前痛　膝前痛是胫骨髓内钉最常见的并发症之一,经典的髌下入路髓内钉术后发病率可高达86%。常见的原因包括内置物近端激惹、关节内结构损伤、髌腱及其后方脂肪垫损伤、隐神经损伤等。随后,髌上入路被提出并应用时,由于可避免损伤隐神经髌下分支和胫骨近端组织分离,有研究者认为该入路是能够解决膝前痛的途径之一。有人回顾性分析了74例髓内钉治疗胫骨干骨折患者,经髌上入路的36例,经髌下入路的38例。结果显示,尽管髌上入路组的进钉点更易确定,骨折复位更加容易,但两组在膝前痛发生率方面未见统计学差异。还有人比较了两种入路的差异,髌上入路组84例,为胫骨近端或远端骨折;髌下入路组101例,为胫骨干骨折。在膝前痛方面,临床随访结果未发现两组间存在统计学差异。国外一项前瞻性非对照研究显示,经髌上入路置钉,没有患者表现出膝前痛。然而该研究也存在明显缺陷,一方面失访率高达34%,另一方面随访时间只有1年。基于以上研究,经髌上入路置钉并没有明显增加膝前痛的发病率,然而尚无法得出其能够较髌下入路明显改善和降低患者术后膝前痛的发生。

第二节　胫骨干骨折

一、流行病学

胫骨干骨折是最常见的长骨骨折。正常人群中,年发病率为26例/100 000人。男性41例/100 000人/年,女性12例/100 000人/年。男性多于女性,常见于年轻男性和老年女性,男性高发年龄31~40岁,女性41~50岁。交通伤是导致该部位骨折最常见的原因。

二、应用解剖

胫骨干大致呈三棱形,前缘上部锐利,下部较为圆钝,在胫骨远端逐渐转化为近似四边形结构。胫骨干上1/3呈三角形,下1/3略呈四方形,前、内、外三个嵴将胫骨干分成内、外、后三个面。中1/3是三角形和四方形骨干移行部,直径最细,该部位是骨折好发部位。胫骨的前内侧面仅有皮肤覆盖,易发生开放性骨折。胫骨干并非完全平直,而是有一向前外侧形成10°左右的生理弧度。成人胫骨长度30~47cm,髓腔直径8~15mm,长度和髓腔的大小影响髓内钉的尺寸。绝大多数的胫骨骨折是累及胫骨骨干的骨折。

胫骨的血液供应分为髓内和髓外血供。由于胫骨内侧皮肤薄,仅有皮肤、皮下、骨膜覆盖的区域,骨皮质的血供几乎全部来自髓内血供。髓内血供来源于胫后动脉分出的滋养动脉,在胫骨中 1/3 近端后侧斜穿进入胫骨,随后向近端及远端发出分支,与干骺端骨内膜血管相吻合。胫骨外侧和后方区域有肌肉、韧带附着,其皮质外 1/3 部分血供来自髓外血管(即骨膜内血管)。因此,在显露、清创等手术过程中,应尽量保持肌肉、韧带在胫骨表面的附着,减少软组织剥离。

小腿有 4 个毗邻的筋膜间室,其内的肌肉、血管、神经被骨骼、筋膜、骨间膜所包围,扩张空间受到限制。小腿外伤后容易造成间室内压力增高,引起血运障碍,严重者可导致神经和肌肉坏死,甚至急性肾衰竭。小腿筋膜间室综合征好发于前间室及后深间室。

三、损伤机制和临床评估

1.损伤机制　胫骨干骨折主要是由外伤所致,包括以下两个方面。

(1)直接暴力

1)高能量损伤:多发于交通伤,常为横断性、粉碎性或移位明显的骨折,伴软组织严重损伤。

2)折弯暴力:多为蝶形、短斜形或横断骨折,或粉碎性骨折,软组织损伤严重。常伴有骨筋膜间室综合征或骨折开放。

(2)间接暴力

1)扭转损伤:较低的高度坠落,足部固定、小腿扭转。多为螺旋形骨折,很少发生骨折粉碎及伴有严重的软组织损伤。

2)应力骨折:为疲劳性损伤,伤后数周才有影像学表现。多见于两类人群,即部队新兵和芭蕾舞演员。

2.临床评估　了解病史和损伤机制对于治疗方案的选择有着重要作用。对于多发伤患者,应首先进行全身状态评估,通过患者或可靠的目击者来了解详细受伤史,除外有威胁生命的合并损伤和全身多发性骨折,特别是需要检查邻近的膝关节和踝关节是否受累,避免漏诊。由于胫骨位置表浅,骨折后症状明显,对于骨折的进一步评估见下文胫骨干骨折的影像学评估部分。

基于胫骨缺乏肌肉软组织包裹的特点,软组织条件的评估对于胫骨干骨折尤为重要。接诊患者后,应除去所有现场的临时固定物,进行皮肤和软组织损伤状况的评估。根据是否为开放性骨折,应选择不同的软组织损伤分级标准(表 3-2)。

表 3-2　开放性骨折软组织的 Gustilo-Anderson 分级

分级	特征
Ⅰ级	低能量损伤,皮肤裂伤<1cm,伤口清洁或轻微的污染
Ⅱ级	通常为低能量损伤,皮肤裂伤>1cm,无广泛的软组织损伤、肿胀、撕脱

分级	特征
Ⅲ级	高能量损伤,分为三个亚型: ⅢA:广泛软组织挫伤、肿胀,但有足够的软组织覆盖,即使裂伤伤口<1cm 也属于该类型 ⅢB:广泛软组织缺损,没有足够的软组织覆盖,伴有骨折端外露、骨膜剥脱,常伴有伤口严重污染 ⅢC:合并需要手术修复的血管损伤

当骨折移位明显,应警惕血管神经的损伤。体格检查是判断血管损伤的方式之一,应注意比较患肢和健侧肢体远端动脉搏动和毛细血管充盈时间。当体格检查提示患肢有异常时,应复位骨折,检查患者踝肱指数或血管超声情况;当患肢远端无脉及出现缺血症状时,应行 CT 血管成像检查,或急诊造影检查,明确血供损伤情况,并尽早手术,固定骨折并修复血管损伤。此外,当腓骨小头骨折时,应除外腓总神经损伤;当胫骨近端骨折移位明显,要警惕胫神经损伤情况。

当胫骨干骨折发生时,需要警惕筋膜间室综合征。筋膜切开减压宁早勿晚、宁可错切也不能延误,否则后果严重。以下情况的出现常提示筋膜间室综合征:①患肢出现张力性水疱,且足趾被动牵拉痛并进行性加重;②间室压力>30mmHg,间室压力低于舒张压 30mmHg。此时,需要行急诊手术,行间室的切开减压。此外,还可通过周围神经的检查来判断哪一个间室出现明显的压力增高(表 3-3)。

表 3-3　不同小腿间室及其相应的神经损伤情况

间室	受累神经	运动障碍	感觉障碍
前间室	腓深神经	趾背伸	第 1~2 趾背
外侧间室	腓浅神经	足外翻	足背外侧
后深间室	胫神经	趾跖屈曲	足底
后浅间室	腓肠神经	踝跖屈	外踝

3.影像学评估　胫腓骨全长 X 线正侧位可以对绝大多数胫骨干骨折做出诊断,X 线片应包括邻近的膝踝两个关节。通过该检查应明确以下情况:①确定骨折的部位及形态,是否合并膝关节和踝关节损伤;②是否存在隐匿性骨折线,术中有无再移位的可能性;③是否为粉碎性骨折;④是否合并骨质疏松、肿瘤转移及陈旧性骨折;⑤骨折块间移位的距离,提示骨块间有无软组织卡压;⑥软组织内是否存在气体影,排除开放性骨折及特异性感染,如气性坏疽等。对于疲劳应力骨折,当 X 线检查不能确诊时,应通过 ECT 或 MRI 检查协助诊断。如果怀疑存在动脉血管损伤,应行 CT 血管成像、血管造影或超声检查。

四、骨折分型

通常使用 AO/OTA 分型系统:该系统按照骨折线的形态和骨折粉碎程度及合并的腓骨骨折的位置,将胫骨骨折分为 A、B、C 三型(图 3-7)。

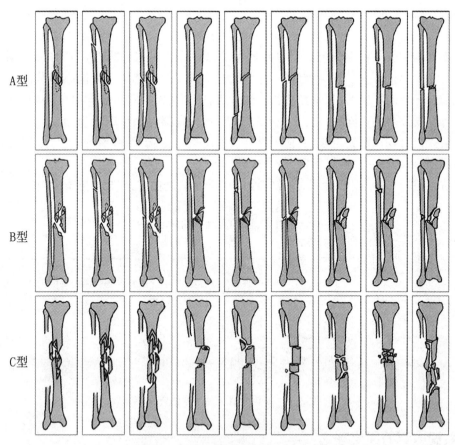

图 3-7　胫骨干骨折的 AO/OTA 分型

A 型.简单骨折;B 型.楔形骨折;C 型.复杂骨折

五、治疗原则

对于胫骨干骨折,只有出现以下情况时可以考虑行非手术治疗:①患者因严重的内科并发症或严重外伤导致无法耐受麻醉;②患者拒绝手术治疗。推荐采用长腿管型石膏固定。由于非手术治疗后患者临床预后差,常伴发较高的并发症发病率,包括骨折不愈合,畸形愈合,骨折愈合时间长,重返工作时间长。当骨折非手术治疗失败,导致骨折断端出现:内翻/外翻畸形>5°;前后成角畸形>10°,向后成角比向前成角更难被接受;旋转畸形 0°~10°,内旋比外旋更难被接受;短缩畸形>10mm,需要行手术治疗。

对于绝大多数胫骨干骨折,都需要行手术治疗。手术治疗时机与策略制订,必须考虑和评估患者全身情况与局部皮肤软组织条件。当出现以下情况时,应行急诊手术:患肢毁损伤,开放性骨折,血管神经损伤,筋膜间室综合征,断肢再植。除上述急诊手术指征以外,其他手术时机均应综合考虑患者的全身状况及局部的损伤因素。如果患者受伤后就诊及时,且有手术指征,此时局部软组织尚未出现明显的肿胀、水疱,手术应尽快进行,因为延期手术往往会加重软组织损害。对于严重多发伤的病史,通常按照治疗顺序首先进行挽救生命的治疗,然后行保肢治疗,最后才是骨折的固定。手术时机极其重要,它对治疗的最终结果会产生很大的影响。如果患者伤后 8~24 小时就诊,此时患肢往往明显肿胀,皮肤可有张力性水疱,排除开放性骨折和骨筋膜室综合征后,应将手术延期7~14天,待皮肤条件允许后再行手术。

髓内钉是目前胫骨干骨折治疗的金标准,如无明确禁忌证,均应采用髓内钉固定。钢板内固定对软组织条件要求较高,已经不作为胫骨干骨折的首选治疗方法。但是,对于累及踝关节和胫骨平台的螺旋形、长斜形或粉碎性骨折,使用钢板固定可以同时获得干部和关节面很好的解剖复位及坚强固定。对于开放性骨折,特别是伴有软组织缺损的胫骨骨折,采用外固定架治疗仍可以稳定骨折断端,便于进行各种皮瓣转移、创面覆盖等治疗。一期行外固定架临时固定,最终使用髓内钉固定,可减少外固定架固定时间,并减少感染等风险。在拆除外固定架后,清创、冲洗、抗生素治疗,使针道愈合后再置入髓内钉,以减少感染风险(图3-8)。

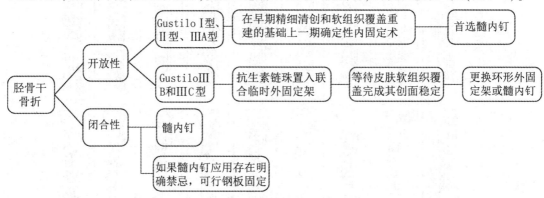

图3-8　胫骨干骨折的手术治疗策略

六、髓内钉的固定理念

过去的20多年间,多种治疗方式应用于临床治疗胫骨干骨折,包括髓内钉、钢板、外固定架和石膏外固定。对于不稳定型骨折,由于石膏外固定并不能矫正和维持骨折复位,因此临床医师多倾向于选择手术治疗。在众多手术技术中,髓内钉由于其明显的力学和生物学优势,成为胫骨干骨折的首选治疗方案。

相比钢板、外固定架和石膏外固定,髓内钉不仅能够改善骨折复位质量,明显降低畸形愈合率和再手术率,并且允许患侧膝关节进行早期功能锻炼,使患者术后快速康复,尽快重返工作岗位和社会。这些髓内钉的优势已经被多项前瞻性临床研究和系统评价所证实。而新一代的胫骨髓内钉由于加入多平面交锁螺钉固定的设计,使其适用于更多类型的胫骨干骨折,如多节段骨折,骨折合并血管损伤,骨折合并筋膜间室综合征,外固定架或石膏外固定失败,开放性骨折,以及骨折合并大段骨缺损(>5cm)。

胫骨骨折多为高能量损伤所致,常伴大段骨缺损。这种骨缺损可以发生于外伤现场急性骨丢失,也可以发生于开放性骨折清创术后。这种骨缺损会导致胫骨结构完整性丧失,给患者和医师带来巨大的困难。针对该情况,手术治疗不仅必须获得有效的稳定性,而且要求尽可能减少手术创伤和软组织剥离。髓内钉固定恰恰能够满足这种临床需求。

对于开放性骨折,术后感染是髓内钉固定最担心发生的问题,早期的临床研究显示,胫骨开放性骨折髓内钉术后感染率高达62%。然而,该结果受到学者的质疑,有医师认为开放性骨折术后感染的发生和众多因素有关,包括不恰当的清创和皮肤软组织封闭技术,合并发生筋膜间室综合征导致局部血供进一步受损,以及扩髓所致的局部热坏死。因此,之后有学者采用非扩髓髓内钉一期固定开放性胫骨干骨折,在精细软组织处理下,即使是对于 Gustilo ⅢB 型骨折,依然可以获得良好的临床预后和很低的感染率(3%)。在该成功经验的基础上,感染的有效控制也会大大提高髓内钉术后骨折的愈合率。对于胫骨开放性骨折,髓内钉术后骨折愈合率可达95%以上,其中 Gustilo Ⅲ 型开放性骨折可达50%。

对于胫骨干开放性骨折采用髓内钉固定,应尽早开始经验性应用抗生素预防感染,并给予破伤风抗毒素注射。清创和冲洗是处理开放性骨折伤口的核心内容。尽量在伤后6小时内进行清创,Gustilo Ⅲ 型开放性骨折患者需要急诊手术。清创时,应尽量不用止血带,避免由此进一步减少受累组织的血液供应。对于 Gustilo Ⅰ 型至 ⅢA 型开放性骨折,如果有活力的组织足够闭合伤口,可以间断缝合,一期闭合伤口,并予以髓内钉固定。

对于胫骨干多节段骨折,髓内钉固定同样是安全有效的。通过静力多平面交锁固定技术,髓内钉可以更好地对线对位,有利于维持下肢的长度和旋转控制。在获得力学稳定性的基础上,允许患者进行早期负重和邻近关节功能锻炼。

胫骨髓内钉置钉之前是否需要扩髓仍然存在争议。扩髓髓内钉的优势在于通过使用更大直径的髓内钉,可以使骨和髓内钉之间获得更多的接触,从而提供更强的力学稳定性,而且降低内固定物断裂的风险。除此之外,扩髓产生的骨泥堆积在骨折断端,相当于"自体内植骨"。然而,扩髓技术的劣势在于可造成局部骨的热坏死,这种情况可见于:①髓腔狭窄的年轻患者(直径<6mm);②扩髓时应用止血带者;③使用钝的扩髓钻进行扩髓。解剖学研究表明,对于胫骨,66%的血供来自髓内,因此相比股骨使用扩髓髓内钉,扩髓所致的髓内血供破坏对胫骨影响更大,有可能会造成骨折延迟愈合或不愈合。同时有研究得出不同的结论,其发现尽管扩髓破坏了骨内膜的血供,但6周后骨内膜的血供可以完全自我重建。动物实验表明,相对于过度扩髓,非扩髓和有限扩髓更有利于骨折愈合。但是,临床对照研究尚未发现两者之间在骨折愈合方面存在明显差异。

尽管如此,出现以下情况时,应视为髓内钉应用的禁忌证:严重的软组织损伤,明确合并骨感染,生长发育期的骨折患者,非常狭窄或不存在髓腔(如骨硬化症)的成年患者,以及胫骨干骨折合并同侧平台粉碎性骨折。

七、髓内钉的手术技术

以下将从髌下入路和髌上入路置钉两部分讨论髓内钉在胫骨干骨折中的手术技术。

1.经髌下入路置钉

(1)术前准备和体位:在全身麻醉或硬膜外麻醉下,患者仰卧于骨科小腿手术牵引床上,或在全透视骨科手术床上采用碳纤维全透视三角架。患肢维持于膝关节屈曲90°~110°,小腿支柱位于大腿远端(非腘窝),保证髌骨朝向正上方。目前,碳纤维全透视三角架在临床上更为常用,相比传统的牵引床,该方式具有以下优点:①术前准备简单,无须额外跟骨牵引;②膝关节屈曲角度更大,更有利于显露进钉点位置;③术中透视更加容易;④对大多数骨折,复位更加容易。

(2)手术入路:经髌下入路置钉包括两种手术入路,经髌韧带入路和经髌韧带旁入路。

1)经髌韧带入路:体表投影为髌骨下极与胫骨结节连线上(胫骨嵴内侧3mm),沿髌腱的中线纵向切开,不做分层剥离。在置入导针、扩髓和髓内钉时,应注意采用套筒保护髌韧带(图3-9)。

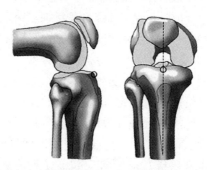

图3-9　经髌韧带入路的切口体表投影示意

2)经髌韧带旁入路:体表投影为沿髌韧带内侧,自髌骨下极至胫骨结节水平,纵向切开,不做分层剥离。在髌韧带内侧纵向切开伸肌支持带扩张部,使用拉钩将髌韧带牵向外侧,同样用套筒保护髌韧带。

(3)骨折复位:骨折复位必须在髓内钉置入前完成。由于胫骨1/3位于皮下,可以直接触及胫骨嵴和胫骨内侧面,因此骨折手法复位和对位对线结局的确定往往较为容易。除手法复位外,常用的复位技术还包括以下几种:①点式复位钳经皮复位;②有限切开经皮下协助复位;③股骨牵开器复位;④有限切开撬拨复位;⑤摇杆技术;⑥金手指复位杆复位。

(4)进钉点:进钉点的位置在胫骨嵴内侧约3mm,沿胫骨长轴的沿线同胫骨平台前缘的交点上,注意进钉点位置不要高于胫骨平台,否则有损伤半月板及其韧带的可能。可在正侧位透视协助下决定进钉位置:前后位位于胫骨平台外侧嵴的内缘,侧位位于胫骨平台前缘(图3-10)。

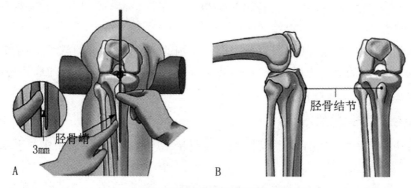

图3-10　髓内钉进钉点

A.进钉点的位置在胫骨嵴内侧约3mm,沿胫骨长轴的沿线同胫骨平台前缘的交点上;B.透视下观察进钉点的位置示意:侧位在胫骨平台前缘,前后位在胫骨平台外侧嵴的内缘

(5)主钉的置入:首先放置导针,在进钉点处触摸胫骨平台前缘,将导针放置于胫骨平台前缘的稍前方。之后,钻入导针,使其沿胫骨长轴进入髓腔,将导针近端推向后方,协助导针沿胫骨长轴方向进入。在导针位置满意后,可以沿导针应用开口钻钻开骨皮质,或透视引导下用弯尖锥锥开皮质。

插入直圆头导针,导针远端5cm范围内弯曲15°,旋转导针,控制导针进入方向,通过骨折断端进入远端髓腔。插入球头导针后,在透视下调整位置,确保导针正侧位均位于髓腔正中。

自9mm开始用软钻扩髓,直至感受到皮质骨摩擦声,头的直径应较髓内钉直径大1~15mm。髓内钉进钉点宁高勿低,可使用导针、空心钻、皮肤保护器等工具准确扩开近端皮质。注意仔细操作每一个手术步骤,否则可能超范围扩大前侧皮质。如果进钉点过低,扩髓时还可能损伤髌韧带止点;如果使用硬质扩髓钻,有可能损伤胫骨后侧皮质(图3-11)。

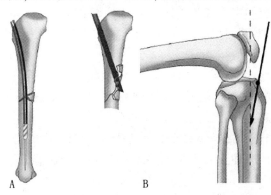

图3-11 软钻扩髓

A.应用导针、空心钻、保护器扩近端皮质,注意避免前侧皮质过度扩髓;B.使用软钻扩髓,因硬质扩髓钻有可能导致后侧皮质穿透

沿导丝置入髓内钉,在透视下确定髓内钉穿过骨折线后,拔除导针,透视确定髓内钉手柄方向正确(即髓内钉远端沿髓腔轴线进入胫骨远端),术者保持这一方向,可以用滑锤将髓内钉轻轻锤入胫骨远端。

(6)锁钉的置入:应用"满圆"技术,徒手锁定远端交锁螺钉。调整C形臂,使髓内钉远端锁钉孔成"满圆"后,进行远端瞄准锁定。近端锁钉一般通过瞄准器锁定。在确保骨折断端充分接触或加压的基础上,进行多平面锁定,远、近端均固定2~3枚交叉锁定螺钉。推荐采用所有交锁螺钉均采用静力锁定。远端螺钉锁定后,如果为A型骨折或B型骨折,建议髓内钉回敲,使骨折断端加压利于骨折断端愈合。安装尾帽利于封闭髓腔、减少出血及防止骨或软组织长入,便于髓内钉取出。冲洗后,缝合切开的髌腱,逐层关闭切口。

2.经髌上入路置钉 对于胫骨干粉碎性骨折、多节段骨折,推荐采用经髌上入路置钉,有利于术中骨折复位和维持。

(1)术前准备和体位:详见胫骨近端骨折部分。

(2)手术入路:患者取仰卧位,患侧膝关节伸直位(轻度屈曲15°~30°)。手术开始前,在皮肤上用记号笔标记出髌骨的轮廓、关节线和胫骨结节,用来协助确认入路体表投影。切口在髌骨上极1cm处,做一长1.5~2cm纵向切口。暴露股四头肌肌腱,沿肌腱中心线纵向切开。为了更好地置钉,切口应允许一根手指很容易进入髌骨下方和膝关节。如果不能实现,根据髌骨的活动度,需要在内侧或外侧支持带处多做一个附加切口,这样可以使髌骨呈现半脱位状态,也能通过器械将髌骨抬高。

(3)骨折复位:详见经髌下入路置钉。

(4)进钉点:放置导针,理想的进针点正位上位于胫骨平台中心外侧9mm处和胫骨结节稍外侧,侧位上位于前方关节边缘的前缘。在髓腔内,导针必须位于髓腔各个方位的正中央。

(5)主钉和交锁螺钉的置入:在正侧位验证了导针的正确位置后,插入保护套筒。透视下确保保护套筒位于胫骨的上方,以避免对膝关节产生医源性损伤。一些器械需要用克氏针将套筒固定在胫骨平台上,这样可以避免在扩髓时套筒出现滑动。如果套筒没有固定,必须在每次扩髓之前常规检查套筒的位置。使用短扩髓钻沿导针和套筒在胫骨髓腔扩 4~6cm 深度。如果导针不在髓腔的中心或扩髓钻过于偏下,可能会有穿透后方皮质的风险。然后,用球钻扩髓至骨折端并到达胫骨远端。透视确认导针位于髓腔内,在干骺端骨折,导针必须位于远端骨折块的中央。

测量所需髓内钉长度,注意不要估计过长。扩髓前,应先将骨折复位。扩髓时应时刻注意要用套筒保护,避免损伤关节。通常扩髓号要比髓内钉大 1~1.5mm。扩髓完毕后,在置钉之前,须将保护套筒移除。髓内钉近端通过瞄准系统锁定,远端采用徒手技术锁定。

安置完尾帽后,可伸进手指确保关节内触及不到髓内钉,同时可检查髌骨和股骨软骨的损伤。最后用生理盐水彻底冲洗关节腔,确保将碎屑和残余血液去除。

八、术后处理

术后功能锻炼和康复主要取决于患者不适的程度及骨折的类型。对有锁钉的髓内钉固定,早期负重比较安全。一般来说,稳定骨折术后第 1 天即可负重。对于静力型固定的粉碎性骨折,应借助支具,尽早采用保护下负重,通常至术后 6~8 周,X 线片上显示有一定骨痂形成后完全负重。

九、术后并发症及其防治策略

1.骨折不愈合　胫骨干骨折容易出现并发症。骨折周围由于缺乏软组织覆盖和保护,容易出现骨折不愈合。尽管治疗策略有所改进,但胫骨干骨折延迟愈合和不愈合仍然是一个很大的问题。髓内钉术后骨折不愈合率为 5%~33%,多数患者需要行二次手术以实现骨折愈合。再次接受手术的患者还需要面对额外的康复和无法重返工作岗位,进而导致潜在的资源损耗。

此外,髓内钉扩髓尽管可以显著提高股骨干骨折的愈合率,但对胫骨干骨折的疗效仍存在争议。一项 Meta 分析指出,扩髓髓内钉治疗胫骨闭合性骨折,相比较于非扩髓髓内钉来说有着更高的愈合率。然而对开放性胫骨干骨折却并非如此。对于开放性骨折来说,骨膜从骨皮质上剥脱和严重的软组织损伤有可能会破坏局部血供。因此,保护髓内血供尤为重要,但是扩髓会破坏髓内血供,增加骨折不愈合的风险。然而,这一假设并未被临床实践所证实。

为了避免不必要的手术干预,应在胫骨干骨折术后等待 6 个月未见愈合,且连续三次 X 线未见愈合进展。术前需要进行彻底的检查来评估骨折不愈合的原因和确定治疗策略。感染的原因是首要的评估方面。感染的重要预测因素包括红细胞沉降率(ESR)、C-反应蛋白(CRP)和白细胞计数。感染概率随着这三个预测值升高而增加。常用的辅助治疗包括超声和电磁场刺激。但这些方法并没有被发现可减少急性骨折不愈合或延迟愈合的发生率。手术治疗策略应遵循骨不连治疗的四大原则,提高骨不连断端的稳定性,并改善骨折愈合的生物学环境。更换髓内钉、钢板或环形外固定架联合自体骨植骨术是常用的有效治疗方式。

2.畸形愈合 骨折复位后对位对线不良和畸形愈合是多因素作用的结果,包括选择不正确的进钉点,错误的髓内钉置入角度,在置钉前没有实现良好的骨折复位和维持,旋转评估不足,累及近端的胫骨干骨折缺乏足够的后方皮质支撑,粉碎性骨折,内外后方间室肌肉的牵拉,髌股关节的牵拉,以及髓内钉长度不足等方面。

骨折复位后的对位对线不良分为原发性和继发性两种情况。原发性复位不良是由手术技术不良导致术中骨折复位不良。继发性复位不良是指在术后功能锻炼和康复过程中发生的骨折复位丢失。这主要是由于交锁稳定性不足和(或)交锁螺钉直径与锁定孔之间不匹配所致。

3.膝前痛 胫骨干骨折髓内钉固定术后最常见的并发症是膝前痛,其发病率可达57%。尽管大多数患者的疼痛为轻至中度,但这明显地影响了患者的生活质量。膝前痛的发生是多因素作用的结果。一个可能的病因是对关节内结构的医源性损伤。不准确的进钉点可能给关节内结构带来损伤风险。另一个可能病因是在扩髓时对软骨表面的损伤。手术入路对髌腱结构的破坏可能会造成膝前痛。因此,有研究推荐采用髌腱旁入路或髌上入路。对于经髌腱和髌腱周围切口是否对膝前痛有影响尚有争议。一项生物力学试验发现,不论是经髌腱切口还是髌腱周围切口,髌骨关节的接触压力都增加了。髌上入路也并未明显减低膝前痛的发生(详见胫骨近端骨折部分)。去除髓内钉在改善膝盖疼痛方面有不同的结果。然而,很少有患者在取钉之后可以完全没有疼痛。

4.感染 闭合胫骨干骨折,使用髓内钉固定与其他内固定方法感染率无明显差异。髓内钉术后感染往往是局部的,位于骨折处,通过正确治疗可以治愈。扩创,清除脓腔及坏死组织,充分引流,保留髓内钉固定,只要没有脓液,即使有少量分泌物,骨折仍可实现愈合。骨折愈合后,去除髓内钉同时扩髓,清除脓性膜,切除窦道。对严重干扰患者,则应行扩创、死骨去除,取出髓内钉,更换内固定物或其他固定方式。

5.筋膜间室综合征 筋膜间室综合征常继发于胫骨骨折。胫骨干骨折后该病的发病率明显高于近端骨折或远端骨折。该病常发生于年轻患者,且运动员的发病率更高。开放性骨折的存在并不能降低筋膜间室综合征发生的风险。当合并胫骨平台内侧髁骨折脱位(Schatzker Ⅳ型)会大大增加筋膜间室综合征的发生风险。在确定治疗前7～14天,可采用临时稳定的外固定架固定胫骨,并时刻警惕筋膜间室综合征的发生。

经典的筋膜间室综合征表现为感觉异常、麻痹无力、无脉搏、皮温下降、被动牵拉痛和苍白。这些临床表现的同时出现意味着肢体发生了不可逆的肌肉和神经损伤。然而,早期最常见和可靠的临床表现只有感觉异常和与预期不成比例的足踝被动牵拉疼痛。这些迹象出现意味着患肢小血管受压,此时这种肢体缺血是早期和可逆性,应立即行急诊筋膜切开术,以避免和减少不可逆损伤。

以下两种情况应注意警惕:①昏迷患者的筋膜间室综合征的诊断。如果患者处于昏迷或气管插管术后无法准确表达的状态下,筋膜间室综合征的诊断往往较为困难。此时,对间室内压力连续测量非常必要。错误的测量方法和技巧可能导致不正确的结果,误导医师判断。即使使用正确的技术,40%的读数具有差异性。因此,动态连续的临床体格检查观察也很重要,应注意患肢远端的循环状态及间室压力的触诊;②髓内钉术后医源性筋膜间室综合征。手术时间长、复位时过度牵引、过度扩髓等都可能会造成间室内压力增高。在每次髓内钉固定术后,必须评估间室内压力。如有压力明显增高,就需要行切开减压术。

第三节　胫骨远端骨折

一、流行病学

胫骨远端骨折有很多种定义,有的将峡部以远的胫骨骨折定义为胫骨远端骨折;有的认为是胫骨远端1/3的骨折或是胫骨远端第4节和第5节段骨折,不包含胫骨远端关节面骨折。临床上,AO/OTA分型标准则更为常用,认为胫骨远端干骺端位于一个正方形方格中,边长为胫骨远端关节面最长的距离。文献报道,成人胫骨远端骨折占所有骨折的0.7%,占胫骨骨折的37.8%。本病常见于年轻人,通常为男性;也较常见于合并严重骨质疏松的老年患者。

二、应用解剖

胫骨横截面上,由骨干向干骺端方向,胫骨的形状由三角形趋向于圆形。同胫骨近端一样,干骺端外面是一层薄的皮质骨,里面填充着松质骨。由于骨密度低下,会使螺钉固定更加有挑战。然而,骨质的情况和患者年龄及其活动度密切相关。在50岁以下的患者中,骨质情况一般较好,螺钉固定强度较好。此外,胫骨的髓腔形状像个沙漏,有着两头宽大的干骺端和中间狭窄的骨干,对于干骺端骨折来说,髓内钉固定的难度也比胫骨干骨折要高很多。

腓骨位于胫骨后外侧,并和胫骨远端一起构成远胫腓关节和踝关节。两者通过主远胫腓联合韧带和远端骨间膜紧密相连。高能量损伤时,胫骨远端骨折的同时常合并腓骨骨折。在术中,腓骨的对位对线良好复位同样有利于胫骨远端骨折的复位和固定。

胫骨远端只有后方和部分外侧覆盖有肌肉组织,超过一半的周径只有皮肤和肌腱覆盖。因此,相比胫骨干部和近端,胫骨远端更容易合并严重的皮肤软组织挫裂伤和开放性骨折。此外,有限的软组织覆盖也减少了骨膜对于胫骨的血供。因此,髓内血供对骨折的愈合显得更为重要,因此,过度的扩髓可能会造成骨折延迟愈合和不愈合。

胫骨远端的血供主要来源于胫前动脉和胫后动脉。外侧1/3骨皮质的血供是由骨膜供应的,来自骨膜血管网。内侧2/3的胫骨远端血供来自髓内滋养动脉,是胫后动脉的分支。除了动脉,胫骨远端还有隐神经和大隐静脉经过,该静脉和神经的主要分支在距离内踝尖10cm的胫骨后侧皮质处相交,然后通过距离内踝尖约3cm的前方皮层。手术过程中,应注意保护,避免发生医源性损伤。

三、损伤机制和临床评估

1.损伤机制　胫骨远端骨折的损伤机制和胫骨干骨折相似。对于年轻患者,多为高能量损伤,如交通事故或运动中损伤。对于老年患者,多为低能量损伤,如跌倒等。

2.临床评估　对于年轻患者,由于高能量损伤所致胫骨远端骨折,患者通常伴有致命伤。处理这些致命伤时应遵循高级创伤生命支持(advanced trauma life support,ATLS)原则。必须仔细询问病史,注意观察皮肤、软组织和血管神经是否存在损伤;必须仔细地检查下肢软组织情况,及早识别即将发生的皮肤损伤和尽早复位骨折,可降低转换为开放性骨折的风险。

软组织损伤的征象包括水肿、瘀斑、水疱和开放性骨折,干骺端的骨折损伤程度往往较骨干骨折重。胫骨远端开放性骨折约占20%,胫骨内侧仅有皮下组织覆盖,是最容易出现开放性损伤的部位。然而,胫骨远端骨折筋膜间室综合征的发生率较骨干要低,但也应时刻警惕其发生的可能性。

3.影像学评估　X线检查是必需的,有助于明确损伤分型和确定手术治疗方案。X线检查应包括胫骨远端和踝关节(踝关节正侧位和踝穴位)、胫骨全长和膝关节。当骨折累及关节面时,CT平扫+三维重建能够获得较X线片更多的细节。通过对损伤部位的重建,能够增加对胫骨远端骨折诊断的准确性,协助判断骨折块来源、是否累及关节面及移位方向。

四、骨折分型

胫骨远端骨折通常伴有高能量损伤,对其分型时应同时对骨折和软组织情况进行分型,这对学术交流、研究、诊断和治疗策略的确定都有很大帮助。软组织损伤分型可根据Gustilo-Anderson(开放性骨折)或Tscherne-Gotzen分型(闭合性骨折)来判断。

常用的骨折分型为AO/OTA分型(图3-12)。该分型系统是根据骨折的形态位置等进行分类。胫骨远端关节外骨折分型为43(4=胫骨,3=远端干断端)。其中,A型为关节外累及干骺端的骨折,包括A1型(关节外简单骨折)、A2型(楔形骨折)和A3型(关节外粉碎性骨折),是髓内钉固定的主要适应证。剩下的B型和C型骨折包含了关节面的移位和压缩等,通常选择钢板、螺钉及外固定架固定。当然,对43-C1型和43-C2型骨折,部分医师认为在关节面解剖复位和螺钉稳定固定基础上,髓内钉固定同样可以获得很好的临床预后。

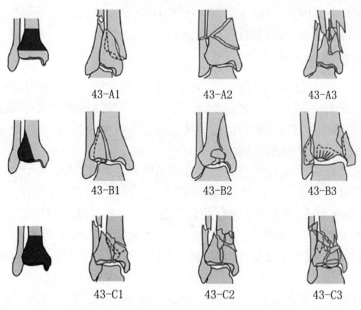

43-A1　43-A2　43-A3

43-B1　43-B2　43-B3

43-C1　43-C2　43-C3

图3-12　胫骨远端骨折的AO/OTA分型

五、治疗原则

胫骨远端骨折可发于任何年龄阶段。一方面,低能量损伤会造成干骺端和远端螺旋形骨折;另一方面,高能量撞击会导致复杂的粉碎性骨折。即使最不严重的骨折类型,也容易发生皮肤软组织问题。对于高能量损伤所致的胫骨远端骨折,还需要详细评估患者的全身情况,治疗的早期应遵守 ATLS 原则。

胫骨远端闭合性骨折非手术治疗适应证为:初始骨折短缩<15mm,手法复位后在任何平面上成角畸形<5%。但如果胫骨骨折,腓骨是完整的,不推荐采用非手术治疗,因为腓骨的支持作用,后期可能出现内翻畸形。若采取非手术治疗,采用长腿石膏托固定,膝关节屈曲7°,踝关节背伸 90%。只要患者能够承受疼痛,可以允许患者在拐杖的辅助下活动。文献报道,非手术治疗出现畸形愈合的发生率约为 13.1%,判定畸形愈合的标准为:任何平面成角畸形>70 或短缩超过 12mm。

大部分的胫骨远端骨折均须行手术治疗。术前应首先确认骨折分型,软组织损伤和下肢的伴随损伤。手术方式可采用钢板或髓内钉处理。对于开放性骨折或软组织损伤严重的患者,需要临时的外固定稳定软组织后,再合理地安排治疗策略。应仔细评估下肢的血管神经情况,一旦有血管损伤情况,立刻行急诊手术治疗,在骨折复位和稳定的前提下修复血管损伤。

骨折的手术治疗时机是治疗成功的关键因素之一。对于开放性骨折,传统上建议 6 小时以内要完成清创手术,但并没有明确的文献能够支持这一说法,早期在伤后 3 小时内应给予输注广谱抗生素是至关重要的,能够减少感染的发生率。对于闭合性骨折,Tscheme-Gotzen 分型为 0 型和 I 型骨折可以在 24 小时内给予固定。对于 II 型和 III 型骨折,文献表明大多数术者倾向于等待软组织情况稳定后才考虑予以手术处理。

由于干骺端和骨干最狭窄部位的直径不一,远端骨折块过短等因素均会对骨折块的复位稳定造成潜在影响。因此,无论采用何种手术方式,面对不同的骨折类型,内固定需要有持续维持骨折复位的能力,以便骨折获得愈合。

六、髓内钉的固定理念

早在 1940 年,就有医师采用髓内钉用来治疗胫骨干骨折。髓内钉固定不仅能够减少假关节和畸形愈合发生,同时还允许骨折断端有充足的微动来形成足够的骨痂进而达到愈合。然而,早期髓内钉的使用仅限于胫骨远端关节面以上 5cm 处骨折,对于胫骨远端骨折更多采用传统的 DCP 或 LC-DCP 钢板治疗。

对于胫骨远端骨折,早期使用髓内钉治疗的局限性在于骨与髓内钉之间的接触面少,进而可能导致骨折固定不牢靠。胫骨干骺端的宽大,由于髓内钉置入,会出现远端骨折块的"雨刷效应",与钢板相比,减少了内固定的稳定性。当骨折远端的皮质接触不良时,较高比例的机械负荷由主钉承受,并传递到远端螺钉,导致远端螺钉与干骺端之间的负载分担较差,这可能使髓内钉对胫骨远端骨折的抗扭转和抗弯曲应力不足,最终导致内固定的失效或骨折复位丢失。

随着髓内钉的改进和技术的进步,这一限制已然不存在。髓内钉固定术后同样有着很高的愈合率,并且软组织损伤更小。很多技术用来增加骨-髓内钉结构的稳定性,包括腓骨固定、多平面交锁螺钉、交锁锁定螺钉和阻挡钉等。

然而,髓内钉和钢板,哪一个能够提供更好的临床预后,尚存在争议。早期,骨折是否累及关节面,以及关节面的骨折程度是手术方式选择的关键,即髓内钉只应用于 AO/OTA 分型中的 A 型骨折。由于采用髌下入路,膝关节过度屈曲,置钉术后畸形愈合率明显高于钢板。

之后,随着髓内钉设计的改进(如专家型胫骨髓内钉、ETN)和技术进步(如半伸直位经髌上入路置钉、阻挡钉技术等),使骨折复位和主钉进钉更加容易,且允许更靠近胫骨远端关节面置入更多的多平面交锁固定,从而使髓内钉成功用于胫骨远端骨折。这也使内置物的选择决策变得更具有争议。尤其是随着经皮微创钢板置入技术的出现,使过去开放式钢板置入的一些缺点(如骨膜剥离、软组织损伤)得以克服,并扩大了其在胫骨远端骨折的应用。既往髓内钉的一些优势,包括软组织剥离小、骨折断端不显露、骨外膜损伤小等,可能被经皮微创钢板置入技术所抵消。

因此,许多关于钢板和髓内钉之间的前瞻性随机对照研究已经发表,结果显示髓内钉和钢板治疗胫骨远端骨折的效果基本类似,仅在感染率方面有所差异。研究发现,在髓内钉组,骨折不愈合、畸形愈合、需要再次手术等方面要显著增高,但在最终的临床功能预后方面则无显著差异。而在踝关节、膝关节疼痛等方面,髓内钉组要差于钢板组。还有研究发现,钢板治疗组,后期需要二次手术的患者数量更多。而其他的研究则发现,髓内钉治疗组手术时间更短,功能恢复更好,并发症更少。生物力学研究显示,胫骨扩髓髓内钉术后的力学稳定性要明显优于非扩髓髓内钉和锁定钢板固定,该研究结果也支持术后患者可以更早地进行负重功能锻炼。此外,相比钢板,髓内钉对软组织条件要求更低,如果计划采用钢板固定,需要等踝关节周围软组织肿胀消退和皮肤皱褶试验阳性。

目前尚无证据表明髓内钉相比钢板更优临床优势,两者都可以获得良好的预后。整体来说,相较于钢板,髓内钉固定能够减少额外的软组织损伤和骨膜的剥离。骨折类型和骨质量的好坏决定了髓内钉固定的预后。对于稳定型骨折,当主钉准确地放置在胫骨解剖轴线上时,可以允许患肢早期负重。当远端骨折块足够大且骨质量好时,联合 2~3 枚多平面交锁螺钉的髓内钉固定能够获得稳定的固定。值得注意的是,腓骨骨折固定或腓骨未发生骨折时,骨折延迟愈合或不愈合风险更高。

由于胫骨远端骨折对髓内钉的临床技术要求更高,严格把握髓内钉的手术适应证是成功的关键。当前,髓内钉的最佳适应证为胫骨远端关节外骨折(AO/OTA 分型 43-A1-3型),且骨折远端骨量好,能够实现 2~3 枚交锁螺钉的固定。其相对适应证为:胫骨远端累及关节面骨折(AO/OTA 分型 43-C1-2 型);皮肤较薄的、软组织情况较差的老年患者;糖尿病患者伴有伤口愈合问题;非手术治疗失败的患者。其禁忌证包括:远端累及关节面骨折(AO/OTA 分型 43-B 型和 43-C3 型);胫骨远端关节外骨折(AO/OTA 分型 43-A 型);骨折线距离关节面太近,不能固定 2~3 枚螺钉;膝关节置换手术患者;屈曲挛缩(<90°);严重的髌股关节炎导致患侧膝关节屈伸活动障碍(屈曲<90°,或髌股关节间隙过于狭窄);胫骨骨髓炎活动期;进钉点处软组织感染;髓腔过于狭窄无法使用髓内钉。

七、髓内钉的手术技术

胫骨远端骨折髓内钉固定的绝大多数手术技术和胫骨干及近端骨折相似,因此,以下不再重复描述,主要介绍髓内钉在胫骨远端骨折中的注意事项。

1.常用的骨折复位技术

(1)股骨牵开器或外固定架:股骨牵开器能很好地提供长度和力线的维持,并控制下肢在术中的情况。不同之处在于,远端 Schanz 钉固定于距骨或跟骨上,且平行于踝关节。尤其适用于胫骨骨折粉碎程度较严重的病例。

（2）点式复位钳：使用经皮点状复位钳对螺旋形或斜形骨折有所帮助。复位钳可经皮复位胫骨远端骨折并临时维持复位。使用复位钳时要注意复位钳部位的皮肤需切开小口以方便复位钳放置，同时有利于后期预防复位钳和皮肤接触的下方出现血肿。

（3）阻挡钉：阻挡钉有利于骨折复位，并同时引导导针、扩髓钻和主钉进入指定的区域和位置，使主钉的位置和胫骨髓腔的长轴保持一致。

（4）临时辅助钢板：使用方法类似于胫骨近端骨折，但必须警惕软组织损伤过大和髓内髓外血供同时被破坏所致的骨折延迟愈合和不愈合，这在胫骨远端骨折的发生风险更高。有学者将该技术用于复杂性粉碎性骨折或骨折不愈合患者，此时钢板将永久置入体内，而不是临时固定（图 3-13）。

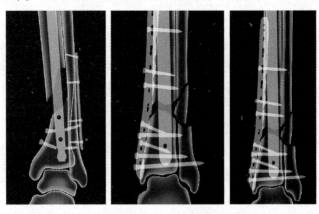

图 3-13 临时辅助钢板

辅助钢板作为胫骨远端骨折髓内钉术后失败患者的翻修手术方式，使用前用去除腓骨侧钢板，便于术中畸形矫正

（5）膝关节半伸直位经髌上入路置钉：有益于控制胫骨，简化复位和术后透视，并且不影响腓骨骨折的操作，有利于骨折复位和置钉。这和对胫骨近端骨折的临床意义同样重要。

（6）AO/OTA 分型中 43-C1-2 型胫骨远端骨折：如果骨折线累及胫骨远端关节面，应首先复位关节内骨折并予以稳定固定。空心钉固定是最常用的方法，螺钉分布应避开髓内钉主钉和交锁螺钉的通道（图 3-14）。

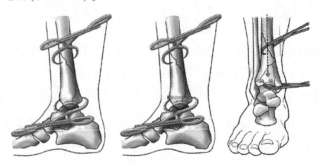

图 3-14 空心钉固定

对于累及关节面的胫骨远端骨折，使用髓内钉固定时，在关节面解剖复位基础上应首先采用 1~2 枚空心拉力螺钉固定关节内骨折，将 C1 型骨折转化为 A 型骨折，之后再完成髓内钉交锁螺钉的固定

2.导针的置入　当采用髓内钉固定胫骨远端骨折时,其和胫骨干骨折不同,骨折不会随着髓内钉的置入发生自主复位。因此,应在影像增强器监视下确保导针在正侧位上位于中心(和胫骨髓腔长轴一致),从而使后续的扩髓和置钉均位于髓腔中轴线上,避免出现明显的对位对线不良和畸形愈合。导针顶端给予稍微折弯会有很大的帮助。导针在扩髓时必须和胫骨关节面保持为直角,这样可以减少冠状面的畸形。

3.远端交锁螺钉固定　远端锁定螺钉是用来提供胫骨远端冠状位和矢状位的稳定性,从而控制长度和旋转。对于胫骨远端骨折,早期的髓内钉无法提供足够的稳定,因此,医师通过修改远端锁定机制来达到更多的远端稳定性。这项技术已经被证实用在不影响远端关节的胫骨远端骨折是非常可靠的。新一代的髓内钉,可以在胫骨远端关节面 15mm 处置入多方面锁定螺钉。3 个锁定孔分别在髓内钉尖端上方 5mm、15mm 和 25mm 处。

推荐先行远端骨折块的交叉交锁固定。在钻孔和交锁螺钉置入过程中会造成骨折再次移位,这一点值得注意并需要在透视下多次确认骨折位置。远端推荐采用 2~3 枚锁定螺钉,能够增加髓内钉的疲劳属性和减少内固定失败的发生,有助于复位并维持骨折稳定直至骨折愈合(图 3-15)。

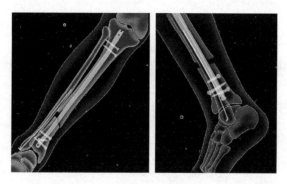

图 3-15　髓内钉置入后,下肢力线接近正常,远端采用 3 枚螺钉固定

4.腓骨骨折固定　在胫骨远端骨折时,腓骨骨折的固定能够增加踝关节的稳定性,有益于促进骨折复位和骨折愈合。腓骨固定的绝对指征是下胫腓联合损伤,但要警惕出现外翻畸形。当胫骨远端骨折出现难以控制的在旋转对位和矢状位力线不良时,腓骨固定对骨折复位固定更具有重要意义。但有文献报道胫骨远端骨折采用钢板或髓内钉骨折后是否需要进行腓骨的钢板固定目前仍存在较多争议。研究发现,腓骨钢板固定腓骨骨折后可以在复杂的胫腓骨远端骨折中提供下肢的外部力线支撑,有利于下肢胫骨长度恢复的控制。还有研究比较了髓内钉或钢板治疗胫骨骨折时固定或不固定腓骨的情况,发现尽管腓骨钢板在胫骨骨折复位过程中会有所帮助,但腓骨骨折钢板固定术后胫骨骨折不愈合率更高。

八、术后处理

术后建议患者在无负重条件下立即进行膝关节和踝关节屈伸活动。对于稳定型骨折,如横形骨折,稳定固定后可以进行患肢部分负重功能锻炼,此时负重不应>20kg。术后 4~6 周,根据骨折类型和骨折愈合情况允许患者逐渐增加负重量。

如果骨折断端存在明显间隙,应在术后 4~6 周尽早实施髓内钉动力化。对于非体力工作者或简单稳定型骨折术后,允许患者术后 6~12 周后重返工作岗位;对于重体力工作者或复杂性骨折术后,建议患者术后 1 年后才可以重返工作岗位。如果存在明显的内置物激惹,在骨折愈合后可以考虑取出髓内钉。骨折愈合必须同时满足临床和影像学愈合两个标准,髓内钉取出建议在术后 18~24 个月。

第四章 骨盆骨折

第一节 骨盆骨折诊断与分型

一、概述

据国内统计,骨盆与髋臼骨折的发病率为0.09%,占全身骨折的3.48%,其中成人骨盆髋臼骨折患者占成人总骨折人数的3.81%,儿童骨盆髋臼骨折患者占儿童总骨折人数的1.25%。成人骨盆骨折患者占成人总骨折人数的2.96%,特点如下:①男性多于女性;②骨盆骨折好发年龄是36~45岁;③男性好发年龄是41~45岁,女性好发年龄是36~45岁;④骨盆骨折多于髋臼。骨盆骨折多由高能量损伤所致,以车祸伤及高处坠落伤为主。高能量损伤,不稳定性骨盆骨折在青年男性患者中常见;低能量损伤,稳定性骨盆骨折多发生在老年患者。开放性骨盆骨折占骨盆骨折的2%~4%,多为严重的交通事故伤造成。

骨盆骨折不仅导致骨盆本身的严重损伤,通常合并身体其他部位的损伤,流行病学研究显示12%~62%的骨盆骨折患者合并头颅、胸腹、长骨及腹部脏器的损伤。据报道,骨盆骨折患者病死率为15%~60%,开放性骨盆骨折的病死率高达25%~50%,并发症的发生率为10%~50%。因此,骨盆骨折的急救处理相当重要。

对工作在急诊、创伤骨科的医师而言,骨盆骨折(包括髋臼骨折)的处理无疑是十分棘手的,应该加强基层医师和年轻医师的创伤救治培训。

骨盆骨折分类多年来很不统一,国内外研究者们发表的文献采用的分类多样,使得这类研究之间缺乏可比性。20世纪90年代,Tile等对248例骨盆骨折进行深入研究,基于AO/ASIF格式几经修订提出了全新的分类方案,这一骨盆骨折分类逐渐被广大骨科医师接受。随后,大量采用此种分类的研究文献大大丰富了骨科医师对骨盆环断裂损伤的认识。现在确认骨盆骨折的稳定性决定了其预后,不稳定性的骨盆环损伤必须进行适当的外科处理,否则其预后很差。

关于治疗:20世纪40年代,国外开始报道骨盆骨折病例,多为个案报道,以非手术方法为主;60—70年代,随着骨盆骨折病例数的增加,对此类损伤的临床研究报道逐渐增多;80年代后,随着对骨盆骨折各种损伤机制认识的加深和长期的临床观察,骨盆骨折的诊断治疗方案逐渐成熟。

国内对骨盆骨折的认识稍晚于国外,在20世纪70年代以前,国内以非手术治疗为主,对简单的骨盆骨折(如单纯的髋臼后壁骨折、耻骨联合分离等)进行手术治疗;80年代以后,逐渐对一些较复杂的骨盆骨折进行手术治疗;90年代后期,对复杂性骨盆骨折的手术治疗逐渐成熟。近年来,在国内创伤骨科专家的积极推动下,国内关于骨盆骨折的规范治疗逐渐地推广开来。

学者们对骨盆骨折的预后达成共识,认为骨盆骨折预后与骨折类型密切相关,稳定性骨折患者经恰当治疗后很少伴有长期的后遗症状,不稳定性骨折经常会遗留下慢性的功能不全,主要有以下方面:①疼痛,通常是下肢或骶髂部位的疼痛;②骨畸形愈合导致骨盆歪斜和不正常的步态;③骨折不愈合导致慢性疼痛;④神经功能不良;⑤泌尿生殖系统的功能不良等。

陈旧性骨盆骨折的治疗一直是骨盆创伤治疗方面的"雷区"。因为骨盆的构成中,骨松质较多,盆腔内有丰富的静脉丛,因而在骨折后,出血多,血肿体积大,机化过程快,伤后时间长的骨盆骨折组织间粘连重;因为血运丰富,有大量的骨痂。粘连重,在分离显露时,很可能出血、渗血多;有骨痂,在剥离骨痂时,也会渗血多。这两条,决定了对陈旧性骨盆骨折手术时,出血多,复位不良,效果不理想。近几年,国内外逐渐采用功能复位、截骨矫形、肢体延长或短缩、人工关节置换等手术治疗,已有较多的成功病例报道。

综上所述,对于骨盆骨折的诊疗大家要认识到,尤其是对年轻医师,一定要规范流程,早期急救以保命治疗为主,兼顾并发症的治疗,后期积极处理骨折。对于每一个病例,要按照流程和骨盆骨折的基本治疗原则,按照自己的经验、技能和患者的情况,采用不同的方法、不同的措施进行救治,才能得到一个满意的疗效,尤其对陈旧性骨盆骨折一定要谨慎,充分评估才能得到一个满意而理想的治疗结果。

二、诊断

骨盆创伤的准确诊断是一切正确治疗的基础,其中最重要的是通过一系列的物理及辅助检查去准确判断骨盆骨折是否稳定,这对于其后的治疗有重要的指导意义。

1.病史 骨盆骨折一般都有明确的外伤史,分为低能量损伤(如行走摔倒)和高能量损伤(如车祸伤、高处坠落伤、工业事故等)两种。对于同样的骨盆骨折,老年患者可能只需要很小的外力,而年轻患者则需要非常大的外力。受伤时外力的方向可以导致不同类型的骨盆骨折,前后方向的外力常导致"翻书样"损伤,但一般不会累及骶髂后韧带;剪切外力可造成骨盆垂直移位,表现为严重不稳。询问外伤史时应详细了解外力的性质、方向及大小,以便于判断损伤机制、骨折部位与骨折类型,如高处坠落伤的高度对判断病情及预后意义很大。

2.临床表现 骨盆环连续性未受损害的骨盆边缘骨折主要表现为局部疼痛与压痛,骨盆挤压与分离试验阴性;骨盆环单处骨折者的挤压与分离试验为阳性。骨盆环前后联合骨折或骨折脱位时,骨盆不稳定并多有骨盆变形,疼痛也广泛。患者入院后,初步诊断骨盆骨折的依据是,骨盆部有受暴力冲击或挤压的外伤史,有较广泛的局部疼痛或肿胀,活动下肢时骨盆部疼痛加重,局部压痛显著,骨盆挤压与分离试验阳性。不稳定性骨盆骨折患者除有上述一般表现外,还有下列表现:①下肢不等长或有明显的旋转畸形;②两侧的骶-髂前上棘间距不等;③耻骨联合间隙显著变宽;④伤侧髂后上棘较健侧明显向后凸起;⑤骨盆有明显可见的变形。

骨盆骨折出血多时患者可表现为神志淡漠、皮肤苍白、四肢厥冷、尿少、脉快、血压下降等失血性休克征象,骨盆周围有皮下淤血,对上述表现的患者,检查要轻柔,应尽量避免骨盆分离、挤压及伸屈髋关节检查,以免加重出血和疼痛。另外,可以通过膀胱X线造影、阴道镜及肛镜检查患者的尿道、直肠及女性患者的阴道是否损伤,判断是否为开放性骨盆骨折。

3.影像学检查、评估

(1)X线评估:X线检查可以让临床医师快速获取评估骨盆骨折的资料,对损伤严重的患者及时进行抢救和处理,降低骨盆骨折的病死率和致残率。骨盆骨折的 X 线评估包括骨盆 X 线片(即前后位片)、骨盆上口位片、骨盆下口位片、斜位片。前后位 X 线片在临床上最常用。

1)骨盆 X 线片:骨盆 X 线片即骨盆前后位片,检查时患者平卧位,感光成像板水平置于骨盆下方,球管置于骨盆正上方,与身体平面成垂直位投照(图 4-1)。大多数骨盆骨折可以在 X 线片上得到比较清晰的显示。骨盆后侧损伤可以表现为断端的明显移位或出现裂隙,还可以显示一些骨折不稳定有关的征象,如 L_5 横突移位的撕脱骨折常常提示骨盆不稳定。骶髂韧带起止点任意一处的撕脱骨折都意味着半骨盆不稳定。

2)骨盆上口位片:检查时患者平卧位,感光成像板水平置于骨盆下方,球管置于骨盆正上方偏头侧,与身体平面呈 60°投照(图 4-2)。此投照位垂直于真骨盆上口,真实地显示了骨盆的入口,可以更好地显示骨盆前后方的移位。经过骶髂关节联合体的后方移位,在入口位可最佳地显示出来。

3)骨盆下口位片:检查时患者平卧位,感光成像板水平置于骨盆下方,球管置于骨盆正上方偏尾侧,与身体平面呈 45°投照。该投照位可以清晰地显示骨盆前环的骨折移位情况及骨盆后环断裂后向上移位的情况。出口位也可以清楚地显示骶髂关节的上移,表现为股骨头不在同一水平线。

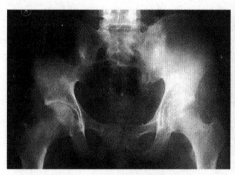
图 4-1　骨盆前后位片

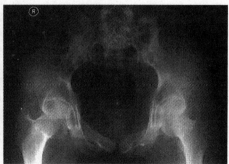
图 4-2　骨盆上口位片

4)骨盆斜位片:主要包括髂骨斜位片和闭孔斜位片。骶髂关节的斜位像对检查骶髂关节的脱位/骨折十分重要,有利于显示骶髂后复合体的骨折移位情况,也可以提示骶髂关节处的骨折究竟是由侧方挤压,还是由剪切应力所致。

(2)CT 评估

1)CT 平扫:CT 横断面扫描,可以非常清晰地显示骨盆骨折移位情况。在普通骨盆前后位 X 线片上无法显示的细小骨折和轻度移位,在 CT 平扫图像中都可以清晰地显示出来。CT 平扫对评价骨盆的稳定性和治疗方案的制订具有重要参考价值。对骨盆骨折来说,冠状面和矢状面的重建图像最有价值,与平扫图像相结合可以使临床医师对骨盆骨折的移位情况进行综合的评价。对于骨盆单侧骨折,通过多平面重建(multi-planar reformation,MPR)调整距离,消除扫描时体位不正造成的骨盆两侧不对称,然后与健侧相比较,可以精确地测量骨折移位的程度。

2)CT 三维重建(three-dimensional reconstruction,3D reconstruction):可以提供直观、立体的三维图像,还可以根据需要向任何方向旋转,使医师可以在任意角度观察骨盆骨折移位和骨盆环变形情况,从而得到直观印象。需要说明的是,要想在三维重建图像上显示出骨折的细节情况必须进行薄层扫描,层面设定为 2.5mm 或更小。

(3)磁共振成像(magnetic resonance imaging,MRI):是将射频电磁波与人体内的氢质子共振所产生的信号,经计算机处理后,转换成影像的检查方法。MRI 检查具有软组织结构显像对比好、多平面扫描、非侵袭性及无辐射损害等特点。对于骨盆骨折,MRI 检查可发现骨盆部位的肌肉、肌腱、韧带、神经等软组织损伤皮隐匿性的骨盆应力骨折。目前 MRI 不作为骨盆骨折患者常规的检查方法。但对未发生移位的骶骨不全骨折的老年人,MRI 是有优势的。

(4)椎管或骶管造影 CT:椎管或骶管造影 CT 扫描是将造影剂从 $L_{4\sim5}$ 间隙注入椎管或从骶裂孔注入骶管,再进行 CT 扫描。在扫描摄片前定位观察,见造影剂完全充盈骶管,集中于后侧,最终达 S_1 部位。骶管造影 CT 扫描属硬膜外造影,安全可靠,对于诊断骶骨骨折及骶神经损伤很有价值,可作为诊断骶骨骨折及骶神经卡压的放射学诊断技术。

(5)CT 血管造影(computedtomography angiography,CTA):简称 CTA,即在静脉内注射血管造影剂(如 ^{131}I 等)同时进行 CT 扫描,这样 CT 平面扫描及之后的重建图像上就可以比较清楚地显示出血管的图像。该检查有助于诊断动脉出血,也有助于显示骨盆骨折部位和重要血管的比邻关系,有利于加强保护,减少医源性损伤。

血管的解剖位置与骨盆骨折好发部位关系密切,以下几个部位易造成血管损伤:①骨盆壁附近的主要血管,围绕耻骨上支的血管有髂外动、静脉及闭孔动、静脉;在耻骨下支、坐骨支内缘有阴部内动、静脉;髋臼窝内侧有闭孔动、静脉;髂总动、静脉经腰大肌内侧的筋膜深层下行。骨盆后部主要有髂内动、静脉及其主要分支和属支,如臀上动、静脉经坐骨大切迹到臀区,骶外侧动脉行经骶骨的前面,髂腰动、静脉跨过骶髂关节到髂肌前面;②骨盆壁及骨盆腔内的静脉丛:骨盆壁静脉丛静脉吻合成网状,壁薄,缺少弹性。位于盆腔前部的静脉及静脉丛较大,且比动脉更靠近骨面,撕裂后易渗血,故骨折时静脉出血比动脉多见。骶骨周围血供丰富,骶骨外侧部骨折后可引起腹膜后血肿。此外,骨盆腔内还有丰富的静脉丛,为动脉面积的 10~15 倍,主要围绕盆腔内壁构成"血管湖",严重复杂的骶骨骨折可致数组血管同时受损。

三、分型

将骨盆骨折进行科学分类,有助于正确判断骨折的类型、受伤机制及受伤程度,有利于正确选择手术入路、手术方法及手术器械,可以取得更满意的治疗效果。自 20 世纪 50 年代以来,国内外学者提出了许多骨盆骨折的分类方法,但至今尚未有一种分类系统能完全、精确地反映骨盆骨折的特点。

1.按骨盆损伤的部位分类　骨盆环由前环与后环构成,前环包括耻骨联合与耻骨支,后环包括两侧髋骨与骶骨,骨与骨之间由韧带连接,这些韧带在骨盆的稳定性中同样起重要作用。

(1)前环损伤:前环损伤包括耻骨联合分离、耻骨支上下支骨折(单侧或双侧)、耻骨联合和耻骨支的联合损伤。前环损伤易于诊断,既可以由直接暴力引起,也可以由间接暴力引起。

(2)后环损伤:后环损伤包括髂骨、骶髂关节和骶骨的损伤。后环损伤在 X 线片上不易确诊,发现后环损伤时,应注意损伤部位,是单侧还是双侧;有无脱位,是稳定性损伤还是不稳定性损伤。

2.骨盆骨折的 Young-Burgess 分类　Pennal 等提出了一种力学分型系统,将骨盆骨折分为前后压缩损伤、侧方压缩伤和垂直剪切伤。Young 和 Burgess 在 Pennal 分型系统的基础上,增加了一个复合外力损伤的新类型。Young-Burgess 分型主要有以下 4 个主要类型:侧方挤压型损伤、前后挤压型损伤、垂直不稳定型骨折或剪力型损伤和复合机制型损伤。

(1)前后挤压型损伤(APC 型)又分为 3 个亚型:APC Ⅰ 型,耻骨联合分离≤2.5cm,有单侧或双侧耻骨支的垂直骨折或骨盆环的破裂;APC Ⅱ 型,耻骨联合分离>2.5cm,伴有骶髂关节的分离,但是仍保留垂直稳定性;APC Ⅲ 型,前方和后方结构的完全破裂,伴有明显的骶骨分离或垂直方向的骨折移位,该类型稳定性差,常伴有严重的复合伤。

(2)侧方挤压损伤(LC 型)也有 3 个亚型:LC Ⅰ 型,后方应力使骶骨受到冲击,是稳定性骨折(图 4-3A);LC Ⅱ 型,前方应力导致后部韧带结构破裂,但是垂直稳定性仍然被保留,可能伴有骶骨前方挤压伤。这两种损伤常常并发许多其他创伤,包括颅脑外伤和腹腔内脏损伤(图 4-3B);LC Ⅲ 型,侧方暴力持续通过骨盆产生双侧半骨盆损伤,与被挤压或碾压引起的孤立性损伤类似,一般不伴有严重的复合伤(图 4-3C)。

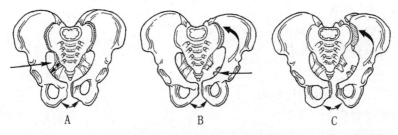

图 4-3　Young-Burgess 分类 LC 型

A.LC Ⅰ 型;B.LC Ⅱ 型;C.LC Ⅲ 型

(3)垂直不稳定型骨折或剪力型损伤(VS 型):轴向暴力作用于骨盆引起骨盆环前后韧带和骨复合物破裂;骶髂关节分离并纵向移位,偶有骨折线通过髂骨翼和(或)骶骨,可导致不稳定性骨折,常有比较严重的腹膜后出血。

(4)复合机制损伤(CM 型):导致前部和(或)后部纵行与(或)横形骨折,可见各类骨折的组合形式(LC-VS 型和 LC-APC 型等)。

3.骨盆骨折的 AO 分类　骨盆骨折 AO 分型系统已逐渐被人们所接受,是应用较广泛的分型系统之一。AO 与 Tile 分型系统相似,但是 Tile 分型把骨盆环破坏合并髋臼骨折单独列出(见 Tile 4 型),下面简要介绍骨盆骨折的 AO 分型。

(1)A 型:稳定型,后弓完整。

1)A1 型:后弓完整,撕脱骨折。

A1.1 型:髂前上棘骨折。

A1.2 型:髂嵴骨折。

A1.3 型:坐骨结节骨折。

2)A2 型:后弓完整,耻骨骨折(直接暴力)。

A2.1 型:髂骨翼骨折。

A2.2 型:单侧前弓骨折。

A2.3 型:双侧前弓骨折。

3)A3 型:后弓完整,骶骨尾侧至 S_2 的横形骨折。

A3.1 型:骶尾关节脱位。

A3.2 型:骶骨未脱位。

A3.3 型:骶骨脱位。

(2)B 型:后弓的不完全破裂,部分稳定,旋转。

1)B1 型:外部旋转不稳定,"翻书样"损伤,单侧。

B1.1 型:骶髂关节前方破裂。

B1.2 型:骶骨骨折。

2)B2 型:后弓的不完全破裂,单侧,内部旋转(侧方挤压)。

B2.1 型:骶骨前方挤压骨折。

B2.2 型:部分骶髂关节骨折,半脱位。

B2.3 型:不完全髂骨后方骨折。

3)B3 型:后弓的不完全破裂,双侧。

B3.1 型:双侧"翻书样"损伤。

B3.2 型:一侧"翻书样"损伤,一侧侧方挤压损伤。

B3.3 型:双侧侧方挤压损伤。

(3)C 型:后弓的完全破裂,不稳定。

1)C1 型:后弓的完全破裂,单侧。

C1.1 型:髂骨骨折。

C1.2 型:骶髂关节脱位和(或)骨折脱位。

C1.3 型:骶骨骨折。

2)C2 型:双侧损伤,一侧旋转不稳定,一侧垂直不稳定。

3)C3 型:双侧损伤,双侧完全不稳定。

4.骨盆骨折的 Tile 分类　Tile 基于骨盆垂直面的稳定性、后方结构的完整性及外力作用方向将骨盆骨折分为 A、B、C3 型,按顺序病情严重程度逐渐增加。每型又分为 3 个亚型,每个亚型又可以进一步分型,这种分类方法现已被多数医师所接受。但是对每一个患者的具体处理,还需要进行个性化评估,而不是依赖死板的分类。Tile 骨盆骨折分类是目前临床医师应用最广泛的分类方法,对临床医师确定治疗方案及手术方式有决定性的指导意义。

(1)A 型(稳定型)

1)A1 型:撕脱骨折,根据撕脱的部位分为 5 个亚型。

A1.1 型:髂前上棘撕脱骨折,猛烈屈髋引起缝匠肌强烈收缩所致。

A1.2 型:髂前下棘撕脱骨折,由股直肌猛烈收缩所致。

A1.3 型:耻骨结节(棘)撕脱骨折。

A1.4 型:髂结节撕脱骨折。

A1.5 型:坐骨结节撕脱骨折,由腘绳肌的强烈收缩引起。

2)A2 型:稳定的髂骨翼骨折或移位较小的骨盆环骨折,有 3 个亚型。

A2.1 型:孤立的髂骨翼骨折。

A2.2 型:稳定的无移位或仅少许移位的骨盆环骨折。

A2.3 型:孤立前环骨折,累及全部 4 个耻骨支而没有后部损伤。

3)A3 型:骶/尾骨的横向骨折,也有 3 个亚型。

A3.1 型:尾骨骨折或骶尾关节脱位。

A3.2 型:无移位的骶骨横向骨折,通常在 S_2 以下的骶骨横向骨折。

A3.3 型:有移位的骶骨横向骨折,常合并重要的骶部马尾神经损伤。

(2)B 型(部分稳定型):这类骨折旋转不稳定,但垂直方向和后方却是稳定的。垂直方向稳定的 B 型损伤可以由外部的旋转暴力(前后向的挤压)所致,也可由内部的旋转暴力(侧方挤压)所致。B 型损伤的特征是后部张力带完整及骨盆底完整。

1)B1 型:翻书样损伤(外部的旋转不稳定)。实验研究证实,如果耻骨联合分离<2.5cm,则不会伴有盆底或骶棘韧带的破坏,如果耻骨联合分离>2.5cm,常常会伴有骶棘韧带、骶髂前韧带的断裂和盆底的破坏。这种损伤可以是单侧 B1 型或双侧 B3.1 型。

2)B2 型:侧方挤压伤,其损伤特点为单侧骨盆后弓部分破裂而维持着垂直方向或后部的稳定性(即内部旋转稳定性),有 2 个亚型。

B2.1 型:同侧前方和后方损伤,当侧方压力作用于髂嵴时,受累的半骨盆承受了内旋应力,导致骨盆环的前方损伤。这种损伤可能是耻骨上下支的骨折或耻骨联合绞锁或倾斜骨折。

B2.2 型:对侧型(桶柄伤),当侧方压力联合一个旋转因素时,前方的耻骨联合分离或双侧耻骨体上下支的骨折合并对侧后部结构的损伤,这种骨折可以导致临床上骨盆环明显的旋转移位及患侧肢体的短缩移位。

3)B3 型:双侧 B 型损伤,有 3 个亚型。

B3.1 型:双侧翻书样损伤,图 4-4 展示了一个双侧翻书样损伤的病例,属 Tile 分类 B3.1 型骨折。其骨盆前后位 X 线片示耻骨联合巨大分离、双侧髂骨外旋,双侧耻骨下支、坐骨支骨折(图 4-4A),横断面 CT 扫描显示双侧髂骨外旋畸形、骶髂关节前方间隙增宽(图 4-4B)。

B3.2 型:一侧是 B1 型损伤即单侧翻书样损伤,而对侧则是 B2 型损伤。

B3.3 型:双侧都是 B2 型损伤,图 4-5 展示的为双侧侧方挤压损伤病例。其骨盆前后位 X 线片示双侧耻骨上下支骨折,重叠移位(图 4-5A),而横断面 CT 扫描可见骶骨双侧前方压缩骨折,左侧髂骨后方骨折(图 4-5B)。

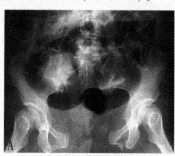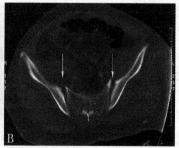

图 4-4 Tile 分类 B3.1 型临床病例

A.骨盆前后位 X 线片;B.横断面 CT 扫描影像,箭头显示骶髂关节前方间隙增宽

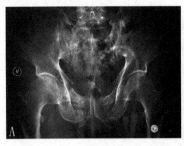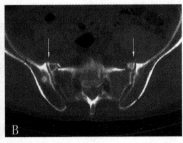

图 4-5　Tile 分类 B3.3 型临床病例

A.骨盆前后位 X 线片；B.横断面 CT 扫描影像,箭头显示骶骨双侧前方压缩骨折

(3)C 型(不稳定型)：C 型损伤的特征是后部骶髂关节结构的严重破坏,髂骨、骶髂关节或骶骨可发生严重的移位。前部的损伤可以是耻骨联合分离和(或)单侧耻骨支或双侧耻骨支的骨折。

1)C1 型：单侧损伤,有 3 个亚型。

C1.1 型：髂骨骨折,临床上,骨盆前后位 X 线片可见髂骨骨折,双侧耻骨上下支骨折。

C1.2 型：骶髂关节脱位或骨折脱位,临床病例可见双侧耻骨上下支骨折,骶髂关节脱位(箭头所示)导致同侧骨盆垂直向上移位、内旋畸形,骨盆环不连续。

C1.3 型：骶骨骨折,是最常见的 C1 型损伤,涉及骶骨骨折的分型,将在后面章节详细介绍。

2)C2 型：双侧损伤,一侧为 B 型骨折,另一侧为 C 型骨折。这种损伤类型,通常一侧为部分不稳定的 B1 型翻书样损伤或 B2 型侧方挤压伤,而另一侧为经过髂骨、骶髂关节或骶骨的不稳定的 C 型损伤。

3)C3 型：双侧损伤,双侧均为 C 型损伤。这种类型的骨折骨盆移位最严重、最不稳定并且预后最差。两侧半骨盆都是不稳定的 C 型损伤。整个盆底双侧都受到破坏。

4)C3 变异型：双侧骶髂关节脱位,前弓完整,实际上是变异的 C3 型损伤。这种损伤常发生在骑马的年轻女性患者中,髋、膝呈过度屈曲位,因马突然摔倒,患者向后摔落地上,骨盆遭受持续的撞击伤。X 线片上骨盆前部结构保持完整,而双侧骶髂关节后脱位。

(4)骨盆环损伤合并髋臼骨折：大多数髋臼骨折会合并同侧骨盆环骨折或骶髂关节损伤,有些髋臼骨折也会并发对侧的骨盆环损伤。严重的骨盆环损伤合并严重的髋臼骨折时预后要比其他类型更差。

5.骶骨骨折的分型　骶骨是骨盆的一部分,骶骨骨折可与骨盆其他部位骨折合并存在也可单独存在。由于骶骨的解剖特点,骶骨骨折极易造成神经损害或者遗留下顽固性疼痛。有学者对骶骨骨折单独进行了分型。

关于骶骨骨折的分型,目前 Denis 分型法已被广泛认可。Ⅰ 型指骨折位于骶孔的外侧方；Ⅱ 型指骨折位于骶孔区；Ⅲ 型指骨折位于骶孔内侧骶骨中间。这种分类只描述了纵形骨折,而没有描述横行等其他类型骨折。尽管有学者将骶骨横形骨折列入Ⅲ型骨折,但复杂骶骨骨折需要给予关注。骶骨横形骨折有时涉及骶孔并且常常呈复杂的 H 形骨折或 T 形骨折。这类骨折在骶骨侧位片上可见显著移位。

第二节　骨盆骨折的急救

骨盆骨折多为高能量损伤,不仅导致骨盆本身严重损伤,而且常伴有复杂严重的合并伤。资料显示,骨盆骨折合并低血容量休克患者病死率为35%~45%,开放性骨盆骨折的病死率高达30%~50%。因此,骨盆骨折的早期急救是降低病死率的重要环节之一。

骨盆骨折的急救应遵循高级创伤生命支持(advanced trauma life support,ATLS)和损伤控制性手术(damage control surgery,DCS)。基本原则为三步处理模式:第一步,抢救生命(如脑外伤、肺部损伤、大出血等);第二步,合并伤的处理;第三步,骨盆骨折的处理。

一、急救复苏

伤情评估"先救命,后治病"是院前急救的基本原则。骨盆骨折急救的首要目的是挽救生命,应优先解除危及患者生命的情况,使病情得到初步控制,然后再进行后续处理。必须优先抢救的紧急情况包括呼吸心搏骤停、严重颅脑外伤、血气胸、张力性气胸、大出血和休克等。

患者入院后首先应立即对其意识、血压、脉率、气道、颅脑、颈椎、呼吸状态、循环状态进行评估,及时发现危及生命的损伤,并迅速进行有效处理。原则上评估与治疗同时进行。在急诊室第一个小时("黄金时段")的正确处理对降低病死率和致残率至关重要,其抢救可按照以下流程进行。

早期急救复苏应遵循"ABCDE"五步。

1.A(airway)开放气道和B(breathing)呼吸支持　如果患者昏迷或者呼吸道阻塞,立即开放气道。心搏、呼吸骤停时,应立即进行体外心脏按压,并尽快给予高浓度、高流量面罩吸氧或气管插管接呼吸机辅助呼吸;在心电监测下电除颤、开胸心脏按压、药物除颤等。保持呼吸道通畅(部分患者可以提前预插管)。呼吸障碍不仅可由呼吸系统本身功能受损所引起,也可由其他系统的损伤而导致,最常见于颅脑损伤。口唇发绀、呼吸急促、胸廓呼吸动度减弱或消失及反常呼吸均意味着存在呼吸障碍。必要时可采用吸氧(改变体位)、气管插管术、气管切开术、胸腔闭式引流等处理创伤性窒息。血凝块、呕吐物或舌后坠等可造成呼吸道阻塞,导致通气功能障碍,可在很短时间内使患者窒息死亡,故应争分夺秒解除呼吸道阻塞,维持呼吸道通畅,改变体位,吸氧等,如果以上措施难以维持气道通畅,应立即行气管插管。对存在不稳定颈椎骨折脱位的患者,在行气管插管时一定要注意不要过多地搬动患者头部以免加重损伤。紧急情况下,气管切开术是保持气道通畅最有效的方法。

2.C(circulation)循环系统和D(drugs)药物应用　液体复苏是早期复苏的关键。扩充血容量,维持有效循环。应迅速建立多静脉通道进行输血输液,在2~3次静脉穿刺失败后,必要时应考虑行静脉切开术或插中心静脉导管。遵循先晶体液、后胶体液的限制性复苏原则。早期液体复苏应遵守三阶段方案:第一阶段(重点),活动性出血期(8小时内),以平衡盐液和浓缩红细胞为主,应用血管活性药物,在失血性休克期大容量快速补液复苏目前仍是骨盆骨折急救的首选补液方式;第二阶段,血管外液体扣押期(组织水肿)(1~3天),胶体与晶体液相结合;第三阶段,血管再充盈期(休克恢复期)(3天后),减少输液量,适当应用利尿剂。

对休克早期的中小量出血,血压在(90~100)/(60~70)mmHg,首先应快速滴注等渗盐水或平衡盐溶液,45 分钟内输入 1000~1500mL。若患者血压恢复正常并能维持(红细胞比容为 30%以上),表明失血量较小且已逐渐停止出血,则可减慢速度继续输液治疗观察,此阶段不必要进行输血。80%~90%的患者趋向稳定,可进行检查等下一步处理。

当患者经上述液体复苏休克未能矫正,血流动力学不稳定,血压在(80~90)/(50~60)mmHg,患者进入休克期,病情向重的方向进展,判断可能继续出血,应立即输全血或浓缩红细胞。红细胞、血浆、血小板按照 1∶1∶1 比例输入是最有效的输血方式。此时经 2~3 小时的急救复苏,输血 1000~2000mL,输液体 2000~3000mL,大部分患者能趋于稳定,收入病房常规处理。少数(10%~20%)患者仍不稳定,则应进入多学科会诊外科干预止血。

值得注意的是,对存在大出血风险的患者,尽早给予氨甲环酸(tranexamic acid,TXA)静脉注射,先予以 1g 负荷剂量 10 分钟缓慢注射,后续 1g 输注持续 8 小时。TXA 是急救常用的止血药物,能安全有效地降低骨盆创伤出血患者的病死率,并且没有增加其他不良反应的风险,且能够减少后续复苏过程中的输血需求。有研究建议 TXA 应尽早使用(不迟于创伤后 3 小时),以免其有效性受到影响。

3.E(ex-fix 和 exam)暂时性骨盆稳定和辅助评估检查　当生命体征稍微平稳后,可以进行部分的辅助检查(要有医师陪同)。监测:呼吸、心率、血压、血氧饱和度、尿量;X 线检查:胸前后位、骨盆前后位、颈椎正侧位;腹部 B 超(急症床旁最安全),床旁无创急诊超声检查能够快速初步判断病情,是目前国内外比较推崇的快速检查创伤的方法之一。

(1)暂时性骨盆稳定简单易行的固定方法:有骨盆束缚带、外固定支架和 C 形钳等。

1)骨盆束缚带固定:用于不稳定性骨盆骨折患者临时固定骨盆以控制容积,是临床上最常用的非侵入性骨盆固定方法,可以迅速有效地减少盆腔容量,以间接止血,同时有利于稳定骨盆。如果没有骨盆束缚带,可以将床单折叠成宽 20~30cm 的骨盆固定带,固定于患者骨盆部,该方法简单、实用、有效。

2)外固定支架固定:是对血流动力学不稳定的骨盆骨折患者进行急诊救治的重要手段。外固定架控制骨盆骨折出血的主要机制是通过复位固定骨折,使骨折面渗血减少,同时有效地减少骨盆容积并能保持恒定,从而发挥血管填塞效应,控制静脉和微小动脉的出血。

骨盆骨折外固定的适应证包括:严重骨盆骨折患者急诊时控制出血和临时固定;多发伤患者早期固定有利于护理以减轻患者痛苦;治疗某些骨盆骨折时与内固定联合应用;软组织条件不良者,外固定可以是维持复位的最终方法。

骨盆外固定架种类较多,目前临床常用的骨盆外固定架有 AO 外固定架、三维骨盆外固定架、Orthofix 外固定架和组合式外固定架等。对于后环的损伤可采用 C 形钳来进行外固定。

3)C 形钳:具有快速、有效地固定复位的特点,目前应用的骨盆钳主要是 Ganz 骨盆钳。对于骨盆后环损伤的患者,单一骨盆前环外固定架无法有效稳定,使用 Ganz 骨盆钳可以有效固定骨盆后环,同时不妨碍剖腹探查术。

(2)进钉点的确定:位于髂前上棘垂线与股骨干的平行线交点(详见外固定架章节)。在利用骨盆钳对骨盆进行加压时,应注意严防骨块对尿道、骶神经等重要组织的挤压,在术中、术后要及时观察排尿、下肢运动等情况。接近骶髂关节部位的髂骨翼骨折是使用骨盆钳的禁忌证。

二、控制出血(外科干预性止血)

经上述 4~6 小时的急救复苏,大部分患者趋向稳定,留置观察。如生命体征经处理后仍不稳定,应考虑血管性大出血或脏器破裂等因素的存在,进一步多学科急救处理和外科干预止血。目前常采用的一些止血措施,包括有创的纱布填塞和无创的动脉造影栓塞止血。暂时性腹主动脉阻断术可暂时止血并获得良好的临床效果,但在实际应用中应当根据医院的具体条件、个人操作技巧及临床经验灵活掌握、综合应用。

在 3 小时内出血量超过血容量的 50% 或 24 小时丢失全血容量为大出血,骨盆骨折大出血来源主要有如下方面:①骨盆壁血管;②盆腔静脉丛;③盆腔内脏器;④骨折断端;⑤盆壁软组织。由于急诊急救时常难以判断出血的来源,所以处理比较棘手。各种止血措施的应用效果与出血血管的走行分布密切相关。常见的损伤血管有:髂内血管(臀上、臀下动静脉及闭孔动静脉)、髂外血管(股动静脉)、"死亡冠"(闭孔动静脉与髂外动静脉的吻合支)等。

骨盆骨折合并大出血的治疗主要是补充血容量和进行外科干预以有效止血,具体措施主要包括盆腔纱布填塞术、动脉造影栓塞术和髂内动脉结扎术。

1.盆腔纱布填塞术　85%骨盆骨折出血源于后腹膜静脉,10%源于知名血管损伤,因出血早期无法判断是动脉还是静脉,使用纱布填塞最为合适。纱布填塞术控制骨盆骨折出血必须在骨盆容积得到控制的前提下进行,其机制主要为可以直接压迫盆腔静脉丛,进一步减小骨盆容积,并且能阻止骨盆的虹吸效应。

(1)纱布填塞术的优缺点

1)优点:①可在紧急情况下应急措施;②操作简单,不需要特殊设备;③适合于基层医院的急诊抢救。

2)缺点:①对大动脉出血的止血效果差;②需要二次手术取出填塞纱布。

(2)纱布填塞术的适应证:①经过 4~6 小时的休克抢救(输血 3000mL、输液 3000mL),血流动力学不稳定,休克不能纠正者;②无法判断动脉性出血还是静脉性出血者;③造影栓塞术后仍有出血者;④顽固性出血者;⑤会阴部、大面积腰背部、臀部、大腿皮下血肿,提示腹膜后破损广泛出血者。

(3)纱布填塞术的方法:常用填塞方法有直接填塞和剖腹填塞(腹膜内、腹膜外),临床上根据不同损伤部位选择不同的填塞方式。对于开放性骨盆骨折患者,可对开放部位直接进行纱布填塞;对于怀疑腹部内脏器官损伤的患者可以同时行剖腹探查术和腹膜内填塞;腹膜外填塞主要包括骶前髂窝填塞及耻骨后填塞。常用的手术填塞入路有耻骨上横切口、髂腹股沟入路和 Stoppa 入路。

填塞纱布的取出时间为患者生命体征平稳,无再出血的临床表现,一般为术后 48 小时左右,填塞纱布可一次取出,也可分次取出,顽固性出血可一周后取出。

(4)纱布填塞术的注意事项:①必须在骨盆环稳定的情况下填塞才能达到控制出血的效果;②最好在腹主动脉阻断下填塞;③根据患者情况选择纱布填塞的方式及数量;④填塞纱布数量应明确记录。

2.动脉造影栓塞术　动脉栓塞术是无创性止血,适用于病情不十分凶险的患者,即经积极输液、输血等抗休克治疗情况不见好转,但病情能控制的患者。CT 进行动态观察,如有血肿增大,可经选择性动脉栓塞术控制或减少出血(图 4-6)。

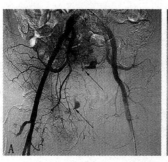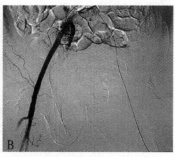

图 4-6　动脉造影栓塞术控制骨盆骨折的出血

A.动脉造影显示出血处(箭头所指);B.栓塞后影像

(1)骨盆血管造影的适应证:①适合经 4~6 小时抢救,输血 1000mL、输液 2000mL,但病情不十分凶险,间断输血尚能维持血压;②CT 显示血肿存在,动态观察逐步增大;③出血量中等;④造影时有造影剂外渗;⑤患者在造影期间无心搏骤停的风险。

(2)动脉造影栓塞术的优缺点

1)优点:动脉造影栓塞术对骨盆骨折出血量中等的患者具有明显优势,包括:①对出血血管定位准确;②微创,无须开腹和全身麻醉,对患者的创伤和生理干扰小;③不破坏腹膜的容积压迫效应;④当合并其他脏器出血时,可一并止血。

2)缺点:①在介入科进行,透视下操作,时间长,抢救条件差;②栓塞剂对盆腔内广泛小血管出血和静脉源性出血栓塞效果差,而且可能会发生阻塞不良或再出血;③该技术对医院的设备和技术要求较高,并非所有的医院具备此种技术。

(3)动脉造影栓塞术的操作步骤:①数字减影血管造影确定骨盆骨折的出血位置;②不破裂血管有"冒烟"征,明确导管位于出血靶血管;③确定出血的动脉及部位;④选择适合栓塞的材料,常采用自体血凝块或吸收性明胶海绵,释放栓塞剂;⑤确认栓塞是否成功,根据出血部位的不同,可采用髂内动脉栓塞(非选择性);如有明显出血的分支血管,可采用髂内动脉分支血管栓塞(高选择性)。

(4)造影栓塞术的注意事项:①一定要评估患者在造影期间有无心搏骤停的风险;②在介入中严密观察患者;③注意栓塞后再次出血;④穿刺部位及时压迫。

3.髂内动脉结扎术　大出血患者如确认有腹腔脏器止血,剖腹探查时一并结扎髂内单侧或双侧血管,以确保生命体征稳定。

4.暂时性腹主动脉阻断术　暂时性腹主动脉阻断术是指将导管经股动脉插入腹主动脉,并在肾动脉水平以下用球囊将其阻断,其机制是在此水平阻断腹主动脉,能够阻止循环血量的继续流失,维持有效循环血量和保证重要组织器官的血流灌注,为抢救患者生命争取时间。并且在阻断水平以下的供血范围内,没有对缺血较为敏感的器官,减少了相关器官(如睾丸或卵巢)的缺血性损伤,是目前临床上应用于骨盆骨折大出血快速、有效的治疗手段,止血效果显著,能减少 50%以上术中出血,而且技术要求相对较低,术前无须介入造影或栓塞,大大降低了患者的费用。

(1)适应证:暂时性腹主动脉阻断术主要适用于 3~6 小时输血 3000mL,输液 3000mL 血流动力学仍不稳定,并且排除肝脾破裂的大出血患者(如肝脾破裂诊断明确,则急诊行剖腹探查止血）。

（2）具体操作步骤

1）股动脉插管：对于有经验的医师，可进行闭合性插管；对于经验不太丰富的医师，也可在腹股沟区域切开皮肤，显露股动脉，并用橡皮条将其暂时性阻断。

2）向股动脉内插入 Fogarty 导管，进入腹主动脉；以腹股沟韧带为起点，判定需要插入Fogarty 导管的长度，为阻断腹主动脉需进管 20cm 左右，为阻断单侧髂总动脉则需进管 14～16cm。

3）气囊充生理盐水，如难以确定球囊位置，可注入造影剂定位。向球囊注射生理盐水，注射量随球囊大小而定，在 X 线透视监控下以能阻断腹主动脉血流为好。

三、合并伤的处理

骨盆骨折常见合并伤主要为腹部脏器损伤、直肠肛管损伤、泌尿系损伤、阴道损伤及创伤性膈疝，这些损伤在闭合性骨盆骨折与开放性骨盆骨折均可发生，伴发于开放性骨盆骨折的损伤将在开放性骨盆骨折一节叙述。

1.腹部脏器损伤　骨盆骨折常伴发腹部损伤，其可分为实质脏器损伤及空腔脏器损伤。实质脏器（如肝、胰、脾、肾）损伤主要表现为腹内出血，可有移动性浊音体征；空腔脏器（如胃肠道等）损伤主要表现为腹膜刺激征、肠鸣音消失和肝浊音界消失等体征。腹部损伤对多发创伤的患者常规行腹腔穿刺，有助于鉴别诊断是空腔脏器损伤还是实质性脏器损伤，腹部B 超和 CT 可协助确诊腹部脏器损伤。如高度怀疑或确定存在腹部脏器破裂，应立即请普外科医师会诊处理，急诊行剖腹探查术。

2.直肠、肛管损伤　直肠和肛管损伤主要由坐骨骨折端移位引起，也可由骶骨、耻骨骨折移位引起。直肠损伤如破裂在腹膜反折以下，可引起直肠周围严重感染及盆腔蜂窝组织炎；如破裂在腹膜反折以上，可导致弥漫性腹膜炎。因此，早期确诊并采取及时而有效的治疗是提高创伤性直肠肛管损伤疗效的关键。对于具有腹膜刺激征，同时有肛门流血、溢尿、便血等症状的患者，均需要考虑是否有直肠损伤。临床中腹膜内直肠损伤的主要症状与急性腹膜炎症状相似，其中腹膜外直肠损伤患者会出现肛门出血，肛提肌下损伤患者则主要有撕裂伤疼痛感及其症状。对于骨盆骨折导致的闭合性直肠肛管损伤，应特别注意。虽然其直肠、肛管、尿道损伤严重，但由于黏膜未破裂，因此不表现出便血、尿血等临床症状。针对闭合性损伤患者行直肠指检可扪及直肠受压严重、肿胀。骨盆部位 X 线或 CT 检查提示骨折断端刺向直肠或膀胱等脏器。软肠镜的应用可有效帮助诊断识别困难的开放性直肠肛管损伤，且不仅可明确损伤裂口部位，还可经肠镜将粪便吸出。笔者认为直肠肛管损伤治疗的关键是早期诊断及合理处理，具体处理措施是：①直肠损伤应予急症修补并做结肠造口；②低位直肠破裂处修补不满意者，必须行局部引流，而且经会阴的引流应达盆膈以上，使坐骨直肠窝完全敞开；③清创要尽可能彻底，必要时用邻近有活力的组织覆盖已暴露的骨折端；④腹股沟及其他适当位置均放置引流，必要时持续负压吸引；⑤合理使用抗生素。

3.膀胱及尿道损伤　膀胱及尿道损伤是骨盆骨折常见的合并伤，在骨盆骨折中，膀胱和尿道损伤的发生率为 13%。尿道损伤常见于男性，通常是腹膜部的损伤；在女性患者中，膀胱损伤更常见。

尿道损伤多由骨盆骨折时的撕裂、牵拉甚至是移位的骨折块切割所致。尿道外口滴血或有血迹,有尿意但不能排尿是尿道损伤的重要临床表现。临床上常根据膀胱破裂口与腹膜的关系将膀胱破裂分为腹膜内型、腹膜外型和腹膜内外型3种。膀胱造影检查确诊率可达85%~100%,是诊断膀胱破裂的可靠方法。一旦确诊膀胱破裂,则应根据情况施行膀胱修补术,手术适应证包括:①尿外渗或出血严重;②腹膜内型膀胱破裂;③合并后尿道断裂;④合并腹内脏器损伤。

尿道断裂如早期处理不当可导致多种并发症,如局部外渗导致持续感染甚至脓肿、直肠破裂管理不善导致尿道直肠瘘等,远期的常见并发症为尿道狭窄、尿失禁、勃起障碍等,直接影响疗效和生活质量。对于能顺利将导尿管插入膀胱的尿道损伤,可以尿管为支架,留置导尿管6周。对并发于骨盆骨折的后尿道完全断裂,目前治疗方法主要有早期进行尿道吻合修复术、耻骨上膀胱造口延期尿道成形术、尿道会师术等。笔者认为尿道会师术能早期恢复尿道连续性,避免了单纯耻骨上膀胱造口的缺点,而且手术简单、创伤相对较小,是骨盆骨折后尿道断裂较为合适、有效的方法。对于一些病情危重、血流动力学不稳定的患者,在早期急救时不适合行尿道会师术,此时应单纯行耻骨上膀胱造口术,待患者病情稳定后再早期行尿道会师术。骨盆骨折伴后尿道损伤患者Ⅰ期缝合可能预后不良。内镜直视下治疗可使Ⅱ期尿道成形术减少30%~70%,因此早期经尿道内镜直视下或开放尿道会师术中应用尿管对尿道断裂严重、膀胱颈部离断患者的后期治疗具有积极意义,可早期恢复尿道连续性,缩短缺损距离,对Ⅱ期尿道成形术有益。

4.阴道损伤 严重的骨盆骨折可累及女性阴道,骨盆前环耻骨支、坐骨支骨折端移位可直接刺入阴道,使得骨折与阴道相通,导致开放性损伤,并可伴大量出血。阴道损伤出血早期诊断后可先填塞纱布压迫止血。骨盆骨折合并阴道损伤者应尽早在严格清创后,缝合修补阴道损伤,放置引流。如在创口内探及耻骨或坐骨骨折,应尽量使骨折复位,对于碎裂的骨块应予以取出,以免影响创口愈合,尽量使创口一期愈合。对严重骨盆骨折伴有阴道流血的患者应及时请妇产科医师会诊处理。

5.创伤性膈疝 骨盆骨折合并创伤性膈疝的发生率为1.9%,其发病机制为造成骨盆骨折的巨大暴力挤压盆部和腹部,使腹内压骤然升高,骤然挤压腹腔脏器穿破膈肌的薄弱区进入胸腔,同时因胸腔内负压的作用,进入胸腔内的腹腔脏器不易复位。右侧的膈疝内容物通常为肝脏,左侧通常为脾脏、胃、小肠等。当腹腔内脏器疝入胸腔可致肺塌陷,肺通气障碍,严重时纵隔移向健侧,导致回心血量减少,循环障碍;膈肌破裂口勒紧疝内容物,可导致其血循环中断,发生嵌顿、绞窄、坏死、穿孔及胸腔积液,最后形成脓毒血症。

当遇到如下情况即应高度怀疑创伤性膈疝:①不能用其他原因解释的持续性上腹痛,或继发胸闷、胸痛、呼吸困难;②胸部听诊有肠鸣音,伴呼吸音减弱或消失;③胸腔闭式引流引出大网膜或胆汁;④胸腹部X线片对于创伤性膈疝有较高的诊断价值。

创伤性膈疝常见的X线征象包括:①膈面失去正常光滑的轮廓线或全面变形、缺如,膈上有异常阴影与膈下器官影相连;②纵隔偏移;③左半胸腔充满血液导致不透光,有时见气泡影、脾脏影、胃泡影或胃肠蠕动影;④CT检查可确诊。怀疑创伤性膈疝时应立即请胸外科医师会诊处理。

创伤性膈疝一经确诊,多需急症手术,经腹修补膈肌,虽然操作有些困难,特别是右侧的膈疝,有时需要切断右三角韧带以增加显露,但经腹的优点是可以同时探查和处理腹腔脏器的损伤,必要时延长切口为胸腹联合切口。

第三节　骨盆骨折外固定

骨盆骨折通常是由高能量外力所致,其中大多数是由交通事故造成。对于多发创伤中所有的骨骼损伤,在设计治疗方案时,骨盆环损伤应该最优先得到治疗。对于未经适当处理的骨盆环损伤患者,应该在治疗的黄金时间里尽快使骨盆得到最好的稳定。外固定的益处在于其微创性,以及能够被迅速地实施。

一、骨盆外固定适应证

骨盆外固定架是从 20 世纪 70 年代末开始逐渐发展起来的,临床应用后取得了明显的治疗效果。公认采用外固定架固定骨盆可明显减少出血,使不稳定性骨盆骨折重新获得稳定,迅速减轻疼痛,可早期活动,减少卧床并发症,而且创伤小,操作方便,便于护理。骨盆外固定架可在急诊室或手术室进行安置。骨盆骨折外固定术适应证主要有以下 4 点:①严重骨盆骨折患者急诊时控制出血和临时固定;②多发伤患者早期固定有利于护理以其减轻患者痛苦;③某些骨盆骨折内外固定联合治疗方法之一;④伴有软组织条件不良,外固定是维持复位的最终方法。

二、骨盆外固定架的类型

骨盆外固定架种类较多,目前临床常用的骨盆外固定架有 AO 外固定架、Orthofix 外固定架、Bastiani 骨盆外固定架、组合式外固定架等。

1.AO 外固定架　AO 成立于 1958 年,是“国际内固定学会”的德文简称,其英文简称是 ASIF,主要致力于骨科内固定的研究,但对外固定支架也有涉及。AO 固定架中的管状外固定架主要用于骨盆外固定,1952 年由瑞士 Miller 首先设计,1976 年开始广泛应用于临床。固定针有两种类型:①斯氏针,直径 5mm,长度为 15~25mm;②Schanz 针,针尖端有螺纹,直径 5mm,针全长 10~20cm,多为半针固定。固定夹钢管与固定针之间的连接装置,可在钢管上移动与旋转。AO 外固定支架属于典型的简单钉式外固定支架,轻巧牢固,可调式夹头可沿金属管冠状面与矢状面做 360°旋转,使 Schanz 螺钉的位置选择不受限制。可在任何平面对骨盆骨折进行复位或加压,有良好的可调性。因此,穿针时可根据不同的骨折部位和不同的骨折类型来选择合适的进针点。

2.Orthofix 外固定架　其基本结构及使用方法:用直径 2.5mm 左右钻头钻开骨皮质,不扩孔直接拧入直径 4mm 的半螺纹针,深度为 5cm。第 1 根钉在髂前上棘后 1cm,向后隔 2.5cm(相当于髂骨结节水平)平行钻入第 2 钉。每侧各钻入 2 根,共 4 根 Schanz 螺钉。安装钉管夹、连接杆及管夹,使之松散结合成三角形或梯形组合支,透视下复位矫正旋转或垂直移位,复位满意后,旋紧各连接点固定螺母。

3.Bastiani 骨盆外固定架　Bastiani 等设计出一种单侧轴向加压外固定支架,固定针从肢体一侧穿入至对侧骨皮质,可行骨折复位、固定、延伸和加压。Bastiani 外固定支架属于单边单平面式外固定支架。器械的基本结构:主要由连接杆构成,持针夹在连接杆两端,持针夹内有 5 条夹针的齿槽。连接杆中段为伸缩杆,可进行有限的牵伸或压缩。固定针为用于半针固定,根据固定部位可选用相应直径的固定针。连接杆中段与一端持针夹借助万向关节连接,可用于矫正部分成角移位和少许侧方移位。Bastiani 式外固定架结构简单,易于装卸,手术操作方便。因为是半针固定,对组织损伤小,操作方便,进针方向要求不高,可以非平行进入。

4.组合式外固定架　组合式外固定架自问世以来,由于临床效果甚佳,在我国得到广泛应用,组合式外固定架按照治疗骨折、矫正骨与关节畸形和肢体延长的目的不同,生物力学特点可分为三大系列:治疗骨折以固定功能为主;用于矫形的除具有固定功能外,还兼有牵伸和加压功能;用于肢体延长的以牵伸功能为主。组合式外固定架是由钢针、固定夹、连接杆、半环弓、矫形垫、万向接头、连接杆固定夹、固定针组成。组合式骨盆外固定架由双侧连杆固定的、穿在髂骨内外板间的三枚半针被弧形连接杆和加压杆连接固定在一起组成,穿在髂骨的半针被钢针固定夹固定在连杆上,每个固定夹和半针为可独立活动的组合体。

5.其他　Starr Frame 公司在 AAOS 上推出最新研制的骨盆闭合复位外固定器械——Starr 骨盆外固定复位架,其由高强度的碳纤维材料制成,不影响患者透视及摄片,该外固定架复位器械改变了传统骨盆髋臼骨折在术中只能靠手术者徒手复位的方法,对移位的骨盆、髋臼骨折有较好的复位功能。中国人民解放军总医院(301 医院)唐佩福团队研发的国产新型 Starr 架在临床也获得良好效果。

三、骨盆前环外固定架的临床应用

1.骨盆前环外固定架的分类　根据固定针置入髂骨进针点的不同分为两类:髂骨前上方置钉类(图 4-7A)及髂骨前下方(髂骨柱)置钉类(图 4-7B)。

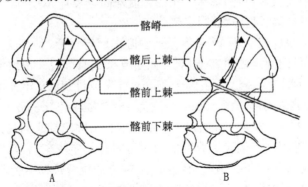

髂嵴
髂后上棘
髂前上棘
髂前下棘

A　B

图 4-7　髂骨置钉点

A.髂骨前上方置钉;B.髂骨前下方置钉

2.髂骨前上方置钉操作步骤

(1)进钉位置:每侧半骨盆的髂前上棘后方至髂结节之间的髂嵴。

(2)进钉方向:沿髂骨内外板之前指向髋臼上方(图 4-8)。

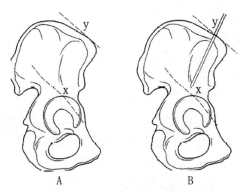

图 4-8 髂骨前上方置钉

A.图示进钉点及方向;B.图示钉子的位置

（3）确定进钉点:髂嵴向外侧突起,应在髂嵴中点稍偏内侧处进钉,也可于髂骨内外板各置一枚克氏针为导向,确定进钉点。

（4）钻孔、置钉:用直径 3.2mm 或 3.5mm 钻头钻孔,选用直径 5mm 的固定钉,旋入深度 5~6cm。

（5）进钉手术的注意事项:①避免穿破髂骨内外板;②避免进入髋关节;③注意保护股外侧皮神经。

3.髂骨前下方置钉操作步骤

（1）进钉位置与进针点:进钉位置为髂前下棘。进针位置为髂前上棘后与髂前下棘之间的髂骨前缘。

（2）进钉方向:沿髂骨内外板之间自髂前下棘指向髂后上棘。

（3）钻孔、置钉:选用直径≤6mm 的固定钉,钻孔后进钉,旋入深度 5~7cm。

（4）注意事项:①避免穿破髂骨内外板;②避免进入髋关节;③保护股外侧皮神经;④避免穿透坐骨大切迹,防止损伤臀上动静脉、神经;⑤避免损伤股动静脉、神经。

4.相关并发症

（1）钉道感染:只要注意术中操作和术后护理,感染并不会严重影响疗效。

（2）钢针松动:因进针角度及位置选择不当,反复穿针。

（3）局部血肿:多由反复穿针引起。

（4）置钉点处髂骨翼骨折:多因反复穿针或单针集中受力。

5.骨盆前环外固定的优缺点

（1）优点:①快速、简单、可靠;②可在急诊室局麻下就能操作使用。

（2）缺点:①仅限于骨盆前环的固定;②对骨盆后环控制能力差;③对前环过度的加压或撑开不利于后环的复位和稳定;④有学者不建议 Tile C 型骨折（尤其是 C_2、C_3）使用;⑤可能会影响到进一步剖腹探查和后期的内固定。

6.前环外固定架的临床应用

（1）外固定支架在闭合性骨盆骨折中的应用:多发伤患者的骨盆骨折,骨盆损伤可能较轻,不伴随其他损伤时可保守治疗,为了缓解疼痛,可早期施行外固定架固定治疗,有利于对患者搬运复苏和合并伤的进一步诊断处理,以及便于对患者的护理、恢复患者的活动能力。

如一位中年男性患者,车祸伤导致 B 型骨盆骨折、血气胸、双侧耻骨上下支骨折、右侧髋臼后壁骨折伴股骨头后脱位、左侧胫腓骨骨折、右侧股骨干骨折,术前骨盆 CT 三维重建更加清晰地显示骨盆骨折及右侧髋臼后缘骨折髋关节脱位情况。入院后立即行右髋关节复位外固定支架固定骨盆。

术中透视用克氏针定位,在两侧髂骨翼分别拧入两枚螺钉,用 Orthofix 外固定架固定骨盆,以便护理和减轻患者的痛苦。利用外固定支架的固定螺钉操控两侧半骨盆进行复位,紧固外支架各部件,术中用 C 形臂透视见耻骨支骨折复位良好。术后 10 天再行左胫腓骨、右侧股骨干骨折切开复位内固定治疗,术后患者恢复良好。

(2)外固定支架在开放性骨盆骨折的应用

1)髂骨前上方置钉外固定支架固定骨盆:急诊中发现严重骨盆骨折导致低血压时,体格检查和骨盆正位片可以明确患者骨盆稳定的程度和类型。若发现患者骨盆出现旋转、垂直方向不稳定时,应该高度怀疑患者低血压是骨盆骨折大出血所致,需要立即进行骨盆外固定,减少骨折处活动,以有效地促进血凝,避免其进一步出血。腹壁对不稳定骨盆环的髂骨翼起张力带作用,如行剖腹探查,无疑将破坏这种张力带作用,进一步降低骨盆的稳定性,而应用外固定架固定骨盆可使骨折复位,不仅可重建骨盆的稳定性,还有利于血流动力学的稳定。在急救阶段,时间就是生命,尽量选用简单、易于操作的外固定架,尽快完成骨盆的有效固定。如图 4-9 所示,一位 16 岁男性患者遭遇车祸伤,造成开放性骨盆骨折(图 4-9A),术前骨盆前后位 X 线片显示耻骨联合分离较大,双侧骶髂关节脱位,属 Tile 分类 C 型骨盆骨折(图 4-9B),同时合并右股骨骨折。患者入院时休克给予输血、抗休克治疗,急诊手术清创,自髂骨前上方置入 Schanz 钉,用 AO 外固定架临时固定骨盆(图 4-9C),修复破裂的血管(图 4-9D),术后 X 线检查证实,耻骨联合间隙较术前变窄,双侧骶髂关节间隙缩小,前环分离较前改善(图 4-9E),患者生命体征逐渐稳定,恢复良好。

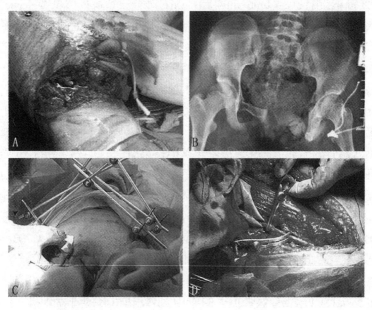

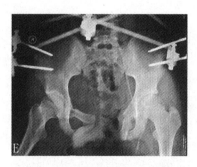

图 4-9 AO 外固定支架治疗开放性骨盆骨折

A.开放性损伤的大体照片;B.术前骨盆前后位 X 线片;C.外固定架固定术后大体照片显示外固定螺钉从髂骨前上方置入;D.清创术中照片显示修复血管;E.术后骨盆前后位 X 线片显示耻骨联合间隙、双侧骶髂关节间隙均较术前缩小、前环分离较前改善

2)髂骨前下方(髂骨柱)置钉法:开放性骨盆骨折或伴有软组织条件不良、感染等,外固定是维持复位的最终方法。当不稳定骨盆骨折,如翻书样骨盆骨折合并严重的盆周软组织损伤、局部软组织条件不佳或者凝血机制障碍时,不适宜进行切开复位内固定手术;当骨盆骨折合并盆周组织感染时,也不宜行内固定手术。这些情况下,外支架固定骨盆骨折可能成为确定性治疗手段。如能从髂骨前下方置入固定螺钉,使外固定架更接近前环,提供更强的把持力,可使分离的耻骨联合彼此接近甚至达到解剖复位并得以维持,有效恢复骨盆前环的稳定性。

(3)内外固定联合治疗骨盆骨折:临床上主要用于治疗前后环骨盆损伤,当骨盆后环损伤需要复位内固定,而前环损伤缺乏内固定的条件,这种情况下可以内、外固定联合应用,达到重建骨盆稳定性的目的。

四、骨盆后环外固定架——C 形钳

20 世纪 90 年代初,骨盆钳的出现为骨盆不稳定骨折合并出血的治疗增加了一种新的、快捷的方法,可在急诊情况下快速固定骨盆环,达到稳定骨盆、减少出血的目的。目前应用的骨盆钳有两种:一是 Ganz 于 1991 年首先报道的骨盆 C 形钳,由 1 根横杆、2 根侧方支柱套接于横杆和固定针组成;二是在前者基础上改进的 ACE 骨盆钳。

1.适应证和禁忌证

(1)适应证:①主要应用于骨盆后环损伤;②骶髂关节脱位;③骶骨骨折;④可有后环复位功能。

(2)禁忌证:①髂骨后方粉碎性骨折;②骶骨骨折伴有神经损伤;③有加重骨折、神经损伤的风险。

2.骨盆 C 形钳操作步骤

(1)体位:仰卧位。

(2)麻醉方法:局部麻醉。

(3)确定进针点:经过髂前上棘垂线与股骨纵轴线延长线的交点。

(4)置入固定针:自确定的进针点刺入固定针,并保证侧臂在固定针上可自由滑动。如骨盆有垂直移位,可在加压前通过牵伸下肢达到矫正复位(图 4-10)。

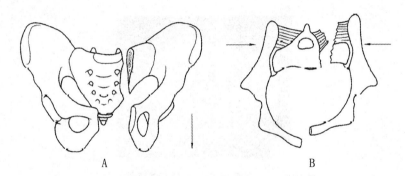

图 4-10　C 形钳复位和加压方向

A.下肢牵引纠正垂直移位;B.骨盆钳侧方加压

(5)注意事项:①注意进针位置;②避免位置不当造成骨盆穿孔、骨折移位加大和臀上血管、神经损伤;③在术中、术后要及时观察血压、排尿和下肢运动。

3.C 形钳的优缺点

(1)优点:①快速、简单,对后环固定可靠;②可绕固定轴向下或向上旋转;③便于显露腹部或股部。

(2)缺点:①操作不当易损伤重要结构;②固定针孔护理难度大;③发生钉道感染概率大;④仅作为急救临时应用;⑤不能作为后期的确定性治疗方法。

4.用骨盆 C 形钳复位骨盆后环　对于严重的骶髂关节脱位和骶骨骨折的病例,尤其是肥胖患者,可借助骨盆 C 形钳进行复位,能取得良好效果。

第四节　骨盆骨折的治疗

骨盆骨折由高能量损伤所致,可有严重的伴发伤,早期急救应以抢救患者的生命为主,首先治疗危及患者生命的颅脑、胸腹损伤,其次治疗合并伤或伴发伤,最后治疗包括骨盆骨折在内的骨与关节损伤。对于骨盆骨折本身来说,其治疗目的是恢复骨盆环的完整性和稳定性。对于稳定性及大多数部分稳定性骨盆骨折多用保守治疗。对于不稳定性骨盆骨折,应采用手术治疗。正确的骨盆骨折治疗对于患者早日康复、重返工作岗位、恢复日常生活具有重要意义。因此对于医师而言,一定要遵守骨盆骨折治疗的基本原则,帮助患者早日渡过难关。

一、骨盆骨折的治疗原则

骨盆骨折基本治疗原则:A 型大部分行保守治疗;B 型大部分需手术治疗;C 型全部需手术治疗。

1.Tile A 型的治疗原则　Tile A 型骨折为不累及骨盆环稳定性的骨折,如撕脱骨折、无移位或移位轻微的骨盆前环骨折(图 4-11A)及 S_2 以下的骶尾骨骨折脱位(图 4-11B)等,均不需要手术治疗,治疗方法主要有卧床、骨牵引、骨盆束带等。只有髂骨骨折移位明显者,青少年和坐骨结节撕脱骨折(图 4-11C),以及髂前上棘撕脱骨折(图 4-11D)才需切开复位内固定治疗。

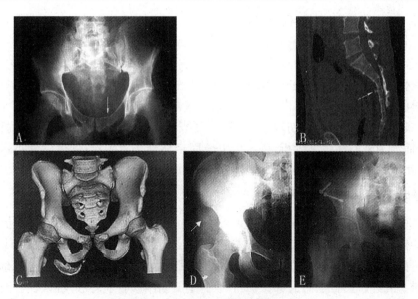

图 4-11 Tile A 型骨盆骨折

A.骨盆前后位 X 线片显示耻骨支骨折,无明显移位(箭头所示);B.CT 显示 S_2 以下横形骨折(箭头所示);C.CT 三维重建显示坐骨棘撕脱骨折;D.右髂前上棘撕脱骨折切开复位螺钉固定术前和术后 X 线片

2.Tile B 型的治疗原则

(1)保守治疗:适用于耻骨联合分离<2.5cm 或无移位的耻骨支骨折等部分 Tile B 型骨折。

(2)手术治疗

1)适应证:①耻骨联合分离≥2.5cm 者;②耻骨联合绞锁;③耻骨支骨折移位≥2cm 者;④骶髂关节前后韧带有损伤,如分离、外翻、外旋;⑤耻骨支骨折伴有股神经或股血管损伤者;⑥耻骨支移位损伤、压迫尿道、阴道者,如污染不严重,可一期行清创复位内固定术。

2)手术治疗方法:Tile B 型骨折治疗可分为前环或后环骨盆治疗,耻骨联合分离可用一块或两块钢板重建及锁定钢板固定,一般情况下使用一块钢板即可达到目的。对分离耻骨联合分离>5cm 的、有垂直移位的、有旋转的可用两块钢板。耻骨支骨折可用重建钢板固定,也可在透视或导航下经皮置入空心螺钉固定。后环可用两块三孔骶髂关节前钢板和骶髂螺钉固定,前后环均可用微创通道螺钉固定,有条件可用导航式机器人。

3.Tile C 型的治疗原则

(1)重建骨盆前后环稳定性:Tile C 型损伤是前后环均损伤,具有旋转和垂直不稳定性,原则上以手术治疗为主。治疗应同时固定前后环,使骨盆成为稳定环形结构,使其抗变形能力大大增强,这样可以获得最大限度的骨盆稳定性。

(2)后环损伤的处置:Tile C 型骨盆骨折的后环损伤包括骶髂关节骨折脱位或移位的骶骨骨折等。对于骶髂关节骨折脱位或骶骨纵形骨折,可采用重建钢板、空心螺钉或经髂骨棒固定;对于脊柱-骨盆分离的骶骨粉碎性骨折,可采用脊柱-骨盆内固定系统,重建中轴骨和骨盆的连续性。前环损伤辅助固定的指征包括耻骨联合分离及移位明显的耻骨支骨折,可采用钢板或螺钉固定。手术入路采用骨盆前入路、后入路或前后联合入路。

(3)骨盆前后环联合固定的顺序:按解剖及损伤机制,应遵照由上到下、由内到外、由后到前的顺序。首先复位固定后环损伤,再行前环的复位固定,后环的复位固定通常能够改善前环的移位情况。如果合并髋臼骨折,应先复位固定髋臼骨折,然后复位固定骨盆骨折,因为髋臼是关节内骨折,应该解剖复位。

(4)手术时机:关于骨盆骨折手术时机的选择,首先越早复位越有利于术中的固定,患者伤后应尽早行牵引复位治疗,国内学者一致认为患者伤后7~10天为骨盆骨折手术的最佳时机;若患者条件不允许,如合并伤较严重,伤后以抢救患者生命为主,致使骨盆骨折的手术时间延后,进而成为陈旧性骨盆骨折,手术中复位固定将会非常困难,如骨盆骨折术中无法复位,只能采用骨盆截骨的方法来纠正骨盆畸形。

二、骨盆骨折内固定手术入路

1.耻骨联合横切口——Pfannenstiel入路　适用于耻骨联合分离、耻骨支骨折的复位与固定。患者仰卧于可透视手术床上,在耻骨联合及耻骨上支上方约2cm处做横形切口(图4-12A、D),可向两侧延长。切开皮下组织,平行于腹股沟韧带切开腹外斜肌腱膜,确认精索或子宫圆韧带、髂腹股沟神经,牵开并保护;自耻骨上支切断腹直肌腱膜及锥状肌(图4-12B);骨膜下剥离显露耻骨上支的上方、前方、后方各约5cm,到达耻骨联合后间隙(图4-12C),必须注意此间隙的解剖,避免损伤静脉丛或膀胱。关闭切口时应严密缝合腹直肌,缝合腹外斜肌腱膜时应注意腹股沟管内环,防止出现腹股沟斜疝。

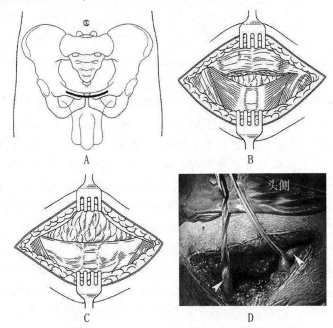

图4-12　骨盆耻骨联合横切口Pfannenstiel入路

A.皮肤切口;B.切断腹直肌止点;C.显露整个耻骨联合;D.术中照片显示保护双侧精索(箭头)

2.髂腹股沟入路

(1)手术技术:髂腹股沟入路即Letournel切口,用于显露骨盆前环及髋臼,能提供自耻骨联合至一侧骶髂关节前方的显露,包括耻骨支的上下表面,适用于涉及髋臼前柱的耻骨支骨折。

患者仰卧位,切口起自髂嵴中后 1/3 交界处,沿髂嵴内侧 1cm 至髂前上棘,再横过下腹部,止于耻骨联合上方 2cm 处。在髂前上棘下方 3cm 稍内侧处游离并保护股外侧皮神经,在下方切口段找到精索或圆韧带及邻近的髂腹股沟神经,游离出精索并用第 1 根橡胶条牵开。然后沿切口切开腹肌和髂肌在髂嵴上的起点,将髂肌从髂骨内板处做骨膜下剥离,显露髂窝、骶髂关节前方和真骨盆上缘。再沿腹股沟韧带方向小心切开腹股沟韧带,将髂耻弓从髂腰肌上分开,显露髂腰肌及股神经。用第 2 根橡胶条绕过髂腰肌、股神经及股外侧皮神经,向内侧牵开,在骨膜下剥离闭孔内肌至髋骨的四方区,剥离时要避免损伤髂内血管和臀上、下及阴部内血管。牵出髂耻弓并剪开至髂耻隆起,从外向内钝性分开髂外血管及淋巴管,分离髂外血管时一定要注意血管后壁有无变异的闭孔动脉,或腹壁下动脉与闭孔动脉之间的吻合支,因为这些血管损伤后很容易引起大出血,进而导致患者死亡,故又称“死亡冠”。用一根橡胶条包绕髂外血管及淋巴管,留作牵引,或保留髂耻弓的完整性,将髂外血管、淋巴管连同髂耻筋膜作为一束用一根橡胶条包绕,不单独对髂外动静脉进行分离,这样不干扰髂外动静脉、淋巴管,避免了分离血管而造成对血管的直接损伤,但因游离幅度小,暴露中间窗困难。如此已用 3 根橡胶条分别绕过精索、髂腰肌和股神经束、血管束以便于保护和进一步暴露,对上述橡胶条做各向牵引形成外侧、中间和内侧 3 个窗口,由此显露、复位和固定不同部位的骨折。在外侧窗将髂腰肌和股神经束牵向内侧显露髂窝及弓状线;在中间窗将髂腰肌和股神经束向外牵引、血管束向内牵引显露坐骨棘、坐骨大小切迹、四边体、髋臼的前壁、耻骨上支的外侧和闭孔上缘;在内侧窗将血管束向外侧牵引精索向内牵引显露耻骨上支、闭孔上缘和 Retzius 耻骨后间隙。如需暴露耻骨角和耻骨联合,可将精索向外牵引。女性暴露较男性容易,将股血管束、髂腰肌和股神经束分离后即形成三窗。

(2)显露范围与适应证:髂腹股沟入路可显露从骶髂关节前方到耻骨联合几乎整个髋骨的内侧面,包括髋骨的四边体和上、下耻骨支,但坐骨内侧不能通过该切口显露,髋骨外侧的显露有限。适用于:①髋臼前壁骨折;②髋臼前柱骨折;③旋转和移位的方向位于髋臼前部的横形骨折和 T 形骨折;④前柱伴后半横形骨折;⑤后柱骨折块比较大的双柱骨折。如果后柱骨折粉碎、位于下部或合并后壁骨折不适合应用此入路,可应用前后联合入路。

(3)优缺点:髂腹股沟入路的皮肤切口与 Langer 皮纹平行,手术瘢痕小,伤口也较美观,创伤相对较小,术后功能恢复快,异位骨化(heterotopic ossification,HO)发生率低,不切开关节囊,有利于保持股骨头的血运,易于显露和固定作为髋臼延伸段的髂骨骨折,有利于髋臼的解剖复位,但不能直视关节面是此入路最大的缺点。另外,该切口容易引起髂外血管、股神经损伤、髂外血管血栓形成、腹股沟疝和淋巴漏等并发症,术中应予以注意,操作切忌粗暴。

3.骶髂关节前方入路(Avila 切口)

(1)手术技术:患者取仰卧位,可在患侧骶后放置一软垫,使骨盆倾斜,也可采用“漂浮”体位。皮肤切口起自髂前上棘以远,平行于髂嵴向后延长 10~15cm(图 4-13A);切开皮肤及皮下组织,自髂骨内侧面剥离腹壁肌肉,骨膜下钝性剥离髂肌,将髂肌及盆内脏器向内牵开,继续分离至骶髂前韧带的外侧附着部,将其自髂骨上剥离;可内收并屈曲患侧髋关节以放松腰大肌而便于显露,即可显露骶髂关节前缘和骶骨(图 4-13B),骶髂关节复位后可以用 2 枚 2~3 孔钢板固定,两钢板夹角 60°左右,骶骨侧只能拧入 1 枚螺钉(图 4-13C)。

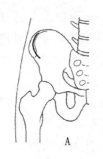 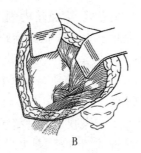 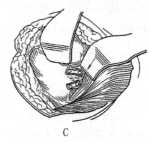

图 4-13　骶髂关节前方入路

A.皮肤切口;B.显露骶髂关节;C.复位后钢板固定,注意骶骨侧只能拧入 1 枚螺钉

(2)注意事项:腰骶干位于骶髂关节内侧 2~3cm 自内上向外下走行。在向骶骨继续游离时要避免过度牵拉腰大肌,以免牵拉腰骶干。

(3)优缺点:Avila 切口入路的主要优点是能直视骶髂关节,适用于骶髂关节脱位和(或)累及髂骨的骨折脱位的切开复位内固定;主要缺点是有损伤神经的风险。

4.Stoppa 入路或改良 Stoppa 入路

(1)手术技术:患者取仰卧位,患侧下肢保持能活动。切口可选择腹部低正中切口,也可改良在两侧腹股沟外环之间、耻骨联合上方 2cm 做横切口,横切口可能更适合美容要求,但可能妨碍进一步暴露。切开皮肤及皮下组织后,沿白线切开腹直肌,向下寻找并保护膀胱,向外上牵开患侧的神经血管和腹直肌。锐性剥离,显露耻骨联合及耻骨支,注意闭孔附近的血管出血,可以直视下显露和处理死亡冠;向上锐性剥离髂耻筋膜以显露骨盆缘、外侧耻骨支、髋臼内壁,屈曲患侧髋关节以放松骨盆内的结构。

(2)适用范围:可以显露髋臼内壁、内侧穹顶及四边体,进一步分离牵开髂外血管可显露骶髂关节和髂骨翼,但有可能损伤神经、血管及腰骶干。这个入路主要用于显露耻骨上支及耻骨联合,也可显露髋臼骨折和骶髂关节前缘,最适用于双侧耻骨骨折。

(3)优缺点:可以作为前方入路的一种选择,因对髋臼内壁和四边体有更好的显露,适用于前壁、前柱及部分双柱骨折,特别是涉及髋臼内壁及四方体的严重粉碎性骨折。但仅用此入路不能完成涉及髂骨翼高位双柱骨折的复位及固定,需要加用一个髂骨的入路来完成手术。

5.骶髂关节后方入路

(1)手术技术:患者取俯卧位或"漂浮"体位。在髂后上棘的内侧或外侧,平行髂嵴做皮肤直切口(图 4-14A),对于髂骨翼骨折、骶髂关节脱位,在髂后上棘外侧做切口更适合;骶骨骨折则取内侧切口。沿髂嵴的外侧缘后 1/3 至髂后上棘,向深部钝性剥离至髂嵴,切断下腰背筋膜、骶棘肌腱膜、骨膜,向内牵开,即可显露骶髂关节的后缘(图 4-14B)。显露时注意避免损伤臀上动脉。

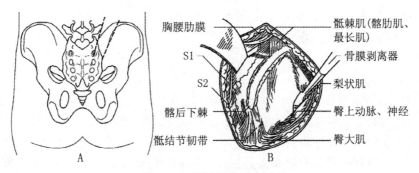

图4-14　骶髂关节后方入路

A.皮肤切口,骶髂关节脱位取外侧切口;B.沿髂嵴分别向内外做骨膜下剥离,显露骨折处和坐骨大切迹

（2）适用范围:骶髂关节后方入路主要用于显露骶髂关节的后缘。

（3）优缺点:骶髂关节后方切口较少使用,因为影响髂骨血运,可能导致感染等并发症。

6.骶骨后入路　患者取俯卧位,手术野包括双侧髂后上棘、L_4棘突及坐骨支近端。切口为纵向,与骶骨中央嵴的中线平行;在L_4和L_5棘突处将腰骶筋膜切断,从内侧骶骨嵴切除腰骶筋膜,向外拉开肌肉,锐性剥离骶骨上附着的肌肉,可至骶骨外侧区,一个切口即可获得广泛的显露。遇累及骶髂关节的骶骨骨折,可在髂后上棘和内侧骶骨嵴之间的中线附加小切口,锐性剥离以显露双侧髂后上棘和髂后柱,便于放置内置物。

7.骶髂关节横切口(Mears-Rubash切口)　适用于双侧骶髂关节脱位或骶骨的纵行粉碎性骨折。患者俯卧,切口起自一侧髂后上棘下1cm处,沿骶骨中部横行至对侧的髂后上棘下1cm处;切开深筋膜,在双侧髂后上棘处显露臀大肌起点的上份,剥离竖脊肌,自中间向两侧髂后上棘做一"凹"形截骨,将其与臀大肌起点一起向外牵开,这样即可显露骶骨背侧及双侧骶髂关节后缘,方便实施复位,且为放置钢板提供了一个平坦的表面,此时可以放置钢板且能避免压迫导致坏死。关闭时,将髂后上棘复位,以螺钉固定,将竖脊肌与臀大肌拉拢缝合。

三、骨盆骨折的复位内固定技术

1.前环损伤的复位固定技术

（1）耻骨联合分离的复位固定技术

1）手术入路:Pfannenstiel入路。

2）体位:仰卧位。

3）复位:显露耻骨联合,在腹直肌前方,利用Weber复位钳夹住耻骨体前面,逐渐分次地复位,尤其是分离移位明显的,更应逐渐复位,可由助手向内挤压髂骨翼或内旋髋关节以助复位;也可于双侧耻骨体的前方各打入1枚螺钉,然后利用螺钉复位钳或Farabeuf钳夹持复位。

4）固定技术:重建钢板或动力加压钢板经塑形后,置于耻骨上方,若是单纯的耻骨联合分离,可用4~6孔钢板,每侧2~3孔,螺钉应与耻骨后侧面平行;若放置第2块钢板,则按耻骨前侧面形状塑形,且螺钉由前向后打入,不要将螺钉打入耻骨联合。国内学者认为单钢板固定适用于单纯性耻骨联合分离,而双钢板固定则适用于骨盆骨折垂直移位者、耻骨联合分离较大者、前后环联合损伤者。现在耻骨联合锁定钢板已逐渐应用于临床,还可以在透视或导航下用 1 枚或 2 枚空心螺钉交叉固定耻骨联合分离。

(2)耻骨支骨折的复位固定技术

1)手术入路:髂腹股沟入路或改良 Stoppa 入路。

2)体位:仰卧位。

3)复位技术:暴露耻骨骨折端,以复位钳夹持,直视下复位,主要是使耻骨上支复位,因为上支复位后,同侧下支对位大多满意,不必强求下支的解剖复位,只要骨盆环的连续性恢复,则不影响骨盆的力学传导和负重作用。

4)固定技术:重建钢板固定耻骨支骨折,应精确塑形,要有足够的长度,以便每一骨折块都有螺钉固定,若钢板越过髂耻隆起外侧,则必须防止螺钉穿入髋关节。耻骨支粉碎性骨折,尤其是游离耻骨支骨折,在固定时要跨耻骨联合固定;也可在透视或导航下经皮打入空心螺钉固定耻骨上支骨折。

(3)骨盆前环不稳的内固定架(INFIX)固定术

1)适应证:①前环损伤;②肥胖明显,外固定及其他内固定术式比较困难;③移位不严重的骨盆前环不稳定。

2)手术步骤:以髂前上棘为中点,做 2cm 纵向切口,钝性分离至髂前上棘,髋臼上螺钉进针点在股直肌止点近侧,在闭孔斜位、骨盆下口位进行透视监测进针方向,髂前下棘外向髂后下棘植入直径 7~8mm 的万向椎弓根钉,螺钉深度控制在髂前上棘深面 15~40mm,钉尾以露出缝匠肌表面为宜,再次在闭孔斜位、骨盆下口位进行透视确定螺钉位置,根据患者腹型及皮下脂肪厚度进行弯棒,尽量预弯成前弓,以减少对神经、血管及泌尿生殖器形成的潜在压迫风险,棒的长度应较双侧螺钉间距长 5cm 左右,棒应置于皮下、缝匠肌浅面。

2.后环损伤的复位固定技术

(1)髂骨骨折的复位固定技术

1)手术入路:骨盆前方入路或骨盆后方入路。

2)体位:半俯卧位或"漂浮"体位。

3)复位技术:骨折暴露后,在髂前上棘处安放 Schanz 钉,通过 T 形把手提拉、旋转使骨折复位;也可用尖端复位钳钳夹、提拉使骨折复位;对于移位明显的骨折,可借助顶棒,在骨折线两侧钻孔安放螺钉,再借助 Farabeuf 复位钳来夹闭、挤压使骨折复位。

4)固定技术:主要是后路固定技术。①空心螺钉:复位后,以克氏针临时固定,用 3.5mm 或 4.0mm 空心螺钉斜行固定并加压。用于新月形骨折,可用 2 枚 7.3mm 空心螺钉固定;②钢板固定:固定器械以重建钢板为主,因为髂骨中央部骨质非常薄,钢板放置应靠近髂嵴。

(2)骶髂关节脱位的复位固定:骶髂关节脱位有不同的分类方法,有分为单侧脱位和双侧脱位的,也有分为开书型和闭书型的。治疗上应根据损伤的机制,选择合适的治疗方法。遇开书型损伤,可选择骶髂螺钉和前路钢板固定;遇闭书型损伤,则可选择骶髂螺钉、后路钢板和骶骨棒固定。

1)骶髂关节脱位前路复位内固定

①手术入路:骶髂关节前方入路。

②体位:仰卧位。

③复位技术:骶髂关节显露清楚后,观察其脱位情况,在多数情况下,髂骨向后、向上脱位,所以可采用屈髋,轴向牵引患侧下肢,同时用持骨钳或尖头复位钳夹在髂前上棘处的内

外侧面上,也可以在髂结节处沿髂骨翼方向打入 1 枚 Schanz 螺钉,借助螺钉和(或)复位钳向上牵拉并内旋,使骶髂关节复位。一旦骶髂关节复位,应设法维持复位状态,并在关节两侧骶、髂骨上各打入 1 枚螺钉以 Farabeuf 钳或螺钉复位钳夹持以维持复位。

④固定技术:可以使用双钢板固定,选择 2 块 3.5mm 的动力加压钢板或是 4 孔重建钢板跨越骶髂关节进行固定。将钢板塑形后,2 块钢板相互交叉呈 60°～90°放置,全螺纹螺钉固定;一般骶骨岬上只能放置 1 枚螺钉。螺钉应固定在髂骨后上方骨质致密的区域,这样会有良好的把持力。

骶髂关节复位后也可以使用蝶形钢板固定,这是国内周东生教授研究设计出的新型钢板(图 4-15A)。通过前路复位骶髂关节(图 4-15B),替代双钢板固定骶髂关节(图 4-15C),简化了手术操作,提高了固定强度,获得了良好的临床效果(图 4-15D、E)。

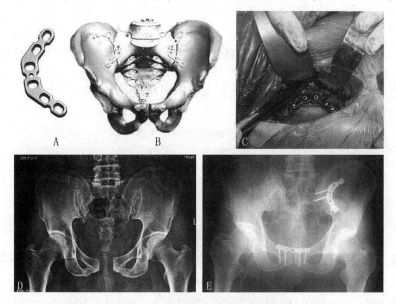

图 4-15　骶髂前路蝶形钢板固定术

A.蝶形钢板实物;B.蝶形钢板固定;C.术中图片显示置入蝶形钢板;D.术前骨盆前后位 X 线片显示耻骨联合分离,左侧骶髂关节分离;E.术后骨盆前后位 X 线片显示左侧骶髂关节前路蝶形钢板固定,耻骨联合重建钢板固定

2)骶髂关节脱位的后路内固定

①手术入路:后方入路,应根据骨折和固定情况选择。

②体位:俯卧位。

③复位技术:先将 Weber 钳的一端放在骶骨正中棘上,另一端置于髂后柱上,钳夹复位;经坐骨大切迹、跨过骶髂关节安放尖端复位钳,安放复位钳时必须小心,经坐骨大切迹用手指进行钝性分离骶孔外侧的骶骨前方区,也可以使用角度复位钳。复位时可将 Schanz 钉打入髂嵴,用以牵拉复位,或在骶骨 Ⅰ 区、髂嵴或髂后柱上拧入螺钉,以复位钳钳夹复位。

④固定技术:用骶髂螺钉固定时,螺钉的位置需十分准确,因为 S_1 周围有很多重要的结构。打入 S_1 的螺钉入点在自髂嵴至坐骨大切迹连线中点的两边,在髂嵴前方约 1.5cm 处,并与之平行,进钉方向与髂骨表面垂直。随着微创技术和理念的发展,经皮微创内固定治疗骶

髂关节脱位的技术越来越受到骨科医师的重视,临床应用逐渐增多。

骶髂螺钉固定适用于骶骨Ⅰ区或Ⅱ区,移位不严重且不伴有腰骶丛损伤的骨折,以及移位不严重的骶髂关节骨折脱位。不过,骶髂螺钉固定的技术要求很高,因为容易损伤邻近的血管神经。手术当中,即便是在术中透视下置入骶髂螺钉,也要反复进行骨盆上口位、下口位及侧位透视,以确认螺钉通道的准确性。如能应用导航系统辅助置钉,可使手术变得准确、安全,掌握技术之后不仅操作简捷,还能取得良好的临床效果。

骶髂关节复位后,也可以用经髂骨棒(也被称为"骶骨棒")来固定。手术时在髂后上棘附近以导针钻孔,经骶骨背侧,打入对侧髂后上棘附近,然后在其下方2~4cm处再钻一对孔。第一根棒放置在L_5~S_1椎间隙水平S_1椎孔的近端,第二根棒则在S_1椎孔的远端,两根棒至少要相距2cm。临床上也有用螺栓作为骶骨棒与钢板结合固定治疗骨盆后环损伤,取得了很好的效果。合并骶骨Ⅱ区骨折时,不要对骶骨过度加压,以免损伤神经。

骶髂关节复位后,也可以用骶骨后钢板固定,手术时在双侧髂骨后方各做一切口;剥离至髂后柱,钝性分离骶骨后方肌肉形成筋膜下隧道;将事先预弯塑形好的3.5mm或4.5mm重建钢板穿过隧道,经骶骨后方向下到髂骨翼;两端以螺钉固定于髂骨翼上,其中1枚螺钉打入髂骨翼剖面,长度要足够。可将锁定钢板塑形后使用,固定加压效果更佳。

(3)骶骨骨折的复位固定技术

1)手术入路:纵行正中切口或骶髂关节横切口。

2)体位:俯卧位。

3)神经减压及复位技术:经手术入路切口显露后,利用椎板撑开器谨慎地牵开骨折线,检查并清理整条骨折线,根据术前CT来确定造成骶椎管狭窄的碎骨块位置,压迫骶神经的骨碎片要完全取出。仔细探查骶神经根,至腹侧骶孔水平,操作谨慎细致,避免损伤骶前静脉丛引起出血。对于移位的骨块,可用尖端复位钳夹持骨块,轻柔操作使其复位。

4)固定技术:①骶髂螺钉固定:骶骨骨折复位后用骶髂螺钉固定技术与骶髂关节脱位后路骶髂螺钉固定技术相同;②骶后钢板固定:适用于各种类型的骶骨骨折,具有可在内固定的同时做骶管减压的优点。为适合骶骨后方的形态,可以把钢板预弯成"M"形,也可通过钢板螺孔,应用螺钉对移位的骶骨骨折进行复位,并增加固定的稳定性。为加强骶骨骨折的稳定性,可在其下方加用横行钢板直接固定骶骨纵形骨折。有时骶骨骨折并非为单一骨折线,如纵形骨折伴有横形骨折时,可另外加用一钢板纵行固定;③脊柱-骨盆内固定:主要应用于一些骶骨与脊柱和骨盆出现相对脱离(腰盆分离)的粉碎性骶骨骨折的治疗,通过将腰椎固定至髂骨后区以重建骨盆稳定性;适合于骶骨横行、"井"形、"H"形、"T"形等粉碎性骨折。对于伴有骶神经损伤的Ⅱ型或Ⅲ型骨折应先进行骶椎板切除、骶管减压、骶神经探查,在神经减压、骨折复位完成后,向两侧分离显露双侧髂嵴后区,分别植入椎弓根螺钉,在L_4和L_5的两侧椎弓根分别拧入2枚椎弓根螺钉,然后在双侧髂骨内各拧入1枚螺钉,采用标准的椎弓根内固定系统,插入连棒,根据骨折移位情况提升、固定钉棒。该固定系统可单侧固定,也可双侧同时固定;④经髂骨棒固定:经髂骨棒固定的适应证是移位不严重的骶骨骨折,但要同后路拉力螺钉合用,也适用于骶髂关节脱位、骶骨双侧骨折。

3.前后环联合复位固定技术

(1)处理原则:骨盆骨折前后环联合损伤,可为单侧损伤,也可为双侧同时损伤,其治疗原则均应采用前后联合固定。

（2）复位技术：前面已经详细介绍了骨盆前环及后环骨折的各种复位技术，本节不再赘述，主要介绍骨盆骨折前后环损伤的联合固定技术。

（3）固定技术

1）前路钢板技术：经前路切口 Pfannenstiel 延长切口和骶髂关节前切口，标准的内固定方式是前方入路采用重建钢板固定耻骨联合或耻骨支骨折及骶髂关节（图4-16）。

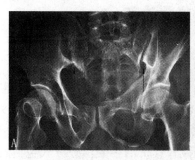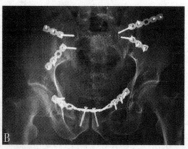

图4-16 经前路钢板前后环固定技术

A.术前骨盆前后位 X 线片显示双侧耻骨骨折、骶髂关节骨折脱位；B.术后骨盆前后位 X 线片显示双侧骶髂关节钢板固定、跨耻骨联合钢板固定耻骨支骨折

2）前路钢板、后路空心螺钉技术：骨盆前环采用重建钢板固定，后环采用骶髂螺钉固定。

3）前后环螺钉固定技术：对于某些无移位或移位较轻的双侧前后环骨盆骨折病例，可在导航系统辅助下或透视下，以长螺钉经髓内固定耻骨支，以骶髂螺钉固定后环的骶髂关节脱位或骶骨Ⅰ区、Ⅱ区骨折。

第五章 其他部位骨折

第一节 锁骨骨折

一、流行病学

锁骨骨折是最常见的骨折之一,占所有骨折的 2.6%~12%,占肩部骨折的 44%~66%。中段骨折占所有锁骨骨折的 80%,其中超过半数的骨折会发生移位,而内 1/3、外 1/3 骨折分别占锁骨骨折的 5% 和 15%。对于有短缩、严重错位或粉碎性的锁骨骨折非手术治疗效果不佳,目前越来越多的学者主张进行手术治疗。锁骨骨折的主要治疗方式包括髓内钉与钢板两种固定方式,这两种方法均存在不同优势和不足,究竟采取何种治疗方式为佳仍存在争议。

在移位的锁骨中段骨折中,髓内钉治疗的优势主要是因为其为微创技术。临床研究显示,髓内钉固定在切口感染率、住院时间、切口长度、术中失血、手术时间及内固定不适症状的发生率等方面优于钢板,而两者在骨折愈合及功能恢复方面则无显著性差异。随着锁骨髓内钉在临床中应用的增加,也应注意到一些内固定稳定性不良等并发症的发生和防治。

二、应用解剖和生物力学特点

锁骨是连接上肢和躯干的唯一长骨,外形具有特有的 S 形双曲线。锁骨的内侧部曲度凸向前侧,约占全长的 2/3,为粗糙圆柱状或三棱柱状,内侧与胸骨端形成胸锁关节。其外侧部曲度凸向后侧,约占全长的 1/3,为扁平状骨,最外侧与肩峰形成肩锁关节。中 1/3 段和中外 1/3 交界处位于锁骨弧度和切面形状上的过渡区域,是轴向负荷集中的部位,也是骨折的好发部位。锁骨皮质骨内充满致密的骨小梁,皮质骨干两端较薄,越靠近中部越厚;中部的骨小梁干两端分布密集、直径细,靠近中部逐渐变疏,直径增粗。因此,中 1/3 段和中外 1/3 交界处具有细管状的髓内解剖结构,可考虑行髓内钉固定治疗。

骨折常造成其近、远端附着肌肉和韧带力量的失衡,产生骨折移位。通常情况下骨折近端在胸锁乳突肌作用下向上、向内移位,骨折远端在三角肌等作用下向下、向前移位,在锁骨下肌的作用下还发生短缩和断端重叠移位,在骨折复位时应注意纠正。

肺尖在锁骨内侧,高于锁骨头水平,因此在置入内固定时应注意保护,不能突入过深,否则有可能刺破胸膜伤及肺,造成气胸。锁骨内侧 1/3 段,对其后方及下方的锁骨下动、静脉,臂丛神经起保护作用,在手术操作时应避免突入过深伤及此处的重要结构。

锁骨的运动是肩带运动的重要组成部分。锁骨可以上下移动 35°,前后移动 35°。此外,锁骨还有第三种运动模式,即可以沿长轴旋转 30°。因此,在手术修复锁骨骨折时,除了注意轴向的稳定性外,还应特别注意控制旋转的稳定性,避免内固定失效。

三、损伤机制和评估

1.损伤机制   锁骨骨折致伤机制主要分为两种。

（1）直接暴力：锁骨位于皮下，缺乏软组织保护，大部分骨折由直接暴力导致，87%的骨折由于肩部直接着地受力导致，7%的骨折由于直接打击导致。

（2）间接暴力：仅有6%的骨折是因上肢伸直位跌倒时手掌撑地、应力沿上肢传导导致。此外，极为罕见的情况也可导致锁骨骨折，如继发于癫痫发作的肌肉痉挛、非创伤性病理性骨折、应力疲劳骨折等。

2.临床评估 锁骨骨折的诊断通常是直接的，并且以损伤的机制，肿胀、瘀斑的位置，以及所伴有的畸形、压痛和骨擦音为基础，双侧锁骨对比有助于明确诊断。锁骨骨折后，局部皮肤常被骨折块顶起，但开放性骨折、神经血管损伤、气胸和血胸等并发症并不多见，应注意鉴别，并及时行手术处理。

3.影像学评估 术前影像学评估非常重要，相关评估检查包括以下几方面（图5-1）。

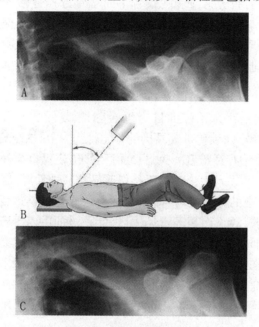

图5-1 锁骨影像学检查

A.锁骨前后位像，锁骨内侧受胸廓影响，显示欠清晰；B.拍摄锁骨斜位像，应向头侧倾斜20°~60°投照；C.锁骨斜位像，可以尽量避开胸廓的影响，提供第二个观察角度

（1）锁骨前后位X线片：常规检查，诊断锁骨骨折，了解骨折移位程度。

（2）锁骨斜位X线片：如从一个角度摄片判断移位的程度和方向有困难，可以从另一个角度观察，一般选择向头侧倾斜20°~60°投照，胸廓对锁骨的显示影响最小。

（3）顶斜位X线片：患肩前倾45°、管球头倾20°投照，可诊断轻度骨折，如新生儿骨折、儿童青枝骨折。

（4）外展脊柱前凸位X线片：肩外展>135°、管球头倾25°投照，显示锁骨干和骨折复位情况（肩外展时锁骨在纵轴方向向上旋转）。

（5）应力位X线片：评价喙锁韧带的完整性及骨折移位，患肢持重物投照，前后位、向前和向后45°斜位。

（6）CT扫描：鉴别胸锁关节脱位、骨骺损伤及锁骨远端骨折是否累及关节面。

四、分型

锁骨骨折的分型有多种方法,包括 Allman 分型、Neer 分型、Rockwood 分型、Robinson 分型、Craig 分型和 AO 分型等。

传统上将锁骨分为 3 段的方法似乎有些武断,因为多数骨折发生于邻近中段和远端 1/3 的连接处。此外,使用节段性分类不能充分地鉴别锁骨骨折伴有喙锁韧带的损伤。因此,有学者将锁骨分为 5 段,锁骨中段骨折应为其中间的 3/5,即 Robinson 分型中的 II 型骨折。Craig 分型则在综合 Allman 和 Neer 等分型方法的基础上,加入了一些不常见的骨折类型,形成了一种更详细、全面的分型方法,Craig 分型中的第 I 组患者即发生率占比 80% 的锁骨中段骨折。

AO 分型则将锁骨干骨折分为:A 型(锁骨干简单骨折),包括 A1(螺旋形骨折)、A2(斜形骨折)和 A3(横形骨折);B 型(锁骨干楔形骨折),包括 B1(螺旋楔形骨折)、B2(折弯楔形骨折)和 B3(螺旋骨块粉碎的骨折);C 型(锁骨干复杂骨折),包括 C1(螺旋复杂骨折)、C2(多段骨折)和 C3(不规则骨折)。

五、治疗原则

1.手术目标　锁骨骨折手术治疗的目标包括:①恢复锁骨正常形态及其吊臂的功能;②恢复胸锁关节、肩锁关节、喙锁韧带等结构的稳定性;③尽早恢复肩关节的活动功能。

2.非手术治疗和手术治疗适应证　对于无明显移位或仅有微小移位的锁骨骨折,首选前臂吊带或"8"字绷带等非手术治疗。对于移位明显的锁骨骨折,治疗方案则存在争议。既往认为,锁骨骨折具有很强的修复能力,即使畸形愈合或骨不连也可以取得良好的功能,合并血管、神经和心肺结构等的损伤是不常见的,因此积极的手术干预是不明智的。然而,越来越多的研究证实,在把儿童和成人发生的移位锁骨骨折分开评价后发现,成人的锁骨中段移位骨折是很严重的损伤,在愈合方面可能会存在较大困难。而骨折不愈合、延迟愈合或畸形愈合也可造成进行性肩部畸形、疼痛、功能受限和神经血管损伤等并发症,非手术治疗不良结果发生率可达 10%～30%。因此,应当积极行手术治疗。锁骨骨折手术治疗的适应证见表 5-1。

表 5-1　锁骨骨折手术治疗的适应证

骨折部位	适应证
锁骨近端骨折	当骨折块向后明显移位,特别是骨块突入颈根部和纵隔内,骨折块对颈根部神经血管有压迫风险
锁骨干骨折	①开放性骨折;②伴随有锁骨下神经血管损伤的骨折;③移位明显,皮肤被顶起,有可能发展成开放性的骨折;④同侧的锁骨和肩胛骨骨折(漂浮肩),或合并 SSSC 上其他部位的损伤;⑤移位超过锁骨直径或短缩超过 2cm 的骨折;⑥合并肩胛胸分离的骨折
锁骨远端骨折	Craig II 型骨折

髓内钉和钢板何种固定方式治疗移位型锁骨中段骨折的疗效更佳仍存在争议。对于横形或短斜形的简单骨折类型,相比钢板,髓内固定具有微创固定的特点,应力更加分散,创伤和瘢痕相对较小,住院时间更短,恢复更快。对于同时适合髓内固定和钢板固定的锁骨骨

折,应根据手术医师所受训练方式选择最熟悉和最舒适的内固定方式,这样可以带来最好的临床结果,并降低并发症发生率。

六、髓内钉的发展历史和固定理念

为避免由于髓内钉移位等而导致的并发症,髓内钉的设计和手术技术不断改进和提高。锁骨髓内固定物有很多种,包括克氏针、钛质弹性髓内钉(Synthes)、Hagie 钉(Smith &Nephew)、Knowles 钉(Zimmer)、Rockwood 钉(Depuy)、空心钉、实心钛加压螺钉(Acumed)和新型交锁髓内钉(Sonoma Orthopedic Products Inc,Santa Rosa,CA,USA)等(表5-2)。克氏针由于常发生进针或退针,在软组织干扰和固定稳定性方面存在明显弊端,已不作为常规固定方法使用。目前常用的锁骨髓内钉包括 3 种:①弹性髓内钉,其材料为具有弹性的钛金属,在 S 形的锁骨髓腔中可获得三点稳定的锚固固定;②直形和刚性的螺纹髓内钉,如Knowles 钉和 Rockwood 钉等,具有轴向稳定性;③交锁髓内钉,带有交锁设计,是目前真正能够有效控制锁骨旋转稳定性的髓内钉。

表 5-2　部分常用锁骨髓内固定物的比较

	材料	实心/空心	直径(mm)	坚硬/弹性	并发症
克氏针	不锈钢	实心	多种	弹性	移位,断裂
弹性髓内钉	钛	实心	2.0~3.5	弹性	皮肤侵蚀,断裂
Rockwood 钉	不锈钢	实心	2.5~4.5	坚硬	皮肤侵蚀
空心螺钉	不锈钢或钛	空心	4.5/6.5	坚硬	切割,骨不连
Sonoma CRx 交锁髓内钉	不锈钢	实心	4.2	弹性	断裂
Acumed 实心钛加压螺钉	钛	实心	3.0/3.8	半弹性	待随访

当采用髓内钉固定锁骨骨折时,骨折的复位和维持非常重要。常用的复位方法有两种:①切开复位髓内固定,即沿锁骨骨折部位走行局部切 2~3cm 小切口,直视下复位和置钉;②闭合复位髓内固定,需要在 X 线监测下以中钳等经皮提拉复位,并进行弹性髓内钉等髓内固定。尽管后种方法在理论上相对更为微创,但在复位和置钉时损伤肺尖、纵隔、神经丛及血管的风险更高,在复位和置钉困难时应及时更改为切开复位。一般锁骨折部位的小切口切开复位更有助于骨折断端的显露、复位和置钉。置钉方式可根据髓内钉的种类选择,从锁骨骨折远端、近端或骨折断端插入。术中应在透视监视下确认髓内钉位置。

1.弹性髓内钉　弹性髓内钉治疗锁骨骨折能顺应锁骨的髓腔,为中心性固定,同时具有软组织剥离少、对骨折端血运损伤小、操作简便、局部瘢痕小等优点。Peroni 在 1950 年第一次应用并描述弹性髓内钉治疗锁骨骨折,弹性髓内钉起内夹板作用,特有的弯曲弧度前端使它具有顺髓腔前行和防止钉后退的功能,在骨折治疗中提供 3 点固定支撑。研究证实钛制弹性髓内钉治疗锁骨中段骨折中弯曲强度和扭转强度与钢板相比较低,但应力遮挡比钢板小57%,生物力学性能明显优于其他内置物。然而,由于强度较差和没有锁定功能,弹性髓内钉控制锁骨骨折部位的长度和旋转作用较差,可能会导致骨折短缩、畸形,以及内置物突出和软组织的干扰。

2.螺纹髓内钉　为增强髓内钉在锁骨骨折中的力学稳定性,具有更好强度、刚度和稳定性的螺纹髓内钉逐渐出现,如 Hagie 钉(Smith&Nephew)、Knowles 钉(Zimmer)、Rockwood 钉

（Depuy）等。Hagie 钉的尖端被设计成带螺纹形状，但尾端的轴向把持力仍不够充分，固定效果仍不佳，已较少应用。Knowles 钉的特点则是尾端呈膨大的棱柱状，以防止固定针的游走，针尾位于皮下易于触摸，也便于取出；针尖有螺纹，有防止固定针游走的作用。对锁骨进行髓内固定时，内固定物必须具有足够的强度和硬度，才能承受无支持的上肢重量而不会折断或弯曲。内固定物应该带有螺纹，或将其尾端弯成 90°，以防止其朝向内侧的重要结构移位。Rockwood 钉则进一步将锁骨髓内钉设计成了带尾端加压螺帽的髓内钉，两枚加压螺帽中的一枚用于骨折断端加压，另一枚用于对前一枚螺帽锁定加压。近年来，也有报道采用6.5mm 空心螺钉或双螺纹实心钛加压螺钉进行锁骨骨折断端加压固定。

3.交锁髓内钉　为更好地控制锁骨骨折断端所承受的旋转负荷，新型的交锁髓内钉开始出现并在临床中应用，取得了更好的临床预后。Sonoma CRx 髓内钉是一款新型锁骨骨折髓内钉系统，材质为不锈钢，包括有实心直形钉体、空心的弹性内侧端及内固定装置。钉内侧端具有弹性，插入时能顺应锁骨的弧度。置入合适位置后，该髓内钉可被其特有的 Wavi-Body 装置激活并变得坚硬，在激活过程中，该装置在内侧端可伸出数个抓持爪，外侧则通过瞄准装置置入一枚交锁螺钉。这些设计特点理论上可提供轴向和旋转稳定性。然而，随访中却发现交锁髓内钉发生了断裂，引起对该种髓内钉设计和临床应用的关注。除了这种设计外，其他公司也尝试在内侧端置入交锁螺钉，或内外端同时置入交锁螺钉，至于其临床表现都有待进一步研究和随访。

4.髓内钉的手术适应证　按照 Craig 分型，Ⅰ型锁骨干骨折，包括移位的成人锁骨中段骨折及中外 1/3 交界处骨折，是锁骨髓内钉固定的适用人群。按照 AO/OTA 分型，锁骨髓内钉适用于锁骨中段简单骨折（A 型）和楔形骨折（B 型），而对于粉碎性骨折（C 型）疗效欠佳。钢板螺钉内固定则在治疗粉碎性骨折（C 型）时更具有确切的固定效果，可早期恢复功能锻炼。

七、锁骨髓内钉的手术技术

以下重点介绍 Rockwood 螺纹髓内钉和 Sonoma CRx 交锁髓内钉手术技术。

1.螺纹髓内钉

（1）术前准备和体位：患者沙滩椅位，肩后垫枕。标出锁骨、骨折部位和周围解剖结构。

（2）切口体表投影：C 形臂透视标出骨折部位，沿颈部皮肤皱褶 Langer 线做 2~3cm 切口。

（3）手术入路：切开皮肤、皮下，直达颈阔肌，在颈阔肌表面做皮下游离。沿颈阔肌肌纤维走行方向钝性分离（找出、牵开、保护锁骨上神经；中间支在锁骨中段附近）。显露锁骨骨折断端，清除断端血肿及嵌入的肌肉组织（如果有蝶形骨片，保留骨片周围附着的软组织）。

（4）髓腔准备：用持骨器或中钳夹持锁骨骨折近端，用合适的钻头量取髓腔直径，再用 C 形臂验证钻头是否充满髓腔，并标记髓腔的方向。连接钻头和 T 柄，扩锁骨髓腔，不要穿透锁骨前侧皮质；连接丝攻和 T 柄，髓腔攻丝直到前侧皮质（图 5-2A）。外旋上臂，抬起锁骨骨折远断端。使用同样的钻头，连接 T 柄，扩锁骨远断端髓腔。C 形臂引导下穿透后外侧皮质，确保钻头从肩锁关节囊的后内侧、锁骨后外侧下半部位穿出。连接丝攻和 T 柄，攻丝（图5-2B）。

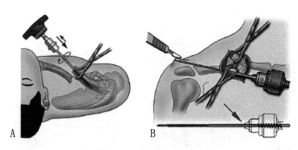

图 5-2　锁骨髓腔准备

A.锁骨近端髓腔准备术中；B.锁骨远端髓腔准备

（5）骨折复位、固定和加压：从骨折断端将锁骨髓内钉穿入外侧髓腔，在预置的钻孔处穿出。皮下触及髓内钉处切一个小口，用扳手旋转髓内钉直至内侧螺纹咬合外侧断端皮质。然后，T 柄连接髓内钉外侧头继续旋转使髓内钉没入髓腔。

抬上臂，复位骨折断端，将髓内钉旋转送入锁骨骨折近端，使用 X 线监测确认髓内钉穿过内侧骨折线，确保所有内侧螺纹穿过骨折线。

在髓内钉外侧端将两个螺母安装并锁紧。用外侧螺母扳手和 C 形臂引导，将髓内钉旋进锁骨骨折近端直至髓内钉接触前侧皮质。使用扳手、逆时针解锁打开两个螺母。然后旋进内侧螺母，让锁骨骨折位置加压。再次锁紧两个螺母。使用内侧螺母扳手，将髓内钉从软组织拽出并显露螺母，将髓内钉剪断，使其与螺母平齐。最后将髓内钉推回原位。由于髓内钉的内侧头为钝性设计，技术上可以避免穿透锁骨前侧皮质。透视确定钻头从锁骨的后外侧、锁骨的下半部穿出；避免外侧髓内钉头过度突出导致皮肤磨破。如果锁骨骨折近端、远端丝攻太紧，可用再大一些直径的钻头钻孔，避免撑裂锁骨髓腔。

（6）蝶形骨片的处理和切口闭合：对于蝶形骨片，可使用 0 号或 1 号可吸收线环扎（为了移动缝线，在锁骨下面放一个骨膜剥离子，缝线穿过蝶形骨片的骨膜环绕骨片和锁骨）。间断"8"字缝合法（0 号可吸收线）缝合骨折部位骨膜。间断"8"字缝合法（2-0 可吸收线）缝合颈阔肌筋膜。

2.交锁髓内钉

（1）术前准备和体位：同螺纹髓内钉的术前准备和体位。

（2）髓腔准备：在骨折部位切开，显露内外侧骨折端，尽量减少锁骨粉碎性骨折块表面软组织的剥离。内侧骨折段髓腔以 3mm 的尖锥开口，然后以直径 4.5mm 的尖锥手动扩髓，扩髓距离应尽量远离骨折端，以允许尽可能长的髓内钉置入。另外，置钉时应注意尽量将钉内侧端插入远离骨折部位的位置至少 50mm。

外侧骨折端准备同前。将瞄准装置穿入外侧骨折端，导针由内向外穿出锁骨后方皮质的顶端，由肩锁关节后方穿过，并向外穿出皮肤。然后在锁骨外侧端沿导针方向以空心钻开口。

通过空心钻逆行插入弹性导针，复位骨折端并固定，将导针穿过骨折端并进入内侧骨折块。从外向内用一弹性电动扩髓钻扩髓，到达位置后通过测深尺测量所需髓内钉长度。

（3）髓内钉安装：拔除导针之前由锁骨外侧端插入导向器，将髓内钉与手柄相连，沿导向器从锁骨外侧方向插入，通过骨折部位到达锁骨内侧端。确定髓内钉到达预期位置后，采用WaviBody 装置从髓内钉远端激活钉内侧端抓持爪，外侧则通过置入一枚交锁螺钉经导向器锁定(图5-3)。

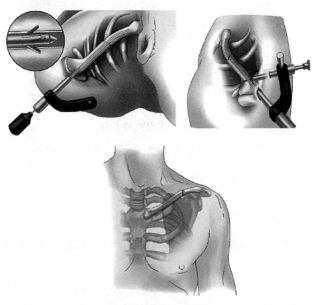

图5-3　髓内钉安装

髓内钉装配置入髓内钉后,激活CRx装置,打开抓持爪;之后,以一枚交锁螺钉锁定Sonoma CRx髓内钉;最后,可见锁骨干骨折Sonoma CRx髓内钉固定术后

八、术后处理

术后推荐患肢三角巾悬吊4周。每天至少取下三角巾5次,在肘关节活动范围内主动活动,肩关节主动辅助前屈90°。4周后,去除三角巾,肩关节开始全程主动功能锻炼。如果患者肩关节功能活动不受限,临床和放射学检查证实骨折愈合,6周时开始逐渐增加肩关节抗阻力练习。一旦锁骨骨折愈合,术后10~12周可以去除髓内钉。

九、术后并发症及其防治策略

锁骨骨折常见的手术并发症包括骨折不愈合、骨折畸形愈合、去除内固定物后再骨折、神经血管损伤及感染(浅表感染或深部感染)等。另外,髓内钉固定具有其独有的内置入物并发症,包括内侧或外侧突出、内固定物移位导致复位丢失、内固定物松动断裂等。

1.骨折不愈合　关于锁骨骨折不愈合的发生率还存在较大争议。既往文献报道非手术治疗的不愈合率为0.1%~4%,手术治疗的不愈合率要比非手术治疗的手术疗效还高。最近的临床随访显示,成人严重移位或粉碎性骨折延迟愈合和骨不连发生率可达10%~20%。还有人则报道在非手术治疗中,骨不连发生率可高达21%;在手术治疗中,该发生率为2.4%。总之,无论是手术治疗和非手术治疗,临床医师应关注和重视锁骨骨折不愈合的发生。这是因为成人的锁骨中段和远端移位骨折是很严重的损伤,损伤后的骨不连可造成进行性的肩部畸形、疼痛、功能损伤和血管神经并发症,严重影响患肩的功能和患者生活质量。而接受手术治疗的患者,骨不连的发生往往与内固定不稳定、创伤和移位严重、手术中软组织剥离过多导致血供破坏、固定时间不足等因素有关。

对于锁骨骨不连,大多数学者认为钢板螺钉坚强固定并结合植骨是最合理的治疗方法,也有学者在选择内固定物时采取髓内固定。但需要注意的是,髓内固定的抗旋转稳定性较差,而且髓内固定物的强度也较差,常出现内置物的弯曲或折断,且内置物游移也会带来一定的危险。

2.骨折畸形愈合 锁骨作为肩关节复合体中的重要组成部分,骨折后畸形愈合将导致肩关节活动受限。研究表明,锁骨短缩超过10%将影响肩胛骨的运动。成人骨折后塑形能力差,短缩或成角常引起外观上的畸形。为避免锁骨的畸形愈合,应重视术中复位的质量,包括长度、角度和旋转畸形的复位;同时术后注意定期复查,避免内固定失效造成的复位丢失。截骨术治疗有症状的锁骨畸形正越来越普遍。该治疗方法是从畸形处截去畸形愈合部位,用小型撑开器重建形态再用钢板螺钉固定。

3.血管、神经损伤 骨折早期可因骨折移位对神经、血管产生压迫症状,需要及时进行处理。锁骨骨折晚期,大量的骨痂或明显的成角畸形可使血管、神经间隙缩小而引起症状,可累及锁骨下血管、颈动脉及臂丛神经。

此外,医源性损伤更需要引起重视。在手术操作钻孔时有可能造成锁骨下动静脉等的损伤,虽然该发生率较低,但较危险。因此,手术室内应选用锋利的钻头钻孔;在骨折下方用拉钩进行保护;同时注意对钻的控制,一旦出现穿透感立刻停止深入。

4.髓内钉本身相关并发症 髓内钉本身相关并发症主要包括以下几方面。

(1)髓内钉内侧或外侧突出:由于锁骨上方皮肤薄且敏感,有可能造成肩关节疼痛、僵硬等并发症,出现该并发症后经过评估骨折已经愈合,应及时取出髓内钉。然而,如果在骨折愈合未完成时去除髓内钉,有可能造成再骨折。

(2)髓内钉移位:尤其见于使用髓内钉等光滑的内固定物时,注意术后定期复查内固定物位置,避免其进入危险区域(如纵隔等)。

(3)髓内钉松动断裂:常见的原因有选用的髓内钉过细,抗弯能力不强;或选用的钉过粗,钉尾顺髓腔潜行困难,穿入髓腔长度较短;或钉头弯钩未穿透断端两侧骨皮质,内固定作用差。

此外,锁骨外端骨质较为疏松,反复钻孔容易使内固定后的钉道相对松动。因此,应争取一次固定成功,避免反复钻孔,破坏骨质。而不适当的功能锻炼,以及不稳定的骨折术后未配合有效的外固定也会造成髓内钉的过早松动、移位和断裂。

第二节 尺、桡骨干骨折

尺、桡骨干骨折相对较少,占全身骨折的0.9%左右,男女比约为2.7∶1。其开放性骨折发生率较高,约为11.7%,仅次于胫骨干骨折。尺、桡骨单骨折,常合并韧带损伤和关节脱位,如 Galaezzi 骨折(占前臂骨折3%~7%)、Monteggia 骨折(占前臂骨折1%~2%)、Essex-Lopresti 骨折脱位等。尺骨和桡骨作为一个功能单位共同发挥作用,近年来倾向于将两者的连接关系视为一个关节,因此前臂骨折应按照关节内骨折处理。

成人前臂单骨折或双骨折常规行手术治疗,因为非手术治疗并发症发生率较高(除非是轻度移位的尺骨"警棍"骨折)。其治疗目的是解剖复位(恢复短缩、成角、旋转畸形,恢复桡骨弓),坚强内固定,以及早期行功能锻炼。

一般情况下,对于儿童,前臂骨折中通常采用髓内钉治疗。对于成人,手术固定仍主要采用切开复位和加压钢板;髓内钉只在部分病例中的应用被证实是安全有效的,是一种替代治疗方案,如开放性骨折、病理性骨折或皮肤软组织挫裂伤重的患者。而对于盖氏骨折、孟氏骨折和严重粉碎性骨折等患者,髓内钉固定可能并不是一种更合理的选择。当然,髓内钉作为一种微创治疗方式,应重视其在临床应用的价值,并需要更多关于其和钢板的随机临床对照研究结果出现,从而更好地理解髓内钉的适应证和预后。

一、应用解剖和生物力学特点

前臂由并行的尺骨和桡骨组成。尺骨近端膨大,远端细小;桡骨近端细小,远端膨大。尺、桡骨近端构成近尺桡关节,并与肱骨下端构成肱尺关节及肱桡关节。尺、桡骨远端互相构成远尺桡关节,桡骨下端与腕骨构成桡腕关节。前臂最重要的功能是旋转,而远、近尺桡关节是旋转运动的骨性基础。尺骨为近似直线形长骨,略向后和内侧突出;桡骨为不规则形长骨,略向后和外侧突出,这种弧度结构有利于前臂旋转活动。因此,手术时恢复尺、桡骨的弧度非常重要(尤其是桡骨)。前臂的旋转活动包括桡骨的自转和桡骨围绕尺骨的公转活动,前臂旋转的轴线位于自桡骨头中心到尺骨下端中心的连线上。当桡骨绕该轴线旋转时,其轨迹表现为一个圆锥形。实际运动较上述理论模型更复杂,包括尺骨的摆动等。在旋后位,尺骨远端短于桡骨远端 1.5~2.0mm,此为正常的尺偏和桡骨茎突长度;当旋前时,桡骨相对于尺骨位置倾斜,使尺骨相对长度增加,尺骨远端超过桡骨远端 2.0mm。由于尺骨相对长度的变化性,在手术治疗时应注意恢复桡骨的长度,保证正常的尺偏和桡骨茎突长度,否则前臂旋前时会造成腕部不适或疼痛。

此外,骨折对位对线不良也会对前臂旋转功能造成负面影响。无论是前臂单一骨折还是双骨折,成角>15°即可造成前臂旋转功能的明显丧失,前臂骨折畸形愈合后的功能影响也如此。前臂中 1/3 骨折对旋转功能影响最明显。因此,前臂骨折被认为是关节内骨折,其中任何一个骨折移位都可能造成两个尺桡关节的损伤,甚至脱位,如孟氏骨折、盖氏骨折等。前臂骨折治疗应遵循关节内骨折的治疗原则:解剖复位、坚强固定和早期活动,最大限度恢复患肢功能。

除了骨性结构外,前臂的骨间膜和肌肉组织是旋转功能的软组织结构基础。尺、桡骨间有骨间膜紧密相连,可以任意做旋前或旋后活动。骨间膜由坚韧的膜状纤维组织组成,附着于尺、桡骨的骨间嵴。纤维的走向自桡骨斜下内下,止于尺骨,并供肌肉附着,从而稳定尺桡关节和前臂旋转功能。当前臂处于中立位时,骨间膜最紧张,很稳定;旋后位次之;旋前位骨间膜最窄,不稳定。骨折创伤后骨间膜瘢痕牵缩会影响旋转功能。此外,桡骨的形态就像一个曲轴,其中肱二头肌附着的桡骨粗隆和旋前圆肌的附着点分别为曲轴的两个折弯点。旋前、旋后肌肉各分为短平肌和长肌两组,旋前运动肌为旋前方肌(短平肌)和旋前圆肌(长肌);旋后运动肌为旋后肌(短平肌)和肱二头肌(长肌)。应注意的是,完成旋前运动的两块肌肉均由正中神经支配,旋后肌由桡神经支配,肱二头肌由肌皮神经支配。当合并神经损伤时,前臂的旋前运动易受影响。在前臂神经中,桡神经浅支在桡骨髓内钉手术时较易损伤,应注意避免。

前臂旋转所涉及的动力机制对骨折的部位和牵拉移位方向之间的关系具有重要影响。当桡骨近端 1/3 骨折时,骨折线位于旋前圆肌止点近端,骨折两端受拮抗的肌肉作用,近端旋后,远端旋前。当桡骨中段骨折时,骨折线位于旋前圆肌止点远端,受旋前圆肌拮抗,骨折移位较小。

由于前臂的旋转功能如此重要,因此恢复前臂旋前与旋后运动是手术治疗的重要目标之一。正常情况下,在屈肘90°时,前臂可旋前75°和旋后85°。前臂骨折后,恢复旋前、旋后范围各50°基本不影响日常生活。

二、损伤机制和临床评估

1.损伤机制

(1)直接暴力:交通事故等造成的高能量损伤,常伴随软组织损伤和开放性骨折。尺骨干骨折多为直接暴力引起,俗称警棍骨折。枪弹伤为高能量损伤,往往伴随骨缺损、软组织和神经血管损伤。

(2)间接暴力:摔伤、坠落、运动伤等间接作用,应力沿纵向传导造成骨折。伸腕时轴向负荷作用于前臂,有可能导致 Galeazzi 骨折,前臂旋后位时桡骨远侧骨折断端朝向掌侧,前臂旋前位时桡骨远侧骨折断端朝向背侧。

2.临床评估　患侧前臂畸形、疼痛、肿胀,伴随前臂旋转和腕肘关节功能障碍。触诊桡动脉和尺动脉搏动检查前臂血供。评估正中神经、桡神经和尺神经支配区的感觉与运动功能。检查皮肤情况,除外开放性骨折,因为尺骨位于皮下,非常表浅的伤口就可以造成骨折开放。触诊前臂软组织张力,当出现难以忍受的、持续性疼痛,尤其是手指被动牵拉诱发疼痛时,强烈提示发生前臂骨筋膜室综合征的可能性,应尽早进行手术减压。

3.影像学评估　应行前臂的正位、侧位 X 线片,明确是否合并骨折脱位情况。放射学检查必须包括腕和肘关节,以明确骨折是否伴随尺桡关节脱位。经桡骨干、桡骨头画线,无论肘关节在何位置均应通过肱骨小头。正常侧位片,尺骨后缘是一条直线,在 Bado I 型的 Monteggia 骨折中,出现尺骨后缘向前弓形突起的尺骨弓征。对于桡骨骨折,出现以下征象提示远尺桡关节损伤(图5-4):尺骨茎突基底部骨折;正位 X 线片显示远尺桡关节间隙增宽;侧位 X 线片显示尺骨半脱位;桡骨短缩>5mm。CT 可以详细地评估远、近尺桡关节的解剖关系,立体再现骨折的粉碎程度和尺桡关节的脱位情况。

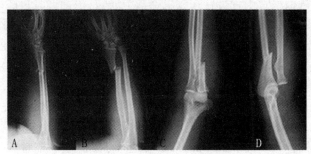

图5-4　前臂骨折 X 线检查

X 线片应涵盖肘关节和腕关节,避免遗漏远、近尺桡关节脱位

A、B.可见桡骨中远端骨折合并远尺桡关节增宽;C、D.可见尺骨近端骨折,合并近尺桡关节和肱桡关节脱位

三、分型

前臂骨折使用较多的是 AO/OTA 分型,该分型对流行病学统计和科学研究具有重要意

义。但应注意到,AO 分型没有包含尺、桡骨骨折所有的合并损伤,因此一些传统的分类方法仍在临床中广为应用。AO/OTA 分型如下。

1.A 型(简单骨折)

A1 型仅累及尺骨:A1.1 型为尺骨的斜形骨折;A1.2 型为尺骨的横形骨折;A1.3 型为尺骨简单骨折伴桡骨头脱位(Monteggia 骨折)。

A2 型仅累及桡骨:A2.1 型为桡骨的斜形骨折;A2.2 型为桡骨的横形骨折;A2.3 型桡骨骨折伴下尺桡关节脱位(Galeazzi 骨折)。

A3 型为双骨折:可能合并上、下尺桡关节脱位,根据桡骨骨折平面累及上、中、下 1/3,分为 A3.1 型、A3.2 型和 A3.3 型。

2.B 型(楔形骨折)

B1 型仅累及尺骨:B1.1 型为尺骨的蝶形骨块完整的楔形骨折;B1.2 型为尺骨的蝶形骨块粉碎的楔形骨折;B1.3 型为尺骨的楔形骨折伴桡骨头脱位(Monteggia 骨折)。

B2 型仅累及桡骨:B2.1 型为桡骨的蝶形骨块完整的楔形骨折;B2.2 型为桡骨的蝶形骨块粉碎的楔形骨折;B2.3 型为桡骨的楔形骨折伴下尺桡关节脱位(Galeazzi 骨折)。

B3 型为双骨折:B3.1 型为尺骨楔形骨折,桡骨简单骨折;B3.2 型为尺骨简单骨折,桡骨楔形骨折;B3.3 型为尺桡骨的楔形骨折。

3.C 型(复杂骨折)

C1 型为尺骨复杂骨折:C1.1 型为尺骨为两处骨折,桡骨完整,可以合并桡骨头脱位(Monteggia 骨折);C1.2 型为尺骨为两处骨折,桡骨为简单骨折或楔形骨折;C1.3 型为尺骨不规则骨折,桡骨为简单或楔形骨折。

C2 型为桡骨复杂骨折:C2.1 型为桡骨为两处骨折,尺骨完整,可以合并下尺桡关节脱位(Galeazzi 骨折);C2.2 型为桡骨为两处骨折,尺骨为简单骨折或楔形骨折;C2.3 型为桡骨不规则骨折,尺骨为简单或楔形骨折。

C3 型骨折为尺桡骨均为复杂骨折:C3.1 型尺、桡骨均为两处骨折;C3.2 型尺、桡骨一根为两处骨折,另一根为不规则骨折;C3.3 型尺、桡骨均为不规则骨折。

Monteggia 骨折是指尺骨干骨折合并近尺桡关节脱位,占前臂骨折的 1%~2%,根据 Bado 分型将该骨折分为四型:Ⅰ型,为尺骨骨折,骨折部位向前成角,合并桡骨头前脱位;Ⅱ型,为尺骨骨折,骨折部位向后成角,合并桡骨头后脱位;Ⅲ型,为尺骨干骺端骨折,合并桡骨头向侧方或侧前方移位;Ⅳ型,为尺、桡骨近端 1/3,在同一水平的骨折,合并桡骨头前脱位。在成年患者中Ⅱ型占 59%~79%,Ⅰ型占 15%~30%,其余两型罕见。

Galeazzi 骨折是桡骨干骨折合并远尺桡关节脱位,根据骨折线距离桡骨远端关节面的离分为Ⅰ型和Ⅱ型,出现远尺桡关节不稳定的概率分别为 55%、60%。Ⅰ型,骨折位于桡骨远端 1/3,骨折线距离桡骨远端关节面 7.5cm 以内;Ⅱ型,骨折位于桡骨中 1/3,骨折线距离桡骨远端关节面 7.5cm 以上。

四、治疗原则

1.手术目标

(1)手术指征:成年人前臂骨折被认为是关节内骨折,除无移位(成角<10°,相对移位<50%)的闭合性单纯远端 2/3 尺骨骨折可行非手术治疗外,其他均应行手术治疗。

(2)手术目的:恢复尺、桡骨的长度和弧度;恢复近、远尺桡关节的正常解剖关系;恢复桡骨的旋转轴线;坚强的内固定;早期功能锻炼。

2.髓内钉固定的适应证　对于前臂骨折,髓内钉固定具有切口小、骨膜剥离少和置入物干扰小等优势。此外,与钢板固定相比,髓内钉取出后再骨折风险较低。理论上几乎所有前臂骨干骨折均可用髓内钉治疗(图 5-5)。然而,目前前臂骨折髓内钉固定的实际适应证是有限的。为减少软组织剥离,髓内钉在毁损肢体和烧伤等较差软组织、节段性骨折及跨越前臂骨质全长的病理性骨折等患者治疗中具有优势(图 5-6)。髓内钉的手术禁忌证包括髓腔直径<3mm(可因采用的置入物类型而不同),延伸到干骺端或关节表面的骨折,粉碎性骨折,需要解剖重建长度的孟氏骨折或盖氏骨折。对于这些病例应采用钢板固定。

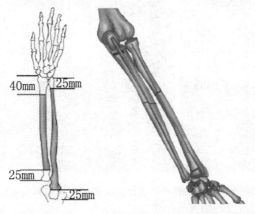

图 5-5　理论上几乎所有前臂骨干骨折都能使用现代髓内钉固定

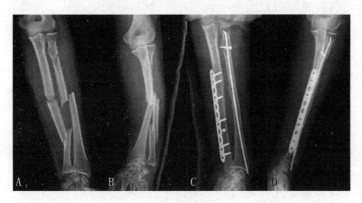

图 5-6　前臂的多节段骨折是髓内固定的良好适应证

五、尺、桡骨骨折髓内钉的发展历史和固定理念

尺、桡骨骨折髓内钉固定系统的发展主要分为两个阶段。第一阶段为非交锁固定系统,以 Sage 钉、Rush 钉、Street 钉、True-Flex 钉为代表;第二阶段为交锁固定系统,以 Acumed 桡骨和尺骨髓内钉、ForeSight 髓内钉、SST 钉为代表。早期髓内钉系统都缺乏旋转和轴向稳定性,并具有较高的骨不连发生率(高达 21%)。交锁髓内钉系统的出现扩大了前臂髓内钉的适用范围,并为尺、桡骨骨折提供了更好的抗旋转、轴向和侧方稳定性。

最早广泛使用的前臂髓内钉系统是由 Sage 于 1959 年研制成功的(图 5-7)。预弯的桡骨髓内钉可以保持桡骨的弧度,三角形的横断面可以提供一定的抗旋转稳定性。桡骨和尺骨 Sage 髓内钉的大小足以充满髓腔,能够做到坚强的固定。直形的 Sage 尺骨髓内钉几乎可用于所有尺骨骨干骨折。预弯的 Sage 桡骨髓内钉适用于桡骨骨干骨折(除桡骨近侧 1/4 或远侧 1/3 骨折以外)。当存在以下情况时,并不适合采用 Sage 髓内钉:①若骨折位于肱二头肌结节区或在其近端,骨折块太短;②若骨折位于桡骨远侧 1/3,远侧骨块的髓腔可能太大;③髓腔最狭窄处的直径<3mm。由于髓内钉比髓腔扩大器略大,过度扩髓会在插入髓内钉时造成骨干劈裂。

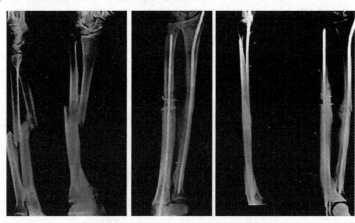

图 5-7　采用 Sage 髓内钉进行粉碎性桡骨和尺骨骨折的固定

之后,为了降低手术难度和并发症,又研发出一种名为 True-Flex 的不需要扩髓、钛制预弯的前臂髓内钉系统。该髓内钉的横断面设计成星形,以提供旋转稳定性。根据 Herbert 螺丝钉双向调节原理,用一个有螺纹的钉帽可预防骨折短缩。髓内钉的远端必须紧抵软骨下骨,以防短缩。

在处理前臂骨折时,交锁髓内钉系统的出现扩大了前臂髓内钉的应用。如果存在骨缺损,压配型髓内钉一般不能维持骨的长度。用压配型髓内钉处理干骺交界部骨折难以控制旋转。新型前臂髓内钉具有交锁功能,能够为骨折断端提供更好的轴向、旋转和侧方稳定性,多种类型的髓内钉系统已经应用于临床。

Cole 设计了一个不锈钢的、直形、带锁的前臂髓内钉系统,它可用一套螺丝钉装置将远端锁住。这种逐渐变细的不锈钢自攻钉(Stainless Steel Taper SST)的直径是 3.5mm,并逐渐变细成一个方形尖端。由于这种髓内钉不是预弯的,因此理论上必须用髓内钉打入端的螺丝钉和非打入端的螺丝钉装置保持桡骨的弧形。施乐辉公司也推出了一款不锈钢前臂髓内钉系统,即 ForeSight 髓内钉,其远端和近端均可置入交锁螺钉,以防骨折部位旋转、短缩和分离。ForeSight 前臂圆形直髓内钉,手术时将髓内钉折弯形成桡骨的弧度和尺骨的 S 形(图 5-8)。在稳定的桡骨干骨折中,无须锁住非打入端,即能保持桡骨的弧度。髓内钉打入后,若骨折有旋转不稳定或有骨折处短缩的可能,就应使用第二个锁钉。在打入端用一个 2.7mm 的皮质骨螺丝钉,并在非打入端用一个 2.7mm 螺丝钉经锁钉装置锁住髓内钉。根据髓腔的直径大小,扩髓或不必扩髓均可。Acumed 也有一种用于桡骨和尺骨骨折固定的髓内钉系统,为钛质并已预塑形,只在插入端具有锁定功能(尺骨在近端,桡骨在远端)。髓内钉另一端有凹槽,尖端为扁刃,可插入干骺端以提供旋转稳定性(图 5-9)。TST 前臂髓内钉采用钛合金制造,桡骨髓内钉只允许远端交锁,近端 10°的弯曲提供了近端稳定性,尺骨髓内钉具有近端和远端交锁功能。

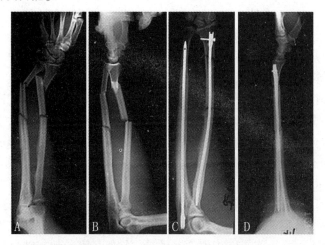

图 5-8　ForeSight 髓内钉整复

A、B.前臂双骨的多段骨折;C、D.用 ForeSight 髓内钉整复后,直髓内钉在插入前进行塑形,以保持骨间隙和尺骨与桡骨的正常曲线

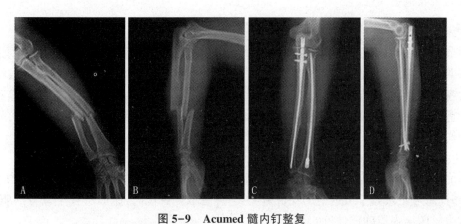

图 5-9　Acumed 髓内钉整复

A、B.前臂双骨折;C、D.采用 Acumed 髓内钉固定的术后影像

　　总体来说,相比钢板技术,髓内钉治疗成年人前臂骨折仍为一种有效的替代选择。这主要是因为髓内钉不保证能够进行解剖固定,长度和旋转的恢复也存在困难,且提供的力学稳定不足(尤其抗扭转稳定性)。生物力学研究显示,与钢板相比,双侧前臂骨折的髓内钉固定具有明显低的扭转刚度(分别为前臂骨折的 2% 和 83%),以及较低的牵引和压缩应力。因此,不像钢板固定,采用非交锁髓内钉固定的前臂骨折术后需要制动段时间。即使采用交锁髓内钉装置,一些医师也常规对患者行肘上石膏或支具固定数周。此外,也有医师提出另一种前臂髓内钉应用方式,即对桡骨采用钢板固定,对于尺骨采用髓内钉固定。这主要是由于以下原因:①尺骨相比桡骨开放性骨折的发生率更高,髓内钉固定在尺骨更具有明显的生物学优势;②相比采用髓内钉固定桡骨,尺骨的髓内钉固定可能会更容易,且并发症更少。在插入桡骨髓内钉时,髓内钉可能会在桡骨背侧弧线远处穿透骨皮质,或造成远端骨块劈裂。

　　已有一些关于前臂单骨折或双骨折交锁髓内钉固定应用的报道。大多数研究所涉及的骨折种类异质性较大。总体来说,髓内钉术后患者预后良好,DASH评分为5~15分(轻到中度受限),愈合时间为3~4个月。国外报道了一项随机对照研究的结果,纳入67例前臂双骨折患者,35例采用Acumed髓内钉,32例采用钢板固定。其中,孟氏骨折、盖氏骨折,以及骨质疏松、粉碎性骨折、节段性骨折被排除在该研究外。所有采用髓内钉固定的闭合骨折采用闭合复位,髓内钉组患者采用长的上肢石膏固定2周,再换成铰链支具并固定4周。结果显示,钢板组愈合时间要明显短于髓内钉组(10周 vs. 14周,$P=0.048$),影响髓内钉组愈合时间延长的因素主要是因为有蝶形骨块和严重移位。内固定物取出、感染性骨不连等并发症比例在两组类似。与髓内钉组相比,钢板固定组明显提高了桡弓的重建。然而,在功能预后方面,两组间(如DASH评分或旋转)未见明显统计学差异。有学者认为只要患者选择正确,对成年人前臂双骨折来说,髓内钉可成为一项被接受并有效的治疗选择。

使用髓内钉治疗尺、桡骨骨折时,预后不良主要与髓内钉的长度或直径的选择错误、手术方法和术后处理不当相关。其中,髓内钉长度的测量错误是不常见的,但常发生髓内钉的直径和髓腔的粗细不相称。如果髓内钉直径太小,则会有侧向和旋转移位。如果髓内钉直径太大,可造成骨折进一步粉碎或另外的骨折。在较小的前臂中,由于髓腔较细,不适用于髓内固定。将髓内钉打入较细的髓腔有一定困难,此时绝不能强力打入。若不小心操作,远端锁钉的插入也很困难。

六、尺、桡骨髓内钉的手术技术

本节以Acumed前臂尺、桡骨髓内钉系统为例,介绍相关的手术技术。总的原则适用于所有前臂髓内钉。Acumed髓内钉系统具有以下两个特点:①解剖型设计,和尺骨或桡骨的曲度紧密匹配,以便于插入;②定向交锁螺钉和尖端桨叶叶尖设计,能够更好地锁定和旋转固定骨折,提供更好的力学稳定性。与传统的钢板切开复位术相比,这种微创技术可以减少手术创伤和瘢痕,并缩短手术时间。

1.尺骨髓内钉的手术技术

(1)术前准备和体位:所用髓内钉长度和直径应通过健侧术前影像进行测量。当患者取仰卧位时,患肢可放置于可透视的支臂板上;当患者取侧卧位时,患肢可置于患者的躯干上。通过术中影像增强器确定骨折的位置。

(2)手术入路和进钉点:医师应根据患者个体的解剖结构选择合适的进钉点。常用的方法为沿尺骨鹰嘴尖做一个1~2cm长的纵形切口,切开皮下组织和肱三头肌筋膜,但不要在鹰嘴的内侧尺神经区分离。入口处应在鹰嘴突的中心线及髓腔的中央(图5-10)。

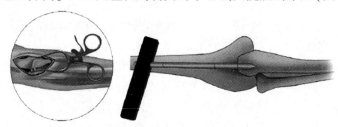

图5-10　尺骨髓内钉的进钉点

确定进钉点后,使用6.1mm开口錾穿透皮质,通用套管组件联合开口錾使用,以保护周围软组织。沿尺骨近端髓腔长轴继续开口,直至将锥子埋藏到轴上的深度槽上标明"尺骨"

处。透视检查明确其是否在髓腔内。

（3）髓腔准备和髓内钉的选择：采用 3.1mm×300mm 的扩髓装置进行髓腔轴准备，必要时可使用 3.7mm T 形手柄扩髓器进行扩髓，以实现理想的皮质接合。应从较小直径开始扩髓，避免过度扩髓导致医源性骨折。杆长可直接从侧面读取绞刀手柄标记为"尺骨"。扩髓完成后，选择合适直径大小的髓内钉。如选择的髓内钉直径过大，可导致杆在插入过程中受阻挡和嵌顿，并使取出困难。置钉前应始终使用扩髓器确保主钉顺利通过髓腔。

（4）主钉的置入：在主钉置入前，应首先组装目标导向装置，滑动髓内钉锁定螺栓穿过髓内钉靶向座，然后连接上髓内钉主钉。将底板上的激光标记与尺骨髓内钉的近端激光标记相对应，以确保髓内钉置入时弧度正确。用锁紧螺栓指拧紧锁紧螺栓。在术中透视监视下，沿尺骨髓腔插入选定的尺骨髓内钉，并通过骨折断端。然后，调整主钉位置便于在交锁螺钉的置入。主钉置入过程时，应确保髓腔通过顺畅。如果遇到阻力，则应拔出髓内钉，并再次扩髓。主钉置入完成后，应透视尺骨的前后位和侧位确认以下情况：①髓内钉在髓腔内，通过骨折断端；②骨折复位良好；③髓内钉的近端是否已埋入在尺骨皮质下。

（5）交锁螺钉的置入：首先，将 3.5mm 靶向套管和 3.5mm 靶向探头插入选定的交锁螺钉孔。轻轻地将探针在皮质表面轻敲以制作一个凹陷。其次，通过套管插入 3.5mm 钻孔导向器/深度计，使用 2.8mm 钻头钻孔，并通过两侧皮质。确保钻孔导向器与骨齐平。透视下确认钻头深度，并从 3.5mm 钻孔导轨上读取的钻孔深度，确定交锁螺钉长度。去除钻孔导向器和套管后，拧入适当长度的 3.5mm 皮质螺钉，并在透视下验证螺钉位置。

交锁螺钉的选择和置入时应注意以下事项：①螺钉不应超过对侧皮质 3mm；②如果从后向前置入交锁螺钉，应在透视下确保螺钉不会进入肱尺关节间隙；③如果选择从后向前的交锁螺钉，最好选择最远端螺钉孔，应避免进入关节面。

2.桡骨髓内钉的手术技术　应在尺骨骨折复位固定的基础上，处理桡骨骨折。

（1）术前准备和体位：同尺骨髓内钉部分。

（2）手术入路和进钉点：无论使用哪一种髓内钉系统，尺骨髓内钉都应通过尺骨鹰嘴尖端插入。而桡骨髓内钉从前臂远端插入，其进钉点应根据制造商置入物设计类型的不同而变化。Sage 桡骨髓内钉在桡侧伸腕长肌肌腱和伸拇短肌肌腱之间的桡骨茎突插入；True-Flex 和 Acumed 桡骨髓内钉的进钉点是在 Lister 结节的尺侧伸拇长肌肌腱下；ForeSight 桡骨髓内钉则在 Lister 结节的桡侧伸腕肌肌腱下插入。

所有桡骨髓内钉均应正确插入，防止发生肌腱磨损和可能的断裂。对于 Acumed 桡骨髓内钉，做一约 2cm 长桡背侧切口，钝性解剖皮下组织，避免损伤桡神经浅支。确定并纵向切开伸肌支持带，但不要切开其近侧 1/3。在伸拇长肌肌腱和指伸肌肌腱之间显露 Lister 结节，进钉点应在桡骨远端，Lister 结节的尺侧，距关节面 5mm 处。采用尖锥或扩髓钻制作入钉孔，开口应轻柔，警惕不要穿过对侧皮质。

（3）髓腔准备和髓内钉的选择：同尺骨髓内钉部分（图 5-11）。

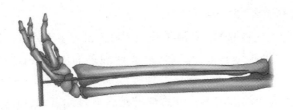

图 5-11　桡骨髓内钉的髓腔准备

（4）主钉的置入：同尺骨髓内钉部分（图 5-12）。

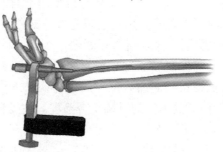

图 5-12　置入桡骨髓内钉的主钉

（5）交锁螺钉的置入：同尺骨髓内钉部分（图 5-13）。

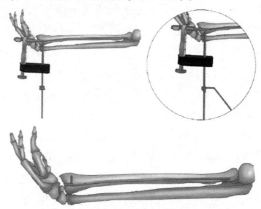

图 5-13　桡骨髓内钉交锁螺钉的固定

　　某些桡骨髓内钉系统，如 ForeSight 髓内钉，桡骨近端也可以存在交锁螺钉孔。交锁螺钉置入时可能会损伤骨间背神经，所以在保持前臂处于旋转中立位时，交锁螺钉在径向应不超过桡骨小头 3cm 以远。

七、术后处理

　　如果骨折获得了牢固可靠的固定，可用支具固定 2 周。此后，使用可拆卸的支具固定，直到桥形骨痂形成，在功能锻炼时可随时移去此支具。如果固定不牢固，则须用长臂管型石膏固定，前臂置于中立旋转位，肘关节屈曲 90%。直到有满意的桥形骨痂形成后，才能去除管型石膏。在骨折完全愈合前，患者应在相应保护下进行功能活动。如需去除髓内钉，应在骨折完全愈合后才能去除。

八、术后并发症及其防治策略

如果髓内钉的手术适应证把握准确,手术技术熟练,前臂骨折髓内钉术后并发症较少。其常见的并发症包括术后尺桡关节不稳,骨折不愈合或畸形愈合,尺、桡骨交叉愈合,因桡骨近段交锁钉引起的骨间背神经麻痹,髓内钉移位,医源性骨折等。

1.尺桡关节不稳　对于前臂骨折,应在术前对远、近尺桡关节进行详细评估,避免漏诊。在接诊患者后,应行包含腕关节和肘关节在内的前臂 X 线检查,注意观察近、远尺桡关节的解剖结构。仔细询问病史和体格检查,判断有无合并腕、肘关节疼痛和功能障碍。认真检查上、下尺桡关节有无畸形、压痛等临床损伤体征。术中,在完成骨折复位和固定后,应再次检查上、下尺桡关节的稳定性。如果发现尺桡关节存在不稳,则采取相应的手术方法修复或辅助固定,以稳定尺桡关节,直到关节周围韧带软组织愈合。

2.骨折不愈合或畸形愈合　骨折对位对线不良、感染和固定稳定性不足都是骨折不愈合或畸形愈合发生的危险因素。骨不连的发生率报道存在较大差异,为 3.7%～16%。骨不连一旦发生应行手术治疗,在控制感染或除外感染的基础上,应选择更为坚强的固定方式。这是因为前臂骨折不仅要承受轴向负荷,还要承受旋转负荷,因此选用具有足够强度的内固定物才能对抗轴向、旋转双重负荷。与髓内钉相比,钢板固定的抗旋转性能更强,因此多采用钢板固定进行翻修手术,包括去除原有髓内钉,彻底清理断端间的硬化骨和瘢痕组织,邻近断端去皮质化和松质骨植骨,髓腔再通,恢复桡骨弓的解剖对位。术后适当时间的长臂石膏或支具固定也是必要的。如果感染较重,可行 Ilizarov 或 Masquelet 技术进行治疗。

3.尺、桡骨交叉愈合　尺、桡骨间愈合会影响前臂的旋转功能。其发生的原因包括:①通过单一切口完成双骨折固定,因过度显露造成更大的软组织损伤,尤其是骨间膜损伤,导致尺、桡骨交叉愈合;②高能量造成严重的软组织损伤,累及骨间膜,导致尺、桡骨交叉愈合;③错误地将植骨材料置于尺、桡骨之间,致使尺、桡骨交叉愈合;④固定螺钉穿出至骨间膜部位,刺激骨痂生成,导致交叉愈合;⑤中枢神经损伤,骨折过度愈合;⑥合并桡骨头损伤或孟氏骨折损伤,往往合并骨间膜损伤,也可导致交叉愈合。因此,常用的预防措施包括:①前臂双骨骨折时,应分别采取桡骨、尺骨入路进行修复,避免干扰前臂骨间膜区域的软组织;②手术时精确测量螺钉长度,避免螺钉进入骨间膜区域;③手术时若行植骨,应避免将植骨材料置于骨间膜区域。

第三节　腓骨骨折

腓骨骨折是指腓骨所发生的骨折。腓骨单独发生骨折的概率较小,常合并胫骨骨折或踝关节骨折脱位等情况。一般腓骨中上段的骨折可行非手术治疗;腓骨下段骨折涉及踝关节的稳定性,此类腓骨骨折多需要行手术治疗;腓骨骨折的联合损伤也须合并处理。

切开复位内固定仍然是腓骨骨折手术治疗的金标准。根据 AO 原则,通过加压螺钉和中和钢板来获得解剖固定。与此相比,腓骨骨折的髓内钉固定潜在优势包括手术切口小和软组织剥离少等。腓骨髓内钉固定治疗在老年人、糖尿病、肿胀或发生张力性水疱等软组织较差的患者中优势尤其明显,可减少伤口并发症和感染等风险。同时,与钢板相比,髓内钉也可以降低内置物对皮肤软组织激惹的风险。

一、应用解剖和生物力学特点

腓骨体呈三棱柱形,有三缘及三面。前缘及内侧嵴分别为腓骨前、后肌间隔的附着部。骨间膜起于腓骨头的内侧,向下移行于外踝的前缘。骨间膜向上、下分列与前缘及内侧嵴相合。腓骨体后面发生扭转,上部向后,下部向内。外侧面也出现扭转,上部向外,下部向后。

腓骨体有 9 块肌肉附着,除股二头肌向上外,其余各肌方向均向下。腓骨上、中 1/3 交点及中、下 1/3 交点均是肌肉附着区的临界点,是相对活动与相对不动的临界点,承受的张应力较大;在肌肉强力收缩下,可使腓骨发生骨折。腓骨远端接近体表,甚少有肌肉附着。成年人的腓骨干上、中段骨折对小腿负重无明显影响,也不致畸;下端骨折必须固定,以保持踝关节稳定性,防止足外翻畸形。

腓骨远端组成外踝,与胫骨远端一起构成踝关节。外踝呈锥形,比内踝低而显著,且靠背侧,故在正位观察外踝低于内踝约 1cm,在侧位观察外踝较内踝偏后约 1cm。内侧关节面为三角形或梨形,与距骨顶部外侧三角形关节面相关节,为了适应距骨前宽后窄的形状,其关节面有 10°~15° 向外开放的角度。在承重方面,腓骨重要性不及胫骨,站立时约有 1/6 的体重通过外踝,再通过骨间膜传递到胫骨。腓骨下端附着韧带包括外侧副韧带群(有距前、后韧带和跟腓韧带)和下胫腓韧带复合体。

踝关节骨折的治疗强调解剖复位,任何残留的移位都可能造成踝关节接触面积减少,导致应力集中,造成关节退行性改变(如创伤性骨关节炎)。如果外踝在轴向上发生 2°~4° 的倾斜,会导致距骨发生 2mm 的移位。外踝发生 2~3mm 的移位,会使距骨在垂直轴上发生 10° 的倾斜。距骨外移 1mm,关节面覆盖减少 42%;外移 3mm,关节面覆盖减少超过 60%。因此,无论腓骨骨折采用钢板固定或髓内钉固定都应遵循解剖复位的原则。

二、损伤机制和临床评估

1.损伤机制　致伤机制主要分为两种。

(1)直接暴力:以撞击、重物打击、踢伤、车轮碾压伤等最为多见,暴力大多来自小腿的前外侧,骨折线呈横断形、短斜形或粉碎形。

(2)间接暴力:通常是高处坠落、强力旋转扭伤或滑倒等原因导致,骨折线多呈长斜形或螺旋形。

2.骨折评估

(1)临床评估:腓骨骨折的诊断以损伤的机制,疼痛、肿胀和瘀斑的位置,以及所伴有的畸形和骨摩擦音为基础。应了解患者的受伤机制,以区分高能量损伤与低能量损伤。肿胀严重或开放性损伤时必须评估软组织情况,有利于手术计划的制订。如果患者主诉踝部损伤但问题不明显,应在诊断明确前对该部位每个结构进行系统的评估,系统的视诊、触诊及活动度和稳定性的检查尤为重要,包括伤口、血管、神经、肌腱、距跟骨和跗跖骨等,应注意明确或排除侧副韧带的损伤和下胫腓联合韧带的损伤。

(2)影像学评估

1)临床上对胫腓骨骨折的影像学检查仍以 X 线检查为主。常规摄片包括踝部的前后位、侧位和踝穴内旋位。如发现在胫骨下 1/3 有长斜形或螺旋形骨折或胫骨骨折有明显移位时,一定要注意腓骨上端有无骨折,此时应加摄全长的胫腓骨 X 线片,否则容易漏诊。踝关节各方向应力位 X 线片对踝关节韧带损伤和不稳定的评价有意义,但不常规应用于急性损伤的判断。

2)CT 检查,尤其是进行薄层扫描并保持患者体位时,可以提供更多信息。其在关节部位的横断面扫描可以区分腓骨对胫骨的关系,以及距骨与踝穴的关系和软组织结构的状态,并可以进行精确的数据测量。明确关节面损伤的程度和部位有利于手术方案的确定。

三、分型

需要手术固定的腓骨骨折主要为涉及下胫腓联合稳定性的远段腓骨骨折,故以下主要论述踝关节骨折的分型。踝关节骨折可单纯按解剖部位分类,如单踝骨折、双踝骨折和三踝骨折等。此外,常用分类方法还包括 Lauge-Hansen 分型、Danis-Weber 分型和 AO 分型等。

1.Lauge-Hansen 分型 是根据踝关节损伤时足部的位置及受伤时遭受的致畸暴力作用方向而提出的,在分型中结合了损伤机制,强调了韧带结构在踝关节稳定性中的重要性。根据该分型,大多数骨折属于旋后外旋型、旋后内收型、旋前外展型和旋前外翻型损伤。分类命名的第一个词表示损伤时足的位置,第二个词表示造成畸形的暴力方向。

2.Danis-Weber 分型 是根据腓骨骨折部位及其形态进行的分型。A 型骨折是由内旋和内收应力所致的平胫骨下关节面或其下侧外踝横形骨折,伴有或不伴有内踝斜形骨折。B 型骨折是由外旋应力所致的外踝斜形骨折,骨折线始于前内侧面并向近侧延伸至后外侧;可伴有下胫腓前韧带断裂或撕脱、内踝骨折或三角韧带断裂。C 型骨折:①外展型损伤,即下胫腓韧带断裂及其近端的腓骨斜形骨折(C1 型);②外展外旋型损伤,即腓骨更靠近端的骨折和更广泛的骨间膜撕裂(C2 型)。C 型损伤可有内踝骨折或三角韧带断裂。3 种类型骨折均可伴有后踝骨折。

3.AO 分型 是根据踝关节内侧损伤情况,以腓骨骨折线位置与远端胫腓联合之间的位置关系,将 Danis-Weber 的 3 个类型进行进一步分类,是临床常用的分型系统。该分型系统地强调了外踝在踝关节稳定性中的重要性,对于手术中远端胫腓联合的修复有指导意义。其中 A 型为经下胫腓联合远端的腓骨骨折,B 型为经下胫腓联合的腓骨骨折,C 型为经下胫腓联合近端的腓骨骨折,各型骨折又分为三个亚型。

4.其他除此之外,在累及腓骨的踝关节骨折上,还有几种特殊的骨折类型,并以其发现的医师姓名来命名。

(1)高位 Dupuytren 骨折:是指外展暴力作用下,腓骨位于下胫腓联合以上骨折,伴下胫腓联合韧带断裂、骨间膜撕裂和内踝骨折或三角韧带断裂,此时距骨在踝穴内向外脱位。

(2)Maisonneuve 骨折:是指当外旋力导致踝关节损伤时,如胫腓下联合前韧带断裂,伤力可引起腓骨近端骨折,骨折线常呈螺旋形,并可伴踝关节内侧损伤。这类骨折和 Dupuytren 骨折都是不稳定的骨折,需要用下胫腓位置螺钉固定下胫腓关节 6~8 周。

(3)Cotton 骨折:是以胫骨后唇骨折为特征,同时伴内外踝骨折,距骨向后脱位。

(4)Bosworth 骨折:是指踝关节骨折后脱位,腓骨近端骨折片向胫骨后面移位交锁于胫骨后面。此类骨折是由于踝关节遭外旋力作用时,腓骨脱至胫骨后面而后再骨折,近端腓骨片受阻于胫骨后嵴处。同时,骨间膜及韧带紧张,腓骨肌腱被拉紧,腓骨近端骨折片被牢牢地嵌于胫骨后面。这类骨折通常闭合复位失败,需要切开复位内固。

四、治疗原则

1.手术原则 腓骨骨折是踝关节骨折治疗重要组成部分,其治疗原则包括:①恢复腓骨长度和踝穴外侧壁的完整性,对踝关节面进行解剖复位;②对远端骨折提供良好的抗旋转作用;③对下胫腓联合韧带损伤提供良好的固定。通过以上目标可有效恢复踝关节负重、旋转、内外翻等功能,以及正常的行走步态。

手术时机的判断和把握对治疗与预后具有重要意义:①开放性骨折需要急诊手术;②闭合骨折可在伤后发生明显肿胀之前行急诊手术;或者在肿胀的高峰期过后,通常需要 7～10 天;③如果需要延期手术,应对骨折脱位进行初步的闭合复位,石膏或支具固定,并注意抬高患肢以利于消肿;④注意合并后踝骨折的患者,具有后脱位倾向,应注意复位后维持距骨的位置,否则在脱位的位置上临时固定不利于软组织的恢复;⑤在行石膏固定时,应略微跖屈,减少腓肠肌、比目鱼肌的张力,同时适当地塑形石膏托的形态,以便给予更好的承托。

2.髓内钉固定的适应证　腓骨骨折手术治疗的适应证包括因软组织嵌入无法手法复位者;可能造成距骨移位或踝穴增宽的不稳定型骨折;远端胫腓关节联合分离者;开放性骨折等。而髓内钉固定更适合 Weber B 型和低位的 Weber C 型外踝骨折。Weber A 型因为骨折块较小而无法行交锁螺钉固定;部分 Weber C 型因骨折线过高,固定效果也欠佳。更有一些患者因为腓骨髓腔过细或过粗,髓内钉规格不合适而无法进行有效固定。对于单纯无移位或移位不超过 2mm 的相对稳定的外踝骨折,以及无须反复整复即可达到并维持解剖复位的有移位的骨折患者,手术治疗仍存在争议。

五、腓骨髓内钉的发展历史和固定理念

1.非锁定髓内钉　腓骨骨折髓内固定更符合生物学接骨(BO)原则,以恢复腓骨长度为主要目标。腓骨髓内钉在过去采用克氏针或髓内螺钉等,后期传统的非锁定髓内钉如弹性髓内钉、RUSH 钉、Knowels 钉、Inyo 钉及 Epifisa 钉已经用于固定腓骨骨折。尽管对非锁定髓内钉的研究已经显示有较高的愈合率,但还是有并发症的发生,如具有症状的内置物需要取出、髓内钉移位和畸形愈合等。这样的非锁定装置因为缺乏对旋转的控制,可能会导致内固定失效、腓骨短缩和畸形愈合的风险,在粉碎性或较长的不稳定骨折中更为如此。

2.交锁髓内钉　交锁髓内钉的优势包括更好的旋转控制、提供固定的稳定性和降低髓内钉移位的风险。一些研究已报道了腓骨交锁髓内钉应用的结果,所采用的髓内钉包括老款的髓内钉如 ANK 钉、XS 钉、SST 交锁钉等,以及新款的髓内钉如 Acumed 腓骨髓内钉。这些研究大多数是回顾性的,目前只有极少数前瞻性随机对照研究被报道。Acumed 等腓骨交锁髓内钉是良好稳定的固定装置,具有以下特点:①主钉远端具有交锁螺钉孔,对远端骨折有良好的抗旋转作用,并能良好地恢复腓骨高度;②设计了下胫腓骨联合螺钉固定孔,可以通过髓内钉对下胫腓联合韧带损伤的患者提供良好的固定;③解剖学设计,自带外倾角,恢复踝穴外侧壁的协调性。该型腓骨髓内钉系统可以通过小切口实现闭合复位,能够减少切口感染的风险,尤其适用于软组织条件较差、糖尿病、长期吸烟的患者。

现代腓骨交锁髓内钉已被证实为稳定可靠,并减少了固定失败、复位丢失和腓骨短缩等风险,提供了更高的骨折愈合率。有学者对采用各种交锁腓骨髓内钉治疗的 627 例腓骨骨折患者进行了系统综述,骨折总体愈合率为 98%。在另一项荟萃分析中,对 375 例患者进行了分析,结果显示腓骨髓内钉在软组织并发症和感染等方面具有更好效果,在老年患者等具有较高此并发症风险的患者中具有优势。然而,并发症风险并非可以忽略不计,如髓内钉在腓骨骨折中的应用存在一条学习曲线,且费用要明显高于钢板固定。有学者讨论了 Acumed

髓内钉临床应用的学习曲线,并注意到手术技术的逐渐改善能提高患者的治疗效果。临床结果显示:在没有近端或远端交锁固定的情况下手术失败的风险会明显增加,如腓骨短缩或距骨外移等。只锁定远端、不锁定近端或无阻挡螺钉也可导致类似的失效。在一些患者中,近端阻挡螺钉被用来维持腓骨长度,但仍存在距骨移位和短缩倾向。此外,在不干扰腓骨肌腱的情况下,对于远端骨折块,最稳定的结构应该是由前向后的远端交锁螺钉固定。当然,在该情况下,还需要置入一枚横向下胫腓螺钉来锁定髓内钉,以预防近端移位、侧偏和旋转。

六、腓骨髓内钉的手术技术

本部分手术操作技术以 Acumed 腓骨交锁髓内钉操作为例。Acumed 腓骨髓内钉是一种坚固的钛钉,它有两个直径(分别为 3mm 和 3.6mm)和三种长度(分别为 110mm、145mm、180mm),主钉远端有两个锁定螺钉孔及两个下胫腓联合螺钉孔。

1.术前准备和体位　患者取仰卧位,麻醉成功后,常规消毒铺单。可不使用止血带。

2.手术入路和进钉点　在外踝远端踝尖处做一 1.5cm 纵向切口,采用复位钳经皮复位或通过远端骨折块中的导针来复位。如果复位困难,必要时可采用辅助性小切口显露骨折端进行直视下复位。在正侧位 X 线引导下,在踝尖处插入 1.6mm 导针,建立进钉点。

3.髓腔准备　对于腓骨远端 4cm 的干骺端,应采用通过导针的 6.1mm 空心钻开口和钻入,带凹槽全长钻入骨质。闭合复位后,采用 3.1mm 或 3.7mm 扩髓器相继对骨干髓腔进行扩髓,再次确定骨折端位置,组装髓内钉导向装置。

4.髓内钉的置入　此时,插入髓内钉的主钉。在置入前后向螺钉前,瞄准导向器应向后旋转约 25°,以达到两个目的:①骨折复位时需要具有一定程度的内旋;②可获得从腓骨置入胫骨中心的侧向螺钉解剖位置,需要具有一个较小程度的由后向前方向。

5.前后向螺钉的置入　在远端骨折块前后向锁定孔中的一个插入 3.5mm 导向套筒和钻头导向器,皮肤切小口以允许套筒和钻头导向器抵达骨面。钻至对侧骨皮质时测深,置入皮质骨螺钉,抵达但不穿透后方皮质,以避免干扰腓骨肌腱。根据具体情况,可置入 1~2 枚螺钉。

6.骨折复位　当远端骨折块已被牢固置于髓内钉上后,不要将主钉从导向器上拆除。利用髓内钉+导向器集合体轻柔移动,以恢复踝穴的解剖位置。踝关节旋后外旋型骨折一般需要轻微的牵引和内旋。推荐采用 X 线监视以仔细确认复位程度。

7.侧方螺钉的置入　徒手维持复位,并将导向套筒和转头导向器由外向内插入导向手柄中的一个孔中。之后,在相应的位置做小切口,以允许套筒和钻头导向器抵达骨面。保证套筒和导向器维持在轻度后向前的方向。钻透至少三层皮质,置入合适长度的皮质骨螺钉。此时,腓骨髓内钉已被锁定,可控制纵向或旋转移位,踝穴的侧向支撑已获得稳定。透视下采取 Hook 试验或踝关节外旋试验确定有无距骨向外移位或下胫腓联合分离。如果存在下胫腓联合不稳,可通过下胫腓联合螺钉固定。但此种做法存在争议,有学者认为无论下胫腓联合稳定性如何,腓骨髓内钉都建议置入横向下胫腓螺钉。去除导向器后,冲洗并关闭手术切口。

七、术后处理

腓骨骨折髓内钉固定术后的康复计划通常不是独立制订的,其作为踝关节骨折的部分,应根据踝关节骨折固定术后的整体稳定性进行康复治疗,依据主刀医师的判断和倾向进行限制性负重康复锻炼。

八、术后并发症及其防治策略

相比钢板技术,髓内钉治疗腓骨骨折具有更低的并发症发生率,无论是切口感染还是内置物激惹的发生风险,都明显降低。当然,从短期随访的患肢功能来看,钢板也未能表现出优于髓内钉,而髓内钉术后患者对切口瘢痕情况的满意度更高。本节将从以下几方面介绍腓骨骨折术后常见的并发症。

1.踝关节骨折畸形愈合 踝关节骨折术后畸形愈合多来自于术中的复位不良。

(1)腓骨复位不良:由于骨折粉碎或重叠畸形造成腓骨的短缩,或由于复位不良等可造成腓骨延长。应注意根据患者个体情况决定手术顺序,对于粉碎的腓骨骨折,可以放弃腓骨优先的原则;牢记术中透视判断腓骨长度的方法,即通过 Shenton 线、钱币征等来判断腓骨长度。

(2)腓骨角度的改变,包括腓骨远端骨块沿腓骨长轴的旋转和腓骨远端骨块在冠状面、矢状面内的旋转畸形;应注意术中透视与健侧对比,必要时可向远端延长切口,显露关节间隙,注意腓骨的内侧关节面适应距骨前宽后窄的形态,存在 $10° \sim 15°$ 的外旋角度。

2.下胫腓联合复位不良 下胫腓联合复位时应恢复腓骨在胫骨远端腓侧切迹内的解剖位置,注意复位时的施力方向,一般为向内、向前推挤腓骨。在置入下胫腓螺钉前,应用点式复位钳自后外侧向前内侧,垂直于下胫腓关节钳夹维持复位。此外,应注意下胫腓螺钉的置入位置,下胫腓螺钉应由腓骨中心轴线通过,螺钉偏前或偏后均有可能造成下胫腓关节的二次移位。下胫腓螺钉应平行于胫距关节面置入,否则置入螺钉的过程中有可能造成腓骨的移位。

3.创伤性关节炎 创伤性关节炎的发生与骨折的严重程度、骨折治疗后距骨复位不良或踝关节不稳定,以及骨折时软骨的损伤有关。创伤性关节炎的评估应结合 X 线片表现和临床症状。部分患者 X 线片表现严重,但不伴明显疼痛,可适当推迟踝融合或置换等翻修手术时机。

4.感染和软组织坏死、内固定刺激等切口并发症 在老年人、糖尿病等具有较差软组织愈合能力的患者中,感染和切口愈合不良的风险尤其明显。吸烟也是切口并发症发生的危险因素。由于内、外踝皮肤菲薄,严重的创伤如三踝骨折、双踝骨均可导致严重的软组织损伤,此时应推迟手术,否则术中难以无张力地关闭切口,术后出现软组织并发症的风险也会相应增加。另外,内固定物激惹也可导致患者术后要求取出髓内钉或交锁螺钉。因此,应尽量避免将内固定物安置在切口正下方,并应尽量使用微创的方法,以及使用较小的内固定物如髓内钉。

5.内固定物松动、断裂、失效 钢板和髓内钉等内固定物松动、失效等也是手术失败的常见原因,与固定强度不足或过强、骨质疏松、糖尿病、骨膜过度剥离导致血运破坏等有关,可进一步导致骨折延迟愈合或不愈合。髓内钉属于中心固定,能够提供轴向负荷,交锁螺钉对远端骨折具有良好的抗旋转作用。目前推荐技术是使用下胫腓联合螺钉和一个远端的锁钉,加强抗旋转及短缩移位。对于不伴下胫腓联合损伤的患者,可不常规行该螺钉固定,通过提高骨折的抗旋转及缩短移位来增加骨折稳定性,避免螺钉断裂及因过度固定影响踝关节活动度。对于合并胫腓联合损伤的患者,虽有学者认为下胫腓联合螺钉可不拔除,即使断裂如无明显症状也可不拔除,但为避免螺钉断裂及松动、改善踝关节功能,在下胫腓联合损伤恢复时应及时取出。

第六章　骨质疏松性骨折

骨质疏松性骨折是指在患有骨质疏松症的基础上出现的骨折,也可以理解为骨骼的一种"病理性"骨折。骨质疏松症是一种全身性、代谢性骨骼系统疾病,其病理特征为骨量降低,骨微细结构破坏,骨脆性增加,骨强度下降,易发生骨折。骨质疏松性骨折不同于常见的外伤暴力性骨折,它在无外界暴力或者轻微暴力作用下即可发生骨折,是骨质疏松症的最严重后果,常是骨质疏松患者的首发症状和就诊原因,被认为是人生中的"最后一次骨折"。

骨质疏松性骨折有多种分类方法。根据骨质疏松症的病因可以分为原发性骨质疏松性骨折和继发性骨质疏松性骨折;根据骨折发生时间可以分为急性骨质疏松性骨折和陈旧性骨质疏松性骨折;根据发生部位可分为四肢骨折和躯干骨折。目前,临床骨质疏松性骨折主要是根据骨折部位骨块的名称命名,再根据骨折的不同形状进行分型。

第一节　骨质疏松性骨折的病理特点和流行病学

随着人们生活水平和医疗水平的不断提高,人均寿命在不断延长,老年人口逐渐增多,许多国家都进入了老龄化社会。老年公共卫生问题成为人们不得不关注的问题并被提上议事日程。老年骨质疏松性骨折成为威胁老年人身心健康和影响生活质量的仅次于心血管疾病的严重疾病。防治骨质疏松是急需解决的重大问题,而骨质疏松的病理特点和流行病学正是研究老年骨折的发病因素、演变规律、疾病分布及探讨预防措施等方面的科学。

一、病理特点

骨质疏松是骨组织内骨量的减少,具体包括骨内有机质和无机质的减少。骨质疏松性骨折是指在日常活动中受到轻微创伤即发生的骨折,是骨质疏松症的严重后果。骨质疏松早期表现为松质骨骨小梁变细、断裂、消失,骨小梁数量减少,剩余骨小梁负荷加大。发生显微骨折,进而骨结构遭到破坏。进一步发展会使骨皮质内表面的1/3慢慢转换成类似于松质骨结构,骨强度明显下降,包括弹性和硬度均降低,以上是骨质疏松性骨折的发病基础。实验研究发现,在启动及初始阶段,骨质疏松性骨折与非骨质疏松性骨折愈合机制相似。但8周后,骨质疏松性骨折的骨质中破骨细胞仍非常活跃,胶原纤维形成不足,矿化相对较少,新骨形成和骨痂成熟均比较慢。骨愈合的形态学特点是胶原排列紊乱,板层骨形成迟缓,骨小梁纤细,特别是软骨性骨痂发育为成熟骨痂较为缓慢。两者在临床上骨愈合的时间差别也较大。

骨质疏松性骨折后,由于患者在围骨折期需要制动,增加了失用性骨质疏松的危险,其严重程度取决于制动的时间和方式,骨折急性期患者制动后每周的骨丢失量约占骨总量的1%,相当于正常人1年的"生理性骨丢失量",2周内每24小时的尿钙排出量增加40%。而骨折后患者因疼痛导致制动时间延长,将进一步加重骨丢失。避免由于长时间制动而造成持续性骨丢失也是其重要的病理特点。

二、流行病学

1.发病率　随着人口老龄化的加剧,各国已有越来越多的老龄人口,骨质疏松性骨折的发病率也呈逐渐上升的趋势。据估计,全世界每3秒就发生一起骨质疏松性骨折,50岁以后约1/3的女性和1/5的男性将会罹患一次骨折。老年人群由于骨质量更差、钙和维生素D缺乏更为严重和易于跌倒等因素,将会导致更高的骨折风险。

2.常见发病部位　骨质疏松性骨折的常见部位是椎体、髋部、桡骨远端、肱骨近端等,其中最常见的是椎体压缩性骨折。

由于缺乏全球统一的脊椎骨折的定义,使对脊椎骨折的流行病学研究受到阻碍,而且有很大部分脊椎变形在临床没有任何表现。但是随着形态测量学描述及半定量视觉技术的出现,已经有了一些关于椎体骨折流行病学的研究报道。只有1/3的影像学上的椎体变形患者会去医院就诊,其中不到10%需要住院治疗。在美国明尼苏达州的罗彻斯特,>50岁的女性中椎体变形发生率为25.3%,在这些患者中,新的椎体变形的发生率为每年17.8/1000。与此相反,一项欧洲的椎体骨质疏松研究表明,1/8大于50岁的女性和男性有明显的椎体变形。男性和女性的椎体变形发生率均随着年龄的增加而平稳上升,而女性的上升程度更加急剧。在欧洲,不同国家椎体变形的发生率有着3倍的差异,而同一国家内不同中心之间变形的发生率也有着2倍的差异,这可能反映了椎体变形的发生有着遗传和环境两方面的影响因素。高活动量男性发生椎体变形的风险明显提升,说明创伤的病因学的重要性;高活动量女性发生椎体变形的风险反而降低。我国基于影像学的流行病学调查显示,50岁以上女性椎体骨折患病率约为15%,50岁以后椎体骨折患病率随增龄而渐增,80岁以上女性椎体骨折患病率可高达36.6%。

髋部骨折是骨质疏松最严重的后果,因为它需要住院治疗并且有着很高的病死率和致残率。对大多数人来说,髋部骨折的发生率随着年龄呈指数函数增高。大多数髋部骨折发生于站立时摔倒。在2000年,全球范围内约有160万髋部骨折患者,随着社会的老龄化进程,预计这一数字在2050年将上升到630万,超过半数的髋部骨折发生在亚洲,约320万。在西方人群中,>50岁女性更容易发生髋部骨折,男女比例约为1∶2。总的来说,约98%的髋部骨折发生于>35岁的人群,其中80%发生于女性患者。髋部骨折的发生呈季节性,好发于气候温和国家的冬季,常常发生在室内,说明发生率上升并不是冬天路滑所致,而可能与冬天神经肌肉反应迟缓及能见度低有关。据2013年国际骨质疏松基金会(International Osteoporosis Foundation,IOF)亚洲调查资料估计,中国、印度和日本每年分别发生68.7万、44万和11.79万例髋部骨折。骨质疏松性骨折危害大,致残率及病死率高,再发骨折风险高。近年来我国髋部骨折的发生率呈显著上升趋势。研究表明,2000—2012年,50岁以上髋部骨折发生率男性为83/10万,女性为80/10万;2012—2016年,此发生率增长为男性129/10万和女性229/10万,分别增加了0.55倍和1.86倍。预计在未来几十年中国人髋部骨折发生率仍将处于增长期。据估计,到2035年约为483万例次,到2050年约达599万例次。骨质疏松性骨折的危害巨大,发生髋部骨折后1年之内,20%患者会死于各种并发症,约50%患者致残,生活质量明显下降。

桡骨远端骨折几乎均是摔倒时前臂着地所致。这类骨折的发生率在妇女同绝经期急剧上升,而后则趋于平稳。在男性人群中,前臂远端骨折的发生率并没有随着年龄的增长而升高。在白人女性,40~65 岁骨折的发生率呈直线上升,而后稳定;男性发生率在 20~80 岁保持不变。与其他骨折相比,前臂骨折有着极强的性别比例,男女比约为 1:4。来自英国多西特的数据表明:>35 岁,发生前臂骨折的患者再次发生髋部骨折的风险均较正常人群升高,女性为正常人群的 1.4 倍,男性为正常人群的 2.7 倍;>70 岁,发生前臂骨折的患者再发骨折的风险没有明显上升。

由上可以看出,骨质疏松性骨折发生率较高,对人类危害较大,因此治疗骨质疏松症及骨折投入大量的人力和财力至关重要。骨质疏松症在中国正在逐渐被患者、医务人员和政府所关注,但是大量的骨质疏松性骨折患者仍未能得到及时的诊断及抗骨质疏松治疗。随着人们对医学知识了解的加深及政府对医疗的大力支持,据估计,我国 2035 年和 2050 年用于主要骨质疏松性骨折的医疗费用将分别高达 1320 亿元和 1630 亿元。因此,骨质疏松性骨折必须引起全社会的重视,做好防治工作。

第二节　骨质疏松性骨折的危险因素及风险评估

与其他疾病一样,骨质疏松性骨折也有其发生的危险因素。从某种意义上讲,骨质疏松性骨折的预防更重于治疗。因此,有必要对其发生的危险因素及风险进行评估,更好地来预防骨质疏松性骨折的发生。

一、危险因素

临床风险因素主要包括年龄的增长、既往骨折史与髋部骨折家族史、长期激素治疗、视力减退、体重降低、神经肌肉障碍及吸烟史等。这些风险因素很容易通过常规的病史提供及体格检查获得,在无法获得骨密度的情况下。结合评估这些风险因素,能对患者髋部骨折风险进行初步预测。

1.年龄的增长　骨密度值(T-score,T 值)相同的患者,骨折风险随年龄增加而增加。T 值都为 -2.5SD 的女性患者,80 岁患者的骨折风险为 50 岁患者的 5 倍。

2.既往骨折史和直系亲属骨折史　骨折,尤其是非外伤性的脆性骨折,是另一项重要的骨折风险因素。一次骨折发生预示今后该患者发生骨折危险性加倍。一项关于 9700 名年龄≥65 岁的老年女性的纵向研究中,平均随访时间 15 年,2680 名既往有椎体骨折患者再发椎体骨折风险为 25%~50%。

3.低体重指数　低体重(≤58kg)与骨质疏松及骨折发生风险增加相关。女性 50 岁后身高缩短会使得髋部骨折风险增加,而增加体重能抵消所增加的风险。

4.吸烟史　荟萃分析显示,吸烟可以减少骨密度并增加骨折风险,并且,吸烟史越长,发生骨折的风险越高。

5.过量饮酒　饮酒量与骨折发生风险增加直接相关。一项荟萃分析显示。每天摄入相当于纯酒精量 28g 的酒类,髋部骨折相对风险增加 13.9%。

6.合并基础疾病　许多内科疾病都与骨密度降低及骨折风险升高相关,如类风湿性关节炎、炎症性肠病、甲状腺功能亢进、1 型和 2 型糖尿病、慢性肾功能不全,可能的原因是一些潜在的炎症、吸收功能障碍、肾脏对活性维生素 D 的转化障碍及对钙的排泄障碍所致。

7.跌倒　跌倒是骨质疏松性骨折的重要危险因素。理论上大多数肢体骨折是由于跌倒造成的,无论男女,肢体骨折危险性与跌倒的发生率明显相关。研究提示,大于65岁人群中的30%,大于80岁人群中的50%每年至少摔倒1次,其中5%~10%的摔倒可导致骨折。而增加跌倒风险的因素包括平衡能力下降、运动能力下降、视听力下降、认知障碍、反应迟钝、直立性低血压等内在因素,以及光线差、路面原因、交通原因等外界环境因素。

8.其他可能的风险因素 除了以上提到的之外,其他风险因素包括性别、种族、绝经年龄、维生素 D 和钙的缺乏、缺乏运动、碳酸饮料及咖啡的过量饮用、药物影响(如干扰代谢的药物、免疫抑制剂、抗凝药、抗抑郁药、安眠药等)。

二、风险评估

1.骨密度测定对骨质疏松性骨折风险的评估 骨密度测定具有安全、快速、无损伤等特点,是骨质疏松诊断和骨折危险性评估的重要指标。骨密度与骨强度密切相关,是人群中骨质疏松诊断和脆性骨折预测的一种有效方法。但脆性骨折是由于骨强度下降所致,而骨强度包含骨量和骨质量。骨折因素除骨密度下降外,20%~40%的因素是由于骨结构和骨力学性能的改变所致,60%~80%才由骨量决定,骨密度相同的骨骼并不一定有一样的骨质量,临床上骨质疏松患者中有些人骨密度很低但未发现骨折,而有些患者骨密度并不很低却发生多处骨折,所以有些学者认为骨质疏松性骨折的风险不能完全由骨密度的高低来判断。

女性骨质疏松发生率和骨折发生率均明显高于男性,在骨密度的测定中,男性的骨峰值高于女性,骨量的丢失时间也明显晚于女性。女性在绝经后有一快速骨丢失,而男性在70岁以后有一较快速的骨丢失。在髋部骨密度测定中,因为髋部少受骨质增生的影响,所以骨密度对于预测骨折风险的价值相对较大,尤其是股骨颈和全髋部的骨密度对于预测骨折风险最有意义,但髋部骨密度测定对于预防椎体骨折不如预测髋部骨折意义大。在腰椎骨密度测定中,$L_{2~4}$骨密度值对于骨折风险评估价值最大。

2.既往骨折史是预报骨折风险的最重要指标 椎体骨折是独立于骨密度测定、年龄、体重等危险因素的预测再次骨折的最重要指标。1个节段椎体骨折在接下来的1年内发生再次椎体骨折的危险性是19%。椎体压缩性骨折累及的椎体越多,发生再次骨折的可能性越大,发生的骨折也越严重。有学者指出,如有1次脊柱骨折发生,则其髋部骨折发生率较无脊柱骨折者增加2倍,再次脊柱骨折发生率增加5倍。腕部、髋部、肱骨近段低能量损伤造成的骨折也提示再次发生骨折风险提高。同样发生非椎体脆性骨折的骨折数越多发生再次骨折的风险越大。相关研究表明,椎体变形不容轻视,即使是最轻微的变形,也可认为是骨质疏松症的开始,而多个椎体变形更是发生骨折风险的重要指标。椎体从前缘到后缘深度的增加也会提高发生脆性骨折的风险。脊柱骨折和椎体变形的出现,说明骨微结构的改变及强度的降低。脆性的增加,对预测再次发生骨折非常重要。再次骨折大多发生在初次骨折发生后的第1年内。在预测再次骨折的危险性时,结合骨密度降低和脊柱骨折更有价值。

3.骨转换和骨形态 骨骼的大小形态,尤其是股骨颈的长短和股骨颈皮质的厚度是提示骨质疏松性髋部骨折危险性的敏感指标。据报道,股骨颈形态与股骨上段骨强度密切相关,股骨颈长而且骨皮质较薄的绝经后妇女,髋部骨折的危险性明显高于正常人。股骨颈形态学研究表明,股骨颈骨皮质变薄或骨皮质厚度下降是脆性骨折的重要危险因素,并独立于骨密度测定。股骨颈的形态在不同性别提示不同的骨质疏松性骨折风险。目前大量研究表明,骨转换指标尤其是骨吸收指标与椎体和非椎体骨折风险增高有关,而且独立于骨密度。

第三节　骨质疏松性骨折愈合的生物学机制

总体而论,骨质疏松性骨折愈合启动过程与非骨质疏松性骨折相同,但骨折部位的成骨细胞数量较少。血肿机化期延迟,破骨细胞的吸收能力旺盛。骨折后 8~12 周时骨的吸收仍较旺盛,骨矿化相对减少,胶原纤维形成不足,骨痂成熟及骨形成迟缓。

一般在伤后 1~2 周,骨质疏松性骨折的纤维骨痂疏松,且新生的毛细血管较少,因此骨折端血肿机化比较迟缓。伤后 2 周,原始骨小梁表面成骨细胞数较少,结缔组织数量多,小梁骨较细小,骨小梁间为结缔组织所填充。小梁骨及其小梁胶原纤维排列方向较紊乱。伤后 4~8 周,软骨痂向骨性骨痂转化缓慢,骨折端仍可见透明样软骨,已形成的骨小梁排列杂乱,小梁粗细不等。软骨痂向骨性骨痂的转化,以及原始小梁骨向成熟小梁骨的转化均缓慢,且原已形成的成熟小梁骨多吸收、消失,可以看到大量活跃的巨噬细胞和破骨细胞。巨噬细胞和破骨细胞的功能亢进及胶原纤维的减少直接影响着骨质疏松性骨折后期的愈合。

随着分子生物学技术的发展,骨折愈合机制的研究已从细胞水平发展到分子水平。现阶段学者们已发现多种分子具有促进骨折愈合的作用,主要包括内分泌因子、细胞因子、转录因子、受体及受体拮抗分子等。骨折后局部组织、骨与软骨细胞产生多种促进骨愈合的生长因子和调节因子,这些因子相互作用,以自分泌或旁分泌的方式促进确定性骨祖细胞和诱导性骨祖细胞的增生、分化及基质合成,对骨折修复的启动、维持、调节及塑形均起重要作用,共同促进骨折愈合。另外,由这些分子之间形成的复杂信号传导通路在骨折愈合中发挥了关键性的作用。

一、内分泌因子

内分泌因子是由内分泌系统分泌的一类高效能的生物活性物质,与神经系统互相配合,保证人体各项复杂的生理活动严密而有序地进行。在骨再生中内分泌因子主要在系统和整体水平发挥调控作用,保证骨局部活动与整体相互适应。目前,应用于骨组织工程的内分泌因子主要包括甲状旁腺激素(PTH)、甲状旁腺激素相关蛋白等。通过实验证明 PTH 刺激骨生长的机制主要是通过与成骨细胞的 PTH 受体的低亲和力区相结合激活蛋白激酶 A 信息传递通路而完成的。其主要途径有刺激成骨细胞分泌胰岛素样生长因子 1(insulin-like growth factor 1,IGF-1)和转化生长因子-β(transforming growth factor-β,TGF-β)等促骨形成生长因子;另外,刺激骨髓中成骨细胞前体增生并分化为成骨细胞,同时加强成骨细胞的活力,刺激骨形成。而有学者认为,PTH 同时启动了破骨效应,认为 PTH 在成骨-破骨这一重建环节上的作用究竟何者占主导仍不能很好地解释。PTH 及其相关蛋白在控制成骨细胞增生、分化和功能等议题上再次引发了学术界的争论而成为研究热点。

二、细胞因子

细胞因子是一类由细胞分泌的蛋白质和多肽类分子,构成复杂的信号网络系统,对于细胞的增生、生长、分化起着重要的调控作用。骨再生中细胞因子通过自分泌和旁分泌方式,发挥重要的局部调控作用。根据其生物学特性可分为 4 类:①促进靶细胞趋化、增生和分化的有骨形态发生蛋白(bone morphogenetic protein。BMP)、TGF-β、成纤维细胞生长因子 b(basic fibroblast growth factor,bFGF)、血小板衍生生长因子(platelet derived growth factor,

PDGF)、血管内皮生长因子(vascular endothelial growth factor, VEGF)、胰岛素样生长因子(IGF);②促进靶细胞内基质合成的有 BMP、IGF;③与血管生成有关的包括 bFGF、VEGF、PDGF;④耦联骨形成和骨吸收的包括 TGF-β、IGF。细胞因子主要包括骨形态发生蛋白、转化生长因子、血小板衍生生长因子、成纤维细胞生长因子、胰岛素样生长因子、血内皮细胞生长因子等。转化生长因子超家族成员骨形态发生蛋白(BMP)和转化生长因子(TGF)可以促进多种细胞的增生和分化,如成骨细胞、软骨细胞、成纤维细胞和血管内皮细胞,并能诱导软骨和骨基质的合成,从而促进骨形成,在调节骨与软骨形成中起重要作用。BMP 是一类具有修复和调节作用的生长因子,具有强大诱骨活性,能有效促进骨愈合,是治疗严重骨折及骨不愈合的有效靶点,不仅能缩短骨愈合时间,而且能增强骨强度。研究提示,TGF-β 影响骨折愈合的各个阶段,在表达上存在时间和空间的不同,TGF-β 对基因表达的调节作用取决于细胞的成熟状态及分化阶段,并可以调节软骨向骨转化。bFGF 是骨细胞发挥其作用及骨形成的重要调节者。bFGF 可通过激活磷酸蛋白激酶 C(phosphoprotein kinase C, PKC)途径、丝裂原激活蛋白激酶(mitogen-activated protein kinases, MAPKs)及磷脂酰肌醇三磷酸激酶糖原合酶激酶-3(phosphatidylinositol triphosphate kinase glycogen synthase kinase-3, PI3K GSK-3)等成骨细胞的信号传导通路途径而发挥趋化作用促进细胞迁移,使成骨细胞、间充质细胞、巨噬细胞、成纤维细胞等向创伤部位聚集,从而启动成骨效应。bFGF 的靶细胞有成纤维细胞、血管内皮细胞、软骨细胞、成骨细胞等,其主要生物学功能为促进新生血管形成,促进软组织、软骨、骨组织的修复,以及促进肢体再生。另外,VEGF、PDGF、IGF、神经生长因子(nerve growth factor, NGF)等诸多分子能通过促进内皮细胞增生和血管生成,作用相应的骨系细胞,激活相关的信号传导通路,最终促进成骨细胞标志物的合成和分泌,启动骨愈合过程。

三、受体

受体是内分泌因子、细胞因子等信号分子的配体,通过复杂的细胞内信号传导通路将信号分子的信息传入细胞内部,受体拮抗因子是受体的调节分子。与骨再生有关的受体及受体拮抗因子主要包括白细胞介素-1 受体、骨形态发生蛋白受体、矿化蛋白 1 等。尤为重要的另一类是核受体,作为一类转录因子,其本身可被特异配体(天然或人工合成)激活或抑制的属性使它成为药物作用很好的靶点。β 蛋白耦联受体和离子通道之后,核受体作为非酶性治疗靶点也越来越受到关注。雌激素受体(estrogen receptor, ER)和维生素 D 受体(vitamin D receptor, VDR)在骨愈合过程中的作用越来越引起广大学者的关注。

四、转录因子

转录因子是对于基因的转录起正调控作用的反式作用因子,通过与基因的启动子序列结合,辅助 RNA 聚合酶引起基因的转录及表达。骨再生信号通路中转录因子主要包括核心结合因子 α_1(core binding factorα_1, cbfα_1)、Osterix、Sox9 等。核心结合因子 α_1(cbfα_1)又称 Runt 相关基因-2(runt related gene-2, Runx2),属于 Runt cbfα 转录因子家族,是成骨细胞的特异性转录因子,是骨形成的关键基因,而且在成骨细胞表达的主要功能基因中起关键的调节作用,能启动相关成骨分化标志物,如骨钙素(OC)、骨桥蛋白(OPN)、骨唾液酸蛋白(bone sialoprotein, BSP)、I 型胶原等基因的表达。另外。cbfα_1 决定间充质祖细胞分化为成骨祖细胞的过程,是骨发生最早、最特异性的标志。成骨细胞中很多分化发育信号都集中到 Runx2 上发挥作用,因此对 Runx2 基因表达及其产物活性的调控是成骨细胞分化研究中一个非常重要的方向。Sox9 是软骨细胞分化的特异性转录因子,也是成软骨分化的关键,这在骨愈合的软骨内成骨机制中尤为重要。

五、骨形态发生蛋白 2

骨形态发生蛋白 2(BMP-2)对骨质疏松性骨折愈合的影响为,在骨质疏松性骨折中,骨重建明显减缓。导致骨折难以愈合,增加局部 BMP-2 的浓度可明显促进其愈合,其机制是 BMP-2 能够诱导间充质细胞在骨组织形成区的增生、移行和向成骨细胞的分化,能够协同其他成骨因子共同刺激成骨细胞增生,增强成骨细胞活性,加速骨重建。在治疗骨质疏松性转子间骨折时,将 BMP-2 与人工骨复合后植入骨折缺损处及其周围,对照组则选用自体髂骨植骨。术后研究发现,BMP-2 人工骨植入组在临床愈合时间、髋关节功能恢复、不良事件发生率等方面均明显优于自体髂骨植骨组。有学者利用组织工程骨联合 BMP-2 基因转染治疗骨质疏松大鼠下颌骨骨缺损,发现基因转染 7 天后即在转染的骨髓间充质干细胞(BM-SCs)中测得 BMP-2 和碱性磷酸酶的表达,而未转染组未测到相应指标。植入含 BMP-2 转染的 BMSCs 组织工程骨 4 周时,转染过的 BMSCs 即可促使成熟骨基质生成,仅在其缺损的中心处有部分纤维组织,而骨缺损在 8 周时几乎完全闭合,新生成的骨组织有明显的、典型的小梁结构,是成熟的骨组织,而对照组的骨缺损仍未修复。有学者用腺病毒介导 BMP-2 cDNA 转染骨质疏松山羊 BMSCs,并将其局部注射至骨质疏松山羊的胫骨骨折处,发现与对照组相比,注射后第 4、第 8、第 14 天实验组骨折处 BMSCs 的骨向分化较对照组明显升高;21 天后,实验组 BMSCs 的矿化染色同样较对照组升高。术后 8 周时,实验组骨折处的骨痂强度、骨痂面积明显大于对照组。因此,有人认为局部注射 BMP-2 可以促进羊骨质疏松骨折愈合。研究发现,将 BMP-2 磷酸钙水泥复合物植入骨质疏松山羊腰骨缺损处,1 周后缺损处的碱性磷酸酶表达较对照组明显升高,X 线检测显示实验组在 10 周后缺损基本愈合,而对照组无明显愈合。因此,在骨质疏松性骨折处适当增加其 BMP-2 浓度,将有助于骨质疏松骨折的愈合。骨质疏松性骨折愈合是一个由多因素参与、受多因素影响的复杂过程,关于其具体机制的研究目前仍存在一定的局限,还有待于进一步深化和拓展。

第七章　外固定支架在骨科领域的应用

第一节　外固定支架概述

骨外固定技术简称骨外固定(external skeletal fixation, ESF),通过体外固定调节装置经皮穿针,通过骨针与骨构成一种复合系统,属于临床微创手术。其通过骨针传导的应力造成骨断端微动,从而刺激骨组织的再生与重建,用以解决临床骨损伤疾病中其他技术无法解决的难题。随着外固定技术的不断发展与改进,现已被广泛用于治疗各种复杂骨折、骨缺损、骨不连及肢体的延长及畸形矫正等内固定技术难以解决的问题。外固定技术的出现迄今已有170多年的历史,它是骨矫形外科史的里程碑,在解决了传统医学方法无法解决的难题的同时促进了现代医学的发展,尤其在骨折治疗中具有独到之处。

一、国外的外固定支架发展进程

自1840年法国医师Malgaigne率先尝试在骨上穿入钉子,而把外露的钉尾固定在金属带上,通过皮带来调整骨折断端的位移从而固定骨折,这是最早的应用外固定原理治疗骨折。随后他首次完成外固定装置——髌骨骨折钳夹式固定器。比利时的Albin Lambotte提出了外固定器的概念,并自行设计出一种单边外固定装置,积极推广和宣传,真正地推动了骨外固定装置在临床的实用化,因其对骨科外固定的贡献,被誉为"骨折治疗外科之父"。骨外固定装置虽有其优点,但是随后的针道感染、稳定性差等问题使外固定受到众多学者的质疑而难以推广。Judet首次将外固定针完全贯穿骨两侧皮质,而且同时提出预防感染的重要性。随后Hoffmann设计出一种称之为骨整复器的外固定装置,这是一种球状关节固定器,由于应用简便、固定牢固,引起了医学界的广泛关注。由Muller设计出的AO管状外固定支架的问世,由于设计的可自由组装成多种构形,加大了临床应用的灵活性。Ilizarov在提出"张力-应力法则"后又提出了牵张成骨(DO)的概念,由他研制的多孔性全环式Ilizarov环形外固定支架解决了多方向、多平面穿针等临床难题。两大主要医学难题的解决使外固定支架治疗骨折成为一种公认的方法而被传开。如今国际上各个学者发明的骨外固定器类型迥异,但其临床应用大都遵循着DO的力学原理。美国学者Taylor等研制出一种数字化的空间框架,并将其命名为泰勒空间支架。这是首次出现的完全借助计算机软件参与完成的骨折复位支架,该支架通过计算机可精确改变支架的空间结构以达到治疗四肢骨折的目的,且其力学稳定性可靠。

二、我国外固定支架的发展进程

近几十年,我国外固定技术的发展突飞猛进。李起鸿等在Ilizarov的全环式外固定支架的基础上进一步改进,设计出半环槽式外固定支架并应用于临床。刘国平等设计出一种机械牵引复位机和沟槽式外固定支架用于骨折复位,并提出了经皮直接进针、扇形固定等新方法。由夏和桃等自创研究所,相继研制出一系列各具特色的组合式外固定支架,主要用于骨的牵引延长及矫形,国内外固定技术自此迈上了新的阶段。

三、外固定支架的分类及其各自优缺点

1.空间基本构型分类 外固定支架按空间基本构型分类及各类型基本情况如下。

(1)环形外固定装置全环式外固定架:具有代表性的是 Ilizarov 外固定器。此外固定器呈全环包围整个患肢,多针以一定角度组成交叉固定,构成多平面,承受张力的克氏针可提供良好的力学稳定性。若 Ilizarov 技术结合骨搬移治疗,固定、植骨和组织修复通过一期手术均可实现,且力学性能稳定,可早日促进骨折的愈合。不足之处是体积庞大、繁杂、笨重,且操作较复杂,骨针放置较多。半环式外固定支架:以 Fisher 外固定器、国内李起鸿的半环槽式外固定器为代表。以后者为例,该装置在 Ilizarov 外固定器基础上改进,在保证三维方向稳定性的前提下简化了模型装配的复杂程度,使其同样可实施多平面的弹性固定及多向性穿针,生物力学效果好,尤其适用于严重开放性骨折,各种骨不连及肢体延长等的治疗。

(2)平面外固定装置单边式外固定支架(或称半针式):具有代表性的有 Hoffman 式外固定支架、Bastiani 式外固定支架等。以 Bastiani 式外固定支架为代表,此装置为装配简单,特点为无须穿透整个患肢的软组织,该架结构轻巧,且可携带支架早期负重活动,常用于急性创伤所致的骨折。于仲嘉等在 Bastiani 外固定架基础上改良了一种单平面固定系统,其增加了带夹支架与附件,可自由装配构型,具有轴向牵拉及加压功能。但单边式外架不足为穿入骨质的针必须平行或接近平行才可以正常使用,且需要专门配套器械;从力学角度分析,平行的固定方法不如其他方式稳定;单边构形造成的骨断端的受力为偏心受力,只能满足骨折冠状面上的加压,其抗扭转、抗弯曲力差。

(3)双边式外固定支架(或称全针式):主要以 Charnley 式、Anderson 式、Wagner 式为代表。双边式支架特点为骨针贯穿整个骨与软组织及皮肤。骨断端两侧的受力呈对称性,骨折断端处的稳定性有所加强。但双边支架的进针要求更高,稍有偏差会造成两侧连接不协调以至于力学稳定性差;虽然张启明等在总结经验基础上研制了可多向性穿针的外架,但单平面的构型使其抗前后弯曲力与扭力的能力较差;钢针穿透的肌肉会对相关关节活动灵活性造成一定的影响。

(4)三边式外固定支架:代表如 AO 式三角式外固定器,较单、双平面外架构型稳定,且可通过全针与半针相结合的形式以 2~3 平面固定,此类构型的外固定装置力学稳定性较好,但安装复杂,调节性较差。混合外固定装置以 Vidal-Adrey 式、夏和桃组合式外固定装置为代表,可根据临床需要自由组合成多种构型,为不同类型的骨折固定、肢体矫形等提供最优解决办法。但构型不同,稳定效果各异,缺点因构型而异。智能数字化支架以泰勒空间支架为代表,将该支架与特殊软件相结合,可精确治疗多种骨折的移位、骨不连、畸形矫正等。但需配套的计算机软件和培训,临床使用价格昂贵。

2.按在临床治疗中具备的功能分类 按外固定支架在临床治疗中具备的功能分类分为:①单纯固定的外固定器,如 Hoffmann 单平面外固定支架,在骨折复位后行外固定术固定骨折断端;②兼备整复和固定的外固定器,如李起鸿等的半环槽式外固定器,在行骨折复位固定后还可以进行简单的调整,纠正偏差,但是调节的灵活性较差;孟和的复位固定器附有矫正板,经皮加压固定骨折断端同时可起到小夹板作用,增加整复效果,但同样由于其单平面固定,抗剪切变形及前后弯曲能力较差,使用时需严格筛选适应证,同时需切忌对皮肤的挤压力过大而造成患肢血运受阻;③骨延长外固定支架类可在轴线上延长或者缩短骨距;

④矫形外固定支架连接杆可以跨关节固定,且可在关节处活动,用于关节瘢痕挛缩的松解治疗或预防关节僵硬或肢体挛缩等情况。

第二节　外固定架在开放性骨折中的应用

开放性骨折是创伤骨科较为棘手的问题之一,常因骨折固定与伤口关闭之间的矛盾而发生伤口关闭困难、骨折不愈合、骨感染等临床问题。有的会因久治不愈合而最终截肢,特别是开放严重、骨折粉碎、伤口严重污染的开放性骨折。影响此类骨折治疗成功与否的关键因素,是如何同期骨折固定与创面修复。以往的观点,特别是内固定技术,更多地侧重于彻底清创和皮瓣修复,虽在临床实践中获得很大进步,但未从治疗理念和技术层面解决根本问题,往往因勉强使用使伤情更趋复杂。笔者根据以往的临床经验和体会,以及近些年来对骨外固定条件下组织再生重建理论的研究与总结,对严重开放性骨折的清创、骨折固定和创面修复问题,提出以下基本处理原则。

一、伤口反复清理术

严重开放骨折的清创是治疗开放骨折的基础。传统的清创术强调"彻底清除、宁左勿右"的原则,其主要目的在于防治感染的发生。临床中对潜在污染和软组织坏死,既难以评估,也很难做到彻底清除,使感染的潜在威胁和遗留难以修复的创面成为临床棘手问题。国内有学者在 20 世纪 90 年代,应用朱通伯教授介绍的开放骨折反复清理技术,治疗严重开放性骨折,特别是就诊晚、污染重、病情危重的患者 200 多例,无 1 例发生骨与创面感染,为后期的创面修复奠定了良好基础,使创面处理简单有效。就诊时间超过 8 小时的Ⅱ~Ⅲ度开放性骨折,清创步骤如下。

1.首次清创

(1)清洗创口:麻醉成功后(可能时使用止血带)先行常规方法清创,如皮肤消毒,创面止血,肥皂水刷洗伤肢和除污,大量清水冲洗创面等。

(2)创口清理:清洗创口重新皮肤消毒、铺巾,清除伤口污物和已坏死的组织,包括污染的无活性的骨折块。对不能肯定是否坏死的软组织尽可能保留,对有组织连接的碎骨块也不要切断,不强求清创的"彻底性"。

(3)清创结束用 5mg/L 聚维酮碘溶液纱布填充伤口 3~5 分钟,放松止血带进行创面止血,将粉剂抗生素撒在油纱布上充填、覆盖伤口,并适当加压包扎。

(4)术后处理:抬高伤肢,根据首次清创和术后切口渗出及体温等情况确定下一次清创的时间。

2.二次伤口清理　二次伤口清理的时间,可在首次清创后 24~72 小时进行。

(1)二次清理伤口的目的:①观察首次伤口清理效果;②清理残留坏死组织或脓苔;③用软组织覆盖裸露的骨面;④必要时可进行植骨术;⑤可能时关闭创面。

(2)创口清理的方法:先用过氧化氢溶液和生理盐水冲洗创面,切除坏死组织,用刮勺刮除脓苔,消除炎性残腔,然后再用 5mg/L 聚维酮碘溶液纱布填充伤口 3~5 分钟,抗生素盐水冲洗创面,根据清理情况决定关闭伤口或是否进行再次清理。

3.再次伤口清理

(1)再次伤口清理的方法:按照二次清理的方法反复对伤口再次进行清理,一般在二次清理后 48~72 小时即可进行。绝大多开放伤口经过再次清理即可关闭伤口,若仍不能关闭伤口者,可进行再次伤口清理。可如此反复多次,直至创面清洁与修复。

(2)裸露骨面的处理:确认创口基本清洁时,对裸露的骨面尽可能用肌肉组织覆盖,必要时可将肌肉行纵向剖开或翻转的方式覆盖创面。

(3)植骨术:对于严重粉碎并伴有部分骨缺损的骨折,在确认创口基本清洁后,可进行自体松质骨植骨术。

二、毁损性肢体伤的骨外固定治疗

大量临床资料证明伴有软组织损伤、污染严重的粉碎性骨折,勉强使用内固定时,内固定物一旦外露,骨感染基本难以避免,而应用骨外固定则无此顾虑。其原因如下。

1.充分利用骨外固定　利用桥架式固定方式对各种复杂、大段粉碎性骨折、大面积软组织损伤和已有感染的骨折,可实施有效固定而不增加骨感染的机会,不妨碍皮肤创面的处理。

2.可以远离创伤处穿针固定　骨外固定模式最大限度符合微创原则,不加重骨折的原始创伤,有利于损伤组织的血供重建和生物学进程的快速修复,提高损伤局部的生物学活性和抗感染能力,避免骨感染的发生。

3.治疗便利　给创口的外处理带来方便,外科换药是关闭开放骨折创面的手段之一,是临床常用的方法。在骨折固定后,有些创面因位置原因不便于处理,如肢体后侧的创面,在骨外固定条件下,可以对患肢进行架空,既可方便创面换药,又可避免创面受压,做到骨折固定和伤口处理两不误,为严重开放性骨折的愈合创造了有利条件。

4.骨折固定方式

(1)骨外固定结合简单内固定:对斜形骨折、螺旋形骨折等简单骨折,在骨外固定进行整体骨折固定后,为增加骨断端的稳定性,在不加重损伤和不发生内固定物外露的前提下,可结合局部的简单内固定如拉力螺钉局部固定。

(2)坚强固定:对大段粉碎性骨折,可选择 X-EF-Ⅰ半环式构型、半环三角式构型或 X-EF-Ⅱ环式构型、环式三角式构型实施坚强固定。如果骨折粉碎范围大,近骨折线处又不能穿针时,应在骨折的远近两端适当增加钢针数量或钢针直径。创面修复后再实施适应性固定刚度固定,直至骨折愈合。

(3)短缩加压固定:对骨缺损长度小于 2cm 且软组织条件允许的骨折,可以直接进行加压固定。

(4)牵伸固定:是指对伴有节段性骨缺损的骨折,进行以维持肢体长度为目的的牵伸固定。采用此种固定时可以根据软组织伤的具体情况,酌情采用以下处理方式:①维持原肢体长度的牵伸固定,适用于软组织损伤不严重或胫骨骨折腓骨完整的骨折;②肢体短缩固定,根据软组织损伤情况,酌情将肢体短缩,直至方便伤口闭合后再进行骨折固定。对于牵伸固定遗留的肢体短缩问题,可以择期进行骨延长术,恢复肢体长度。

三、伤口闭合原则

1.一般原则　在二次清创或再次清创后,酌情采取一期无张力下的直接缝合,但对无把握一期关闭的创口,宁可进行延迟或二期闭合。

2.创面关闭方法

(1)直接缝合:对于能够直接缝合或减张缝合的伤口应直接关闭创面,但不要勉强,以避免因缝合张力过大而引起皮肤坏死。

（2）自然愈合：对于没有骨外露、骨感染和较小的创面，可进行外科换药，使创面自然愈合。

（3）缩骨缝合：对严重粉碎性骨折，可酌情清除部分碎骨片后实施加压固定，缩短骨长度时可以直接缝合创面。当骨的短缩长度大于 2cm 时应进行骨延长术，恢复肢体长度。

（4）皮肤牵伸术：对于缺损较大的皮肤创面可以采用骨外固定皮肤牵伸术进行创面修复。具体方法有肢体皮肤纵向牵伸术，肢体皮肤横向牵伸术和肢体皮肤多向牵伸术。

（5）其他修复创面的方法：①植皮术修复创面，如游离皮片植皮术关闭创面；②局部转移皮瓣或肌皮瓣关闭创面；③岛状皮瓣或肌皮瓣关闭创面；④吻合血管的游离皮瓣或肌皮瓣关闭创面；⑤小腿交叉皮瓣修复创面。

第二篇 关节外科

第八章 肩关节损伤

第一节 肩部撞击综合征

一、肩峰撞击综合征

1.解剖与生物力学 人类胚胎学研究发现,在第5~6周的胚胎中肩峰开始出现。出生后一般肩峰有2个骨化中心,这些骨化中心在18~25岁时融合、骨化。如果肩峰骨骺在成年后仍未能骨化融合,则为肩峰骨骺未闭。肩峰位于肩关节上方,由肩胛冈向外延伸形成。肩峰下间隙是指位于肩峰下表面与肱骨头之间的一个自然解剖间隙。其中肩峰、喙肩韧带及喙突构成了喙肩弓。这一结构形成了肩峰下间隙的穹顶。位于喙肩弓和肱骨大结节之间的是肩袖肌腱、肱二头肌长头腱及肩峰下滑囊。其中肩峰下滑囊位于肩袖肌腱表面,从肩峰内侧向外延伸,至三角肌深处。这一滑囊结构可以减小肩袖肌腱与肩峰及喙肩韧带下表面之间的摩擦。

2.病因与发病机制 肩峰撞击的概念最早由Meyer在20世纪30年代提出。他认为,来自肩峰下表面的摩擦是造成肩袖及肱二头肌长头腱退行性变、撕裂的原因。Neer于1972年提出,肩峰的不同形态可能与肩峰下的摩擦和撞击有关。他认为,肩峰的前部1/3而不是肩峰的外部或后部是这种摩擦发生的最重要部位。另外,喙肩韧带及肩锁关节也会导致肩峰撞击。肩峰撞击导致的炎症主要发生在肩峰下滑囊、肩袖肌腱及肱二头肌长头腱。Neer提出了肩峰撞击综合征的分期:第1期为肩峰下水肿和出血,多发生于小于25岁的患者,病理表现为肩峰下滑膜增生,常有无菌性炎症反应;第2期为纤维化和肌腱炎,多发于25~40岁的人群,病理表现为肩峰下滑囊的纤维化和肌腱病;第3期为骨赘形成和肌腱撕裂,40岁以上患者较多,病理表现以肌腱撕裂为主。Neer认为,95%的肩袖损伤由撞击综合征逐渐进展而来,从而确立了肩袖损伤的外撞击理论(机械性因素)。有人研究了肩关节上举时肩峰下间隙的变化,发现在肩胛骨平面做外展上举时,肱骨和肩峰的间隙逐渐变窄,在上举60°~120°时两者之间最接近。只有肩峰的前部会在上举过程中与肱骨发生碰撞。另外,肩峰的形态对肩峰下间隙的影响也很明显,有人研究了140例尸体标本,对肩峰的形态进行了描述,在冈上肌出口位上,可以把肩峰的形态分为3型:Ⅰ型为平坦形,占所有标本的17%;Ⅱ型为弧形,占所有标本的43%;Ⅲ型为钩形,占所有标本的40%。存在Ⅲ型肩峰的患者中70%都合并肩袖损伤。

3.临床评估

(1)病史与临床表现:由于肩关节在外展及前屈时肩峰下间隙最为狭窄,因此罹患肩峰撞击综合征的患者多在进行过顶活动时(如梳头、在高处放置物品等动作、自由泳等,此时肩关节常处于前屈上举70°~100°)出现疼痛症状。疼痛多位于自肩锁关节至三角肌外侧附着点的区域之间,这可能是由于肩峰下滑囊分布于该区域。许多患者会感到夜间痛。

(2)体格检查:与所有骨科疾病的检查一样,肩峰撞击综合征的临床检查应包括视诊、触诊、动诊、量诊的基本步骤。通常肩关节的被动活动并不受限。有时患者肩关节上举或肩关节内旋使手触摸后背时有活动受限。但这种活动受限往往是由于做这些动作时患者感到疼痛,而非由于关节粘连导致的活动受限。在肩关节前屈上举超过 70°时会出现疼痛弧。许多患者会主诉,将上举的肩关节缓缓放下,当经过 70°~100°的疼痛弧范围时,也有明显疼痛。触痛点常位于冈上肌在大结节的止点,以及肱二头肌腱沟邻近肩峰前缘附近。

肩峰撞击综合征的特殊检查主要包括 Neer 撞击试验、Neer 撞击试验、Hawkins-Kennedy 撞击试验。

(3)影像学检查:对于肩峰撞击综合征患者,应常规拍摄撞击系列 X 线片,包括标准的肩关节正位 X 线片、冈上肌出口位 X 线片及腋位 X 线片。借助 X 线片,可以明确患者的肩峰形态、肩峰外缘及大结节表面是否存在硬化、增生和骨赘,以及患者是否同时合并肩峰骨。未闭、肩锁关节退行性变等。这些影像学表现与手术具体操作密切相关。在严重肩峰撞击综合征患者中,可以在冈上肌出口位上看到肩峰前缘沿喙肩韧带走行的牵拉骨赘,往往需要通过手术予以解决。

由于疼痛的干扰,合并肩袖损伤的肩峰撞击综合征患者的临床体格检查有时难以明确诊断,需要 MRI 或 B 超帮助判断肩袖的情况。

(4)诊断与鉴别诊断:如患者主要症状为活动中的肩关节疼痛,体格检查中上述体征呈现阳性结果,特别是 Neer 撞击试验阳性则肩峰撞击综合征的诊断就会比较明确。

首先需要鉴别是否合并肩袖损伤。两者从症状到体格检查表现均非常相似。必须通过 MRI 或 B 超检查,明确肩袖肌腱的完整性。另外一个临床上比较常见且容易混淆的是冻结肩。典型的肩峰撞击综合征患者的肩关节活动无明显受限,但在活动过程中会出现疼痛症状。而冻结肩的典型症状是,肩关节在各个活动方向上的主动、被动活动均受限。在活动角度接近受限的极限角度时,患者感到疼痛。从 MRI 片上看,肩峰撞击综合征的炎症信号位于肩袖肌腱表面及肩袖肌腱内,而冻结肩的炎症信号常位于腋窝部关节囊及肩袖间隙内,可有喙肱韧带和盂肱下韧带增厚的表现。

4.治疗

(1)治疗原则:肩峰撞击综合征患者应首选非手术治疗,包括改变运动方式、理疗及康复治疗、非甾体抗炎药的应用及肩峰下封闭等。当规范的非手术治疗无效时,可考虑手术治疗。

(2)非手术治疗:规范的非手术治疗应包括减少日常生活中会刺激肩关节产生疼痛的动作、非甾体抗炎药的应用、理疗及康复治疗。康复治疗中,应注意锻炼前、后部肩袖肌力以代偿冈上肌功能;锻炼肩胛带肌肉以改善肩胛骨位置;如患者存在肩关节后方或后下关节囊挛缩而导致肩关节内旋受限的情况时也应注意纠正。

肩峰下封闭注射也是一种有效的非手术治疗方式。比较常用的封闭治疗方案是:采用复方倍他米松注射液(得宝松)1mL、1%利多卡因 4mL、1%的罗哌卡因 5mL,由肩峰前角下 2cm 处注射入肩峰下间隙,浸润肩袖肌腱及肩峰下滑囊周围。但一般认为,应该避免反复进行封闭注射,以防止肩袖肌腱脆化。

(3)手术治疗

1)适应证:在非手术治疗 6 个月仍未能见效或效果不理想的情况下,疼痛与力弱等症状影响患者日常生活及工作时,才考虑手术治疗。少数情况下,既往曾有大结节骨折畸形愈合

(X线正位片上显示大结节上移)造成肩峰下间隙的狭窄,如果患者后期出现疼痛与力弱,可以首先考虑进行手术治疗。

2)禁忌证:①未接受过规范非手术治疗,尤其是合并肩关节活动受限而未接受过康复练习的患者;②合并不可修复性肩袖损伤和肩袖损伤修复后难以确保愈合的患者,不应实施肩峰成形术,因其会破坏阻止肱骨头向上方移位的最后一道解剖屏障——喙肩韧带,从而严重影响患者的日常生活。

3)手术方法与技术:Neer首先提出肩峰撞击综合征的病理机制及诊断方法,同时建议做肩峰成形术治疗对非手术治疗无效的肩峰撞击综合征患者。Neer所提出的肩峰成形术的方法,包括切除肩峰前部及外缘突出的骨赘,同时切除喙肩韧带,最后将三角肌止点牢固地修复至肩峰前、外缘。关节镜下肩峰成形术时可置患者于侧卧牵引体位或沙滩椅位。一般需要使用后方入路及肩峰下外侧入路。术中首先需要行彻底的滑囊清扫,清除增生的肩峰下滑囊。通常会发现喙肩韧带增厚,甚至有明显的磨损。

年轻患者有可能肩峰没有明显的骨赘,喙肩韧带也只有增生而没有明显的磨损。这种情况下,不一定需要切断喙肩韧带的止点,而仅仅做肩峰及喙肩韧带下表面软组织清理和将肩峰磨平即可。对年龄较大的患者,该手术应包括肩峰下滑囊的清扫,切断喙肩韧带以显露肩峰前角,并将肩峰前部下表面打磨成形。

行肩峰成形术时,可将关节镜镜头置于后方入路,打磨头置于肩峰下外侧入路。这就要求肩峰下外侧入路的位置可以满足经其进入的器械与肩峰下表面平行(图8-1)。如肩峰前角有明显的骨赘,则应将其磨平。如没有明显的骨赘,一般可以磨去约4mm的前角骨质。比较容易判断所需磨去肩峰骨量的方法,是采用切割模具法进行肩峰成形。这时,需将关节镜置于肩峰下外侧入路,磨钻从后方入路进入肩峰下间隙;以肩峰后缘及肩峰后部下表面为切割模具的参考平面,向前打磨,将整个肩峰下表面变为平坦的Bigliani Ⅰ型肩峰。

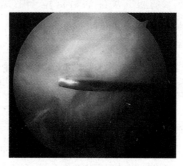

图8-1 定位肩峰下外侧入路

在做肩峰下外侧入路前,先用硬膜外针头确定合适的通道位置。针头刺入后如能与肩峰下表面平行,则为合适的位置

4)术后处理:术后患侧肩关节以颈腕吊带制动。术后第1天开始进行肩关节被动活动,在疼痛可耐受的前提下进行肩关节前屈上举及内旋、外旋活动;1~2周后拆除吊带,开始辅助性主动活动;3个月后开始肌力训练,并逐步恢复正常体育运动。

5)手术疗效:由于Neer认为肩峰下撞击是导致肩袖肌腱病的重要原因,因此肩峰成形术一度被作为治疗肩峰撞击综合征的标准方法。该方法要求将肩峰下间隙中的增生滑膜尽可能完全去除,并将肩峰前下角的骨性增生切除,将Ⅱ型、Ⅲ型肩峰转变为Ⅰ型肩峰,以彻底消除肩袖损伤的机械性因素。肩峰成形术的临床报道成功率可达到70%~90%,对治疗效果的客观评分和主观评分在术后25年时仍可达到82%和90%。但肩峰切除的范围与临床结果之间一直缺乏明确的关联。

近年来肩峰成形术这一传统方法不断受到挑战。有人认为,肩峰下骨赘是肩袖出现病变的继发性表现,即是肩袖病变的结果而非原因,因此肩峰成形术无法从根本上消除肩袖损伤,而行单纯肩峰下减压就已足够。还有人认为,肩峰撞击综合征只是肩袖肌腱病的临床表现,因此肩峰成形术本身无必要。有学者对合并肩袖肌腱病的肩峰撞击综合征患者仅做肌腱清创术而未进行肩峰成形术,平均随访114个月后,发现总的治疗成功率为79%。有人报道,与单纯关节镜下清创相比,镜下清创+肩峰成形术无论在疼痛缓解还是功能恢复上均没有显示出明显差异。其他学者也曾报道对肩峰撞击综合征患者进行肩峰成形术,术后平均12年的随访并未发现这一治疗方法与非手术治疗相比,在客观功能评分和经济花费上有明显的优势。

由于缺乏令人信服的大宗病例随机对照前瞻性研究,目前仍无法对肩峰成形术和肩峰减压术治疗肩峰撞击综合征做出科学的评判与比较。理论上,如果肩峰撞击综合征仅仅是由于外撞击的因素产生,行肩峰成形术可以获得较为满意的治疗效果;如果肩峰撞击综合征的发生是由于软组织病变的内在因素产生,则治疗效果往往不太满意。

二、喙突撞击综合征

1.解剖与生物力学　肱骨头及大、小结节表面覆盖着肩袖肌腱,在肩关节运动时,它们在肩峰下间隙内滑动。在喙突和小结节之间存在一个狭窄的间隙,在CT片横断面上可清楚地看到这一间隙。据报道,在肩关节处于体侧休息、前臂内旋位时,喙突尖和小结节最凸出的部位之间的平均距离为(8.7 ± 2.4)mm。在肩关节处于前屈内旋位时,这一距离减小至(6.8 ± 2.9)mm。在肩关节前屈内旋位时,喙突和小结节间的软组织会发生褶皱,使该间隙狭窄,特别是在钩状的喙突尖和肩胛下肌腱最厚的部位(盂肱上韧带和盂肱中韧带所在部位)。

肩胛下滑囊在肩袖间隙的部位与盂肱关节相交通。该滑囊包裹肩胛下肌腱的上缘。由于该滑囊的存在,使肩胛下肌腱看起来像关节内结构。

肩袖间隙是指冈上肌腱前缘与肩胛下肌腱上缘之间的间隙,其表面有喙肱韧带附着。该间隙内血运及神经支配丰富的脂肪及滑囊组织被认为可能产生许多病变。

2.病因与发病机制　喙突和肱骨头间隙容积减小可能是由于骨性间隙缩小或内容物体积增大。

(1)喙肱间隙减小的常见原因:①创伤源性,如喙突、小结节或肩胛颈的骨折;②医源性,如治疗肩关节前向不稳在肩盂前缘植入骨块。

(2)喙肱之间内容物体积增大往往更加常见,但也更加难以诊断。临床上可以见到肩胛下肌腱撕裂后,肱二头肌长头腱向内脱位后,会明显减小该间隙;肩胛下肌内有钙化灶或囊肿。

3.临床评估

(1)病史与临床表现:患者往往感觉到肩关节前方钝痛,向臂部肱二头肌区域放射。做肩关节的前屈、内收或内旋动作时疼痛加重。

（2）体格检查：在喙突附近及喙肱间隙处软组织可有明显压痛。有时，患者会有改良 Hawkins-Kennedy 撞击试验阳性的表现。做该检查时，将患者肩关节置于外展内旋位，检查者扶着患侧肘关节，将其逐渐内收。此时，如患者随着肩关节的内收出现肩关节前方疼痛则为阳性。患者常同时合并肩胛下肌肌力下降和肱二头肌长头腱病变相关体征（Speed 征和 Yergason 征）阳性。诊断性封闭是辅助诊断的有效手段。封闭时需在喙突下间隙注入局麻药。如能在 CT 或声引导下进行封闭注射，则能提高注射的准确性注射时，患者取坐位，上肢置于体侧极度外旋位，防止封闭肩胛下肌腱及肱二头肌长头腱。可由体触及喙突尖外缘，注射器针头即刺向喙突外侧，如推药时感到明显阻力，则稍稍退针后再注入。封后立即再次行体格检查，观察之前阳性的体征是可转阴，以此判断诊断是否准确。

（3）影像学检查：通过 CT 检查研究发现，健康人的上处于体侧休息位时的喙肱间隙为 8.7mm，而肩关前屈时该间隙减小至 6.8mm。采用动态 MRI 检查喙肱间隙，发现无喙突撞击症状的人，其喙肱间隙一般在 11mm 左右；有症状的人，其喙肱间隙会缩小至约 5.5mm。进一步的形态学研究需要 CT 轴位或 MRI 横断位上测量更多的有关喙突的数，包括喙突指数、喙肱间隙等。喙突指数是测量突尖端距肩盂关节面切线的距离（图 8-2）。喙肱间隙是测量喙突尖和肱骨头软骨下骨之间的最小距离（图 8-3）。其他关于喙突撞击有意义的影像学提示包括小结节或喙突内囊肿形成或骨髓水肿。

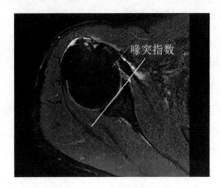

图 8-2　喙突指数

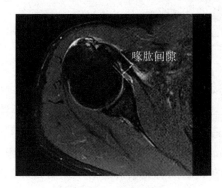

图 8-3　喙肱间隙

4.治疗

（1）非手术治疗：在决定手术之前，应进行至少 3 个月的非手术治疗。目前探讨喙突撞击的非手术治疗效果的研究极少。康复治疗应注意对肩胛带肌力及肩袖肌力的练习。还需要注意评估患者姿态的异常，如胸小肌是否存在紧张，胸椎活动度是否受限。应注意避免反复的体前内收动作，以防症状加重。有研究认为，封闭治疗对缓解症状很有帮助。

（2）手术治疗：在非手术治疗无效的情况下，可考虑进行喙突成形术治疗。该术式可切开或在关节镜下完成。目前，更多的报道集中于关节镜下喙突成形术。在关节镜下可以比较容易地将肩袖间隙及喙突下的滑囊组织清理干净，将喙突下表面打磨变薄以增宽喙肱间隙（图 8-4）。特别要注意的是，所有的操作均应在喙突内缘以外进行，以避免对血管和神经的损伤。

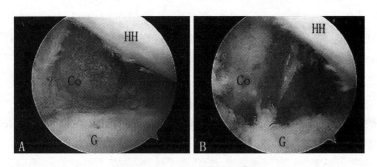

图 8-4　喙突成形术术中

A.显露喙突下表面;B.喙突成形术。HH:肱骨头;Co:喙突;G:肩盂

第二节　肩袖损伤

一、解剖与生物力学

肩袖是由冈上肌、冈下肌、肩胛下肌和小圆肌 4 块肌肉的肌腱组成的一个袖套样结构,包绕肱骨头,止于肱骨的大、小结节。

肩袖的肌肉在肩关节的正常生理活动中起重要的稳定和动力作用。稳定作用是由于肩袖对三角肌的协同作用,维持肩关节运动中心,在各项活动中盂肱关节得以保持稳定;动力作用则分别在前屈上举,外旋、内旋及内收、外展过程中随着肩关节处于不同的位置起着不同的力作用。在肩袖肌腱止点周围有一圈增厚隆起的组织,这便是肩袖索。这一结构是由喙肱韧带在肩袖肌腱止点处的缺血区周围延续形成的,像吊桥一样使作用于肌腱的应力分散,从而保护肩袖止点。因此,当出现肩袖损伤时,只要范围不是很大,其所传导的应力仍能通过肩袖索传导到损伤周边完整的肌腱,从而作用于肱骨头,完成大多数活动。

二、临床评估

1.病史与临床表现

(1)病史:导致肩袖损伤的主要因素是外伤性因素和退行性因素。外伤性因素包括急性创伤和慢性磨损,慢性磨损可能来源于肩峰下撞击、肩关节不稳等因素造成肩袖的损伤。退行性因素主要是指随着年龄增长引发的肌腱退行性变,是从肌腱病变到肌腱完全断裂的一个过渡阶段。

(2)临床表现:肩袖损伤的主要临床表现为肩关节疼痛和活动受限。患者主诉疼痛的区域通常在肩关节前外侧或外侧。起病缓急、持续时间及疼痛程度因人而异,差异较大。疼痛症状一般在活动时加重,尤其是做过顶动作时,休息时常减轻。肩袖损伤患者特征性表现为疼痛弧,抬肩到 60°~90°时疼痛明显,过了则不痛了。活动受限以上举和内旋摸背受限最常见。有些患者,尤其是一些巨大肩袖撕裂患者,可以出现"假性麻痹",特征性表现为主动活动受限而被动活动受限不明显,但在肩袖损伤后继发性肩关节粘连患者中,主动和被动活动也可表现为相同程度的受限。有些患者肩关节活动时有响声及力弱的表现。

2.体格检查

(1)一般检查:体格检查应包括视诊、触诊、动诊、量诊 4 个基本步骤。在急性肩袖损伤患者中,外观并不会有明显异常,但是在病程较长患者中可以看到冈上肌或冈下肌的萎缩。触诊时将手放在患者肩关节上方,被动活动肩关节,在一些肩袖损伤患者中能触摸到捻发感。触诊需检查肩锁关节和大结节及结节间沟的压痛,对应是否存在肩锁关节病变、撞击或肩袖损伤及肱二头肌长头腱病变。

(2)活动度检查:肩关节活动度包括前屈上举、体侧外旋、体侧内旋,这 3 个方向的活动度能基本代表肩关节各向的活动度。活动度检查应该包括主动活动度和被动活动度检查,并将患侧和健侧进行对比。

在巨大肩袖损伤患者中,当残留的肩袖组织无法再拮抗三角肌的收缩时,肱骨头失去固定的力量,当患者试图将臂前屈上举时,肱骨头会随之滑动,三角肌失去力矩作用,从而出现上举不能的"假性麻痹"现象。当患者出现此现象时,提示损伤的肩袖难以重建。

(3)肌力检查及特殊试验:有关肩袖的肌力检查及特殊试验详见其他章节。

3.影像学检查

(1)X 线检查:X 线检查用来评估肩峰形态、肱骨头和肩盂、肩峰的关系。在正位片上,大结节的硬化、增生及局限性骨密度降低,甚至囊肿形成,都是肩袖损伤的重要间接征象。

有学者认为肩峰的增生、硬化及骨赘的形成是肩袖损伤后的继发性改变。因此,如果在慢性患者冈上肌出口位 X 线片上观察到明显的肩峰下骨赘,或者弧形及钩形肩峰,是肩袖损伤的有力提示。

通过 X 线检查可以观察肩峰下间隙,正常人为 7~13mm,如果间隙明显减小或者肱骨头相对肩盂出现明显上移,都提示巨大肩袖损伤(图 8-5)。

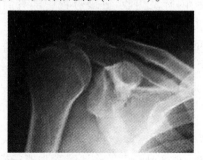

图 8-5　巨大肩袖损伤时肱骨头上移 X 线影像

巨大不可修复肩袖损伤患者会出现继发的退行性关节炎改变,在 X 线片上不仅能看到巨大肩袖损伤的征象,如肱骨头明显上移,还可以看到关节的退行性变。

(2)B 超检查:B 超检查是一项无创、经济、准确性较高的方法,具有能够动态观察的优势,并且可以同时检查双侧肩关节。B 超可较为敏感地显示肩袖全层断裂。

(3)MRI 检查:MRI 检查是目前在诊断肩袖疾病中最常用的检查方法,对全层肩袖损伤的敏感性和特异性分别高达 96% 和 98%,因此成为目前判断肩袖损伤最为有效的辅助检查方法。

斜冠状位可以很好地判断冈上肌损伤的情况,T_1 像可以显示肌腱完整性的丧失,但 T_2 像更为清晰,尤其是 T_2 压脂像,去除了脂肪组织的干扰,可以清晰显示冈上肌撕裂后在局部造成的水样高亮信号影。在斜冠状位上还可以观察肌腱向内侧回缩的程度。

横断位 MRI 可以辅助判断肩胛下肌、冈下肌及小圆肌的损伤情况。在 MRI 上观察到肱二头肌长头腱半脱位或脱位的情况,应该高度怀疑肩胛下肌腱的部分或全层撕裂。这些病变一般在 T_2 像上更容易分辨。

Goutallier 曾发表基于 CT 检查的肩袖肌肉脂肪浸润情况的分级标准,但近年来这一分级标准更多是在肩关节 MRI 检查中。0 级:无脂肪浸润;1 级:CT 或 MRI 片上可看到肌肉内少量脂肪条带;2 级:脂肪量少于肌肉量;3 级:脂肪量与肌肉量一样多;4 级:脂肪量多于肌肉量。3 级和 4 级提示肌肉脂肪化程度较重,肌腱质量差,手术中有缝合不上的可能。

4.肩袖损伤分型　肩袖损伤有多种分型方法,主要根据肩袖损伤的深度、撕裂的大小、肌腱的质量等因素进行分型。如根据肩袖损伤的深度,可分为肩袖部分撕裂和肩袖全层撕裂。

Ellman 曾将肩袖部分撕裂按位置和深度进行划分。目前为止,这是应用最为广泛的一种分类方法:A 型为关节面部分撕裂,B 型为滑囊面部分撕裂,C 型为肌腱内部分撕裂;Ⅰ级为厚度≤3mm 的撕裂,Ⅱ级为 3~6mm 的撕裂,Ⅲ级为>6mm 的撕裂(图 8-6)。

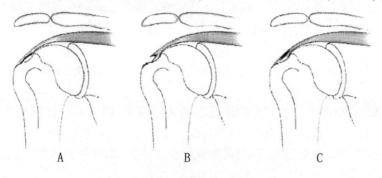

图 8-6　肩袖部分损伤

A.关节面部分撕裂;B.滑囊面部分撕裂;C.肌腱内部分撕裂

肩袖全层撕裂又可根据两种不同方法进行分型。北美地区较多采用按损伤最大前后径的 Post 分型:①小撕裂,直径<1cm;②中等撕裂,直径 1~3cm;③大撕裂,直径 3~5cm;④巨大撕裂,直径>5cm。另一种为 Gerber 分型:①中小型撕裂,仅涉及 1 条肩袖肌腱;②巨大撕裂,涉及 2 条或以上肩袖肌腱;③不可修复性撕裂,涉及 2 条或以上肩袖撕裂,肌腱回缩明显,并且 MRI 显示肌腱内脂肪浸润,术中松解后在外展 60°时仍不能将肩袖组织拉至肌腱止点处。

5.鉴别诊断　要注意将肩袖损伤与肩关节的其他疾病相鉴别,如钙化性肩袖肌腱炎、冻结肩等。前者往往疼痛更为剧烈,X 线片即可鉴别;后者往往表现肩关节的主动和被动活动度减少且一致,而不像肩袖损伤,主动活动度明显小于被动活动度。肩袖损伤所致的肩关节后方疼痛、斜方肌疼痛或者沿肘关节放射至手指的疼痛需注意与颈椎病及心脏病所致的疼痛相鉴别。

三、治疗

1.治疗方式

(1)非手术治疗适应证:①适用于所有肩袖损伤、未接受过规范的非手术治疗,尤其是合并肩关节活动受限而未进行康复练习的患者;②坚持非手术治疗 3~6 个月的患者;③依从性较差的患者;④合并内科疾病无法耐受手术的患者;⑤日常生活不受限制的高龄患者;⑥巨大肩袖损伤、肌腱质量差、无法确保手术效果且对肩关节功能要求低的高龄患者。

(2)手术治疗适应证与禁忌证

1)适应证:①急性损伤患者有明确外伤史、肩关节脱位病史,应择期手术;②慢性损伤患者有明显症状,且经过非手术治疗 3~6 个月效果不佳;③MRI 显示损伤的肌腱出现回缩,以及在斜矢状位上发现肌腹内出现脂肪浸润时,应尽早手术治疗。

2)禁忌证:①急、慢性感染;②疼痛不明显,生活无明显受限的患者;③无法配合术后康复治疗的患者;④合并内科系统疾病、手术风险大或并发症多的患者,如难以控制的糖尿病、帕金森病等;⑤烟瘾大的患者。

2.非手术治疗　非手术治疗包括牵拉等柔韧性练习、应用非甾体抗炎药、避免刺激性动作、严格监督下的康复训练。物理治疗中冲击波、超短波对部分患者有一定的疗效,其他物理方法就目前的报道未见有明显疗效。对于肩袖损伤厚度≤50%的患者,可以尝试单次注射糖皮质激素:复方倍他米松注射液 1mL+1%盐酸罗哌卡因 2mL+2%利多卡因 2mL+0.9%注射用生理盐水 5mL,肩峰下注射。但到目前为止,仍缺乏高等级的循证医学证据支持这一方法。

富血小板血浆(PRP)注射是目前生物治疗的发展之一,对肩袖部分撕裂,尤其是肌腱内部分撕裂有一定疗效。

3.手术治疗　肩袖损伤手术治疗的原则包括解剖修复,即需要尽可能将肩袖组织缝回到原解剖止点,因此术者需要对肩袖的解剖形态与位置有深入了解;在缝合过程中应避免肌腱承受过大的张力,影响愈合过程;同时需要处理合并损伤,如肩峰下骨赘、肱二头肌长头腱病变等。

(1)肩袖部分损伤的手术治疗

1)滑囊面部分撕裂:绝大多数滑囊面的肩袖损伤都与撞击综合征密切相关,因此行肩峰下减压常是必要的。如果经判断肩袖损伤为 Ellman Ⅰ级,对肌腱进行单纯清创便已足够;如果损伤程度为Ⅱ级、Ⅲ级,则应对其进行修补。如果损伤的肩袖存在明显的分层,即上层肩袖撕裂,而下层保留完整,肌腱在大结节的止点完好,可以用高强缝合线仅对上层撕裂部分进行边边缝合。另一种方法是,将此类损伤转变为肩袖全层撕裂后进行修复,这样可以保证缝合后的肩袖处于一致的张力状态,而不会在肌腱之间存在肌纤维的扭曲。

2)肌腱内部分撕裂:提示存在肌腱内撕裂的一个征象是"气泡征"。将长穿刺针头刺入怀疑部位的肌腱内,注入无菌生理盐水,此时肌腱如存在撕裂,会随着液体的注入出现类似气泡一样的隆起,证明该部位缺乏连续的肌腱纤维。对于肌腱内的撕裂,建议将其转变为上表面或全层撕裂,彻底清创后再进行修复。

3)关节面部分撕裂:与滑囊面撕裂一样,深度 50%的关节面损伤,可以简单清创;深度≥50%的关节面损伤,需要进行"经肌腱"式的修复或转变为全层损伤后进行修复。"经肌腱"的方式进行修复的具体步骤为:①在盂肱关节内对损伤部分进行清创后经过肩峰下向大结节拧入缝合锚钉,之后使用套管针从肩峰下间隙穿过分别定位损伤的内侧缘,引入导引线;②从前方通道将导引线和锚钉尾线抓出,将导引线与尾线系紧后经皮肤带出导引线与尾线;③重复以上步骤使锚钉的另一根尾线穿过关节侧损伤的外侧缘;④在肩峰下找到锚钉尾线,分别打结后关闭损伤间隙。

（2）肩袖全层损伤的手术治疗

1）单排缝合：是在大结节顶点，即肩袖的最外缘缝合肌腱。小型和中型肩袖损伤，接受单排缝合或双排缝合的患者，在最终功能恢复上无显著性差异。

技术要点：从后外侧入路进行观察，从后方、前方及前外侧入路操作。对损伤的肩袖进行彻底松解与清创后，肩关节内收位，以组织抓钳将肩袖在无张力状态下拉回到大结节原解剖止点，检查肩袖的活动度。在这一过程中如果发现肩袖组织张力较大，则需要进一步进行松解。紧贴肩峰外缘将缝合锚钉植入大结节，以与关节面呈45°为宜。如果需要1个以上的锚钉才能将肩袖的外缘完整拉回到大结节顶点上，建议可以从后向前逐个植入锚钉，并留一定间距。利用过线装置将锚钉尾线穿过肌腱组织，打结缝合以修复肩袖。

2）双排缝合：与单排缝合的"点接触"方式不同，双排缝合是利用两组锚钉将肩袖以"面接触"的方式贴覆在大结节骨床上。研究证实，这一方法可有效地降低再撕裂率，因此对于大型肩袖损伤推荐使用。

技术要点：在对肩袖松解及清创后，掀起肌腱，在大结节上紧邻关节面的偏外侧1mm处植入内排锚钉。将尾线以"褥式缝合"方式全部穿过肌腱组织，然后在大结节顶点上打入外排锚钉，分别打结缝合。外排锚钉的尾线可以通过"简单缝合"方式打结。

3）缝线桥技术：由于双排缝合过于烦琐，近年来越来越多的医师更愿意采用"缝线桥"技术完成改良的双排缝合。

技术要点：内排锚钉的置入与传统双排缝合一样，尾线以褥式缝合方式穿过肌腱后直接打结。内排两锚钉相距一定距离，尾线穿过肌腱组织时应尽量确保分布均匀，避免因缝线间距不均导致打结后部分肌腱形成"狗耳朵样"或"鸟嘴样"隆起。之后分别选择内排2个锚钉的一根尾线，从外侧入路引出。体外穿过外排专用螺钉的钉眼后一边抽紧尾线，一边将之置入大结节顶点远端1~1.5cm骨皮质深处并锁紧，将肩袖通过挤压的方式覆盖在大结节表面。

（3）肩胛下肌损伤的手术治疗：除去体格检查及影像学检查，关节镜下如果见到肩胛下肌上缘、盂肱上韧带和喙肱韧带一起向内侧脱垂，构成所谓的"逗号征"，即可诊断肩胛下肌撕裂（图8-7）。

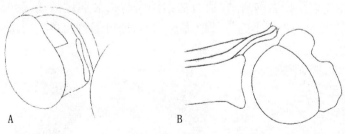

图8-7　逗号征

A.关节镜下自后向前观察；B.横断位显示逗号征原理

如果发现肩胛下肌存在损伤，可通过CT横断位及术中旋转活动判断是否存在喙突撞击，必要时需进行喙突成形术，扩大肩胛下肌走行中的间隙。与冈上肌损伤相同，肩胛下肌的损伤也有程度的区别，有部分撕裂和全层撕裂；对全层撕裂通常需要行积极的手术治疗。

技术要点:缝合方法分关节内缝合法及肩峰下缝合法。①关节内缝合法:常用于部分撕裂的缝合,镜头在后侧入路,最好用70°关节镜。将肩袖间隙打开,暴露联合腱外侧,在喙突尖下20mm左右,联合腱外缘建立辅助入路等;②肩峰下缝合法:常用于全层撕裂,镜头放置在外侧入路,建立2个前方通路;除标准的前方入路外,也可以选择建立联合腱外缘辅助入路。打开肩袖间隙,打磨小结节骨床,使之新鲜化后,在垂直于肌腱的方向上将锚钉植入小结节。以同样方法前方入路经正常肌腱组织抓持缝线并引出体外,完成打结以缝合修复肌腱组织(图8-8)。

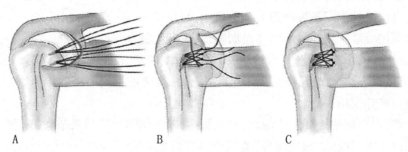

图8-8　关节镜下修复肩胛下肌

A.小结节拧入锚钉;B.尾线分别穿过肩胛下肌正常肌腱组织;C.打结缝合修复肌腱

4.巨大及不可修复肩袖损伤的治疗

(1)部分修复:部分巨大肩袖损伤无法解剖重建时可采用部分修复的方法恢复一定的功能,并可有效缓解疼痛。对肩袖进行部分修复时,应仔细判断其张力,避免向外侧过度牵拉肌腱,造成过度的负荷。以单排缝合的方式将肌腱止点适当内移,并在骨床上做微骨折等新鲜化处理,适当缩小损伤面积,恢复肌腱的力偶作用。这种术式的生物力学原理:巨大肩袖损伤的部分修复重新创建了肩袖前部和后部的力偶,就像一个"吊桥系统",让力量经过肩关节传导,并且把肱骨头稳定在肩胛盂内,从而增加三角肌提供的前屈上举的力量。

(2)完全修复:有一些巨大肩袖损伤由于损伤的时间短、肌腱质量良好,尚可完全修复。这需要彻底将粘连的肌腱组织进行松解,进一步正确判断撕裂类型,将肌腱组织在无张力的前提下缝合回原解剖止点。具体的缝合技术如前述。另一个需要提到的技巧是边缘对合技术。这项技术适合"U"形撕裂的肩袖,通过边边缝合将撕裂肌腱的前、后叶关闭,这样就将一个较大的损伤转变为一个较小的新月形损伤,然后即可通过简单缝合进一步完全闭合损伤的肌腱(图8-9)。

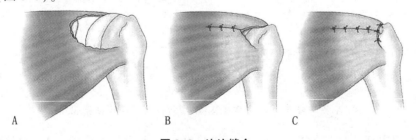

图8-9　边边缝合

A."U"形较大的肌腱损伤;B.边边缝合将大的"U"形损伤转变为小的新月形损伤;C.行简单缝合解剖修复肩袖

（3）肌腱移位：对于因疼痛造成功能明显下降的肩袖损伤，以及进行初期重建成功率很低的患者，可以考虑肌腱移位术。以背阔肌代替不可修复的后上型巨大肩袖损伤，以胸大肌代替不可修复的前上型巨大肩袖损伤。但其效果并不确定，一般越年轻的患者往往效果越好。

技术要点：背阔肌移位大多需要切开手术或者关节镜结合切开手术完成。切开手术主要用于背阔肌的安全游离。患者取侧卧位，术者沿其外缘向腋窝后缘做后方腋路切口，寻找背阔肌肌腹部分，沿其走行自远向近端小心分离，在其深面可观察到走行其间的血管和神经，充分松解并避免过度牵拉，予以妥善保护。沿背阔肌外侧缘逐步向上，可以找到其在肱骨干前内侧的肌腱附着点。沿肱骨干仔细剥离背阔肌腱，并以缝合线缝合作为牵引使用。从前外侧探查肩袖的切口，充分游离三角肌下滑囊，将背阔肌腱的牵引线带出，将背阔肌腱固定在肱骨大结节上。这一步骤也可通过关节镜完成。缝合的方式有多种，既可以做骨髓道，也可以用缝合锚钉做单排、双排重建，具体方法视术者的习惯而定。

（4）补片与上关节囊重建：近年来不断有报道采用多种组织移植的方法治疗巨大肩袖损伤，短期疗效较为可喜。所选择的材料包括自体组织、同种异体组织、异种组织及人工合成组织等，但仍缺乏高等级的循证研究证实其长期效果。手术的关键是通过常规方法尽可能恢复肩袖的力偶作用，在其基础上，利用商用补片、阔筋膜、异体肌腱组织等覆盖其上以起到加固作用（图8-10）。目前，也有术者采用肱二头肌长头腱对损伤肩袖修复进行加强，在国际上被称作"Chinese Way"上关节囊重建。

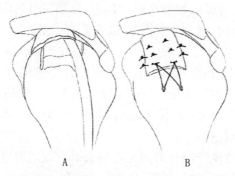

图8-10 补片技术

A.巨大肩袖损伤，肌腱无法拉回原解剖止点；B.借助补片技术加固缝合

（5）反肩关节：反肩关节作为巨大及不可修复肩袖损伤的一种治疗方式，尤其是针对高龄患者，疗效可靠，但不在本章讨论范围之内。

四、肩袖修复术围术期相关问题

1.肩袖修复术后康复　肩袖修复术后用颈腕吊带保护6周，巨大肩袖损伤修复后可用外展包保护。如果缝合确实，可在术后第1天开始被动功能活动，强调前屈上举与外旋活动；3周后可开始加入被动内旋活动；6周拆除吊带后开始辅助的主动活动，并辅以肌肉等长收缩训练；术后3个月如果活动度恢复满意，可以开始肌肉力量的训练，并逐步恢复正常生活活动。有研究表明，尽管在早期活动度恢复有所差异，但从长期看制动3~6周后再开始被动功能活动的患者与术后即刻活动的患者无论在功能上还是活动度上均无明显差异。肩胛下肌损伤的术后康复过程基本一致：术后 2 周开始被动功能活动，6 周开始主动活动，3 个月开始抗阻肌肉练习。

2.肩袖修复术后并发症及预防

（1）过度治疗：不是所有的肩袖损伤都需要手术治疗。一些肩袖损伤患者经过严格的非手术治疗后可以明显改善生活质量，尤其是一些对生活质量要求不高的高龄患者。通过非手术治疗，控制疼痛即可达到较为满意的治疗效果。此外，在从事过顶运动的职业运动员这一特定人群中，如果存在部分肩袖损伤，手术治疗的效果并不理想，应尽量采用非手术治疗。

（2）肩袖愈合不良与再撕裂：临床报道，肩袖修复术后再次撕裂的发生率，小型肩袖损伤为 25%～35%，大型肩袖损伤可达到 90%。导致修复后的肩袖再次撕裂的原因有 3 个：①患者再次遭受创伤；②生物学因素，包括年龄、初始撕裂的大小、是否存在脂肪浸润或肌肉萎缩、是否合并糖尿病、是否吸烟、术前是否存在活动度受限；③技术性因素，包括不稳定的缝合、粘连松解不足导致肌腱张力过大、过度或不足的康复治疗。对于巨大肩袖损伤，即使术者再努力，仍无法完全避免再撕裂的发生。但如果能较好地恢复力偶作用，即使出现再次断裂，对大多数患者的疗效仍然优于术前。

（3）术后肩关节活动受限与疼痛：建议在术前与患者充分沟通，并适当进行活动度的恢复训练。在活动度良好的基础上再进行肩袖修复，可有效避免肩关节术后活动受限。此外，对于术前合并活动度受限的患者，手术中应常规松解肩袖间隙处的喙肱韧带、盂肱中韧带和盂肱下韧带，为术后活动度恢复创造机会。同时，不要忽视肩袖损伤的合并问题，无论在盂肱关节内还是肩峰下间隙，应彻底检查肩峰的形态、肩锁关节的病变、关节囊及盂唇是否存在损伤、是否合并上盂唇前后（SLAP）损伤等，以免影响治疗效果。

（4）手术技术因素

1）锚钉失效：主要原因是由于患者患骨质疏松症。内排锚钉可适当内移至贴近关节面的大结节处，往往骨质相对较好；外排锚钉可尽量放在大结节顶端以远。另一个办法是更换直径更大的锚钉，如以直径 6.5mm 代替 5.0mm 锚钉。如果在打入锚钉时出现骨床的破坏，可放弃使用锚钉改用经骨道进行缝合。

2）"狗耳朵样"或"鸟嘴样"畸形：为避免在缝合后形成肌腱隆起于骨床上，需要对肌腱损伤的形态判断清楚，力争进行解剖修复，使得肌腱恢复到原来的解剖位置上。在用刺穿器或缝合钩刺穿肌腱时，应保证每次刺入的位置适中、间距平均，这样可以使缝线穿过肌腱后平均分布。

第三节　肩关节不稳

一、解剖与生物力学

肩关节是全身活动范围最大的关节，其稳定性主要依靠静态稳定机制和动态稳定机制来维持。

1.肩关节静态稳定机制

（1）关节骨性结构：解剖上肱骨头关节面有 30° 的后倾，这对于平衡关节周围肌肉力量显然是很有意义的。目前对于关节面的对应关系对关节的稳定程度影响的研究主要集中于肩盂侧。一般认为肩盂的大小、解剖形态对于关节的稳定性都很有意义。肩盂关节面有 5°的向上倾斜,对防止肱骨头向下方脱位很有意义。这可以从肩盂发育不良的患者易出现肩关节不稳这一现象上得到证实。

(2)关节面几何学形态的适合性:肩盂只与 25%～30% 的肱骨头关节面发生接触,但两者在几何学形态上却具有高度的适合性。研究发现,肱骨头凸面与关节盂凹面的曲率半径相似,并且由于关节软骨厚度的影响,使两者的关节面较 X 线所测量的骨性标志具有更好的适合性,从而保证了肩关节旋转中心与肱骨头的曲面中心相重叠。如果关节面的适合性被破坏,关节旋转中心与肱骨头的曲面中心发生偏离,肩外展时轻度的旋转就可能造成脱位。

(3)关节囊韧带盂唇复合体:肩关节囊的生物学组成与全身其他关节的关节囊一致。试验表明,对于小于 40 岁的年轻人若要使肩关节脱位需 2000N 的外力,相比之下使肘关节脱位只需 1500N 的外力。随着年龄的增加,脱位所需外力下降,但这种下降的趋势在肩关节更加明显。肩关节的关节囊很薄而且有很大的冗余,这种关节囊的冗余程度与遗传相关,不同人各不相同。因此,每个人的关节的松弛程度不同。如果关节过于松弛,则可能导致好发肩关节不稳。肩关节的韧带包括盂肱上韧带、盂肱中韧带、盂肱下韧带及喙肱韧带,这些结构由 Flood 在 1829 年首次加以详细描述。

总之,肩关节囊及韧带组织是肩关节周围的重要静态稳定结构。盂肱下韧带又是其中最重要的部分。整个关节囊韧带复合体作为一个整体,通过协同的作用来保持肩关节的稳定。

(4)关节腔内负压:盂肱关节腔内的压力为 4mmHg,可以产生真空机制,将关节囊牵向关节腔压迫肱骨头,起稳定作用。在中等程度的活动范围内,尤其是在肩处于外展中立,关节囊韧带松弛状态时,腔内负压机制在对抗肱骨头下方移位中起重要作用。

(5)凹面-挤压机制:肩盂边缘附着纤维软骨结构的盂唇,使关节盂窝的深度增大 50%,同时增加了关节盂的面积。由于盂唇具有吸盘样作用,加上肌肉收缩产生的压力,肱骨头被压入关节盂和盂唇构成的臼窝内,这种凹凸配合的凹面-挤压机制明显提高了关节的稳定性。

(6)肩肱平衡机制:所谓肩肱平衡机制,是指肱骨头在与关节盂的相对运动中,为了防止脱位,肱骨头必须始终位于关节盂的臼窝内。生物力学研究表明,完整的盂缘是肩肱平衡的基础。另外,作用于肱骨头关节应力的力线必须通过关节盂和盂唇构成的弧面,关节周围肌肉的同步收缩是达到这一要求的前提条件。

在肩关节中等活动范围内,关节囊韧带松弛,凹面-挤压机制和肩肱平衡机制是维持稳定的两个主要因素。而它们都必须以完整的关节盂和盂唇结构为基础,因此当盂唇缺损时,如前下盂唇撕脱伤(Bankart 损伤)或上盂唇前后(SLAP)损伤,该稳定机制将被破坏。肩袖损伤、肩胛带肌肉疲劳后,肌肉收缩缺乏同步,会影响肩肱平衡机制的稳定作用。

2.肩关节动态稳定机制　动态稳定结构主要包括肩袖、肱二头肌及三角肌。肩关节周围的肌肉在运动过程中收缩产生动态稳定作用,其作用机制体现在 4 个方面:①肌肉本身的体积及张力;②肌肉收缩导致关节面之间压力增高;③关节的运动可以间接使周围静态稳定结构拉紧;④收缩的肌肉本身有屏障作用。

本体感觉的感受器位于关节囊和肌腱结合部,可以传导关节的位置信息。本体感觉的信息可以反射作用于肌肉组织,使运动处于协调状态,参与了肩关节动力性稳定和肩肱节律的维持。关节囊韧带组织可感知位置、运动及牵拉,这些信号经由静态稳定结构通过反射弧传至动态稳定结构,被称为本体感觉。在复发性肩关节前脱位患者中这种本体感觉被破坏。在人的喙肱韧带、肩峰下滑囊、关节囊及盂唇组织上都发现了机械活动的感受器。对肩关节前向不稳患者在术前、术后 6 个月及 12 个月分别检测其双侧肩关节的本体感觉水平,结果发现术前患侧较健侧本体感觉降低而在术后最终恢复到正常水平。

从上述的各项研究可以看出,静态稳定结构和动态稳定结构之间紧密相关,共同对任何不利于肩关节的运动或移位做出反应。

二、肩关节前向不稳

1.病因与发病机制　肩关节是全身活动范围最大的关节,如果去掉肩盂周围的盂唇,肩盂关节面的面积约占肱骨头关节面面积的 1/4,而在有盂唇存在的情况下这一比例也仅为 1/3。由此可见,很小、很浅的肩盂是很难限制很大的肱骨头的移位的。对于肩关节的稳定性,关节周围的软组织起到了重要的作用。对盂肱关节前方稳定性具有重要作用的是盂肱下韧带复合体。该复合体在肩关节位于体侧内收位时很松弛;在中立位外展时就像吊床一样承托着肱骨头;当肩关节处于外展、外旋位(最容易出现肩关节前脱位的体位)时,盂肱下韧带前束及腋窝部就转至肱骨头前下部,此时如果受到自后向前的暴力,导致该复合体断裂,则肱骨头就会出现前脱位。这种断裂最容易发生在该韧带位于前下盂唇侧的起点处,即 Bankart 损伤。但也可能发生在韧带实质部,即前关节囊撕裂,还可能发生在韧带的肱骨侧止点处,即盂肱下韧带肱骨侧撕脱(humeral avulsion of glenohumeral ligament,HAGL)。

有人在尸体标本上复制出 Bankart 损伤,但他们发现单纯的 Bankart 损伤仅会使肱骨头的前移增加,并不能使尸体标本出现肩关节前脱位。生物力学研究发现,盂肱下韧带的断裂可发生在肩盂侧止点(40%)、韧带实质部(35%)或肱骨侧止点(25%)上。与韧带断裂同时伴随的还有明显的韧带拉伸和延长。从这些研究可以看出,单纯的 Bankart 损伤并不足以导致肩关节前脱位。Bankart 损伤和盂肱下韧带的拉伸和延长一起,是导致肩关节前向不稳的最常见病理基础。

2.临床评估

(1)病史与临床表现:肩关节前向不稳患者往往有肩关节反复前脱位或半脱位病史。初次脱位前多有外伤史。此后,每当肩关节处于外展、外旋、后伸位时,容易出现肱骨头向前方的脱位或半脱位。早期的肩关节脱位多与运动或外伤有关,但此后随着脱位次数的增多,肩关节前方骨及软组织结构损伤加重,肩关节可能极不稳定,日常生活作即可能导致脱位。肩关节脱位发生时,患者多有明显疼痛,肩关节有空虚感,多数患者需至医院进行手法整复。患者在肩关节未脱位时症状往往不明显,但脱位次数较多的患者在上肢处于外展上举位时有明显恐惧感。

现有的研究表明,初次脱位后是否会发展成复发脱位,与初次脱位时患者的年龄有关。初次脱位年龄小于 20 岁,复发率为 95%左右;20~30 岁,复发率为 79%;30~40 岁,复发率为 50%。由此可见,初次脱位时越年轻,脱位越容易复发。

在询问病史时,还需要注意询问患者既往脱位次数;每次脱位是否必须手法复位,还是可以自行复位;是否经常参加体育活动,爱好什么样的体育活动。这些因素都与患者肩关节骨、软组织损伤的严重程度及治疗后复发脱位的概率紧密相关。

需要特别注意的是,癫痫患者可因癫痫发作导致肩关节出现脱位,而且患者常不愿意提及其癫痫病史。但对于这类患者,在癫痫未得到控制时进行手术是十分危险的。因而对肩关节不稳患者进行病史采集时,需要特别注意询问相关病史。

（2）体格检查

1）肩关节活动度检查:进行体格检查时,首先应对患者肩关节功能进行全面检查。了解患者肩关节活动度的情况,包括前屈上举,体侧外旋、内旋,体前内收、外展,90°内旋、外旋等各个角度的活动范围。其中,外展90°外旋时,由于此时肩关节所处位置为较容易发生前脱位的位置,因此检查者应做好保护,防止患者出现肩关节脱位。检查关节活动度时,应首先检查患者的主动活动度,要求患者向上述各个方向主动活动并测量其活动度。如果患者活动受限,检查者可进行关节被动活动度的检查,以比较主动和被动活动度之间是否有差异,从而考虑其活动受限的原因是什么。

2）肩部肌肉力量检查:对包括三角肌、冈上肌、冈下肌、小圆肌、肩胛下肌、肱二头肌、肱三头肌在内的肌肉力量测试也是非常必要的,可以由此判断患者是否存在因肩关节脱位合并臂丛损伤或肩袖损伤的迹象。颈椎功能方面的检查也是非常必要的,因为颈椎病导致肩关节出现明显症状并不少见。

3）恐惧试验和复位试验:是诊断肩关节前向不稳最重要的体格检查方法。

4）Gagey试验:可以评估盂肱下韧带松弛程度。患者处于坐位,检查者一只手放在患者肩关节上方以稳定肩胛骨,另一只手扶住患者肘关节,使其肩关节被动上举,测量关节被动极度外展的活动范围。在固定肩胛骨的前提下,关节被动极度外展活动范围超过105°,可能提示盂肱下韧带延长和松弛。部分患者可能同时出现疼痛。

（3）影像学检查:X线检查主要针对与肩关节不稳相伴随的骨性损伤。一些特殊的X线投照体位有助于医师更加清楚地观察这类患者中常见的肩盂前下缘的骨缺损或骨折,以及肱骨头的Hill-Sachs损伤。近年来,三维CT技术不断成熟及推广,目前已被越来越多地应用于相关骨性损伤的临床评估中。

对于肩关节前向不稳患者,进行三维CT检查时,判断肩盂骨性损伤的情况非常重要,因为这对医师选择手术方案至关重要。在CT上需要观察肩盂前部是否存在骨缺损或肩盂前缘骨折。对肩盂前缘的骨缺损,需测量其占肩盂的比例,如缺损超过肩盂面积的20%以上,则术中需考虑骨移植类手术以恢复肩盂骨性结构。

1）对肩盂缺损的评估:Sugaya等首先提出在三维CT上测量肩盂骨缺损的方法,目前该方法在国际上应用比较广泛。测量时,需首先通过CT处理软件,将患者的肱骨头影像去除。然后旋转肩胛骨,将肩盂正对检查者,形成肩盂的Enface-view。依据解剖学研究,正常人的肩盂下部以关节面中央的软骨裸区为圆心,为一正圆。裸区至肩盂前缘、后缘及下缘的距离近似。因此,在肩盂前缘骨缺损患者的肩盂Enface-view上,可以依据仍保持完整的肩盂后缘及下缘画出一正圆,而这即为在肩盂出现缺损前其下部的正常形态。将现有肩盂的面积与之相比,就可以得出肩盂骨缺损的大小及其占正常肩盂大小的比例。

2）对肱骨头骨性缺损的评估:除了肩盂的骨性损伤,肩关节前向不稳患者还常存在不同程度的肱骨头后上方凹陷性骨折（Hill-Sachs损伤）（图8-11）。但肱骨头骨性损伤的评估较肩盂的评估更加困难。因为该损伤在肱骨头上的位置、宽度、深度、方向等因素均有可能对患者术后肩关节的稳定性有明显的影响。

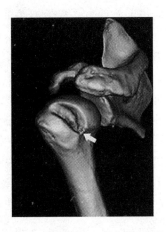

图 8-11　肱骨头 Hill-Sachs 损伤

箭头所指处即为肩关节脱位复位后,肱骨头后上方凹陷性骨折(Hill-Sachs 损伤)

A.啮合型与非啮合型:早期的观点认为,导致肩关节前向不稳的主要病理基础是肩关节前方稳定结构的损伤,肱骨头后上方由于反复脱位导致的压缩性骨折 Hill-Sachs 损伤并不会明显影响关节的稳定性。但 Burkhart 首先对这一观点提出了质疑。他在针对肩关节前向不稳术后失效的翻修手术中发现,有些患者虽然初次手术时修复的 Bankart 损伤已经愈合,但由于肱骨头后上方巨大的压缩性骨折,导致在肩关节外展、外旋时肩盂前缘仍会卡入肱骨头骨缺损内,从而出现复发脱位。根据肩外展 90°外旋时肱骨头凹陷与前方肩盂是否啮合,Burkart 将 Hill-Sachs 损伤分为啮合型和非啮合型两大类。如果在术中关节镜检查时,肩关节外展 90°逐渐外旋的过程中,肩盂前缘会卡入肱骨头压缩性骨折内,则这种 Hill-Sachs 损伤即为啮合型 Hill-Sachs 损伤,需要手术处理。

B.在轨型与脱轨型:近来,比较完善的评估方法是 Yamamoto 和 E.Itoi 等提出的肩盂轨迹法及由此发展而来的在轨及脱轨概念。早在 2007 年,Yamamoto 和 E.Itoi 等在正常尸体标本上测量了在肩关节处于不同外展角度、极度外旋后伸位时,肩盂在肱骨头上的运行轨迹。他们发现,该轨迹的内缘距离肩袖止点内缘的距离为肩盂宽度的 84%。此后,他们通过应用动态 MRI 检查,在健康志愿者中重复了该项研究,并将该距离修正为肩盂宽度的 83%。考虑到许多这样的患者肩盂均存在不同程度的骨缺损,在 2014 年,G.D.Giacomo、E.Itoi 和 S.S.Burkhart 提出了在轨及脱轨概念。他们在术前的三维 CT 上测量 Hill-Sachs 损伤内缘至肩袖止点内缘的最大距离 HSI,肩盂下部虚拟正圆的直径 D 及肩盂前缘骨缺损高度 d(图 8-12)。肩盂轨迹宽度为 0.83D-d。如果 HSI<0.83D-d,则意味着 Hill-Sachs 损伤为在轨型,可行 Bankart 修复术,恢复前下方关节囊韧带的完整性,术后不会出现复发脱位。反之,如 HSI ≥0.83D-d,则意味着该损伤的内缘延伸至肩盂轨迹内缘以内,即使术中修复前下方软组织,且该组织恢复至正常状态,在肩关节外展、外旋时肩盂会落入 Hill-Sachs 损伤内,这样的 Hill-Sachs 损伤即为脱轨型,需要手术处理。该方法的最大优势在于将肱骨头和肩盂侧骨性损伤作为统一整体进行考虑。如果肩盂骨缺损大,会相应减小所计算出的肩盂轨迹宽度,从而使 Hill-Sachs 损伤更易变成脱轨型。

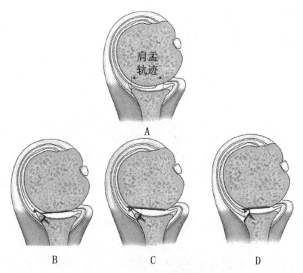

图 8-12 在轨型与脱轨型

A.肩盂轨迹=0.83D-d(D;肩盂直径;d;肩盂前缘骨缺损高度);B.如患者的 Hill-Sachs 内缘至肩袖止点内缘最大距离小于肩盂轨迹,则 Bankart 修复术后不会出现复发脱位;C.如患者的 Hill-Sachs 内缘至肩袖止点内缘的最大距离大于肩盂轨迹,则 Bankart 修复术后会出现复发脱位;D.如因肩盂前缘存在骨缺损,使肩盂轨迹变窄,从而导致患者的 Hill-Sachs 内缘至肩袖止点内缘的最大距离大于肩盂轨迹,则 Bankart 修复术后也会出现复发脱位

(4)诊断与鉴别诊断:如果患者有明确的肩关节外伤后脱位、复位及此后多次脱位的病史,体格检查时恐惧试验呈现阳性,影像学检查有肩盂前下缘的骨折或骨缺损,以及肱骨头的 Hill-Sachs 损伤,则不难得出肩关节前向不稳的诊断。

但对于发作时无典型肩关节完全脱位的患者,常需要通过详细的病史询问、仔细的体格检查并结合影像学检查综合分析,才能得出正确的诊断。

发生在老年人中的肩关节前向不稳,还需要特别注意患者的肩袖功能状态。除了盂肱韧带以外,肩袖肌肉也是非常重要的肩关节稳定结构。在年轻患者中,由于肩袖肌肉及肌腱质量好,往往不易在肩关节前脱位时发生明显损伤。但老年人的肩袖肌肉质量较差,脱位时很容易合并明显的肩袖损伤。单纯的巨大肩袖损伤会导致患者肩关节不稳,即使此时患者的盂肱韧带并没有明显的损伤。

另外,肩关节前向不稳还需与肩关节后向不稳和肩关节多向不稳相鉴别。在进行体格检查时,需要特别注意不稳定的方向,以及是否合并多发关节松弛的情况。

3.治疗

(1)治疗原则:对于肩关节曾出现过 2 次以上的前脱位或半脱位、肩关节前向不稳诊断明确的患者,因非手术治疗很难恢复关节的稳定性,且前脱位会增加前方组织的损伤,因而建议尽早进行手术治疗。

(2)非手术治疗:多次脱位的肩关节前向不稳患者通过非手术治疗关节能够恢复稳定的概率低,而反复脱位会导致关节内软组织和骨性损伤加重,不利于手术修复,因此,这种情况下非手术治疗的价值有限。但对于初次脱位患者来说,有可能通过非手术治疗尽可能降低之后的复发脱位率。目前的研究显示,初次脱位复位后,传统的内旋位固定不会降低之后的复发脱位率。通过尸体标本、影像学研究及临床研究证实，在初次脱位后，将肩关节固定在外旋10°位3周，会降低之后的复发脱位率。他们推测，这是因为外旋位时，紧张的肩胛下肌腱会将撕脱的前盂唇组织压迫至肩盂前缘，从而使其有一定机会愈合。但也有一些研究者认为，外旋位制动和内旋位制动在后期的复发脱位率方面没有显著性差异。因此，这方面还需要更多的研究验证。

（3）手术治疗

1）关节镜下Bankart修复术：由于导致肩关节前向不稳最常见的损伤是Bankart损伤，以及前关节囊和盂肱韧带的拉伸和延长，因此，直接修复撕脱的盂唇并紧缩前关节囊和盂肱韧带是处理这类损伤的解剖型修复手术的核心内容。以此为目的的Bankart修复术是Bankart在1923年所发表的论文中首先描述。此后，人们发现这一手术治疗肩关节前向不稳的成功率很高，且并发症较少，因而这一技术在世界范围内逐渐得到广泛应用，成为治疗肩关节前向不稳的经典术式。但经典的Bankart修复术是通过切开手术来完成的，对患者的损伤较大。随着关节镜的出现，许多骨科医师尝试采用微创的技术来完成Bankart修复术，但许多尝试并不成功，术后复发率较高。直到1993年，在关节镜下采用带线锚钉进行Bankart修复的手术技术才由Wolf等首次报道。此后，随着骨科医师对这一镜下Bankart修复的手术技术不断改进，手术指征不断优化和更加牢固的内固定锚钉的出现，目前镜下Bankart修复术已成为全世界范围内被最广泛应用的治疗肩关节前向不稳的手术技术。

关节镜下Bankart修复术，可采用沙滩椅位或侧卧牵引体位完成。术中处理的要点是修复盂肱下韧带前束在肩盂前下缘的止点，也即修复前下盂唇。缝合时还需要收紧因反复脱位所造成的盂肱下韧带前束及前关节囊的拉伸和延长。

术后需嘱患者佩戴颈腕吊带，患肢内旋位制动6周。6周后患者即可取掉颈腕吊带，以患肢做日常活动，并开始肩关节被动及辅助的主动活动度练习。

术后3个月，可开始关节终末牵拉及肩袖肌力练习。但术后半年内应避免参加体育活动。至患肢活动度完全恢复且在肩关节外展、外旋位无任何恐惧感时可恢复术前体育活动。

与传统的切开Bankart修复术相比，关节镜下Bankart修复术具有以下优势：①手术创伤小；②术中不需要切断肩胛下肌腱；③可发现并同时处理关节内其他病变；④手术对患者的关节活动度影响较小。但文献报道，切开Bankart修复术后患者肩关节复发脱位率一般均低于10%，而关节镜下Bankart修复术后患者肩关节脱位的复发率为4%~17%。许多研究证实，手术时患者年龄、性别、手术前脱位次数，患者的体育运动水平，术中用来修复盂唇损伤的锚钉数量，肩盂是否存在明显骨缺损，是否合并明显的肱骨头Hill-Sachs损伤，是否合并明显的韧带松弛等，均可能明显影响关节镜下Bankart修复术后复发脱位率。另外，有研究证实，比起Bankart损伤，前方盂唇韧带复合体骨膜下袖套状撕脱（anterior labroligamentous periosteal sleeve avulsion，ALPSA）损伤的患者，其术后复发脱位率更高。有学者总结了可能导致关节镜下Bankart修复术后复发脱位的风险因素：①患者手术时年龄<20岁；②参与竞技水平的体育活动或接触性体育活动；③参与强力过顶位的体育活动；④肩关节过度松弛；⑤在X线正位片上，肩关节外旋位时仍可看到Hill-Sachs损伤；⑥在X线正位片上肩盂前下缘边缘消失。他们因此提出了肩关节不稳严重程度评分（instability severity index score，ISIS）系统（表8-1）。他们发现，如果患者术前的ISIS评分>6分，则患者在关节镜下Bankart修复术后的复发脱位率>70%。这一评分系统对在术前综合评估患者术后复发脱位的风险并选择合适的治疗方法时很有参考意义。

表 8-1 ISIS 评分标准

预后因素	评分
患者手术时年龄	
≤20 岁	2
>20 岁	0
参与体育活动水平或接触性的体育活动	
专业的	2
业余爱好	0
参与体育活动的类型	
接触性或强力过顶位的体育活动	1
其他	0
肩关节松弛度	
肩关节过度松弛	1
正常松弛度	0
在 X 线正位片上 Hill-Sachs 损伤情况	
肩关节外旋位时仍可看到 Hill-Sachs 损伤	2
肩关节外旋位时看不到 Hill-Sachs 损伤	0
在 X 线正位片上肩盂形态	
肩盂前下缘边缘消失	2
肩盂形态正常	0
总分	10

2）前关节囊撕裂的关节镜下修复术：有时，对肩关节前向不稳患者进行手术治疗时，术中会发现前关节囊及盂肱韧带本身有明显的撕裂。这种关节囊的撕裂可能单独出现，也可能和盂唇撕裂同时存在。这时，在修复时需要注意，锚钉的尾线应跨越关节囊撕裂处，这样打结后可同时关闭前关节囊的裂口。

3）HAGL 损伤的关节镜下修复术：Nicola 等首先描述了 4 例存在盂肱下韧带自肱骨侧起点处撕脱损伤的病例。Wolf 等将其命名为 HAGL 损伤。一般研究均认为，在肩关节前向不稳定的患者中 HAGL 损伤的发病率很低。早期的相关文献均认为由于其所在位置较难处理，因而需采用切开手术对其进行治疗。但随着关节镜技术的不断进步，目前全关节镜下手术也可以很好地修复 HAGL 损伤。

该损伤发病率较低，但临床上遇到创伤性前脱位的患者，如果没有发现明显的 Bankart 损伤，一定要想到可能存在 HAGL 损伤。术中需在关节囊和盂肱韧带在小结节上的止点处植入缝合锚钉，修复关节囊。

4）肩关节前方骨性 Bankart 损伤修复术：骨性 Bankart 损伤是指与肩关节前向不稳相伴随的肩盂前缘骨折。在肩关节前向不稳患者中，这类损伤的发生率很高。采用关节镜下复位，缝合锚钉固定的手术技术多数情况下可有效治疗合并骨性 Bankart 损伤的肩关节前向不稳。当肩盂前缘骨折块不大时,单排锚钉的修复就可以达到满意的生物力学强度;如果前方骨折块很大,则需要采用双排锚钉固定的技术。

采用单排缝合锚钉固定肩盂前缘骨折块时,锚钉尾线的一端应从骨块深方带过并穿过与肩盂前缘骨块相连的前关节囊组织(图 8-13)。还可以采用特殊的缝合钩刺穿骨块,带过缝线,这样能保证缝合锚钉对骨块的有效复位和固定。

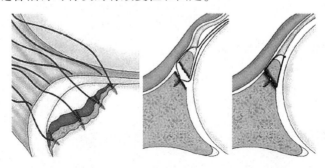

图 8-13　采用单排缝合锚钉修复骨性 Bankart 损伤

采用双滑轮技术固定肩盂骨折块时,需要使用双排锚钉。内排缝合锚钉应置于骨折床面内缘,其尾线需穿过与骨块相连的盂肱韧带和前关节囊。在肩盂关节面上置入普通的带线锚钉,采用肩袖缝合常用的双滑轮技术,将内、外排锚钉的尾线之间打结,从而形成双排固定(图 8-14)。还可以将内排锚钉的尾线穿入较小直径的专用外排挤压钉中,拉紧缝线后,将其挤压固定在肩盂关节面上。两种方法相比,前者稍复杂,应用时应保证内排锚钉的尾线穿过组织后可自由滑动,而其优点是打结时可以调节线结两端缝线的张力,从而调整骨块的姿态。

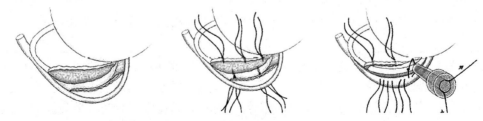

图 8-14　采用双滑轮技术对肩盂前缘骨折块做双排固定

目前,许多研究表明,合并骨性 Bankart 损伤的患者如在关节镜下采用缝合锚钉修复损伤,则术后复发脱位率并不会明显升高。现有报道中采用关节镜下缝合锚钉固定治疗合并骨性 Bankart 损伤的肩关节前向不稳患者,其术后复发率在 0~8%。有研究认为,这是由于修复的肩盂前缘骨折块愈合后会明显增加肩盂骨性结构面积。从相关的研究看,手术修复后肩盂面积对手术成功非常重要。若术前 CT 检查显示肩盂残留骨量小,肩盂前缘骨折块面积也小,两者相加小于肩盂下部正圆的 80%,则关节镜下骨性 Bankart 修复术后肩关节不稳的复发率仍较高,需考虑骨移植类手术。

5)Hill-Sachs 损伤的处理:对于巨大肱骨头的骨性损伤的处理也是目前临床上一个争议较大的话题。现有的治疗方法主要包括:①采用骨或骨软骨移植,甚至是假体置换的方法对缺损进行填充;②采用肱骨近端旋转截骨技术改变肩关节运动过程中肱骨头与肩盂的接触部位;③通过关节囊的紧缩限制关节活动;④通过将后方肩袖肌腱填充固定入肱骨头的骨性损伤内,从而使其变为关节外结构,防止在运动过程中出现肩盂前缘卡入肱骨头缺损内的现象。这几种处理方法中前两种手术创伤大,而第 3 种方法又会对肩关节活动造成明显影响,因此应用仍较为局限。第 4 种方法目前已形成比较成熟、微创的关节镜下操作技术,即关节镜下 Hill-Sachs Remplissage 术,且手术可和前方 Bankart 重建术同时实施,对患者影响较小,因而近年来被越来越多的临床医师所采用。从目前的临床报道来看,关节镜下 Bankart 修复辅助 Hill-Sachs Remplissage 术可有效地治疗合并巨大 Hill-Sachs 损伤的肩关节前向不稳患者。文献报道术后复发脱位率为 0~15%。手术不会明显影响患者的肩关节活动度,且手术本身十分安全,并发症发生率很低。

6) 合并明显肩盂骨缺损的肩关节前向不稳的修复:大量的生物力学研究及临床研究均显示,如果肩关节前向不稳患者合并巨大的肩盂骨缺损会明显降低关节镜下 Bankart 修复术的成功率,导致患者术后复发脱位率升高。目前国际上较公认的观点是,如肩盂的骨缺损在20%~25%,单纯的镜下 Bankart 修复术后复发率很高,此时宜选择骨移植类的手术重建肩盂的骨性结构。

治疗存在明显肩盂骨缺损的肩关节前向不稳患者时,可选择的手术方式有以下几种:①喙突尖端的截骨移植术,即 Bristow 术;②喙突主体的截骨移植术,即 Latarjet 术;③自体或异体骨移植术,即 Eden-Hybinette 术。其中,以 Latarjet 术应用最为广泛。Latarjet 在 1954 年首先报道了一种通过喙突截骨移位来治疗复发性肩关节前脱位的手术方法。在描述手术方法时他提到,行喙突截骨,将带有联合腱的喙突骨块穿过肩胛下肌腱后固定于肩盂前缘。此后,对该术式做了进一步的改良和定型,从而形成目前标准的手术步骤。术中,需在喙锁韧带止点前方、喙突弓背弯曲的最高点截断喙突(图 8-15A)。水平劈开肩胛下肌腱,纵向切开前关节囊,显露肩盂前下缘(图 8-15B)。将喙突骨块下表面紧贴在肩盂前下缘处并以 2 枚螺钉固定。喙突骨块的位置应位于肩盂前缘时钟 3~5 点间,喙突外缘与肩盂关节面平齐或可稍低于肩盂关节面,切不可突出于肩盂关节面。最后,将纵向切开的前关节囊缝合至喙肩韧带在喙突的残端上(图 8-15C)。

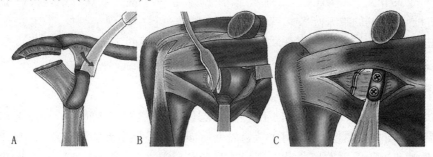

图 8-15　切开 Latarjet 术

A.喙突截骨;B.肩盂显露;C.喙突固定及前关节囊修复

Latarjet 术是治疗复发性肩关节前脱位的有效方法,从目前的文献报道来看,其术后复发率在 0~8%。特别是患者存在明显肩盂骨缺损或前关节囊质量很差时,类似 Bankart 修复术这样的经典解剖修复手术术后的复发率很高,而 Latarjet 术则可以很有效地恢复关节的稳定性。因此,在治疗这类难治性的复发性肩关节前脱位患者时,Latarjet 术是国际上被最广泛应用的术式。国外研究认为,Latarjet术对肩关节稳定性的改善来源于"三重阻挡效果":①移位的喙突骨块可增加肩盂的宽度;②肩关节外展、外旋时固定在肩盂前下缘的联合腱,以及联合腱下方的肩胛下肌腱下半部可起到动力阻挡的作用;③将关节囊缝合至喙肩韧带残端上,可重建前关节囊的止点,从而起到稳定作用。

Latarjet术后对患者肩关节可能造成的不良影响主要体现在手术后肩关节的骨关节炎可能加重这一方面。从国际上的相关报道来看,这也是这类手术后临床随访的重点。文献报道,中长期随访中患者出现骨关节炎或原有骨关节炎明显加重的概率为35%~71%。多数的研究认为,一些风险因素可能导致患者术后骨关节炎加重。其中包括:移位喙突骨块的位置过于偏外,骨块外缘高于肩盂关节面;患者术后运动水平较高;患者年龄较大,手术之前就有一定程度的关节退行性变;术中发现同时合并肩袖损伤。因此,在选择患者时,应尽可能避免在老年患者中用该术式。另外,术中防止喙突骨块固定位置偏外及突出于肩盂关节面。

Lafosse等首先描述了他们的关节镜下Latarjet术的专用手术器械及手术技术。此后,这一术式逐渐得到广泛的应用。目前越来越多的医师建议术中尽可能保护前关节囊完整性,并在移位固定喙突后,以缝合锚钉修复前关节囊(图8-16)。

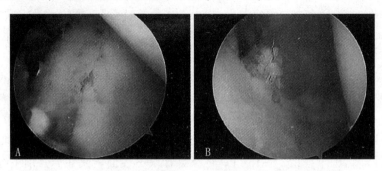

图8-16 关节镜下Latarjet术中固定喙突后修复前关节囊

A.镜下Latarjet术中用1~2枚空心钉固定喙突骨块;B.喙突骨块固定后,以缝合锚钉修复前关节囊

目前对于关节镜下Latarjet术后疗效随访的研究很少。最大宗病例系列报道了64例术后随访超过5年病例的临床疗效。其中仅1例在随访过程中出现半脱位;手术并发症方面,3例局部出现血肿,1例术后发生骨块移位,8例随访中发现固定螺钉突出后予以取出,1例因严重的关节退行性变行人工关节置换治疗。

三、肩关节后向不稳

1.病因与发病机制 肩关节后向不稳可依据其发病原因和临床特点分为以下几类。

(1)肩关节自发性后向不稳:肩关节自发性后向不稳是指患者能够有意识或无意识地通过非对称性的肌肉收缩引发肩关节出现后方半脱位。这些患者最初肩关节并无明显异常,但随着不断牵拉后方关节囊,导致其出现后方软组织结构松弛,从而使肩关节在非自主情况下也可出现半脱位。其中一些存在精神方面异常的患者,当他们学会如何使肩关节向后半脱位后,会自主反复重复这一动作。这类患者是手术治疗的禁忌人群。另外一类肩关节自发性后向不稳患者,虽然可以自主使肩关节向后方半脱位,但并不愿主动做这一动作,常只是在检查者的要求下使肩关节向后方半脱位。随着半脱位的次数增多,后方软组织损伤加重,他们逐渐出现不能控制的肩关节后向不稳定,并对其产生明显的困扰。

（2）肩关节骨性结构发育异常：这类患者由于肩盂或肱骨近端骨性结构的发育异常，导致肩盂后倾过大或肱骨头后倾过大，从而出现肩关节后向不稳。

（3）获得性肩关节后向不稳：临床上大多数单方向的肩关节后向不稳患者，是由于反复的微创伤或一次明显的外伤，导致肩关节后方软组织或骨性结构的损伤，从而出现肩关节后向不稳。这类患者中最常见的术中发现是肩关节后关节囊非常冗余，失去了维持肩关节后方稳定的作用。这往往是由于反复的微创伤导致肩关节后关节囊拉伸延长，或一次明显外伤导致肩关节后关节囊撕裂后在较伤前延长的位置上愈合。这类患者常主诉肩关节在特定位置时有疼痛或脱位的感觉。这一位置常是一定程度的前屈位、内收位及内旋位。患者有时能回忆起某次明确的外伤事件。随着半脱位次数的增多，很多患者可以明确在某些体位肩关节容易出现后方半脱位，但由于半脱位导致的不适症状他们并不愿意主动重复这些体位。

2.临床评估

（1）病史与临床表现：肩关节后向不稳患者典型的症状是疼痛及关节的错动感。静息时就感到疼痛者不多见，这种疼痛往往发生在关节错动时。关节的错动感发生在特定的体位，出现症状之前并不一定有明确的外伤史。

（2）体格检查：Jerk 试验是检查肩关节后向不稳的特殊方法。检查者应在患者肩关节处于不同的前屈角度下进行该项检查，从而检视肩关节后下方或正后方的稳定性。

（3）影像学检查：应进行肩关节三维 CT 检查，以发现是否同时合并肩盂或肱骨头骨性结构的发育异常，或肩盂后缘骨折。

（4）诊断与鉴别诊断：由于肩关节后向不稳患者的肩关节后脱位或半脱位比较容易发生，也比较容易复位，因此许多肩关节后向不稳患者并不能明确地将症状描述为关节脱位，而是称其为"关节弹响"或"突然无力"等。这就要求医师在倾听患者主诉时要留意，这有可能是肩关节后向不稳所致。如有所怀疑，往往通过体格检查就能比较容易做出明确诊断。

另外，在明确了肩关节后向不稳后，还应检查患者是否存在其他方向的不稳、对侧肩关节的稳定性，以及是否有多发关节松弛表现，以与肩关节多向不稳相鉴别。

3.治疗

（1）治疗原则：对明确诊断的肩关节后向不稳患者可首先尝试非手术治疗。如经长期非手术治疗无效，可以考虑手术治疗。需要注意的是，对于肩关节自发性后向不稳且患者有主动使肩关节脱位倾向的，不宜进行手术。

（2）非手术治疗：非手术治疗的内容主要包括改进患者的工作、生活方式，避免重复后关节囊牵拉的动作，以及后方肩袖及三角肌肌力的练习。

（3）手术治疗：手术应针对导致肩关节后向不稳的病损进行治疗。对于明确诊断为肩关节后向不稳且术前检查未发现肩盂或肱骨头骨性结构发育异常的患者，可以选择关节镜下后方盂唇关节囊修复紧缩术来治疗后盂唇及关节囊损伤。

术后患侧肩关节应以支具制动于外旋位，这样可以放松后方紧缩的关节囊组织以利于其愈合。一般需要制动 6 周。6 周后可以用患肢进行日常生活动作，并开始辅助主动功能练习。术后 3 个月可以开始肌力练习及关节活动度的牵拉练习。从目前的文献报道来看，关节镜下后方盂唇关节囊修复紧缩术的疗效是比较令人满意的。

当肩关节后向不稳合并肩盂后方骨缺损时，可考虑进行关节镜下的肩盂后部植骨术。

术中需取髂骨骨块,将其加工成合适大小后,固定在镜下 Latarjet 术所用的双管导向套筒的前端。关节镜由前方通道观察。将导向套筒自后方通道插入关节内,置于合适位置后,用空心钉固定骨块。

四、肩关节多向不稳

1.病因与发病机制　肩关节多向不稳是指由于关节囊的过度松弛使患者的肩关节出现多个方向的不稳定。有关肩关节多向不稳的发病机制,目前仍不十分清楚。比较公认的假说认为其与关节囊的过度冗余及肩袖间隙组织的损伤有关。但也有一些研究认为可能与结缔组织异常及神经-肌肉控制不良有关。

2.临床评估

(1)病史与临床表现:患者往往存在明显的关节松弛,其中一些人可能有多发关节松弛的表现,但并不是所有关节松弛的患者一定存在关节不稳。关节不稳均伴随有类似疼痛、麻木、无力及脱位等症状和主诉;关节松弛无明显临床症状及主诉。多向不稳可以是向前、向下不稳定,或是向后、向下不稳定,或是向前、向后、向下不稳定,其中绝大多数患者均存在下方不稳定。患者在出现症状前可能有明确的外伤事件,但很多患者没有明确的外伤,而是由于反复从事一些运动或训练甚至是重体力劳动,导致关节囊在反复多次的微创伤下发生改变,从而出现不稳定的症状。在问诊时还应注意询问患者是否存在家族遗传史,以除外 Ehlers-Danlos 综合征(埃莱尔-当洛综合征)、Marfan 综合征(马方综合征)等遗传性结缔组织发育异常。

(2)体格检查:患者关节十分松弛,肩关节活动度非常大,如体侧外旋超过 90° 以上,则意味着存在前关节囊的过度松弛。Sulcus 征是检查肩关节是否存在下方不稳定的重要体征。在患者处于坐位,患肢位于体侧时行抽屉试验检查,以明确肱骨头在肩盂内前后向移动情况。另外,以恐惧试验或 Jerk 试验来判断患者肩关节前、后向的稳定性。

(3)影像学检查:大多数情况下,这类患者的肩关节骨性结构正常,但有时三维 CT 检查可能发现肩盂的发育异常。MRI 造影检查可能发现肩关节囊的过度冗余。

(4)诊断与鉴别诊断:通过体格检查发现肩关节存在多个方向的不稳且均可导致患者的不适症状,就可诊断肩关节多向不稳。如患者合并多发关节松弛表现,则还应排除是否存在 Ehlers-Danlos 综合征或马方综合征。

3.治疗

(1)治疗原则:对于肩关节多向不稳患者,由于其病因并不完全清楚,因此首选非手术治疗。只有当长期非手术治疗无效时,才考虑手术治疗。

(2)非手术治疗:首选的治疗方式是康复训练。非手术治疗的重点在于通过肩袖肌肉、三角肌及肩胛带肌肉的力量练习,来增强肩关节的动态稳定机制,从而恢复关节的稳定性。

(3)手术治疗:如果患者诊断明确,且经 3~6 个月的非手术治疗无效,可考虑手术治疗。但这类患者中一部分人可自行使关节脱位,对于这样的患者,需仔细鉴别其是否存在精神问题,如有,则为手术禁忌人群。对于存在 Ehlers-Danlos 综合征、马方综合征的患者,应明确其他系统受累程度,以了解手术风险。

早期的成功手术治疗方式是 Neer 和 Foster 等提出的切开下的关节囊紧缩缝合术。随着关节镜技术的不断进步,目前,越来越多的医师选择关节镜下的关节囊紧缩术对这类患者进行治疗。完成关节镜下关节囊折缝紧缩术后,还可将肩袖间隙关闭,以进一步增加关节的稳定性。

　　术后患侧肩关节应以支具制动于中立位,这样可以使盂肱关节处于前后平衡的位置。一般需要制动6周。6周后可以用患肢进行日常生活动作,并开始辅助主动功能练习。术后3个月可以开始肌力练习及关节活动度的牵拉练习。

第九章　肘关节与腕关节损伤

第一节　肱骨外上髁炎

一、基础知识

肱骨外上髁炎是一种以肘关节外侧反复疼痛为主要表现的临床疾病,俗称"网球肘"。该病与患者的工作及生活方式有关,主要涉及桡侧腕短伸肌的起点部位,桡侧腕长伸肌下表面及指总伸肌前缘也可涉及。

1.病理学　肱骨外上髁炎的病理基础为肌腱组织的退行性变,是一种肌腱病变而非常规意义上的炎症反应。病变组织由幼稚无序的胶原纤维构成,同时有分化不成熟的成纤维细胞及血管、肉芽组织长入,取代正常腱性纤维。电镜下可清晰地看到胶原纤维断裂、成纤维细胞扭曲和无功能的血管单元;肌腱内出现有收缩功能的肌纤维母细胞,而这种细胞在正常肌腱组织内很少出现。

2.病因学　目前认为急性肱骨外上髁炎与外上髁区域经受直接暴力及极度、骤然的运动有关,因此急性发病多见于体育运动过程中。慢性肱骨外上髁炎的主要病因与反复、过度的伸腕、伸指及前臂旋后运动造成的肌腱损伤有关。这一疾病更多与繁重而单一的长期劳动方式有关,易患人群包括电脑程序员、木匠、屠夫、纺织工人、经常使用重锤的工作者及经常与人握手的政治家等。

二、临床评估

1.症状　肱骨外上髁炎常隐袭起病,患者主诉外侧肘关节疼痛,腕关节背伸时可诱发疼痛,疼痛可沿着伸肌群放射;患者常感腕关节力弱,避免做握手等动作,持物困难。肱骨外上髁炎的发病年龄范围较广,男女发病比例相同。

2.体格检查

(1)触压痛:桡侧腕短伸肌起点处有压痛,压痛点位于外上髁中点远端0.5~1cm偏前处。

(2)特殊试验

1)抗阻伸腕试验:伸肘位前臂旋前腕关节抗阻背伸时可诱发疼痛。

2)牵拉试验:伸肘位腕关节做最大程度掌屈及前臂抗阻旋后时会诱发疼痛。

3)握力测量:握力较对侧下降或用力握拳时诱发不适。

3.辅助检查

(1)X线检查:常规正、侧、轴位X线片少有异常发现,但可以排除肘关节的合并疾病,如骨关节炎、肘关节后外侧旋转不稳定等。外上髁周围出现钙化可见于7%~25%的病例,特别是接受过激素注射治疗的患者,但是否存在钙化与预后无关。

(2)MRI检查:在桡侧腕短伸肌肱骨侧起点偏远处可显示高信号影,肌腱信号紊乱或完整性丧失,在T_2加权像上表现尤为明显。部分患者合并出现关节积液、肱桡关节滑膜增生等表现。

4.鉴别诊断　临床检查必须除外肱桡关节异常和桡神经卡压。前者在屈肘时被动旋转前臂可诱发疼痛不适,疼痛点位于肱桡关节处。后者抗阻旋后前臂或伸直中指时可诱发疼痛;由于在外上髁炎患者中约有5%合并桡神经症状,因此要注意避免漏诊。

三、非手术治疗

1.一般情况　肱骨外上髁炎患者的主要症状为疼痛,因此治疗的主要目标是控制疼痛,使损伤结构在组织病理学基础上得以恢复。非手术治疗包括对患者宣教、物理治疗、药物治疗、局部注射、适时佩戴支具等。但由于各种治疗手段缺乏统一规范,目前很难做出究竟哪种治疗方法最为有效的判断。非手术治疗中放在首位的是对患者宣教,只有在了解疾病发生的原因及病变过程后患者才可能很好地配合治疗,避免在治疗过程中进行诱发症状的动作(治疗失败往往是由于症状缓解后患者未加注意,在"蜜月期"内进行既往的运动)。物理治疗包括休息(避免受伤部位的过度运动而并非严格的制动,受伤部位进行可控的功能锻炼,相邻正常关节的功能锻炼要更为积极)、冷敷、口服非甾体抗炎药、调整运动方式、肌肉力量练习及适时佩戴支具。其他的治疗方法包括超短波疗法与冲击波疗法。

2.激素注射与自体富血小板血浆注射

(1)激素注射:如果上述治疗无效,或患者不能进行康复治疗,可局部注射激素及盐酸丁哌卡因或利多卡因。尽管既往有报道认为这种治疗有效,但越来越多的证据显示,与安慰剂相比,局部激素注射并未显示出显著性疗效差异。疼痛加重、局部肌肉萎缩、皮肤色素沉着、表浅感染和肌腱断裂等是较为常见的并发症。因此,应注意避免注射点偏浅及直接注入肌腱内,并避免多次注射。

(2)自体富血小板血浆(PRP)注射:目前较为流行的自体PRP技术,使用方法与局部激素注射相同。尽管其在个别小规模病例研究的报道中显示存在一定的有效性,但尚缺乏科学的、循证等级较高的大宗病例随访结果,因此其效果仍有待研究。

3.应用支具　应用支具可以改善伸腕肌力及握力,具有生物力学上的优点。支具包括应力拮抗支具和腕背伸位支具,原理相同,其加压衬垫放置在外上髁远端会使前臂肌肉群的收缩受到限制,降低在肱骨外上髁伸肌腱起点处产生的过大应力。

4.运动处方　对于运动员来说,应该注意改进训练方法及调整运动器材。改进训练方法的关键是,与教练员一起帮助运动员改进不正确的击球姿势。从生物力学角度分析,打网球等运动要求"甜点"位于球拍中心,偏心击球会加大扭矩,肌肉和肌腱容易负荷过度。有些运动器材可以加重肌腱的负荷,造成劳损。在选择球拍时应注意大小和重量适中、握持舒适、易掌握平衡。手柄的选择也很重要:手柄越粗,力臂越大,要根据手的大小选择手柄(测量中指指尖至掌中横纹间的距离)。另外,器材的重量、体积及柔韧程度也应与个体匹配,通常以选择球拍重量略轻、网线张力较低为宜。

运动康复不仅应包括前臂,还应包括肩背部。一旦急性炎症反应及疼痛在适当休息后消退即可立即进行有序、渐进的肌肉力量及耐力训练。在恢复到正常的60%之前,最好佩戴应力拮抗支具。在完成初步的力量及耐力训练后,要对各项运动指标进行监测,直到力量、耐力全面恢复才可以进行正常强度的训练和体育比赛。

四、手术治疗

1.适应证　手术适用于经非手术治疗无效或经过康复训练后仍不能缓解症状,病史超过6个月的患者。此外,部分出现外上髁前内缘的骨性增生、肌腱钙化、合并关节内病变(如滑膜嵌顿、软骨软化、游离体),存在持续痛、静息痛严重影响日常生活,以及采用一些非手术治疗可能会中断体育运动及影响工作的患者可考虑手术治疗。

2.切开手术　既往的切开手术有多种方式,应将所有病变组织一并去除。手术采用外侧切口,切开皮肤及皮下组织后,寻找桡侧腕长伸肌与指总伸肌,在两者之间进入并显露桡侧腕短伸肌,将其自肱骨外上髁起点处以锐刀剥离并翻转,判断病变组织范围后彻底切除。有人提出在外上髁骨皮质上钻2~3个深达松质骨的孔,目的是使局部形成血肿,促进血管及健康的肌腱纤维长入,但目前尚无定论该操作确实有效。将不同伸肌之间的筋膜组织缝合,逐层关闭伤口(图9-1)。

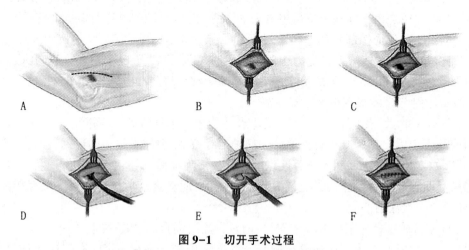

图9-1　切开手术过程

A.肘关节外侧切口;B.切开皮肤及皮下组织后,可见损伤位于桡侧腕长伸肌深方;C.在其深方显露桡侧腕短伸肌,显露病灶;D.对病灶进行清理;E.完整切除病变组织;F.缝合正常肌肉及筋膜

3.关节镜手术

(1)入路:该病的关节镜入路包括后方的软点入路、后外侧辅助入路,以及前方的近端前内侧入路、近端前外侧入路。后方的入路主要用于治疗合并的肱桡关节滑膜增生与皱襞形成,前方的内侧入路作为观察通路可很好地观察肘关节外侧的病变情况,外侧入路则是主要的操作途径。

(2)镜下所见:镜下可见桡侧腕短伸肌腱在起点偏远处存在不同程度的退行性变与损伤,其质地、颜色、完整性均与正常肌腱不同。Baker等将损伤分为3类:第1类为关节囊完整;第2类为关节囊呈线性撕裂;第3类为关节囊完全撕裂与退缩,但未发现损伤类型与预后有关。检查时如发现肱桡关节存在软骨退行性变、邻近区域滑膜增厚、出现滑膜皱襞(是引发疼痛的原因之一),需一并处理。

(3)技术要点:将近端前内侧入路作为主要的观察入路,以刨刀或射频消融刀头通过近端前外侧入路进入关节,去除外侧关节囊直至显露出桡侧腕短伸肌在外上髁的起点,以射频消融刀头从近端开始向远端逐步彻底切除该肌腱的病变部分,直至切除到正常肌腱部分为止。

4.术后康复　术后1~2天开始进行被动与主动活动,通常3~5天后可完全伸肘。注意在软组织肿胀消退之前避免伸肘位进行屈伸腕活动。在患者可忍受的前提下可逐步恢复日常活动。术后3周内进行渐进式、不抗阻力的肌力训练;3周后在应力抵消支具保护下进行等张训练;术后2~3个月进行日常活动、工作及体育运动时均需佩戴应力拮抗支具。肌力及功能恢复的进度要依不同个体而定,对于业余网球选手,通常术后6周可以做击球动作,训练强度的增加要求渐进性与舒缓性,强调佩戴应力拮抗支具保护。康复的最后阶段是逐步向正常运动功能过渡。对于一个国家级运动员,要完全恢复运动水平需要5~6个月时间。

5.并发症与预防　肱骨外上髁炎术后症状复发最常见的原因是患者术后康复锻炼时间过短或未接受系统的康复训练。手术失败可分两类:①Ⅰ型失败,为术后症状和体征与术前相比无变化,这主要是由于手术适应证选择不当、诊断不准确、手术不彻底,未能纠正原始病变。除对病变部位彻底切除外,应严格控制适应证,避免对依从性差的患者进行手术。加上详细询问病史以除外特殊的病因,可大大降低Ⅰ型失败的发生率;②Ⅱ型失败,为患者术后的症状和体征与术前表现不一致,这通常与手术相关,原因为肘关节不稳定、滑囊形成、关节囊损伤及术后异位骨化。Ⅱ型失败需要手术解决。

第二节　肱骨内上髁炎

一、基础知识

肱骨内上髁炎俗称"高尔夫球肘""矿工肘",是一种前臂屈肌总腱起点的慢性劳损性疾病,临床表现为肘关节内侧酸胀、疼痛和压痛。该病与运动及生活方式密切相关。

1.病理学　肱骨内上髁炎的病理基础与肱骨外上髁炎基本相似,是一种肌腱组织的退行性变而非常规意义上的炎症反应。病变组织由幼稚无序的胶原纤维构成,同时有分化不成熟的成纤维细胞及血管、肉芽组织长入,取代正常腱性纤维。电镜下可清晰地看到胶原纤维断裂、成纤维细胞扭曲和无功能的血管单元;肌腱内出现有收缩功能的肌纤维母细胞,而这种细胞在正常肌腱组织中很少出现。

2.病因学　肱骨内上髁是旋前圆肌、桡侧腕屈肌、掌长肌、尺侧腕屈肌共同形成的屈肌总腱及指浅屈肌的起点。目前认为肱骨内上髁区域经受急性牵拉,过度、骤然猛烈的运动,或者反复过度的屈腕、前臂旋前运动等累积性劳损,是引发肱骨内上髁炎的根本原因。该病多见于40~60岁人群,如打高尔夫球、垒球和乒乓球等上肢频繁高强度活动的运动员,以及木工、修理工等肘部活动较多的手工业者。患病率为4%~5%,男女发病比例接近。随着人口老龄化和体育产业化,该病发病率有上升趋势。

二、临床评估

1.症状　患者典型表现为肘关节内侧屈肌总腱远端酸胀痛,疼痛逐渐局限于肱骨内上髁。腕关节屈曲时可诱发疼痛,疼痛可沿屈肌群放射;急性发作期可伴有肿胀、屈腕无力、持物困难、小指和环指有间歇性麻木感。

2.体格检查

(1)触压痛:前臂屈肌起点处存在明显触压痛点。

(2)特殊试验

1)前臂屈肌紧张试验:患者前臂置于桌上,掌面朝上,检查者对抗患者屈指和屈腕,使前臂屈肌群紧张,激发出内上髁与屈肌腱疼痛者为阳性,提示存在肱骨内上髁炎。

2)前臂屈肌腱牵拉试验:患者伸肘,腕背伸握拳,做前臂外旋或后旋时引起肘内侧疼痛者为阳性。

3)握力测量:握力较对侧下降或用力握拳时诱发不适。

3.辅助检查

(1)X线检查:一般无异常显示,但可以排除合并疾病,如骨关节炎等。少数病例后期可显示肱骨内上髁处骨膜增厚或软组织钙化。在年轻棒球投手可见肱骨内上髁肥大或碎裂。

(2)B超检查:B超检查经济有效,可显示屈肌总腱肿胀,局部存在低回声或无回声区。低回声提示胶原纤维变性、断裂,而无回声则提示纤维结构撕裂。此外,还可发现内上髁附着处局部软组织水肿或积液、肌腱钙化,尺侧副韧带增厚、断裂或钙化,但诊断结果对 B 超医师的专业性依赖较强。

(3)MRI 检查:MRI 检查是肱骨内上髁炎影像学检查的"金标准"。屈肌总腱出现明显增粗,显示片状的高信号影,肌腱信号紊乱或完整性丧失,腱鞘部位软组织水肿和 T_2 加权像高信号是最特异性表现(图 9-2)。

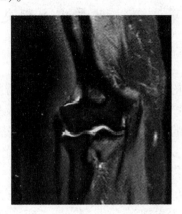

图 9-2　肱骨内上髁炎 MRI 影像

4.鉴别诊断　本病需与尺神经病变(如尺神经炎)尺侧副韧带损伤或肘关节内侧关节内病变及神经根型颈椎病相鉴别。当尺神经炎与"高尔夫球肘"同时存在时,又称"乡村俱乐部肘"。因此,在检查肘关节内侧疼痛患者时,应始终寻找尺神经炎引起的神经体征。尺侧副韧带不稳定也必须评估,因为这也可能导致肘关节内侧疼痛。颈椎病变主要表现为上肢放射性痛,手及前臂有感觉障碍区,无局限性压痛,可与本病相鉴别。

三、非手术治疗

1.一般治疗　治疗的目标是减轻直至消除疼痛,使受损屈肌总腱与内上髁愈合,重新恢复功能。传统上以非手术治疗为主,包括健康宣教、休息、佩戴支具、物理治疗、口服非甾体抗炎药、局部注射和其他疗法等。由于缺乏规范,难以评判哪种治疗措施最有效。健康宣教能让患者了解疾病发生及发展过程,避免一些诱发的动作,利于患者积极配合后续治疗。初期的充分休息,避免不适当的运动,有利于损伤组织的自我修复。佩戴支具制动可以保护肘部,限制前臂屈肌的旋转,改善屈腕肌力及握力,包括应力拮抗支具及腕背伸位支具,通过限制前臂屈肌群的收缩使内上髁屈肌总腱起点处获得充分休息,从而自我修复。物理治疗包括冷敷、运动康复、肌肉力量练习,以及适时佩戴支具。急性期口服非甾体抗炎药或外用药膏按摩,可明显缓解疼痛。其他治疗包括超短波疗法与冲击波疗法、针灸治疗、中药外敷等。

2.激素注射与自体富血小板血浆注射

(1)激素注射:若患者症状未得到明显改善,可局部注射类固醇激素及盐酸丁哌卡因或利多卡因,俗称"封闭疗法"。注射到压痛最明显的部位,直达骨膜。疼痛加重及反复、局部肌肉萎缩、皮肤色素沉着、肌腱断裂等是较为常见的并发症。采用超声引导下穿刺注射,定位更准确,可提高疗效。

(2)自体富血小板血浆(PRP)注射:自体 PRP 注射是目前较为流行的促进受损肌腱或肌肉修复的技术。研究认为,PRP 治疗不仅可以有效恢复内上髁的结构和功能,还可以通过恢复的过程提高患者生活质量(如减少对麻醉药的需求改善睡眠和减轻疼痛)。但目前尚缺乏较为科学的、循证等级较高的大宗病例随访结果,其效果仍有待研究。

3.运动处方　制订运动康复训练方案,通过投掷、拉伸、悬吊等方法,对肱骨内上髁炎进行干预。如:①投掷铁饼运动,该训练可以放松肘关节,手上具有离心力,对肘关节及周围的肌肉群有一个向外拉拽的作用,同时投掷铁饼的动作可以起到一个递进性的旋前圆肌和尺侧腕屈肌的肌肉功能性锻炼;②直臂支撑双杠,可以有效拉伸尺侧肌肉,对旋前圆肌、尺侧腕屈肌都有良好的拉伸效果;③配合单杠静力引体,使肘关节通过自身体重大幅度牵拉,对肘关节起到松解作用。

四、手术治疗

1.适应证　手术适用于经非手术治疗无效或经过康复训练后仍不能缓解症状、病史超过 4~6 个月的患者。此外,部分出现内上髁前内缘的骨性增生、肌腱钙化、合并关节内病变(如滑膜嵌顿、软骨软化、游离体),存在持续痛、静息痛,严重影响日常生活及对于一些非手术治疗可能会中断体育运动及影响工作的患者可考虑手术治疗。

2.手术目的　清除肱骨内上髁周围、屈肌总腱起点等处的慢性炎症和退行性变组织,通过在内上髁处用钻头或克氏针钻 3~5 个骨孔改善局部血液供应,为局部肌腱组织提供较好的周围环境,有利于康复。

3.切开手术　手术采用内侧切口,在肱骨内上前方 1cm 处做纵向切口,视手术需要可适当延长至 1.5~3cm。切开皮肤、皮下组织后,钝性分离皮下组织直到旋前屈肌群起始部的筋膜,于肱骨内上髁远端弧形切开起始部的筋膜并在两端分别向远端延长。纵向切开肌肉,形成一个蒂部在远端、宽度约 2cm 的"U"形腱瓣。掀起腱瓣,清理去除位于旋前圆肌和尺侧腕屈肌腱中的炎性退行性变组织直至内上髁的骨面,并从腱瓣和两侧肌腱的下表面去除病变组织。用钻头或克氏针在肱骨内上天的中间部分由远至近钻 2 个孔,在内上髁前表面钻 3~4 个浅的单皮质孔,形成微骨折,使肌腱修复处骨性表面部位的血液容易渗出,以利肌腱的再附着愈合。最后,植入带线锚钉将腱瓣缝合固定,并将不同伸肌之间的筋膜组织缝合,逐层关闭切口。

4.关节镜　该病属于关节外疾病,随着切开手术微创化,关节镜治疗优势并不明显,但对伴有关节内病变者,可以同时处理。有报道,应用关节镜治疗可以全方位彻底消除相应的病理改变,促进病变肌腱愈合,整体与切开手术满意率相近,最大的优势是早期康复。

5.术后康复　所有患者术后均给予简单吊带固定,以保持舒适。术后 2 天,开始活动范围的锻炼,根据疼痛耐受程度进行;术后2周拆线后,允许患者进行日常生活的轻度活动;术后4~6周开始进行渐进式的抗阻训练。肌力及功能恢复的进度要依不同个体而定,训练强度的增加要求渐进性与舒缓性,强调佩戴应力拮抗支具保护。康复的最后阶段是逐步向正常运动功能过渡。对于业余高尔夫球选手,要完全恢复运动水平需要5~6个月。

6.并发症与预防 肱骨内上髁炎患者术后症状复发最常见的原因是术后康复锻炼时间过短或未接受系统的康复训练。术前严格掌握适应证,了解患者依从性,排除其他相关的肘关节病变,可以有效预防术后功能不佳。

第三节 肘关节内侧副韧带损伤

一、基础知识

1.生物力学 肘关节内侧副韧带是由前束、后束与横束构成的复合体,其中前束是最主要的内侧稳定结构。内侧副韧带在伸肘位对抗外翻应力的作用可占到30%,在屈肘位则上升到55%。前束在肘关节位于30°、60°及90°屈曲时为一级稳定结构,在120°时前、后束共同作为一级稳定结构。当前束处于拉紧状态时,后束几乎不提供外翻稳定性,仅在30°时为次级稳定结构。

2.病因学 肘关节内侧副韧带的损伤可以为一次急性创伤导致,也可因为运动员长期劳损导致。在过头投掷时,内侧副韧带在早期加速及投掷晚期时,损伤危险性最高,此时上肢角速度峰值可以达到2300°~5000°/s。生物力学研究则显示内侧副韧带前束所能承受的失效扭力矩为34Nm[5],而在投掷运动时则可以达到35Nm[6]。这也解释了为什么过头投掷运动员,特别是棒球投手容易伤及此韧带。

反复的投掷动作可以导致一系列累及内侧副韧带的病变,从变薄、部分损伤到完全断裂。在内侧副韧带失效的进程中可同时发生一系列的肘关节病变,如肱桡关节炎、尺神经病变及外翻-过伸综合征。后者是由于投掷早期加速期时作用于肘关节外翻应力及鹰嘴后内侧与鹰嘴窝之间的挤压导致。患者主要表现为肘关节后内侧伴鹰嘴边缘疼痛。这些都增加了作用于肘关节的应力,进一步导致鹰嘴尖的后方及后内侧骨赘形成,并可能存在软骨的损伤及游离体的形成。

二、临床评估

1.症状 临床上最常见的症状是投掷加速期的疼痛,其次是球出手后的疼痛或在击球瞬间的疼痛,85%发生在没有进行适当的热身运动后。急性损伤时可听到肘内侧"砰"的响声,伴随突发疼痛,不能再继续运动。慢性损伤通常为长期从事投掷运动,肘关节内侧反复发作的局限性疼痛,尤以投掷时和投掷后尤为明显;疼痛造成运动水平下降,只能维持原有水平的50%~75%。内侧副韧带损伤后,炎症反应、牵拉、摩擦及压迫都可刺激尺神经,使超过40%的患者出现神经症状(主要为感觉异常);内侧不稳定所造成的肘外翻畸形进一步牵拉尺神经,严重者可出现尺神经半脱位;后内侧增生性骨赘和肘管内增厚的炎性组织及周围肌肉的反应性增生都会导致尺神经受压。

2.体格检查

(1)一般情况:急性损伤可出现血肿;慢性损伤者50%可出现屈肘畸形,这是针对肱尺关节后内侧撞击的一种适应性改变,通常<25°。由于投掷过程所需要的肘关节活动度在屈曲20°~120°,因此不会影响投掷运动。合并尺神经损伤者肘管区 Tinel 征阳性。

(2)触压痛:体格检查可发现内侧副韧带局部压痛(内上髁远端2cm)。

(3)特殊检查

1)外翻应力试验:肘关节屈曲30°位外翻的同时触及内侧副韧带,存在松弛(关节间隙改变>1mm)及压痛。

2)挤奶试验:患者取肩关节内收外旋位,屈肘70°,检查者握住患者患侧拇指外翻肘关节,可引出局部疼痛及内侧间隙增大。

3)运动外翻应力试验:患者肩关节外展外旋,肘关节屈伸运动过程中施以外翻应力,常在屈肘80°~120°中出现固定疼痛及关节间隙改变。

3.辅助检查

(1)X线检查:辅助检查包括正位、侧位、斜位 X 线片,有时可发现撕脱性骨折,对慢性损伤患者常可发现继发性改变如韧带钙化、游离体、内侧髁增生及肱骨小头的剥脱性骨软骨炎,最重要的是鹰嘴后内方骨赘形成。应力位 X 线片可见内侧间隙增大(图9-3)。

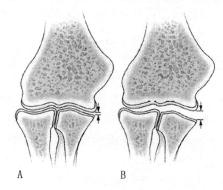

图9-3　肘关节内侧副韧带损伤后 X 线影像

A.未施加外翻应力时的内侧间隙正常;　B.施加外翻应力后内侧间隙增加

(2)MRI 检查:MRI 检查在斜冠状位上可显示内侧副韧带走行部位扭曲、信号紊乱(高亮信号充填)及完整性丧失。MRI 片显示韧带实质部的骨化现象意味着慢性损伤的韧带部分或全层撕裂。

(3)关节镜检查:利用关节镜进行检查,患者肘关节屈曲90°,前臂旋前,施加外翻应力,如果肱尺关节张开1~2mm 则存在内侧副韧带损伤(图9-4)。

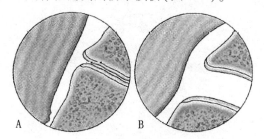

图9-4　关节镜下检查内侧副韧带损伤情况

A.镜下检查内侧间隙;B.外翻时内侧间隙明显增加

三、非手术治疗

1.适应证　一旦诊断明确,应根据患者撞击的情况、功能需求、恢复运动,以及对手术和康复的意愿来制订个性化的治疗方案。内侧副韧带撕裂导致的功能异常通常只出现在过头投掷类运动员中。因此,如果普通患者能够在今后避免此类动作,则可以选择非手术治疗。

2.治疗方法　非手术治疗包括停止投掷活动休息 2~4 周,同时应用物理治疗,如超声脉冲电导治疗、离子电渗透治疗和电刺激疗法。接着患者开始康复过程,提升肘关节活动度、屈肌-旋前肌力量,并进行大约 3 个月的投掷训练。

四、手术治疗

1.适应证与禁忌证

(1)适应证:运动员及特殊职业者,如军人、警察及长期上肢重体力工作者,存在临床不适并影响生活与工作,经非手术治疗无效。

(2)禁忌证:包括内侧副韧带的无症状撕裂。考虑到 MRI 成像的敏感性,在无症状时发现内侧副韧带损伤情况是可能的。而无症状部分撕裂的自然病程目前并未研究清楚,不建议对该类患者手术。另外,一些运动员会改变他们的运动计划来减少对肘关节的外翻应力,这些人则不必手术。韧带重建的相对禁忌证是伴发的肱尺或肱桡骨关节炎。对于这些患者来说,重建会加重其关节疼痛。

2.手术方法

(1)韧带重建术:患者取仰卧位,臂外展,放置于手术台上。应用止血带止血。在内侧髁上方沿纵轴切开皮肤,长度为 6cm。分离组织时要特别注意保护切口远端的前外侧皮神经。在尺侧腕屈肌的两个头之间通过钝性分离获得明确的肌肉间隙。必须掌握尺神经的走行,在术中防止对其压迫或直接损伤。

术者可根据自己的习惯从不同的位置获取自体移植物。常用的自体移植物包括同侧或对侧的掌长肌腱、趾伸肌腱及跖肌腱。

有多种移植物固定方式可以选择,包括经骨"8"字形重建、锚定技术、螺钉固定及带袢钢板固定。最常用的两种技术是经骨"8"字形重建和锚定技术。在"8"字形重建中,从近端按韧带在内侧髁上的等长点建立 2 条 3.2mm 肱骨隧道。再在内侧副韧带止点建立 2 条尺骨隧道。接着将移植物穿过这些隧道完成重建(图 9-5)。为了约束肘关节,将关节置于 60° 屈曲,前臂旋后,并施加内侧应力。接着把移植物拉紧,缝合固定。

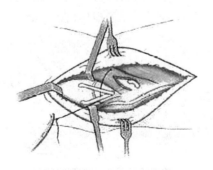

图 9-5　"8"字形重建技术

在锚定技术中,在高耸结节前后建立尺骨隧道,形成2cm的骨桥。使用弯刮匙或巾钳来连接两端开口。肱骨隧道位于肱骨内上髁中心点偏前下方,建立15mm深的纵行隧道。使用小磨钻建立2条出口隧道来引出缝线。将移植物穿过尺骨隧道。移植物的两端引到等长点后维持张力,切断移植物,使用Krakow缝合或环形缝合固定两端。缝线尾端穿过2条隧道,在肘关节屈曲、前臂旋后时保持张力,最后在肱骨侧骨桥上打结(图9-6)。

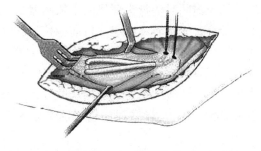

图9-6　锚定技术

(2)韧带修复:对于部分韧带撕裂的成年患者,可采用直接缝合修复的方法,其手术过程与韧带重建类似。

(3)关节镜手术:在治疗内侧副韧带撕裂的患者时,关节镜依然是一项重要的工具。除了能够诊断肘关节不稳,关节镜在诊断和治疗伴发的关节内病变上依然起着重要的作用。镜下判断韧带损伤情况,如韧带实质不存在,可通过过线方式对正常肌腱紧缩缝合。

3.术后康复　术后制动2周,之后佩戴30°~100°的功能性支具,根据康复进程增加角度。从术后2个月开始停止佩戴支具,进行肘关节活动范围的进一步扩大,以及负重的腕关节和前臂的轻度强化旋转锻炼加肩关节活动,力争在术后6~8周恢复肘关节的全部活动度。在术后12周开始增强式运动特效康复,锻炼投掷动作,投掷距离从短到长,并逐渐恢复投掷强度,争取让患者在1年后回到运动场。

4.并发症　手术并发症包括:尺神经麻痹和损伤、骨隧道破坏、关节纤维化及局部疼痛综合征。自从国外学者报道其应用的手术技术以来,尺侧副韧带重建术术后并发症的发生率已显著下降,从31.25%下降至3%~15.7%。对于肘关节术后出现的尺神经症状,可通过定期随访或择期手术的方法解决,少数患者会出现尺神经功能障碍。关于骨隧道破坏,如果采取专用的工具,基本可以避免此类情况的发生。一般情况下,移植物的制备手术并发症相对较少,但也有报道掌长肌腱制备后感染或关节僵直发生率约为4.4%。其他需要再次手术的并发症主要包括后内侧骨赘增生导致的疼痛及肘关节僵直。

第四节　肘关节外侧副韧带损伤

一、基础知识

1.解剖学　肘关节由肱尺关节、肱桡关节和桡尺近侧关节组成。肘关节的稳定性由这3个关节,以及关节囊、韧带、周围肌肉和肌腱维持。肘关节主要稳定结构包括肱尺关节、内侧副韧带前束和尺侧副韧带后部;次要稳定结构包括桡骨头、关节囊和屈肌/伸肌等动力结构。在做肘关节极限运动时骨性稳定最为重要,尤其是当伸直≤20°或屈曲>120°时,而当肘关节在此范围内活动时,内、外侧副韧带是提供稳定性的主要结构。

肘关节外侧韧带复合体呈"Y"字形,由桡侧副韧带、尺侧副韧带后部、副外侧副韧带和环状韧带组成。尺侧副韧带后部是关节囊从肱骨外上髁的起点到尺骨旋后肌踏止点的腱性增厚,是限制肘关节内翻的结构,在稳定桡骨头、防止其向后半脱位或脱位时发挥作用。O'Driscoll等提出肘关节后外侧旋转不稳定的概念,该理论认为尺侧副韧带后部的受损失效至关重要,因为尺侧副韧带后部受损同时桡骨头环状韧带依然完整、桡尺近侧关节稳定性仍在,从而造成桡骨头相对于肱骨小头的旋转不稳定。目前,对于尺侧副韧带后部是造成后外侧旋转不稳定的核心结构的说法受到质疑,多个解剖学研究已证实肘关节外侧结构需要同时受损才会最终造成后外侧旋转不稳定,如桡侧副韧带、部分环状韧带和(或)伸肌结构。损伤时,整个外侧韧带复合体和外侧关节囊作为一层结构从肱骨外上髁处撕裂,这层组织通常向远端牵拉,附着在肱骨小头的关节面上,导致损伤后无法有效愈合,最终造成慢性肘关节后外侧旋转不稳定。

2.损伤机制　外伤是造成肘关节后外侧旋转不稳定最常见的原因。大部分患者是直接的肘关节脱位或者是摔倒时前臂旋后,肘关节受到外翻和轴向应力导致韧带损伤。O'Driscoll基于"损伤环"提出肘关节脱位的3阶段软组织损伤顺序:第1阶段,外侧韧带复合体,特别是尺侧副韧带后部损伤导致后外侧旋转半脱位,此阶段即为典型的后外侧旋转不稳定;第2阶段,随着暴力增大和损伤进展,前、后关节囊从外到内顺次撕裂;第3阶段,内侧副韧带撕裂,甚至肘关节固定于屈肘90°时仍会脱位。尽管肘关节脱位经常波及内、外侧韧带结构,但残留的不稳定更常见于外侧。后外侧旋转不稳定也可以由既往手术的医源性并发症造成,如治疗肱骨外上髁炎时多次类固醇激素注射,或手术中处理肘关节外侧结构时没能很好地修补尺侧副韧带后部或伸肌总腱。桡骨头切除和(或)肱骨远端骨折造成的慢性肘内翻也有可能引起后外侧旋转不稳定。

二、临床评估

1.症状　患者通常主诉肘关节外侧疼痛,尤其是当肘关节处于伸直、旋后位时,如坐在椅子上用手撑着站起来或做俯卧撑时。可能还伴有一些机械症状,如弹响、交锁,尤其是在肘关节伸直40°时最易诱发。

2.体格检查

(1)触压痛:急性损伤会在局部存在触压痛及淤血;慢性损伤通常表现无异常,很难发现任何压痛点,且患者大多数能完成无痛的肘关节全程活动。

(2)外侧轴移试验:该试验是一项重要的能够确诊后外侧旋转不稳定的肘关节激发试验,与检查前交叉韧带稳定性的轴移试验类似。患者取仰卧位,前臂举过头顶,肩关节极度外旋以稳定肩关节,前臂完全旋后。外侧轴移试验从伸直、旋后的肘关节开始,此时桡骨头位于完全不稳定位置。检查者将患者肘关节慢慢屈曲,向肘关节施加一个外翻应力,同时允许前臂不必完全旋后(少许旋前)。此动作使得前臂绕着内侧副韧带前束轴移,最终在肘关节屈曲40°时由于肱三头肌的紧张而使其复位,通常能够听到弹响或触及振动。在清醒的患者中因患者本身的防备不容易诱发出轴移试验阳性结果,因此,患者在轴移试验中虽没有明显的不稳定,只要其感觉到恐惧,仍可认为轴移试验阳性。如果患者防备太过明显,以下3个方法可以帮助检查者:①往关节内注射局麻药来减轻患者疼痛;②在X线透视下进行该试验来发现隐匿的不稳定;③在患者麻醉状态下进行该试验。

(3)扶椅试验:患者用手撑着椅子扶手站起来。在此过程中,其肘关节从屈曲逐渐变换为伸直,如果感到恐惧或脱位,即认为后外侧旋转不稳定。

3.辅助检查

(1)X线检查:尽管诊断后外侧旋转不稳定主要依靠临床体格检查,患者仍然应当拍摄X线片以判断是否存在骨折、半脱位或脱位。很多后外侧旋转不稳定患者的X线片显示正常或轻微异常。拍摄一张侧位片很有必要,需要以此评判肱桡关节的一致性。后外侧旋转不稳定患者的侧位片显示桡骨头位于肱骨小头后面。

(2)MRI检查:用MRI进行诊断仍有争议,因为并不是所有慢性后外侧旋转不稳定患者的尺侧副韧带后部损伤在MRI上都能被发现。但在实际操作中,仍经常使用MRI检查进行辅助诊断。

4.鉴别诊断 根据病史、损伤机制、体格检查、X线片表现(特别是侧位片),必要时辅助MRI检查做出诊断。急性或慢性损伤可伴有桡骨头、尺骨冠状突或肱骨小头后方压缩或肱骨外上髁撕脱性骨折。此外,尚需与单纯内翻应力引起的外侧副韧带损伤鉴别。

三、非手术治疗

慢性后外侧旋转不稳定患者通常非手术治疗会失败。在无症状或症状轻微的患者中,可以尝试避免诱发不稳定的体位。然而,当外展肩关节或伴有肘关节伸直、旋后的动作时,很难避免在重力作用下肘关节受到的内翻应力,在日常生活中很多活动都需要上肢用到这样的复合动作。可以使用理疗和镇痛药物缓解症状,也可以使用限制肘关节旋后和外翻的支具,但很多患者很难长时间佩戴。有些患者有手术禁忌证,如骨线未闭、严重肘关节炎、广泛韧带松弛及习惯性复发性脱位,应优先尝试上述非手术治疗方法。

四、手术治疗

1.适应证 大部分慢性后外侧旋转不稳定患者需要手术治疗。急性损伤和(或)韧带质量较好的患者应优先考虑修补尺侧副韧带后部。与急性尺侧副韧带后部破裂患者不同,很多慢性后外侧旋转不稳定患者没有足够的组织来进行修补,因此需要切开采用自体或同种异体韧带进行重建。在进行修补或重建韧带之前,必须纠正可能导致外侧不稳定的骨性畸形来保证修补或重建的成功。

2.手术入路 修补或重建手术可以采取侧卧位经后方入路,也可以采取仰卧位将手臂放在手术台上使用改良Kocher入路。无论采取哪种皮肤切口,都可以使用改良Kocher入路来暴露尺侧副韧带后部。辨清尺侧腕伸肌和肘肌的间隙,通常是一束很薄的筋膜,将其间隙锐性切开并沿着肱骨外上髁延伸,向前翻开尺侧腕伸肌,向后翻开肘肌,同时小心地将伸肌腱从尺侧副韧带后部和关节囊上分离。

3.韧带修补 急性损伤或韧带、关节囊有足够组织可供修补的患者可以直接行切开或关节镜下尺侧副韧带后部修补手术。

(1)切开修补:尺侧副韧带后部的修补手术可通过标准的Kocher入路进行。打开间隙后仔细检查韧带。通常会发现外上髁的韧带撕脱性骨折,可以将韧带复位到肱骨止点后使用缝合锚钉或经骨缝合进行固定。若采用经骨缝合,可以在尺侧副韧带后部和关节囊的肱骨端采用Bunnell或Krakow方式缝合,再将缝线穿过外上髁上钻好的肱骨隧道。若使用缝线锚钉,可以在外上髁植入缝线锚钉,再将缝线在韧带未受损的地方行水平褥式缝合。韧带在外上髁的解剖学止点和等长点位于外上髁顶点的稍后方。

(2)关节镜下修补:在内、外翻和旋转应力下,关节镜评估肱尺关节能发现关节间隙增宽,以及伴发的关节内损伤、不稳定的严重程度,并且可对关节腔进行清理。通过前上内观察入路能发现从外上髁撕脱的外侧副韧带,但很难确认是否有后外侧旋转不稳定,因为桡骨头滑向后侧从而关闭了肱桡间隙。前内观察入路也被用来观察肱桡关节是否有骨软骨损伤。后间室是评估旋转不稳定最好的位置,通过软点观察入路,采用后上外和正外侧通道,植入锚钉,尾线以水平褥式或 Mason-Allen 方式缝合打结固定尺侧副韧带后部(图9-7)。

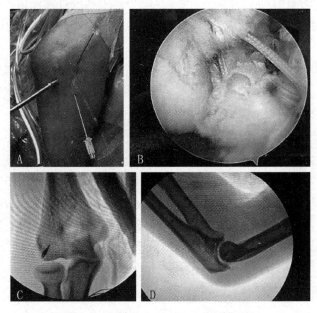

图9-7　关节镜下尺侧副韧带后部修复

A.手术入路;B.锚钉修补;C、D.术中肘关节正、侧位 X 线片

4.韧带重建　在慢性后外侧旋转不稳定患者中通常用到自体或同种异体韧带重建。因为慢性损伤,韧带组织往往质量很差且无法修补。目前可供选择的自体移植物包括掌长肌腱、股薄肌和肱三头肌筋膜。本节介绍两种重建技术。

(1)重叠覆盖技术:Nestor 描述了一种采用改良 Kocher 入路的经骨隧道和重叠覆盖技术。打开间隙后,接着获取制备自体移植肌腱(以同侧的掌长肌腱为例)。首先,建立尺骨和肱骨侧隧道,使用小钻头在紧贴尺骨旋后肌嵴后方的位置钻2个孔。需要注意两孔应间隔7mm 以上,以避免骨折的发生。可使用骨凿或刮匙将2个孔连通。通过将临时的缝线穿过尺骨隧道可以找到肱骨侧的等长点。在缝线上做记号,保证此点在肘关节完全伸直和屈曲时都能保持张力,标记此等长点,为肱骨侧隧道的钻取做准备。此等长点通常位于外上髁顶点的稍后方。将肌腱穿过尺骨隧道。用4.5mm 钻头在外上髁等长点的稍后方和稍近端钻对接孔。使用3.5mm 钻头在前方和后方钻取近端以在外上髁上获得一个"Y"形的骨隧道。将肌腱穿过骨隧道,折返后用不可吸收1号线与自身缝合。打结折叠缝合紧缩关节囊。

(2)锚定技术:由 Jones 等提出的保全缝合的方法通常被称作锚定技术。常使用掌长肌腱作为自体移植物,但相比于重叠覆盖技术该技术不需要使用那么长的移植物。同样使用前述的改良 Kocher 入路。当找到撕脱或损伤的韧带后,使用不可吸收 1 号线在肌腱的一端行 Krackow 或锁边缝合。在紧邻伸肌腱后方边界的稍前方纵向剥离关节囊和伸肌总腱,以此暴露旋后肌嵴和外上髁。使用 4mm 钻头在尺骨上相隔 1~2cm 钻 2 个骨孔。第 1 个骨孔紧邻旋后肌嵴,第 2 个骨孔在环状韧带基底部近端 2cm,使用骨锥打通 2 个骨孔连成骨隧道供移植物穿过。等长点的位置用 Nestor 描述的方法确定。使用 4mm 牙科钻在等长点的稍前上方和稍后上方钻 2 个深度 15mm 的出口骨孔,使用刮匙连通 2 个骨隧道。同样用不可吸收线缝合关节囊的前后方,在移植物安放好后根据需要进行折叠缝合。将移植物穿过尺骨隧道,使用过线器将缝合过的肌腱端穿过肱骨隧道并从后方缝线孔中引出。肘关节屈曲30°~40°,反复抽动移植物避免打皱。将移植物的游离端贴近肱骨隧道口来确定最终的长度。标记长度,并用不可吸收 1 号线在标记处缝合。使用过线器将肌腱和关节囊的缝线穿过前方的肱骨隧道,将肘关节屈曲 40°并完全旋前,绕过骨桥打结缝线并固定。

5.术后康复　后外侧旋转不稳定患者术后康复原则基本相同。术后 2~4 周,肘关节用夹板固定于屈曲 90°、前臂中立或旋前位。翻修或严重不稳定、失败风险高的患者再固定 6 周;3 个月内禁止前臂旋后。根据肘关节的稳定性,一般情况下,肘关节 1 周后置于终末伸直阻挡支具中开始活动。早期活动对预防肘关节僵硬极为重要,告知患者不要在肩关节外展位活动肘关节以避免内翻应力对肘关节的影响,有利于保护修补的尺侧副韧带后部。另一种康复技术是过头活动方案,特别是对有术后轻度半脱位或影像学肱尺关节间隙增宽的患者有一定优势。患者取仰卧位,肩关节前屈,肱骨垂直于床面使肘关节在重力的作用下屈曲,主动伸直肘关节以抵抗重力。

运动员康复训练要超过肘关节本身,包括躯干和下肢,因为动力链功能失调特别是肩关节内旋缺失的运动员常伴有肘关节问题,制订康复计划时需考虑。

术后康复时间从简单病例的 12~16 周到创伤性肘关节骨折脱位所致的严重不稳定病例的 9 个月不等。一般包括 4 个阶段:急性阶段、中间阶段、进展强化阶段和重返体育运动。康复的主要原则是肘关节活动时,其外侧不应有疼痛或压力,以保护愈合过程。固定时间尽可能短。如果需要长时间固定,应使用可去除的夹板,而不是坚硬的石膏。运动员尽可能进行开链运动,4~6 个月后可以重返赛场。

第十章 髋关节损伤

第一节 髋关节盂唇损伤

一、解剖与发病机制

髋臼盂唇是髋臼边缘的纤维软骨组织,凭借髋臼边缘的潮线和钙化层与骨性髋臼紧密结合,位于髋臼前上后 3/4,在髋臼切迹处与髋臼横韧带相延续。髋臼盂唇的横断面大部分呈三角形,分为关节软骨面、关节囊面和游离缘;部分盂唇断面呈圆形、扁平形和不规则形。Wolf 等研究发现,髋臼盂唇主要由 I 型胶原纤维构成,少量 III 型胶原纤维穿插其中,仅在盂唇关节面附近、软骨细胞周围有 II 型胶原纤维存在。与半月板相似,其 I 型胶原纤维成束状与髋臼缘平行排列,环绕于下方与髋臼横韧带相延续。盂唇在形态上有很大差异,常见的变异是在盂唇和髋臼关节面间有一道裂缝,其边缘光滑,无纤维愈合征象或创伤后反应,应注意不要将这种变异误认为是创伤所致。

髋臼盂唇的血液供应来自相邻的关节囊血管支,盂唇关节囊面的外周 1/3 有明确血液供应,关节软骨面及游离缘 2/3 无血液供应。盂唇的神经分布较丰富,主要为神经末梢,包括本体感受器和痛觉感受器,因此盂唇撕裂患者常述疼痛剧烈。盂唇主要通过加深髋臼和"密封圈"机制发挥作用。盂唇加深关节臼杯,使髋臼形成一个大于半球形的臼杯来包绕股骨头,研究显示该结构能提高关节稳定性的幅度为 21%。盂唇的"密封圈"机制可维持髋关节内负压以增加关节的稳定性,保障关节液的润滑机制,使应力能均匀地分布在整个关节软骨表面,从而加强髋关节的稳定性。如盂唇发生缺失或破损,"密封圈"机制将遭到破坏,关节液的流失使关节液的润滑和保护软骨的作用减弱,也使关节内压力增加,继而发生关节退行性变,最终发展为骨关节炎。

导致髋臼盂唇损伤的因素很多,包括运动损伤、创伤、年龄、髋关节结构发育异常(如髋臼发育不良)等,以运动损伤和训练伤最为常见。前上方盂唇损伤最常见,后方盂唇损伤相对少见。对 55 例新鲜冷冻成人髋臼标本研究后发现,96% 的标本有盂唇撕裂,其中 74% 为前上方盂唇撕裂。髋臼发育不良也常造成盂唇磨损,撕裂的盂唇可嵌入髋臼内,发生交锁症状。

二、临床评估

1.病史　通常表现为进行剧烈运动的年轻患者在运动后出现腹股沟区疼痛。髋关节发育不良患者出现髋部疼痛,均应怀疑有盂唇损伤。髋臼盂唇损伤的典型症状是活动后腹股沟区疼痛或大转子附近髋关节后方区域疼痛;疼痛位置相对固定,部分患者可出现关节弹响或交锁。目前普遍认为,股骨髋臼撞击综合征(FAI)与髋臼盂唇损伤有着密不可分的关系,FAI 患者多因盂唇损伤症状来就诊。根据病史、体格检查和 MRI 等辅助检查,诊断髋臼盂唇损伤并不困难。

2.体格检查　盂唇损伤后,大多数患者的髋关节活动度正常,少数患者可能存在髋关节活动度的受限,以屈曲和内旋受限为主。主要阳性体征包括屈髋内收内旋试验(FADIR 试验)和屈髋外展外旋试验(FABER 试验)时腹股沟区前方疼痛,后外侧撞击试验时髋后方疼痛等。需要注意的是,以上试验对盂唇损伤有较高的敏感性,但特异性较低。

3.影像学检查　包括 X 线、CT、MRI、MRA 检查,其中单髋 MRI 检查对于诊断盂唇损伤有重要的价值。

盂唇损伤的 MRI 征象包括盂唇形状不规则、非三角形盂唇、不伴隐窝的盂唇增厚、盂唇在 T_1 加权像信号增强、盂唇与髋臼缘分离等。但有研究对 MRI 和关节镜检查结果进行对比,发现常规 MRI 诊断盂唇损伤的准确性并不十分可靠。单侧髋关节高分辨率 MRI 和增强 MRA 的临床应用提高了对盂唇病变的认识。Czerny 依据 MRA 表现将盂唇损伤分为 I ~ Ⅲ 3 期(图 10-1),每期又分 A、B 2 期。I A 期:髋臼盂唇内可见高信号,但未达关节面;I B 期:髋臼盂唇增厚。Ⅱ A 期:髋臼盂唇内见高信号,并且累及关节面;Ⅱ B 期:髋臼盂唇增厚。Ⅲ A 期:髋臼盂唇与髋臼缘分离,髋臼盂唇仍然保持正常三角形形态;Ⅲ B 期:髋臼盂唇与髋臼缘分离,髋臼盂唇增厚,信号异常。

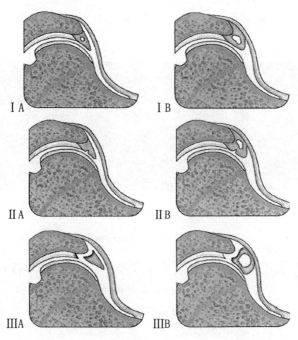

图 10-1　盂唇损伤 MRA Czerny 分期

4.诊断与鉴别诊断　大多数情况下,结合病史、体格检查和影像学检查可明确诊断。对于诊断不清的患者可行封闭试验,即向关节腔内注入利多卡因等麻醉药,如疼痛减轻者,说明症状来源于髋关节内结构受损。单纯的髋臼盂唇损伤很少见,应注意多数可能合并髋关节撞击。

多项研究显示,正常人群中有 41%~43% 经 MRI 检查有盂唇损伤,但无不适症状。研究发现,无症状的盂唇损伤人群中仅 2% 患者在 2 年的随访中出现相关症状,提示不能单纯根据影像学检查显示的髋关节盂唇损伤来选择治疗方式,必须结合病史和体格检查,以明确患者髋部症状和盂唇损伤是否存在相关性。

常见的鉴别诊断包括髋关节滑膜炎、圆韧带损伤、软骨损伤和 FAI 等。

三、治疗

1.非手术治疗　理论上,髋臼盂唇损伤后愈合能力差,可能导致早期发生髋关节骨关节炎。但是,临床上比较公认的是无明显症状的盂唇损伤可以观察或非手术治疗,单纯影像学检查发现的盂唇损伤不能作为选择手术的依据。

根据患者情况采取个体化保守治疗,如充分休息、控制体重、减少活动量、避免做引起髋关节不适的动作、理疗、康复锻炼、口服或关节内注射药物等。经 3～6 个月正规治疗无效者,可考虑手术治疗。

2.手术治疗　手术分为开放式手术和髋关节镜手术。髋关节镜手术创伤小、恢复快,已逐渐成为治疗髋臼盂唇损伤的主要方法。

髋关节镜可充分评估盂唇的解剖形态,此是目前髋臼盂唇损伤诊断的"金标准"。盂唇损伤根据部位分为盂唇骨性附着部撕裂和盂唇实质部撕裂,根据损伤类型分为纵形撕裂、放射状撕裂、分层撕裂、瓣状撕裂等。

目前关节镜手术处理盂唇损伤的方法主要包括盂唇修整、盂唇成形和盂唇重建(图10-2)。

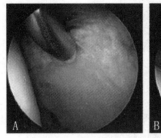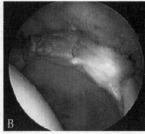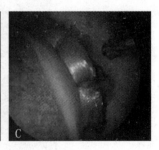

图 10-2　盂唇损伤关节镜下手术方法

A.盂唇成形;B.盂唇缝合;C.盂唇重建

(1)盂唇成形:如果适应证选择正确且手术操作恰当,单纯的盂唇成形手术能够取得满意的治疗效果,其优点是操作简便、创伤小、手术时间和下肢牵引时间短。但需要综合考虑多种因素,包括组织的质量、伴随损伤、潜在病因、患者期望值等。手术采用刨刀和射频进行有限化处理,注意避免过多清除正常盂唇组织。基本原则有 3 点:①清理损伤组织;②尽可能多地保留正常组织;③建立平缓的组织过渡区,以避免盂唇进一步撕裂或症状持续(图10-3)。对髋臼发育不良伴有盂唇损伤者应进行选择性清理,尽可能地保留健康的组织,盂唇清理范围过大会加重关节不稳。

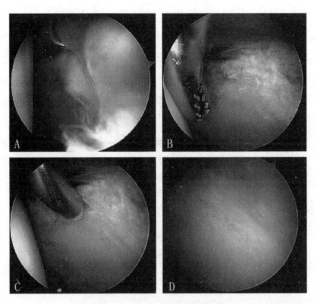

图10-3　髋臼盂唇损伤修整

A.镜下确定盂唇损伤伴退行性表现;B.用刨刀修整盂唇损伤部位;C.用射频修整损伤面;D.盂唇损伤组织去除,保留正常组织

（2）盂唇缝合:盂唇缝合是以缝线锚钉将盂唇修复至正常解剖位置的技术。动物实验和关节镜二次探查均证实盂唇缝合后能够愈合。盂唇缝合手术的目标是使盂唇尽可能地在靠近髋臼关节软骨面的解剖位置得以修复,并恢复盂唇的"密封圈"功能。

常用手术入路包括前外侧入路和辅助中前入路。手术步骤包括:判断盂唇损伤的部位;清除盂唇后隐窝和部分关节囊组织,显露髋臼骨性外缘;磨除增生髋臼缘的髋臼成形;植入缝合锚钉。

髋臼成形时一般需磨去硬化骨,抵达松质骨交界处即可。磨除的具体深度要根据髋臼侧是否有钳夹型FAI、髋臼覆盖程度等来综合判断,切不可磨除过多,以免造成髋臼对股骨头覆盖不足,引起术后髋关节不稳。

植入锚钉时应紧贴关节软骨面,一般距离软骨缘1~2mm,距关节面太远是最容易出现的错误,将导致盂唇"密封圈"功能被破坏。另一常见问题是锚钉植入关节内。因此术中制作钉道时应十分小心,可通过术中透视确保安全的植钉角度(图10-4)。

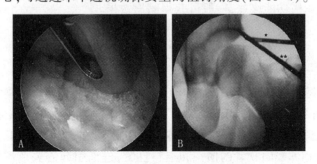

图10-4　植入缝合盂唇的缝线锚钉

A.植钉位置距离髋臼缘1~2mm;B.可通过透视确保钉道不会进入关节腔内

当预判钉道角度不佳时,可通过增加辅助前外侧入路来解决。根据盂唇损伤部位,在髋臼时钟 12 点至 3 点方向植入 2~4 枚锚钉,2 枚锚钉之间的距离通常是 5~8mm。盂唇缝合时首选的方法是单线套扎缝合技术,即以缝合器将缝线的一端从盂唇底部穿入送至关节腔内,随后将抓线钳经盂唇和股骨头之间进入关节腔抓取缝线,这样缝线的一端环扎盂唇后打结固定。当盂唇质量较好时,可采用单线缝合穿梭技术,即以缝合器将缝线的一端从盂唇底部穿入送至关节腔内,随后将缝合器靠近盂唇游离缘处穿刺盂唇组织进入关节腔,抓取缝线后打结固定。该方法可避免缝线存在于盂唇和股骨头软骨之间,造成后期软骨损伤。

(3)盂唇重建:目前已有学者报道采用自体或同种异体肌腱进行盂唇重建,其中最常用的是髂胫束(图 10-5)。此手术主要适用于盂唇缺损且有疼痛症状的患者,在手术技术和适应证选择方面还有待于进一步改进。

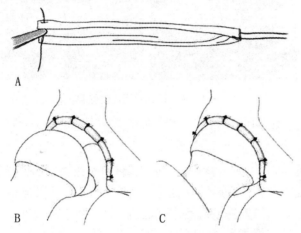

图 10-5 采用同种异体髂胫束重建髋臼盂唇

A.同种异体髂胫束;B.盂唇重建后关节镜下表现;C.重建盂唇,恢复对髋关节的"密封圈"功能

四、康复原则及要点

单纯盂唇成形术后可完全负重,盂唇缝合和重建术后 4~6 周需拄双拐部分负重,随后逐步完全负重。关节活动度需循序渐进地增加,一般术后 4 周达到 0°~90°,6~8 周达到 0°~120°。臀中肌和腰背肌力量对术后康复至关重要,需坚持练习。盂唇缝合术后 8~12 周可恢复正常生活,12~24 周可散步、慢跑,24 周后若肌力、平衡性、稳定性、灵活性达标可逐步进行剧烈运动。经积极功能康复,一般可获得满意效果。

第二节 股骨髋臼撞击综合征

股骨髋臼撞击综合征(FAI)是引起中青年,特别是运动量较大者髋关节疼痛的主要原因,也是引起早期骨关节炎的重要因素。髋关节形态学异常是由于股骨近端和(或)髋臼的骨性结构异常,在髋关节活动特别是屈髋内旋时发生股骨头颈区和髋臼边缘的异常碰撞,导致髋臼盂唇和(或)相邻髋臼软骨的损伤和退行性变,进而引起髋关节慢性疼痛的疾病。近年来,FAI 已成为国内外髋关节骨科领域关注的热点。

一、解剖与发病机制

FAI 解剖学异常的病因目前尚未完全明了,目前认为胚胎时期的发育异常和遗传因素与 FAI 的发生有相关性。FAI 是由于股骨近端和(或)髋臼解剖学异常而导致股骨近端与髋臼边缘发生异常碰撞,造成髋臼盂唇撕裂及髋臼关节软骨损伤,引起髋关节慢性疼痛、髋关节活动范围受限(特别是屈曲和内旋受限),最终导致骨关节炎的一种疾病。股骨近端的解剖学异常包括股骨头颈交界处前部或前上部骨性突起(典型者如"手枪柄"样畸形),股骨头形态不规则(如非球形)、股骨头颈偏心距缩短、颈干角过小、股骨颈前倾角减小等。髋臼解剖学异常包括发育畸形、髋臼过深、髋臼内陷、髋臼局部后倾或整体后倾、盂唇骨化等。当髋臼前外方出现局部过度覆盖时,屈髋可导致髋臼缘和股骨头颈之间发生异常碰撞,在造成盂唇损伤的同时可因杠杆原理使股骨头向后外侧半脱位。

二、临床分型

按解剖部位形态学异常,FAI 可分为凸轮型、钳夹型和混合型。

1.凸轮型股骨髋臼撞击综合征(凸轮型 FAI) 产生的主要原因是股骨近端解剖学异常。最常见的是股骨头颈交界处前部或前上部出现异常骨性突起。该型多见于运动量大的年轻男性。股骨头颈交界处的骨性突起在髋关节屈曲内旋时挤压、碰撞并剪切髋臼盂唇与软骨。盂唇多从表面向内部损伤或撕裂。髋臼软骨损伤通常发生在髋臼的前上部,且位于盂唇和软骨移行部位。

2.钳夹型股骨髋臼撞击综合征(钳夹型 FAI) 多见于活动量大的中年女性,产生的主要原因是髋臼解剖学异常,包括髋臼局部骨质增生、发育畸形、髋臼前倾减小(甚至后倾)、髋臼过深、盂唇骨化等,造成髋臼对股骨头的过度覆盖。髋关节活动时,髋臼缘与股骨头颈交界处的异常接触,导致髋臼盂唇损伤变性、股骨头颈交界处及髋臼骨囊性变。

3.混合型股骨髋臼撞击综合征 研究表明,凸轮型 FAI 和钳夹型 FAI 很少单独发生,临床上 60%~70%患者为两者同时出现,即为混合型 FAI。

三、临床评估

1.病史 好发于喜欢运动的青壮年,常表现为不明原因的髋关节慢性疼痛和(或)活动受限,可能有轻微的外伤。疼痛多为隐痛、酸胀感及关节闪痛等,部位以腹股沟区最为多见,也可出现股骨外侧和后侧疼痛。随着疾病进展,疼痛可能放射到膝关节,还可出现腰背部、骶髂关节、臀部或大转子处疼痛,但很少会波及膝关节以下。髋关节活动受限以屈曲内旋和屈曲外展最为显著。以上症状可在长时间行走、下蹲、抬腿、久坐后起立、剧烈运动时出现或加重。

2.体格检查 主要表现为髋关节活动受限,以屈曲、内收、内旋受限最为明显。早期或病情较轻的患者步态多正常,但是病情一旦加重会出现躯干向患侧侧弯的臀中肌无力步态。

3.特殊检查 主要包括前方撞击试验(FADIR 试验和 FABER 试验)、后方撞击试验和滚木试验等。前方和后方撞击试验的阳性率高达 95%以上。FABER 试验对诊断 FAI 的敏感度为 60%。滚木试验对 FAI 诊断的符合率高达 99%。

4.影像学检查

(1)X 线检查:考虑 FAI 的患者应该拍摄标准的骨盆正位片和特殊侧位片。特殊侧位包括 Dunn 位、穿台位、蛙式和假斜位等。目前,认为髋关节 45°、60°及 90°Dunn 位片检查对诊断凸轮型 FAI 更为准确(敏感度 91%,特异度 88%,准确度 90%)。常用的骨盆 X 线片测量指标如下。

1)髋臼倾斜度:倾斜程度主要是以髋臼前、后壁的解剖关系来衡量的,在髋关节正位片上,正常髋臼前壁水平、靠近内侧、覆盖股骨头的内 1/3,后壁垂直、靠近外侧、覆盖股骨头的内 1/2。前、后壁边缘在 X 线片中投影为不相交的"人"字形。若出现髋臼局部后倾,其髋臼前后壁边缘投影为相交的"X"形,即为交叉征或"8"字征阳性。

2)LCE 角:又称为外侧中心边缘角,反映髋臼外侧对股骨头的覆盖情况,是指在骨盆正位片上,通过股骨头中心的垂直线和股骨头中心与髋臼外上缘连线的夹角。其正常值标准尚无定论,一般认为是 25°~35°,当>40°时考虑髋臼存在过度覆盖。

3)α 角:反映股骨头颈交界区骨质突起的范围,是指经股骨头中心向股骨头开始失去圆度的点做直线,该直线与股骨颈轴线构成的夹角。一般认为 α 角≤48°为正常,而≥50°是诊断 FAI 的临界值提示存在凸轮型 FAI 可能(图 10-6)。

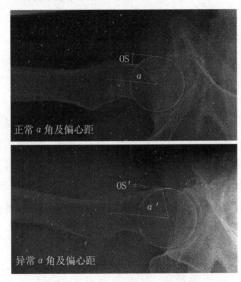

图 10-6 α 角及偏心距(OS)测量

上图为正常股骨头颈;下图为股骨头颈凸轮型畸形

4)头颈偏心距(off set,OS)及偏心率:反映股骨头颈交界区骨质突起的高度。头颈偏心距和偏心率越小,越容易发生撞击。偏心距是髋关节侧位片上平行的股骨颈前缘切线与股骨头前缘切线之间的距离,正常值为 11.6mm,通常 <9mm 为异常,FAI 患者一般≤7.2mm。偏心率是头颈偏心距与股骨头半径的比值,通常认为≤0.17 为异常。此外,常用的测量指标还包括头臼指数(髋臼覆盖率)、臼顶倾斜角、Sharp 角、Tönnis 指数、髋臼前倾角、颈干角等。一般需要根据多个指标来综合评估髋关节的骨性解剖结构。

另外,凸轮型 FAI 可见在股骨头颈连接处前外侧平直或突起,骨盆正位片上股骨近端呈"手枪柄"征。

(2)CT 检查:单纯的横断面 CT 检查对 FAI 的诊断价值有限,应常规行冠状面重建和斜矢状面(平行于股骨颈长轴)重建。与髋臼边缘发生碰撞的股骨颈区软骨下骨可出现囊性变;碰撞的髋臼边缘骨质硬化或囊性变。三维重建可更直观地评估骨性撞击情况,凸轮型 FAI 可见在股骨头颈连接处前外侧平直或突起。一般建议术前常规进行 CT 三维重建,利于术前评估和手术方案的制订。

（3）MRI 检查:FAI 患者的 MRI 片可显示出股骨头呈不规则圆形、股骨颈偏心距减小、出现凹痕或边缘骨化。为了更清楚地观察髋臼盂唇和髋臼软骨的情况,可以进行 MRA 检查。其方法是向患者髋关节腔内注射 5~20mL Gadolinium-DT-PA,然后令患者穿刺侧髋关节免负重活动 10~15 分钟,随后进行轴位、斜冠状位和斜矢状位、径向位扫描。研究发现,88%的凸轮型 FAI 患者的 MRA 表现出三联征:α 角异常、髋臼前上方软骨异常、前上方盂唇撕裂。

四、诊断与鉴别诊断

青壮年慢性髋关节疼痛或出现与年龄不相符的髋关节退行性变患者,影像学检查提示存在 FAI 异常解剖学结构的直接或间接征象,结合体格检查综合考虑,可以做出 FAI 的诊断。鉴别诊断方面需与股骨头坏死、先天性髋关节发育不良、髋关节骨关节炎等鉴别。

五、治疗

1.非手术治疗 FAI 患者初期可采用非手术治疗,包括休息、限制髋关节运动、服用非甾体抗炎药及关节腔局部封闭治疗等。非手术治疗只能暂时缓解疼痛症状,无法从根本上改变髋关节的异常解剖结构。虽然有研究报道非手术治疗对改善 FAI 患者早期症状有一定疗效,但其远期效果尚不确定。

2.手术治疗 手术治疗旨在解除髋关节的异常解剖结构、恢复关节活动度、消除股骨近端与髋臼的碰撞、修复受损的软组织、延缓髋关节骨关节炎的发生。根据手术方法分为开放式手术和关节镜手术。

（1）开放式手术:通过股骨头脱位技术彻底显露股骨头颈及髋臼边缘,去除产生异常碰撞的因素,使髋关节在正常生理活动范围内不发生碰撞,从而缓解症状。对于凸轮型 FAI,通过股骨头颈成形术去除股骨头颈交界处的异常骨性突起。对于钳夹型 FAI,通过髋臼缘成形术切除髋臼边缘的骨赘。若异常碰撞由髋臼后倾引起,必要时可行髋臼周围截骨矫形术。对于存在股骨颈前倾减小或内翻的患者,必要时需要进行股骨近端截骨矫形手术。

（2）关节镜手术:凸轮型 FAI 在关节镜下表现为局部明显高于周围的骨性突起,通常色泽略红。通过屈曲内旋和外展外旋可以重现撞击过程,镜下清理凸轮畸形,恢复股骨头颈区的自然弧度(图 10-7)。对于钳夹型 FAI,切除髋臼边缘引起撞击的骨赘,以减少髋臼前方的过度覆盖,最后把髋臼盂唇缝合固定在髋臼缘上。

关节镜手术也存在局限性,在纠正髋关节解剖结构异常(如髋臼后倾等)方面可能不如开放式手术彻底;术中进行髋臼边缘及股骨头颈交界处的切削时应务必谨慎,以免切除过度导致髋臼变形及股骨颈骨折。患者高龄、已有明显骨关节炎、症状持续时间较长、术前疼痛显著和术前功能评分较低等,预示 FAI 关节镜手术效果可能不理想。

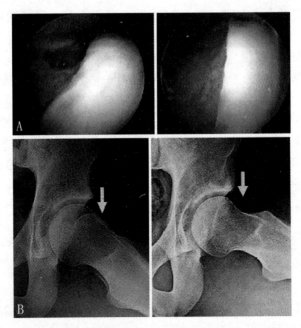

图 10-7　凸轮型 FAI 股骨头颈交界处骨性突起关节镜手术前后

A.关节镜下外观;B.X 线片表现

第三节　髋关节外撞击综合征

髋关节撞击引发的关节疼痛和功能障碍逐渐受到临床重视。根据撞击部位的不同,可简单分为髋关节内撞击和髋关节外撞击两大类,前者主要指股骨髋臼撞击综合征(FAI),后者则包括髂前下棘撞击综合征、坐骨股骨撞击综合征、髂腰肌腱撞击综合征(内源性弹响髋)及大转子骨盆撞击综合征。髋关节外撞击既可以直接挤压软组织造成损伤,也可能继发性造成关节内撞击或不稳定,从而引发一系列临床症状。

一、髂前下棘撞击综合征

1.解剖与发病机制　髂前下棘(anterior inferior iliac spine,AIIS)位于髋臼前上缘的上方5~10mm,股直肌直头的起点在髂前下棘的上部,其为橄榄形,头尾长度为(26.0±4.1)mm,内外宽度为(13.4±1.7)mm。在髋臼解剖的钟表定位上,AIIS 外侧缘位于 1 点到 1 点 30 分,内侧缘位于 2 点到 2 点 30 分,而股直肌腱的反折头位于 12 点的髋臼上凹。

髂前下棘撞击综合征(sub-spine impingement,SSI)是指形态异常的 AIIS(包括异常骨突增大和骨突方向异常)和股骨头颈部在深度屈髋时发生撞击,损伤盂唇、前关节囊和股直肌腱,从而引起不适症状。

AIIS 的位置和形态与 SSI 的形成密切相关,可通过 CT 三维重建对 AIIS 的形态进行临床分型:Ⅰ型 AIIS,其下缘和髋臼骨性边缘界限清晰并存在平缓的髋臼骨壁;Ⅱ型 AIIS,其下缘延伸到髋臼骨性边缘,两者界限难以分清;Ⅲ型 AIIS,其下缘向下突出超过髋臼骨性边缘。Ⅱ型和Ⅲ型 AIIS 可能导致髋关节屈曲和内旋活动度受限,也可能是盂唇损伤的潜在解剖因素。

造成 AIIS 形态异常的原因目前尚不完全清楚，既有先天因素如髋臼的局部后倾，也有后天因素如青春期过度活动造成 AIIS 被动牵拉继发骨性增生和骨突炎，还有继发于骨盆截骨术后 AIIS 的过度下移。

2.临床评估　SSI 多见于运动活跃的年轻人，部分患者可能存在截骨矫形手术史或股直肌腱损伤史，多表现为髋关节深度屈曲和屈曲内收、内旋时腹股沟处疼痛，通常撞击试验阳性，以及屈髋 90°时内旋受限。这与 FAI 的临床表现存在较大重叠，细致的体格检查可能会发现 AIIS 的压痛及被动屈髋时的机械性受限。

关节腔内封闭注射试验是进行鉴别诊断和明确疼痛来源的重要手段，对有些可疑 FAI 患者进行注射，如果深屈髋时疼痛缓解并不明显，需要警惕是否同时合并 SSI。尽管关节镜手术可以同时处理关节内的 FAI 和关节外的 SSI，但是术前对 AIIS 进行评估并明确有无 SSI 是十分有必要的。

对于可疑的 SSI 患者，需要进行系统的影像学评估，包括骨盆 X 线正位及 65°假斜位摄片、三维 CT 和 MRI 检查。AIIS 的突出状况、有无撕脱性骨折、股直肌腱的钙化及股骨颈的囊性变都应当在影像学评估中被重视。目前认为，三维 CT 是评估 AIIS 形态的最佳方式，MRI/MRA 可以对盂唇和软骨的损伤进行细致的评估（图 10-8）。

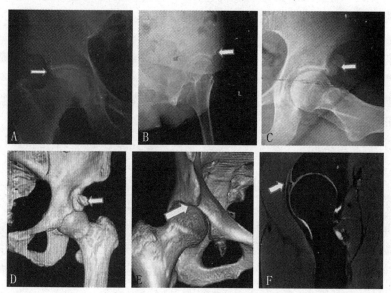

图 10-8　AIIS 形态的影像学表现

A.骨盆前后位 X 线片显示 AIIS 和髋臼前缘形成部分重叠，可能被忽视或被判读为交叉征阳性；B.65°假斜位 X 线片，可以显示 AIIS 的大致形态；C.Dunn 位 X 线片显示 AIIS 异常骨突和头颈部的撞击关系；D.CT 三维重建显示 AIIS 的形态；E.CT 三维重建显示Ⅱ型 AIIS 和头颈部 Cam 畸形同时存在，使得屈髋位棘下间隙更加狭窄，盂唇受到对冲挤压；F.MRI 显示盂唇撕裂

3.治疗和康复　非手术治疗方法包括调整运动方式、康复训练、物理治疗和封闭治疗，通常是患者的初始治疗方案，但临床疗效并不明确。

对于非手术治疗无效的患者有必要进行 AIIS 成形术。以往这种手术通过开放式手术完成，近年来关节镜微创手术逐渐成为主流（图 10-9），而且关节镜下可以同时进行髋关节内病变评估和处理。术后康复并没有成熟和固定的方案,通常2~4周的拄拐部分负重和3~4周的异位骨化药物预防是必要的。

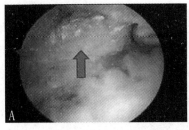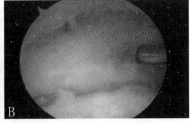

图 10-9　关节镜下 AIIS 形态和打磨所见

A.盂唇部分剥离后显露 AIIS 增生(箭头);B.对髋臼缘上方的 AIIS 进行打磨成形(AIIS 成形术)形成较为平坦的骨床

二、骨股骨撞击综合征

1.解剖与发病机制　坐骨股骨撞击综合征(ischiofemoral impingement,IFI)首次于 1977年被提出来解释关节置换术后髋骨疼痛的原因。IFI 的基本病理基础是小转子和坐骨结节之间骨性间隙的异常狭窄,从而反复挤压其间的股方肌,引发股方肌损伤,甚至导致腘绳肌腱、坐骨神经等软组织继发损伤。

坐骨股骨间隙(ischiofemoral space,IFS)内的软组织结构包括股方肌、腘绳肌腱、髂腰肌腱和坐骨神经。股方肌起于坐骨结节外缘,止于股骨近端转子间线的上段;髂腰肌止于小转子;腘绳肌的起点在坐骨结节。这些肌腱组织病变和滑囊的炎症既是 IFI 病变的结果也可能加重 IFI,因此成为疾病发展的重要环节。

IFI 的病因包含静态因素和动态因素两个方面。骨性形态是重要的静态因素,股骨颈干角和股骨近端前倾角的增大可造成 IFS 的减小。有研究显示,颈干角>135°和股骨近端前倾角>25°时 IFI 发生概率增大。另外坐骨结节骨性异常、骨与软组织的占位性病变,以及腘绳肌近端的增厚都可能造成 IFS 的狭窄。有研究显示,坐骨股骨距离(ischiofemoral distance,IFD)的正常值女性为 18.6mm,男性为 23mm。IFS 并不是一个恒定值,而是一个动态的概念,股骨位置和步行姿态会对其造成显著影响,通常 IFS 在股骨内收和外旋时缩小,股骨外展和内旋时增大,步态异常带来的大腿过度内收和过度外旋将会造成行走过程中 IFS 的狭窄。表 10-1 列出了 IFI 的原发(先天)因素和继发(获得)因素。

表 10-1　IFI 的原发因素和继发因素

原发因素	继发因素
髋外翻	功能性疾病
小转子突出	髋关节不稳定
先天性股骨偏后内	骨盆、脊柱不稳定
股骨直径过大	内收、外展不稳定
异常的股骨颈前倾	坐骨结节肌腱病变

（续表）

原发因素	继发因素
股骨颈较短	创伤、过度使用和超范围活动
骨盆骨性解剖异常	医源性因素肿瘤因素
	膝外翻、肢体不等长、足外翻等

2.临床评估　IFI 患者 80% 为女性,以中老年女性最为多见,平均年龄为 50.8 岁。最常见的临床症状是髋关节后方疼痛,多位于坐骨结节外侧、臀肌深层;有患者出现类似弹响的症状及坐骨神经的放射痛症状,不能大跨步和长距离行走;若腘绳肌腱和坐骨神经受累,还会伴发相应的临床症状。IFI 可能引起髋关节后伸受限,造成腰椎关节面压力增加,出现下腰痛的症状。IFI 试验和跨步试验是最为常用的体格检查方法。

（1）IFI 试验:患者取侧卧位,检查者使患者被动伸髋外旋并内收髋关节时诱发髋关节后方疼痛,被动外展髋关节则疼痛缓解,此为 IFI 试验阳性。

（2）跨步试验:患者在较大跨域的步态中髋关节后伸时诱发撞击产生疼痛,步幅缩小或外展步态则疼痛可缓解;如果发生可重复的疼痛,视为阳性。

3.影像学评估

（1）X 线检查:尽管髋关节 X 线假斜位片对 IFS 狭窄具有提示意义,但是整体上骨盆 X 线片对于 IFI 的评估和诊断帮助不大,通常作为是否存在骨性畸形的筛查手段。

（2）超声检查:被用于股方肌水肿的评估及 IFS 的测量,是动态评估运动时 IFS 变化的检查手段。

（3）MRI 检查:是诊断 IFI 的"金标准",IFS 和股方肌间隙(quadratus femoris space,QFS)是最为常用的影像学指标。IFS 是坐骨外侧皮质和小转子内侧皮质之间的最小距离。QFS 是腘绳肌外缘到小转子后内面之间的间隙。Torriani 首次用 MRI 对 IFS 和 QFS 进行了测量,认为 IFS≤17mm 和 QFS<8mm 为异常。除此之外,MRI 还可以对 IFS 内软组织水肿和脂肪浸润、骨髓水肿、腘绳肌腱炎、坐骨结节炎、坐骨神经受累情况等进行评估(图 10-10)。需要提醒的是 IFI 是动态的问题,基于静态的影像学评估并不足以确定临床诊断,需要结合体格检查进行诊断。

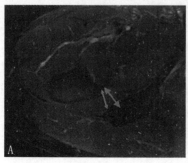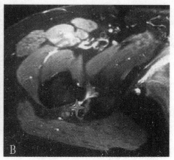

图 10-10　MRI 示 IFS 和股方肌损伤情况

A.左箭头示 IFS,右箭头示 QFS;B.IFS 狭窄并股方肌水肿和变性(星号)

4.治疗和康复

(1)非手术治疗:非手术治疗包括调整运动方式(步幅的控制)、应用非甾体抗炎药、外展肌力训练、核心肌力训练及个性化的髋关节运动训练。外展肌力弱引起的 IFI 可以通过外展肌力训练获得缓解;过度内旋引发的 IFI,可以进行姿态矫正等康复训练;透视或超声引导下注射封闭既可以区分疼痛来源,也是有效的治疗方式。

(2)手术治疗:对非手术治疗无法缓解者需要考虑手术。手术的目的是建立正常的 IFS,可以通过小转子或坐骨成形来实现,必要时双侧都进行成形。手术包括开放式手术和关节镜手术。

关节镜手术时,患者取仰卧位,使用牵引床,床体向对侧倾斜20°。入路是前外入路、后外入路和小转子水平远端入路。首先,在牵引下进行中央间室检查,而后进入臀肌深层间隙,从前外入路置入70°的关节镜,其他入路作为工作入路。为更好地显露小转子,通常需要将部分股方肌切开,切开位置要在旋股内侧动脉和股动脉第1穿支之间进行,保留远端股方肌,避免血管损伤。术中通过髋关节内收后伸及内旋来评估小转子减压的程度(图 10-11)。需要注意的是,进行小转子成形或多或少会损伤髂腰肌腱的止点。若同时合并有腘绳肌损伤,同时进行坐骨成形和腘绳肌的修复固定,可以通过臀部小切口完成。

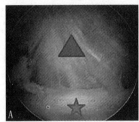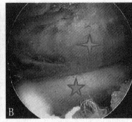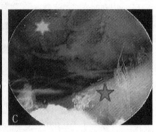

图 10-11　关节镜下臀肌深部间隙

A.外旋肌群(三角形)和坐骨神经(五角星);B.股方肌(四角星)和坐骨神经毗邻关系;C.股方肌部分切段后显露小转子(六角星)

(3)术后康复:通常需要4周的部分负重和中立位的伸髋拉伸,术后恢复良好的外展和伸髋力量对维持腰骶骨盆的平衡特别重要。对于小转子成型或髂腰肌腱固定的患者,应当限制主动抬升髋关节的动作。

三、髂腰肌腱撞击综合征

髂腰肌腱由起源于髂嵴及内侧髂骨面的髂肌和起源于第12胸椎及全部腰椎的腰大肌构成,止点在小转子上。解剖学证实,髂腰肌腱在髋关节水平恰好位于盂唇前方,髂腰肌腱的反复牵拉撞击可能造成前方关节囊盂唇复合体的损伤。另外,肌腱自身的过度紧张和炎症,也是造成髂腰肌腱撞击综合征的病因。与经典的 FAI 患者盂唇损伤位置发生在前上盂唇不同,髂腰肌腱撞击综合征的盂唇损伤多位于髋臼时钟定位 3 点位置。

髂腰肌腱撞击综合征多发生于爱好体育运动的年轻女性,平均年龄是 25~35 岁。研究发现,撞击综合征的发生与髂腰肌腱的直径相关,患者髂腰肌腱较正常人群的肌腱更细。临床表现为主动屈髋时前方疼痛,可能伴有弹响感,还可能存在局部无特异性的压痛。撞击试验阳性,直腿抗阻试验阳性,并且可能由屈曲外展外旋位到伸髋位时诱发弹响。

通常髂腰肌腱撞击在 X 线片上没有阳性发现,MRI 检查或造影检查可能发现髂腰肌腱滑囊囊肿或股骨头颈区存在水肿或滑膜疝,超声检查有助于诊断和动态评估髂腰肌腱和髋关节的撞击。

治疗包括非手术治疗和手术治疗。非手术治疗即康复和运动调整,以及局部穿刺注射。手术治疗主要是进行髂腰肌腱的松解和延长。髂腰肌腱松解可以通过牵引在中央间室盂唇前方进行松解,或屈髋位通过髋关节外周间室进入髂腰肌腱滑囊进行松解,还有通过关节外进行小转子水平的松解。

四、大转子骨盆撞击综合征

大转子骨盆撞击综合征是指髋关节外展时大转子和骨盆发生的撞击,其病因包括发育异常,如股骨近端骨。抑制、Perthes 病、骨髓滑脱等,也包括骨折后畸形等。临床表现为髋关节过度外展或后伸时疼痛和活动受限,体格检查可出现"离合器换挡"体征。该类撞击发生率较低,可以通过 X 线和 CT 检查发现显著的骨性异常。治疗方案需要进行个体化的评估后制订。

第十一章　微创人工髋关节置换技术

第一节　髋关节置换小切口后入路手术技术

自 1874 年 VonLangenbeck 首先描述髋关节置换后入路以后，至今约有多达 13 种改良方式，其中包括 Kocher、Gibson 和 Moore 入路。1997 年创伤科医师 Dana Mears 与 Zimmer 公司一起提出了微创设想。到 2001 年后路微创手术开始进入临床试验阶段，并于 2003 年初该项技术进入国内。一般认为小切口全髋关节置换术皮肤切口应小于 10cm，其初始目的虽然是追求美学效果，但是近来的研究都倾向于强调它的功能效果，着重于在保证安全的前提下减少深层软组织创伤。

后入路小切口的优势在于关节外科医师对常规后路全髋关节置换的理念相对熟悉，因此学习曲线较短，而且在手术进程中具有一定的弹性，可随时根据需要改变切口长度。随着熟练程度的增加，甚至可以使用普通器械完成。因此对于大多数关节外科医师具有较强的可操作性。

一、操作技术

1.患者体位　患者取侧卧位，手术侧在上，双侧髂前上棘的连线需垂直于手术床，腰骶部与髂前上棘或耻骨联合部准确支撑以保证手术过程中不会产生骨盆前倾或后倾，引起假体的安装角度判定误差。此外同侧上肢的支撑摆放也对体位有一定影响。支撑腿摆放在屈髋屈膝 45°。但是笔者体会这一普遍应用的固定体位在涉及内收肌或缝匠肌等松解时要做相应的改变。因此消毒铺手术巾时应留出足够大的视野，以利于术中对骨盆平面的辨识和对身体水平面的确认。

2.软组织分离　对于后入路 MIS 的皮肤切口位置设定，不同的医师略有不同，但基本都以股骨大转子的顶点作为标志性参照点来设计。Zimmer 在早期推出后路小切口全髋的切口描述是：骨盆最高点向后下两横指为 A 点，指向大转子中心的 B 点向下，切口的轴线位于A 和 B 的连线上，约为 7.5cm 长。以大转子顶点水平计，切口的 70% 位于远侧，30% 位于近侧（图 11-1）。典型的后入路是在髋屈曲 45°切口以大转子顶点为中心，向近、远端各延长5cm，近端部分的切口线向后微弧指向髂后上棘，远端沿大转子后缘至大转子的股肌转子水平或以远，但必须要沿股骨干向下走行。对于后来发展的典型的小切口，通常会要求切口位置有些许后移。有人认为小切口的位置应该位于大转子的后 1/3，患者体型越大，切口越短，切口位置越靠后方（图 11-2）。

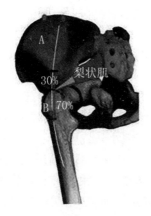

图 11-1 Zimmer 早期推出的后路小切口位置分布示意

A.为骨盆最高点向后下两横指；B.为大转子中心点切口位于 A 和 B 连线上

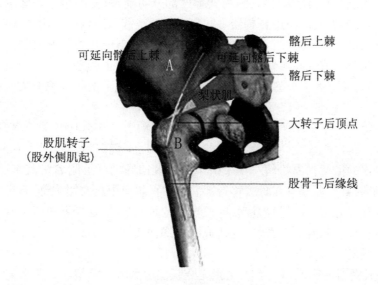

图 11-2 两种后路小切口

向上，切口 A 可向髂后上棘任意延长，切口 B 可向髂后下棘任意延长。向下两切口都可以沿股骨干后缘线任意延长

后路小切口的切口线设定与分布对手术操作的影响不容小视。如欲在有限的显露下准确而安全地完成手术，就必须追求合理的分布切口的位置，切口布局的差异时常会让初学者感到困惑，所以相关临床研究从未中断过。有学者认为，小切口应在从容操作的前提下设定，向上有利于髋臼磨锉，向下便于股骨髓腔准备，同时又可避免对软组织特别是皮肤的挫损。根据长达 15 年的小切口后路全髋关节置换手术应用体会，国内学者总结出了所谓"一掌式小切口设定法"，即术者立于患者后方，伸出与患侧相反的手，将中指轻抵股肌结节的后部，示指尖触股骨干后缘线，五指自然伸展如同休息位，这时示指与小指间的直线或微向上弧的连接线就是理想的切口线。一般这样设定的切口长度为 7～10cm。

切开皮肤，皮下组织向下切至臀筋膜，随后于大转子后顶点紧后方顺着切口方向切开阔筋膜全层并向后上切开臀筋膜，然后顺臀大肌纤维走行，钝性分离开臀大肌，其长度可略长于皮肤切口长度。此时可以直视转子后脊和附于其上的小外旋肌群浅层的脂肪筋膜层，注意坐骨神经即位于其内后方深部的小外旋肌群的浅面，除有髋关节外旋僵直或发育畸形，一般情形下无须显露坐骨神经。

3.暴露关节囊　沿转子后崎切开脂肪筋膜移行部，并用骨膜剥离器或纱布将之向后轻轻推开，用"S"形拉钩轻轻牵向后方。注意拉钩顶端不可深扣，以防伤及后方的坐骨神经。牵开上方的臀中肌后即可完整地直视小外旋肌群在转子区的附丽。电凝外旋肌群内浅在的小血管，沿其于转子后脊下的止点部切断上孖肌、闭孔内肌、下孖肌，距股骨止点约 0.5cm 切断股方肌上 1/2 以利显示股骨颈基部及窥视小转子以作为截骨水平参考，注意切断时要层层凝切，尤其是股方肌内的血管如不及时电凝，肌肉断端回缩后会有较多出血，在止血时费时较多。至于梨状肌，常规体型的患者基本都可以保留或做部分切断松解，尤其是对于外展肌力较弱或高龄患者，保留梨状肌对于髋关节的稳定性是有意义的。当然，如果对手术显露影响较大则可于止点切断，任其回缩，因为其腱性部分明确，修复时很容易触及。所有的小外旋肌切断后，顺关节囊表面使用骨剥器一同向后推开至髋臼缘以外。由于保持层次分明，这样便无须做梨状肌等的标记，也利于接下来的操作中减小牵开关节囊时的阻力。也有术者偏好于小外旋肌与关节囊同层切开。这应该仅是技术细节上的差异。

牵开外旋肌后，其下的关节囊完整可视，注意置于臀中肌下的拉钩只能做轻拉以免造成损伤。

4.切开关节囊　顺转子后脊，由梨状肌窝至小转子前上方充分切开关节囊，以防牵拉时撕裂不利于修复。再与之垂直向后上方呈倒"T"形切开，至髋臼后上缘以上 0.5～1cm，并向两侧稍做紧贴骨面的潜行剥离松解。由于关节囊在髋臼缘的纤维附着极其牢固，直接用骨膜剥离器不易剥离，且易撕损其与骨膜移行部。笔者喜欢使用止血钳尖部，自较厚实的髋臼盂缘与骨性边缘交界处刺入后轻轻撬起，即可轻松掀起关节囊，这样既可以避免在关节内清理和盂缘切削时切穿关节囊，给后续修复造成困难，更可以在安装臼杯时防止边缘软组织阻挡，充分显露骨性髋臼。

5.股骨颈截骨及股骨头取出　有人主张完全脱位后截骨。但笔者认为股骨头完全脱出后占用了有限的手术野，会增加软组织的牵拉，所以屈髋，将股骨内旋、内收，即可将股骨头及颈的后方完整地递送到术野内；用两把 Hofmann 置于股骨头后上、前下，轻轻牵开关节囊及肌肉。股骨颈截骨平面的确定有两种方法比较便捷，也可以相互印证。一种是自梨状肌窝的股骨颈基部起始处向内、向下做45°倾斜标记线，再以手触摸小转子上缘至此线的股骨矩保留高度应为 1～1.5cm；另一方法是直接向下剥离股方肌并向远侧牵开，直视下确定小转子上股骨颈截骨高度，然后斜向外上方的梨状肌窝凹点做连线标记。顺此线全层截断即可。需要注意的是，由于切口小，大转子难以完全直视，向外上锯时要避免损伤大转子，尤其是骨质疏松患者，如不控制好锯速与力量易造成误伤。此外，要确定股骨颈前侧皮质是否彻底切断，否则在加大髋屈曲、内收、内旋时有可能造成前方劈裂。保留股骨近端入口的解剖结构完整与充分对于近端固定性生物假体的早期稳定性极为重要。此外要重视的是，在使用电锯截股骨颈时，于小转子平面的内侧一定要用 S 拉钩或其他拉钩将内侧的软组织牵开，以防电锯摆动时伤及走行在邻近软组织内的坐骨神经。

将大腿做内收内旋，并同时稍用力向远侧牵引即可让截骨端脱离并张开，再适当撬拔股骨头使其断端朝向术者,术者用手指触摸股骨头主体方向,再于其中央部轴向拧入股骨头拔除器。此操作中,需要重视的是要将截骨端脱离足够充分,以免在用力旋转外拨时意外磨损股骨侧截骨面。其他细节同经典后入路取头技巧。

6.髋臼准备及安装　保持前述体位,以一个拉钩置于髋臼前壁外侧,连同股骨近端牵向前下以显露髋臼前部,另置一双齿钩于髋臼切迹偏后方向后下牵开。髋臼上方以 1~2 根斯氏针自关节囊内面上撬并打入髂骨体,这样可以减少手术野内的占位。如有必要可再辅以一把 S 拉钩将后侧的软组织牵开,有人主张此处使用 Hoffmann 拉钩,但后壁倒齿的安放受限,且易过度牵张软组织。如此,便可以直视完整的髋臼。

于关节囊内将超出髋臼缘内壁的软组织清理干净,但不要切透关节囊。这样就可以在无障碍条件下磨锉髋臼。如没有偏心臂的臼刨,则须在操作时将两侧拉钩松弛下来,利用有限的切口长度,使髋臼锉的柄向远端倾斜 40°~45°,如仍不能有足够的角度则应略向下延长切口,直至可以刨出正确的髋臼外展角至渗血面。

需要注意的是,在很多退变严重的髋关节,不易刨出骨出血面。由于骨性增生严重,可以形成卵圆窝及切迹周围的硬化夹层。以至于在锉刨时将刨推顶向上方,形同髋臼中心上移且不易被发现。所以在锉刨前可使用骨凿凿除夹层或硬化骨赘,以确保生理的髋臼位置。还要强调,由于显露有限,锉刨的方向要随时调整,切不可损坏后壁及后上壁。一旦达到合适的大小,取出髋臼锉时便在臼内有一种明显的负压吸力,此时即为所需选择的臼杯大小。如不确定,则应使用髋臼杯试模。

同样,可使用带偏心矩的臼杯打入器或普通打入器,安装金属杯。注意合适的外展角及前倾角。小切口后路全髋最易犯的错误便是臼杯的安装误差,由于切口小,如利用不当,易限制杯的外展角度,尤其是使用直柄打入器时。笔者建议二步式打入臼杯。即先初步打入稳妥,然后取出打入器,再以活动的打入器不受限制地打压紧,同时还可以调整击打力的方向,对杯的方向做微小校正。如使用螺钉杯,钉孔预钻时使用的钻头不宜过长,因后方软组织阻挡会使钉道方向偏差,拧入螺钉后钉尾外凸。

当臼杯安装固定后,清洁干燥臼杯内壁,安装内衬。

7.股骨侧处理　去除拉钩及固定牵引钉。屈膝 90°,适当加大股骨屈曲、内收、旋前并向近端挤推,直至股骨近端被充分的"递入"并显露在切口内。以一双齿拉钩置于小转子及股骨矩下,另一顶端稍尖的拉钩置于大转子顶部牵开臀肌,即可 360°显露股骨近端。充分可视股骨近端对于后续操作过程中防止入口的骨劈裂具有意义。

良好的显露有利于后续的髓腔准备。同样,扩髓和锉髓腔时最好是使用有偏距的手柄,如是直柄,则应注意拉钩的力度变化,以免在进出髓腔时锉伤近端伤口的皮肤。锉髓前应彻底清理大转子侧的股骨颈基部残留,尤其是使用有肩的直柄假体时,它会限制假体的入髓方向,最终导致柄的外翻或内翻。对于前倾角的确定,在正常发育的股骨与截骨平台长轴保持一致即可,但多数都必须参照股骨髁通髁线以获得 15°前倾角。少数情形下,如先天性髋关节发育不良,尚会考虑联合前倾角的设定。

当扩锉至髓腔壁有硬抵抗感或呈实音时应停止扩髓,用止血钳伸入髓腔探知内外侧内壁呈硬质感时即为最终试模柄型号,在使用表面有喷涂或摩擦力高的假体,同时骨质又比较硬的时候,最好是将髓腔锉锉至预定平面深进 0.5~1mm,以防假体打入时爆裂。

8.缝合　再次冲洗伤口,整理关节囊上下瓣并钳夹对位,10 号丝线或可吸收线间断缝合

2~4 针,梨状肌如有切断,可重新将之附丽于臀中肌止点附近。股方肌断端与残存止点或转子后脊下方钻孔后重新附丽。剩余的小外旋肌可不处理。

连续缝合深筋膜及阔筋膜,关闭伤口,术后摄 X 线片复查,术中透视非必需。

二、手术技巧和陷阱

小切口全髋关节置换的操作技术与经典手术相比,既有相似之处又有特别之处,手术医师宜在充分理解髋关节置换手术理念并积累了相应经验的背景下逐渐开展。过程中要注意以下要点。

1.不要过分强调切口的长度,要按需取长,按能力缩短,否则会造成操作不便,增加组织损伤,影响假体安装位置。

2.小切口的分布位置很重要,有限的切口必充分利用。如切口过于偏向头侧,则髋臼侧就不能从容;反之,股骨侧处理会很别扭。同样,偏前、偏后都会减小术野显露范围,"一掌式定位法"简化了这种切口设定难度,减小了误差,使长度得到高效利用。

3.微创理念不仅体现在皮肤切口的长短,更重要的是讲究深层组织的保护。还有人强调的由皮至骨层次分明的程式化显露及操作有利于减小手术损伤。

4.髋臼拉钩安放通常影响全臼的直视显露,固定钉可以从前上和后上方有效阻挡软组织进入视野而且不占用视野内的空间。

5.小切口全髋手术磨锉髋臼时,旋转中心与外展角极易产生误差。解决的方法是放入髋臼锉后两侧的拉钩要适当放松,以降低切口远角的软组织张力。此外,臼杯打入过程中,在初步取得稳定感后,由于软组织的弹性易向上对打入器的柄形成较强的推力,有可能改变起始位置,所以可推压保持杯的稳定下取出打入器的柄,在分体的情况下相对自由地调整柄的角度,充分击牢臼杯。如仍然困难建议适当延长切口。

6.股骨侧的处理关键是通过屈曲、内收、内旋髋关节,屈膝 90°给股骨轴向上的推力,将股骨入口"递入"伤口内,操作过程中易对切口造成挫伤,应注意髓腔锉等出入股骨开口时保护软组织。

7.因小转子易被软组织遮挡,确定股骨柄的前倾角要随时参考股骨髁的通髁线,所以在铺手术巾时不应过度臃肿,以免影响解剖标志识别。

8.对选用的假体柄要有清楚的了解,特别是表面处理及与髓腔的早期固定形式。如表面摩擦力高的假体,根据骨质状况有时要适当预留髓腔空间,将同型髓腔锉向远端多打入 0.5~1mm 将是不错的选择,减少了股骨劈裂之忧。

9.复位时术者用手推股骨头观察杯的上缘相对位置,应待股骨头完全进入臼杯上缘以内水平时才可旋转复位,否则在视野不充分的前提下强行扭转,同样可导致股骨近端劈裂。

10.关闭伤口时关节囊可以很方便地修复,梨状肌、股方肌属必修复组织,因为这样有利保持髋关节的张力,有助于防止术后脱位,同时减少术后出血。

11.术后只要患者全身情况允许,麻醉清醒后即可完全下地负重。

第二节　SuperPATH 微创髋关节置换入路手术技术

自 20 世纪 60 年代被提出以来,全髋关节置换术在临床中应用越来越广泛,这得益于手术医师不断进行手术技术的创新,而手术入路始终是医师们关注的热点。任何手术入路都需要手术者熟练掌握髋关节的解剖,以便术中最佳显露股骨和髋臼视野,减少并发症及优化术后髋关节功能。临床实践表明,手术暴露、解剖分离和软组织损伤是导致血管及肌肉、肌腱损伤的主要原因,除增加出血外,这些损伤还直接影响患者术后的全身反应、局部疼痛及功能康复。因此,在不影响手术疗效的前提下如何最大限度地减少手术对关节周围软组织和生物学环境的干扰,一直是手术医师追求的目标。近10年来,学者们提出了多种保留肌肉的微创全髋关节手术入路,包括 SuperCap 入路和 PATH 入路,这些技术能够减轻术后疼痛,保留步态运动学,促进髋关节早期无限制的功能锻炼。本章介绍的 SuperPATH 入路,即经皮辅助上方关节囊入路全髋关节置换是 James Chow 博士在2011年结合 SuperCap 入路和 PATH 入路两种技术的优势,提出的手术入路技术。其特点是使用了 PATH 技术经皮辅助工作通道完成髋臼的操作,同时使用 SuperCap 技术上方关节囊入路原位完成股骨侧操作,设计并改良了工具和操作流程,建立了一套比较完整的手术操作方案。短期临床报道,该技术具有术后并发症低、输血率低、术后步态优良及住院时间减少等优点。

一、操作技术

1.患者体位 将患者置于便于手术医师操作的标准侧卧位。因为本技术的特性,不需要将患者置于手术台前缘,因为下肢无须进行最大限度的内收。

为了确保合适的骨盆旋转,将髋关节稍向后倾。术侧髋关节屈曲45°、内旋10°~15°,让大转子朝上。将术侧足部抬高或放置在 Mayo 架上,下肢稍内收,术侧下肢的重量可使骨盆置于平衡旋转中立位。这是手术的基本体位,在大部分手术时间里,患肢都将保持在此位置。

2.软组织分离 切口始于大转子尖部后角,沿股骨轴线向近端延伸6~8cm。切口止于臀大肌表层筋膜水平。然后使用电刀切开筋膜,切口范围始于大转子顶部,并与主切口平行延伸。可以屈曲、伸直,或内收术侧下肢,以调整在主切口中的术野。使用翼尖剥离器(P/N20070038;也可以使用直角翼尖剥离器,P/N20070040)分离臀大肌,暴露覆盖臀中肌的滑囊。沿着臀中肌后缘仔细切开一薄层的滑囊组织。

将 Cobb 调位器插入臀中肌下方,然后使用钝头 Hoffmann 拉钩(P/N20073114)替换。让手术助手轻压拉钩,在保护臀中肌的同时维持拉钩的位置。不应过度按压钝头 Hoffmann 拉钩,使其叶片与伤口的成角超过90°,对于髋关节肌肉紧张的患者可能需要松解短外旋肌。在学习曲线过程中可以逐渐减少切口长度和对短外旋肌的破坏,直至保留全部的短外旋肌(图11-3)。

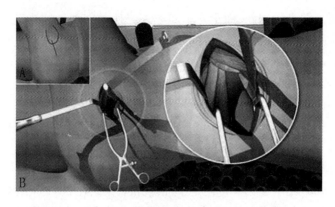

图 11-3　软组织分离

A.皮肤切口;B.沿臀大肌肌肉纤维分离臀大肌,显露其深层的臀中肌和梨状肌、臀小肌

3.暴露关节囊　一名助手外展、外旋髋关节(抬高膝关节同时将足部固定在 Mayo 架上),以减少外旋肌的张力,将 Cobb 调位器从后方放置在梨状肌腱和臀小肌之间。外旋肌可以保护坐骨神经。然后使用钝头 Hoffmann 拉钩替换 Cobb 调位器,现在钝头 Hoffmann 拉钩位于后关节囊和外旋肌之间。钝头 Hoffmann 拉钩的叶片弯曲角度应不超过 90°,并且 Hoffmann 拉钩的手柄应互相平行。然后放下膝关节,下肢回到基本体位。如果梨状肌腱产生了过多的牵拉力,此时可以在直视下对其进行松解(图 11-4)。

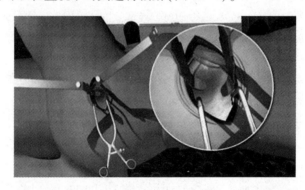

图 11-4　分别使用拉钩向前后方向牵开梨状肌和臀小肌,显露髋关节上方关节囊

4.切开关节囊　使用Cobb 调位器轻轻将臀小肌后缘向前推,暴露下方的关节囊(图 11-5)。然后用电刀沿主切口方向切开关节囊。应使用长头电刀切开转子窝,防止股骨颈基底部周围出血。确保使用电刀对整个股骨颈鞍部和大转子进行完整准备。在减少此区域众多血管出血方面,过度准备比准备不足好得多。关节囊切开范围从股骨颈鞍部延伸至髋臼近端1cm 处。仔细从髋臼边缘将关节囊附着点进行1cm 的骨膜下剥离,剥离范围向前、后各延伸1cm。此区域剥离在各个方向上仅限 1cm,并且让助手通知您任何足部运动,因为坐骨神经就位于此区域后方 2cm 处。关节囊切口应为简单直线,并且在手术结束时进行缝合。

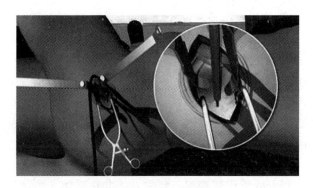

图 11-5 切开关节囊

让助手抬起膝关节以减少外旋肌张力,并在关节内将 Cobb 调位器插入后关节囊和股骨颈后方之间。然后用之前插入后关节囊的钝头 Hoffmann 拉钩替换 Cobb 调位器,再将下肢恢复基本体位。以相似的方式在关节内重新插入前方钝头 Hoffmann 拉钩。对关节囊进行标记以便于在修复过程中进行识别,然后分离梨状窝、大转子尖部和股骨颈前方(鞍部)。

5.股骨准备 对股骨进行扩髓和锉髓腔,保持股骨头完整,以最大限度减少股骨骨折的风险。

助手对膝关节稍施加内收压力,股骨颈鞍部即可出现在切口中。使用开髓钻,通过转子窝插入股骨髓腔中。可以使用干骺端铰刀扩张股骨近端开口,确保之后的手术工具能够正确对线,并且不会置于内翻位。

为了更简便地插入股骨髓腔锉,可以使用合适型号的圆形股骨距开口器和击打器手柄。从扩髓钻开口处开始,打开股骨颈,并朝向髋臼缘开槽。让助手施加额外的内收压力,最大限度进行暴露。然后将股骨距刮勺插入股骨中,准备股骨髓腔近一中段,确保髓腔表面可以提供良好的皮质接触,以促进骨长入,同时可以防止假体下沉和微动。

6.锉髓腔 为了准备股骨髓腔,根据选择的合适的铰刀+股骨髓腔锉,对于股骨柄仅使用股骨髓腔锉。带槽股骨髓腔锉手柄包括便于测定从股骨髓腔锉顶部到大转子尖部深度的测量标记。深度通常为 15~25mm,并且根据患者解剖结构和术前的下肢长度不对称情况而有所不同,可以使用股骨髓腔测量器进行检查。在打入最终的股骨髓腔锉后,取出股骨髓腔锉把手,并将股骨髓腔锉用作内部股骨颈截骨导向器。

7.切除股骨头 为了让股骨颈截骨平面与手术切口平行,让助手抬起膝关节,使髋关节稍外展。使用窄片摆锯沿着股骨髓腔锉顶端进行股骨颈截骨,也可使用往复锯完成截骨。

8.取出股骨头 将带螺纹斯氏针插入股骨头的硬质部分,撬动斯氏针,旋转股骨头至最大限度内收。然后将第二根斯氏针插入股骨头另外的硬质部分,使用仍处于连接状态的钻头夹,将股骨头从主切口中取出。

如果股骨头取出困难,可以取下第一根斯氏针,继续向内收位旋转股骨头,然后再插入第二根斯氏针。可以将股骨头不断旋转至最大内收位,直到圆韧带断裂或可以用电刀切断圆韧带。

9.髋臼准备 将下肢保持在基本体位,然后将两个尖头 Hoffmann 拉钩从髋臼正面和反面插入关节囊和髋臼唇之间。在直视下,切除所有髋臼和髋臼唇上的残留组织。注意后方的闭孔动脉。在切除软组织之后,可以使用电凝控制出血(推荐使用长头电刀)。

在近端切口髋臼边缘的骨膜下放置一个 Zelpi 牵引器,在远端关节内放置一个 Romanelli 牵引器。联合使用这些自动牵引器可提供旋转稳定性,并形成了髋臼锉和假体置入通道。现在,移除尖头 Hoffmann 拉钩。

10.经皮工作通道建立　将下肢仍置于基本体位,让助手将骨钩尖部插入股骨髓腔锉顶部,并向前方牵拉股骨。然后将对线手柄、导向器、带螺纹髋臼杯适配器和髋臼杯试模组合,并将其放入髋臼。使对线手柄顶部与患者躯干垂直,导向器杆与垂直轴倾斜 10°~15°,可与患者在手术台上的骨盆倾斜角度相对应。

此时可以插入带套管的钝性穿刺器,直到穿刺器尖贴近术侧下肢。在钝性穿刺器与下肢的交点处,垂直做一个 1cm 的皮肤切口。然后通过此切口插入套管和钝性穿刺器,朝向股骨后方插入 1~2cm,直到可以从主切口中看到套管。然后取出对线手柄、导向器、带螺纹髋臼杯适配器和髋臼杯试模组合,保留套管在位。通过改变下肢位置,可以容易地改变套管方向,进行多方向的锉磨。

11.锉髋臼　使用髋臼锉把持器,将合适型号的六角形髋臼锉插入主切口放入髋臼内。髋臼锉连杆插入套管后在髋臼内与六角髋臼锉连接。使用医师偏好的锉髋臼方法进行髋臼准备。

12.置入髋臼杯　将带螺纹臼杯适配器拧入髋臼杯顶孔,并固定在对线手柄上。对线手柄的设计在与患者躯干垂直时可以提供 25°前倾,在与地面垂直时可以提供 40°的外展。将臼杯放入髋臼,直接击打对线手柄,使髋臼杯置入髋臼底部。通过套管插入对线手柄顶部,直至固定在带螺纹臼杯适配器窝中。再次将对线手柄与垂直方向倾斜 10°~15°,以补偿患者置于手术台上的骨盆倾斜,然后击打臼杯打入器,直到髋臼杯完全打入与髋臼压配。可使用对线导向器连接臼杯打入器。

臼杯牢固固定后,使用臼杯打入器的六角头将带螺纹臼杯适配器从臼杯上拧下,并用髋臼锉把持器将其取出。

13.置入螺钉　将钻套插入套管,为髋臼螺钉打导向孔,直到在髋臼杯上确定理想钉孔,然后将螺钉钻插入钻套,并用螺钉钻末端的测深标记,钻孔至所需深度。取下螺钉钻和钻套。

另外,也可以使用钻套和一枚斯氏针以类似方式打导向孔。在使用这种组合时,将斯氏针插入钻管底部。随着斯氏针的不断旋转,骨被旋出逐渐剥离,逐渐形成 30mm 深的导向孔。

可以使用一套螺钉固定钳通过主切口将螺钉固定在位,然后球形螺丝刀或直形螺丝刀连接到棘轮螺丝刀手柄,并穿过套管,咬合并拧紧螺钉。

14.试模复位　通过测量截骨面或使用术前模板测量确认的假体组件,可以选择股骨头和股骨颈试模。将股骨颈试模安装到已插入的股骨髓腔锉上,同时控制下肢位置。将股骨头试模置入髋臼窝中,并将其开口旋转至后上位置。

钝性穿刺器头部插入髓腔锉顶部,然后将股骨颈试模装入股骨头试模中。在进行此步操作过程中,外科医师通过主切口直视下推移髋关节控制下肢,同时助手通过抬高或降低足部或膝关节来控制髋关节内旋和外旋。

15.拆卸试模　将下肢仍置于基本体位,让助手将骨钩尖部插入髓腔锉顶部,并向外侧牵拉下肢。将钝性穿刺器头部插入股骨颈试模的上方孔中。将钝性穿刺器侧边接入靠近骨钩尖端附近的凹槽,并将两件工具互相撬动,即可从髓腔锉上拆下股骨颈试模。然后取下假体试模,包括股骨髓腔锉。

16.置入假体　擦干假体锥部连接处后,可以使用臼杯打入器(通过套管)和合适的内衬打入器将髋臼杯内衬打入合适的位置。然后将股骨柄打入合适的位置。可以使用髓腔测深器末端的测深标记确认股骨柄距离大转子尖部的深度。将股骨头假体放入髋臼杯中,开口朝向后上方。

如果选择组配式股骨柄,可以使用带保护套的钳子将组配式股骨颈假体置入股骨柄套袖中,以保护股骨颈锥形结构。

注意:为了适当安装并打入组配式股骨颈,应确保组配式股骨颈和股骨柄套袖的锥形结构清洁、干燥,并使用骨锤重敲偏心型股骨颈打入器,将组配式股骨颈假体完全打入。将钝性穿刺器插入股骨柄假体顶部,清洁并擦干股骨颈和股骨头锥形结构之后,将组配式股骨颈装入股骨头中。在进行假体复位的过程中,外科医师通过主切口直视下推移髋关节控制下肢,同时助手通过抬高或降低足部或膝关节来控制髋关节内旋和外旋。可通过检查关节活动度来验证关节稳定性,同时还要确认合适的下肢长度。

17.缝合　关节囊保留完整,并可以与切口平行接近。缝合从接近关节囊上下端的位置开始。如果之前对梨状肌进行了松解,可以将梨状肌重新附着在臀中肌后缘上。逐层缝合臀大肌肌膜、皮下组织和皮肤。根据术中创面渗血情况选择是否放置引流。

二、手术技巧和陷阱

为了方便读者更好地学习使用这一手术技术,笔者根据自己临床实践并和有经验的医师的讨论,分享手术的技巧和陷阱。

1.体位　SuperPATH 入路使用常规的健侧卧位,需要患髋在术中能够有屈曲、内收和内旋的活动。骨盆的固定比较重要,建议前方固定耻骨联合或髂前上棘,后方固定骶骨。可允许骨盆略后倾,必须避免前倾。因为在术中可能因为股骨的牵拉导致骨盆前倾。同时,术前检查骨盆与身体纵轴的方向并调整手术床的水平有助于帮助术中确定髋臼的外展角度。

2.切口　SuperPATH 入路采用的切口基本为后入路切口的近端部分,建议患髋屈曲60°,沿股骨干纵轴方向做直切口,这样当髋关节处于中立位时,切口呈向后弯曲的弧形切口。初学者可以先将切口做长些,显露到大转子最高点,以利于术中判断股骨锉磨的方向和深度。随着手术技术提高逐步缩短远端的部分直至不显露阔筋膜张肌腱性部分,这样可以进一步减轻术后的疼痛。

3.髋关节的显露　在沿臀大肌肌纤维进入显露臀中肌外旋肌层后,必须让助手抬高患肢,做外展轻微外旋髋关节的动作,使臀中肌和外旋肌处于松弛的状态,有利于在外旋肌和关节囊之间插入拉钩进行显露。避免使用暴力强行插入拉钩而造成肌肉和肌腱损伤。待拉钩放入后再让患肢处于自然内收内旋屈曲状态进行操作。

4.关节囊的切开　由于 SuperPATH 入路是纵向切开上方的关节囊,如果不适当地进行前后方向的松解,显露或比较局促。对于关节囊有挛缩的患者,可以在髋臼侧向前后剥离1cm 关节囊,更好显露髋臼,也有利于清除骨赘。

5.股骨的准备　股骨开髓类似于股骨髓内钉的置入,一般选择在梨状窝股骨颈前后中央。插入髓腔后一般因为股骨存在前弓,会使扩髓杆向后方移动。建议使用近端锉锉磨股骨近端,特别是靠近大转子部分的股骨颈皮质务必去除,避免因为皮质阻挡造成股骨锉和假体置入的内翻。

6.股骨柄前倾的确定　可根据原股骨颈和头的解剖前倾确定,如果是髋关节发育不良(DDH)前倾异常的髋关节,可参考膝关节屈曲 90°时小腿轴线做 15°前倾。

7.股骨大小的确定　根据术前模板测量及股骨锉打入时的进入情况决定。如果股骨锉大小和术前计划相差较大,必须在术中透视确定股骨柄的大小,防止假体位置不佳或骨折。由于 SuperPATH 入路不能直视小转子,一般将大转子尖端作为股骨柄置入深度的参考,打入连接工具上有标记供参考。

8.股骨颈截骨和股骨头取出　股骨颈的截骨可以使用窄的摆锯,笔者更推荐使用往复锯? 当股骨头取出困难时,推荐用骨刀切除一部分股骨颈,取出后将大大方便股骨头的取出。

9.髋臼的显露　用好关节囊内的点状撑开拉钩能很好地显露髋臼前后壁,助手用骨钩向前下牵开股骨能显露髋臼下缘及髋臼横韧带。

10.经皮工作通道的建立　工作通道尽可能在紧贴股骨干后方,穿刺器一定从股骨后侧穿刺进入,这时导向器下的杯试模看上去好像是后倾,但是没关系,这只是为了确定套管通道的位置。在真正磨锉时,通过调整股骨位置使髋臼锉连杆置于正确位置,再进行磨锉。这时从皮肤外观上看可能套管位置和股骨位置是有距离的(非紧贴)。相反如果从皮肤外观看是紧贴股骨后侧,可能在切口里面就没有紧贴了。

11.髋臼锉磨　必须让助手帮助向前方牵拉股骨并同时屈曲髋关节,保证工作通道没有被股骨阻挡。股骨阻挡会使髋臼的偏心锉磨影响安装。锉磨大小以去除所有软骨保留软骨下骨为佳。由于没有髋臼试模,可以使用髋臼锉判断大小是否合适,若锉到合适型号,将髋臼锉留在髋臼内,将取出器插入髋臼锉中心的六角接口中,若取出器不会前后左右倾倒,即判定髋臼锉在臼窝中已紧实。

12.髋臼置入　SuperPATH 入路通常可以使用解剖定位判断髋臼置入的位置。在确定臼杯最后的位置时有两个重要参数:①臼杯下缘和髋臼横韧带平行;②臼杯前唇在髋臼前骨缘下 2~3mm,也就是术者可以看到髋臼前壁边缘。

13.假体的选择　SuperPATH 入路只是一种手术入路,如果有合适的工具应当适用于目前大多数的假体,包括一体和组配型假体,作为一种微创的术式,使用组配型工具进行操作更加便捷。如果医师有对高组配假体较多界面的担忧,可以选择一体柄。

第三节　侧卧位微创 OCM 前外侧髋关节置换入路手术技术

髋关节置换手术是骨科最为成功有效的手术之一,目前临床最常用的手术入路包括外侧入路与后外侧入路。传统外侧入路需要自大转子部位分离部分前侧的外展肌(臀中肌与臀小肌)止点,所以可能会导致术后外展力量及旋前力量的减弱,从而增加脱位风险并增加跛行的概率。传统后外侧入路由于需要切断外旋肌,增加了早期术后脱位的风险。近年兴起的微创入路髋关节置换由于手术创伤小、术后功能恢复快、手术住院天数短、患者满意度高,为发展的方向之一,但在应用过程中需要经历较长的学习曲线,且需要一定的传统入路手术经验,故而应用受到一定的限制。微创入路代表性的有微创直接前方入路、微创前外侧入路、微创后外侧入路及双切口入路,大多为经典髋关节入路的改良。

微创前外侧入路来源于经典的前外侧 Watson-Jones 入路,2004 年国外学者最早报道了改良的前外侧微创入路全髋关节置换手术方法。手术自臀中肌与阔筋膜张肌之间进入,不切断任何肌肉,从而保留了外展肌的功能,具有创伤小、恢复快的优点,另外由于没有损伤后方关节囊和外旋肌肉,比后外侧入路具有更小的后脱位风险。由于阔筋膜张肌与臀中肌均为臀上神经支配,所以此入路并非神经肌肉间隙,故而也被称为保留肌肉技术。

自 OCM 入路报道后,越来越多的医师开始了微创手术的尝试,很多医师将其作为常规初次髋关节手术入路,国内对于前外侧微创入路的报道始于 2006 年,张先龙教授等则对入路进行了细致的解剖研究并进行了临床应用,近年,随着厂家工具及假体的改进,微创入路再次受到推崇,对于入路的了解也逐渐加深。

国内有学者在外侧改良 Hardinger 入路(切断前方 1/3 的臀中肌止点,术毕予以缝合)基础上,于 2013 年起采用 OCM 入路进行全髋关节置换手术,进行了入路解剖研究及改良,并进行了工具的改进,目前已经有 500 例前外侧微创入路手术经验,已将此入路作为常规手术入路,顺利地在 Ⅰ 型、Ⅱ 型、Ⅲ 型先天性髋关节发育不良、陈旧性股骨颈骨折、髋内翻、骨性强直的强直性脊柱炎、翻修等复杂病例中进行了使用,大大降低了患者术后疼痛,获得了极高的患者满意度,手术后当天或第二天即可下地活动,降低了血栓发生风险,同时具有极低的跛行与脱位率。

一、操作技术

1.假体及特殊工具准备

(1)假体准备:髋臼假体无特殊需求,股骨假体尽可能选择合适做前外侧微创切口的假体,另外一些短柄假体也可使用,这些假体多有一个共同特点,股骨近端肩部较小,不需要进行大转子过多的开槽,需要注意的是各种柄均有不同的设计特点,需要有所了解,并结合患者的股骨形态进行选择。当然,一些公司的标准直柄也可以选择,但很多时候这样选择可能需要做相对多的松解,并可能会导致外侧臀中肌锉伤概率增加。

(2)特殊工具准备:很多时候,普通髋关节置换工具及拉钩也可以用作微创前外侧手术,但是一般都需要配备一些特殊的手术器械以防止意外情况,基本所有的公司都配备有适合微创前外侧入路的偏心髋臼锉、偏心股骨髓腔锉及弧形或大腿式臼杯安装器。

(3)手术拉钩准备:在厂家提供拉钩器械的情况下,仍建议使用自己适合的拉钩,好的拉钩可以使得手术流程简化并习惯化,有利于手术的常规化。以下为笔者常用的手术拉钩:7 号髋臼 Hoffmann 拉钩,十分有用,可以备用两把,拉钩便于显露髋臼及股骨颈;臀中肌保护拉钩,笔者在临床实践中自行设计了分左右侧的"麻花"扭弯拉钩,可以在显露髋臼时作为臀中肌保护使用,尤其在牵拉显露股骨时,"麻花"拉钩与臀中肌走向十分吻合,有利于保护臀中肌,从而降低其牵拉损伤概率;股骨矩拉钩,可使用窄的眼镜蛇拉钩或双齿拉钩方便翘拨牵拉股骨矩;门形拉钩,软组织保护用;其他备用特殊拉钩,如带光源的拉钩可以增强术野深部髋臼的显露效果。

2.患者体位、消毒及术者位置　可以采用标准平卧位或者侧卧位体位,笔者采用侧卧位,摆放要点如下:去除后方的手术床腿板,患者取全侧卧位,身体纵轴方向与手术床一致;大转子部位位于后侧床板远端上方约 10cm,保证患侧大转子向上凸起,同时术中方便进行髋关节后伸、内收、外旋动作；骶尾部、耻骨联合部位分别行支撑垫牢固固定，避免在术中摆放下肢时导致固定体位失效；健侧肢体处于屈膝屈髋位置，膝关节上方放置软枕，使得患肢放在健肢上时处于轻度的内收位，踝关节位置放置软垫避免压疮，将健侧肢体绑缚在手术床腿板上，防止术中健腿掉落；调节手术床位于水平位（也可根据习惯调整手术床于头低脚高位，方法有：透视法，使得双侧髋臼中心或股骨头中心重合；采用特殊的定位工具使骨盆处于标准侧位）；有条件使用真空固定垫的，可以在体位固定后将真空垫抽空使得体位完全固定。

消毒范围包括会阴部，向前至患侧腹中线、上至脐上 5cm，后侧过背部中线，下至膝下15cm，铺无菌单，露出患侧髂前上棘至大转子下方约 15cm，会阴部使用手术膜封闭，膝关节与小腿使用无菌防水袋或无菌巾单包裹。术者根据各自习惯可站在患者右侧，也可站在患者前方。两位助手一前一后站立，如有三位助手，保证前后侧各有两人。在处理股骨侧时候需要有一位助手维持患肢放置于床边，另一助手扶持拉钩。

3.软组织分离　切口方向略有不同，经典入路位于髂前上棘和大转子顶点连线，切口走向可以有各种变化，可始于髂前上棘后侧3cm，指向大转子前结节，对于肥胖患者，预计可能向两端延长切口时，切口近端尽可能往后，使得切口线与身体中轴更为平行，可略呈弧形的切口，一般切口长 7~9cm。

锐性全层切开皮肤及皮下软组织，直至显露髂胫束，皮肤撑开器向两侧撑开，自切口线近端寻找阔筋膜张肌的外侧界线，髂胫束位于下方，阔筋膜张肌位于上方，髂胫束颜色灰白，而阔筋膜张肌呈红色，一般比较容易分辨，特殊病例难以分辨的可以寻找血管标记，可看到固定的血管从髂胫束下方穿出至表面。

髂胫束的切开线对于手术操作方便与否十分重要，有多种切开方式，可以自近端沿髂胫束纤维方向向远侧切开，或沿着切口线方向切开，也可略呈"L"形切开髂胫束，电刀或剪刀切开后，甲状腺拉钩将臀中肌及髂胫束向后方拉开，前侧拉钩将阔筋膜张肌向前侧拉开，此时即显露出臀中肌与阔筋膜张肌之间的间隙，自远端向近端钝性分离，可以发现穿行于臀中肌与阔筋膜张肌之间的穿支，长镊子夹持并电凝止血，一般有 2~3 根穿支，越靠近近端越需注意保护支配阔筋膜张肌的臀上神经终末支，此终末支一般位于髂前下棘下方约 3cm，直径约 3mm，使用示指轻微地向上钝性游离间隙。

4.暴露关节囊　此切口内无重要血管神经，显露清楚的情况下，均可以使用电凝进行止血。进入间隙后，手指即触及髋关节囊，一把 7 号髋臼拉钩自臀中肌、臀小肌下方插入关节囊外股骨颈后侧，也可使用宽的大弯拉钩保护臀中肌，另一把 7 号拉钩自阔筋膜张肌及股直肌直头下方，插入至关节囊外股骨颈前方，将下肢外旋，可清晰显露髋关节囊，臀中肌发达者，可在髋臼后上方插入一把"麻花"拉钩，电刀清除髋臼前方脂肪，注意可能会有滋养血管需要进行止血，骨膜剥离器向前方推开股直肌反折头，将拉钩插入髋臼前缘向前拉开并牵拉，显露出前方及外侧的髋关节囊。

5.切开关节囊　关节囊可行切除或保留，根据关节囊本身质量及个人手术习惯。安全起见，可沿着股骨颈中轴线方向切开关节囊，显露并辨别股骨头颈及髋臼位置后，再行准确的关节囊处理，电刀切除前外侧关节囊（髂股韧带，股骨外侧束股骨转子止点需要尽量的游离为后续手术准备），下方尽可能地切至股外侧肌，注意前侧的关节囊比较菲薄，切除时候需辨别清楚，当发现肌肉或肌腱组织时及时停止，调整拉钩位置后再行切除，小心对血管、神经及髂腰肌保护。如果需要保护关节囊，可以将关节囊做"Z"形切开，并分别前、后拉开，上、下方尽可能沿着髋臼及股骨颈基底部切开,避免影响后续手术操作。

6.股骨颈截骨及股骨头取出 关节囊准备结束后,可以试行牵引后伸、外旋脱位髋关节,避免暴力脱位而影响体位,如果可以脱位,则行"一步法"截骨:拉钩在股骨颈基底部前、后放置,摆锯在股骨颈预计截骨位置截骨后,使用取头器拧入股骨头或髋骨刀插入截骨线中间并击入股骨头后翘出。大部分情况无法脱出需要行"两步法"截骨。将两把髋臼拉钩换至关节囊内,放置于股骨颈头颈交界区前、后方,分别前、后牵拉,下肢处于外旋中立或轻度外展体位,可以松弛臀中肌张力并使得股骨头颈恰好在切口下方,方便摆锯进行操作。摆锯自股骨头下垂直股骨颈方向进行第一刀截骨,摆锯深度控制,可以保留少许骨连接而避免损伤下方的髋臼,用髋骨刀彻底凿开股骨头颈,后伸外旋患肢,使得下肢处于外旋 90° 位置(髌骨朝向正上方),这时候可以将两把 7 号拉钩放置在股骨颈基底部,行第二刀标准截骨,可以沿着转子基底部向内侧股骨矩,按照术前规划或者做相对于股骨干内翻 45° 的截骨,保留股骨矩约一横指,摆锯垂直手术床往下(垂直于股骨干),直至股骨颈完全切断,注意保护内侧血管神经束。骨刀分离并使用抓钳取出骨块,特殊粘连的病例可以分割成小块取出,前、后拉钩重新放置于髋臼前、后方,切开残留的影响股骨头视野的关节囊,取头器取出股骨头(注意取股骨头时应该去除所有拉钩,避免股骨头过大取出时挤压损伤肌肉)。

7.髋臼显露 三把髋臼拉钩分别置于前下、后下、后上方,显露髋关节,后下方 7 号拉钩置于髋臼后下方,牵拉股骨向后下方,前侧 7 号拉钩置于髋臼前下方,后侧麻花拉钩置于髋臼后上方牵拉臀肌。其中后下方的 7 号拉钩十分重要,主要作用为牵拉股骨往后下方,牵拉力较大,注意避免骨折,如显露困难,需要重新观察股骨矩是否保留过多,或者关节囊松解或切开不足。可以调节患肢位置,以便最理想的髋臼磨锉,可以抬高患肢放置于器械台上,或者在两腿中间垫高,处下轻度屈髋外展体位;长柄电刀或长刀片进行髋臼盂唇切除,圆韧带切除,髋臼窝内软组织清理,髋臼边缘骨赘清理,完整显露髋臼和横韧带,如有影响可以进行横韧带部分切除,但需要小心的是可能会引起不易止住的出血,可以采用电凝烧灼。完整处理后,对髋臼形态进行观察,包括前后倾、骨缺损、骨硬化髋臼下缘等的判断,以及安装臼杯位置的大致判断。

8.髋臼磨锉 处理髋臼边缘增生的骨赘,初步了解髋臼前、后壁及上缘的骨质情况,根据切口及髋臼深度,髋臼锉可以使用直锉也可以使用偏心锉,由于视野相对较小,初学者可以选用小号的髋臼锉逐步磨锉,对于髋臼发育正常的病例,可以选择比目标大小小 4mm 的髋臼锉进行磨锉。按照 2mm 或 1mm 逐渐增加,目标角度 40° ~ 45° 外展角,前倾 10° ~ 25° 进行磨锉,最后一把锉完后,应该看到关节软骨完全磨锉干净并显露出软骨下骨,不同公司配备有角度控制器固定于磨锉的手柄上,可以对角度进行大致判断。

磨锉时固定手需要尽可能下压,抓持电钻的手需要进行纵向施压,对于正常髋臼,需要磨去髋臼软骨,出现软骨下骨的小点状出血即可。特殊情况可以根据术前判断进行深锉,但不能超越卵圆窝底,对于髋臼发育不良的,卵圆窝往往由于硬化骨而出现封闭,第一把髋臼锉可以定位置和深度,并找到卵圆窝,从而对磨锉深度进行判断,同时根据横韧带位置判断最终磨锉的下缘,逐渐加大,直至出现足够的骨床以满足髋臼杯的安放。髋臼上缘如骨量不足,可以取大块股骨头结构性植骨螺钉固定,或使用松质骨颗粒及骨泥植骨,对于软骨下骨的囊性变需要置入磨锉下来的自体松质骨泥。磨锉完毕后进行试模安放,观察假体周围骨床覆盖、前后倾及外展情况。

9.髋臼杯安放　根据个人习惯,可使用生物型假体或者骨水泥假体,根据公司推荐并综合骨床情况,使用磨锉同号或者加1mm/2mm假体,安放时将带直的螺纹臼杯适配器拧入髋臼杯顶孔,如髋臼位置较深,可以使用特殊的大腿式或弧形臼杯适配器,大部分情况并不需要,安装目标角度外展40°~45°,前倾角度15°~20°(根据各自经验决定),为防止此前操作造成的可能的体位偏差,综合髋臼前、后缘及术前的髋关节X线片及CT等,进行前倾角度准确性的再判断。安装臼杯时前后的拉钩可予以放松,减少因为牵拉导致的骨盆位置改变,击打臼杯打入器,直到髋臼杯完全打入,前后上下晃动感受臼杯的稳定情况。

臼杯牢固固定后,拧下臼杯适配器,长血管钳探查髋臼底部及螺钉孔,髋臼杯是否与骨床完全接触,根据假体稳定情况决定是否增加髋臼杯固定螺钉,使用锋利的骨刀或尖嘴咬骨钳清理髋臼边缘增生的骨赘,以及可能导致撞击的多余骨质,装入陶瓷或聚乙烯内衬,特殊病例也可先装入试衬。由于前外侧入路髋关节前方稳定性相对于后侧稍差,往往臼杯的安放前倾角度较后侧入路要小些,可以在内衬安放时将高边放置于髋臼杯的后上方,左侧放置于1~2点位置,右侧放置于10~11点位置,处理完毕撤去所有拉钩。

10.股骨准备　行股骨侧准备,将患肢置入无菌袋内,髋关节极度后伸内收,术者可用下肢顶住患者小腿使小腿纵轴与地面垂直,使股骨外旋,一把Hoffman拉钩置于股骨大转子外侧保护臀中肌,另一把Hoffman拉钩置于股骨小转子上方将股骨近端撬起,此时可显露股骨颈截骨面,进行股骨扩髓磨锉。置入适用股骨假体柄,安装股骨球头试模,助手辅助牵引下内旋复位髋关节。测试张力,关节稳定性和活动度。脱位后冲洗关节腔,安装内衬,打入股骨假体,安装球头,复位关节,缝合伤口。

二、总结

OCM入路由德国Röttinger医师于2004年首次报道,由臀中肌前方及阔筋膜张肌后方之间的间隙到达髋关节前方关节囊,符合微创理念,其优点是:①切口小,几乎无肌肉损伤,术后外展肌功能正常;②臀上神经损伤发生率低;③不损伤后方关节囊及外旋肌群,后脱位发生率低;④入路远离前方股血管神经束与后方坐骨神经,发生血管神经损伤的风险较小;⑤入路创面小,术后疼痛轻,感染发生率降低。一项基于MRI评估手术入路对肌肉创伤的研究显示,直接外侧入路组臀中肌前半部出现较高程度的脂肪浸润,以及阔筋膜张肌的代偿性肥大,OCM入路组仅出现与直接外侧入路组相近的阔筋膜张肌脂肪浸润。OCM入路适用于多数髋关节疾病,不宜采用OCM入路的情况除了全髋关节置换术的禁忌证之外,还包括合并严重的髋臼骨缺损,严重的髋臼发育不良,强直性髋关节炎,股骨侧畸形或股骨截骨术后,以及翻修术。OCM入路初学者在学习曲线期需避免选择肥胖和肌肉强壮的患者,虽然肥胖不是OCM入路的禁忌证,肥胖患者大腿近端前方的脂肪并不肥厚,但还是可能对显露形成阻碍;肌肉强壮的男性患者在进行股骨近端松解时更为困难。老年患者合并严重骨质疏松时,术中出现股骨大转子骨折及股骨干骨折的风险增加,术前选择患者时需要注意。

研究中,OCM入路在术后早期显示出微创的优势,包括出血减少,住院天数短,异体输血率低,伤口疼痛轻。在一项前瞻性随机对照研究中,OCM组术后48小时Hb下降值显著低于Hardinger外侧入路组,平均住院天数没有差异。国内一项研究比较两组间术后第4天与术前Hb差值,OCM组Hb降低显著少于后入路组,说明OCM入路术中出血与术后隐性失血总量低于后入路组。同样,异体输血率也显著低于后入路组,但可能由于后入路组平均年龄较高,且纳入较多股骨颈骨折病例,存在抽样误差,直接导致围术期重度贫血发生率高,异体输血率高。

术后 1 年随访时,除后入路组 1 例大腿前方疼痛外,两组患者均无髋关节疼痛,Harris 评分则是 OCM 组略高于后入路组。数个前瞻性对照研究短期随访结果均认为 OCM 入路的手术结果并不优于传统手术入路。据报道,微创入路(包括微创后入路与 OCM 入路)与常规入路相比在术后 1 年随访期没有显示出优势,但该学者承认主刀虽然有 1000 例以上的常规入路髋关节置换经验,但微创入路组显示出与并发症相关的明显的学习曲线。有学者则在 2 年随访末期认为 OCM 入路与主刀熟悉的常规入路相比,WOMAC 评分与 SF-36 评分没有差异,且发现 OCM 入路组出现更多的股骨假体下沉和股骨假体周围骨折。经过 4 年随访,认为 OCM 入路在术后关节功能,假体角度方面与 Waston-Jones 入路没有差异。笔者同样认为,术后 1 年 OCM 组 Harris 评分优于后入路组的结果可能是研究方法导致,后入路组患者高龄,原发病为股骨颈骨折的病例多,合并骨质疏松症等基础疾病,可能对术后远期髋关节功能及患者满意度产生负面作用,因此不能认为 OCM 入路在术后 1 年手术结果优于常规后入路,还需要设计前瞻性临床研究,以及进行远期随访做进一步的评价。在并发症方面,本研究两组病例围术期至末次随访均未出现并发症,OCM 组未发生臀上神经损伤与股骨骨折,后两者是 OCM 入路相关并发症,这与主刀医师经过 OCM 入路培训及度过学习曲线有关。多个 OCM 入路早期结果报告表达了对股骨侧并发症的担心。国外报道 103 例 OCM 入路 THA 的早期并发症包括 3 例股骨大转子骨折和 3 例股骨距骨折,与对照组 98 例后侧入路 THA 相比,股骨骨折发生率没有差异。国外还有学者报道 103 例 OCM 入路 THA 出现 1 例股骨皮质穿透,2 例股骨近端骨折(纵向劈裂),认为与学习曲线相关。

OCM 入路虽然切口较小,但髋臼显露清楚,利用曲柄的手术工具,可以完成髋臼侧骨床准备。股骨近端显露是这一入路的难点,通过对股骨大转子周围软组织的松解,以及患肢后伸、内收、外旋,可以逐渐显露股骨近端截骨面。在对股骨近端松解时要注意:①松解范围不要超过大转子顶点后方,否则可能过度松解后方关节囊产生后脱位的风险;②避免电刀损伤坐骨神经;③Hoffman 拉钩置于大转子后外侧辅助显露时,避免暴力导致大转子骨折,在显露不够充分时,依靠患肢极度后伸,外旋进行显露而不是依靠拉钩撬起股骨近端。股骨颈截骨是另一个难点,采用二次截骨形成 V 形截骨块可以方便取出,如截骨呈倒 V 形,则截骨块易卡于股骨颈前侧,难以取出。取出截骨块后,患肢后伸范围增加,便于进一步显露股骨近侧。由于手术中不能直视小转子,需要在后伸、内收,外旋患肢时用手指触摸小转子,再进行股骨距截骨,一般保留小转子近侧皮质 0.5cm。OCM 入路技术是采用骨凿插入截骨间隙将截骨远端翘起行二次截骨。

OCM 入路采用的体位为侧卧位,在进行髋臼磨挫和假体放置时,符合熟悉后外侧入路手术医师习惯与空间感,但在一些病例中会由于对侧肢体和床板的阻挡限制患肢内收外旋,股骨近端显露不够充分。法国 Bringer 医师于 2008 年对 OCM 入路进行改良,即采用 45°侧卧位施行 OCM 入路 THA,可以避免上述情况,使股骨近端显露良好,在术前进行体位准备时需要将患侧腿板卸下,健侧置于腿板并固定,患侧肢体做后伸内收动作确认手术床边缘及对侧下肢腿板对患侧肢体无阻挡。国外学者报道侧卧位 OCM 入路放置假体时,对于髋臼假体中心位置、偏距,股骨柄偏距,力线均无影响,但容易出现髋臼假体前倾角,外展角异常的情况,与直接外侧入路相比,髋臼假体角度不良的发生率较高(38.5% vs. 16.7%),特别是前倾角过大和外展角过大的发生率高。国外有人采用 CT 评价 103 例 OCM 入路 THA 术后髋臼假体前倾角，平均值为 $9.2°\pm9.2°$。国内研究中，OCM 组髋臼假体角度与后入路组没有显著差异，没有出现髋臼假体后倾，与其他学者报道结果一致。笔者除了参考髋臼横韧带，髋臼前后缘，还采用上文描述的办法，在髋臼磨锉和打入髋臼假体时，手术工具轴线与躯体纵轴呈后倾 5°夹角，这要求在放置患肢腿架时，需要使患侧髋关节位于中立位，患肢与身体纵轴呈一直线，在手术中以患肢作为参考，使髋臼磨锉或髋臼连接杆与患肢呈后倾 5°左右夹角，可以获得 $10°\sim25°$ 的髋臼假体前倾角。尽管如此，OCM 入路初学者仍然可能在 45°侧卧位时对髋臼假体前倾角的把握不准确。

虽然全髋关节置换术在本单位已经标准化形成临床路径，研究期间两组病例的围术期处理措施基本一致，但由于需要对 OCM 入路患者做病例选择，无法形成随机对照研究。两组间病例在年龄，BMI 指数，原发疾病等方面存在差异，OCM 组病例相对年轻，骨质良好，可能对术后康复及远期效果产生积极的影响，因此，尽管 OCM 组术后 1 年 Harris 评分优于后入路组，由于组间存在抽样误差，影响了结果的可信度。但是，对于手术入路选择的问题，医师更关注术后早期的康复。笔者认为，OCM 入路具有围术期快速康复的优势，且安全性与常规后入路相当，具有一定的应用前景，值得临床进一步研究与推广。

第十二章　膝关节损伤

第一节　髌股关节疾病

髌股关节疾病包括髌股关节不稳和髌股关节疼痛两部分。

一、内侧髌股韧带解剖与生物力学

虽然髌股关节不稳的学术研究距今已有半个多世纪的历史,目前认为髌股关节不稳与多种因素有关,如髌骨形态与位置、股骨踝发育、下肢力线、髌周围关节囊与韧带结构、外伤或发育畸形等。但是学术界对髌骨内侧软组织稳定结构却仍缺乏了解。直到 1979 年,Warren 和 Marshall 等进行了具有代表意义的解剖学研究,使得内侧髌股韧带(medial patellofemoral ligament,MPFL)这一解剖结构逐渐受到学术界的关注。目前,MPFL 被认为是髌骨内侧限制髌骨外向脱位的软组织一级稳定结构,重建 MPFL 对成功治疗髌股关节不稳能够起到重要作用。

准确、安全、有效地重建 MPFL 需要以解剖及生物力学为基础。本节将从临床实用性角度对 MPFL 的解剖与生物力学要点做总结归纳。

1.解剖要点

(1)解剖层次与 MPFL 解剖形态:髌骨内侧软组织稳定结构共分 3 层,按照由浅到深的顺序观察,第 1 层为深筋膜或股筋膜;第 2 层为内侧副韧带浅层及其前方结构;第 3 层包括内侧副韧带深层和内侧关节囊。MPFL 与内侧副韧带浅层同在第 2 层,属关节外结构。

MPFL 起自股骨内侧,其纤维呈束状排列,向膝关节前上方走行并呈扇形发散,最终止于髌骨内上缘,与股内侧肌远端的深层纤维相融合。

(2)MPFL 的股骨侧解剖止点:MPFL 股骨侧解剖止点定位的准确程度对其等长性影响较大,关系到 MPFL 重建手术的成功率。

MPFL 股骨止点区域的软组织结构较为复杂,MPFL、内侧副韧带浅层纤维及大收肌腱共同止于内收肌结节或股骨内上髁区域。关于 MPFL 止点的准确量化结果尚存争议。由于肉眼往往难以精确辨认解剖止点的边界,如何提升 MPFL 股骨止点术中定位的准确性及可重复性成为近年来学术界的研究热点之一。

2007 年,Schottle 等利用术中 X 线透视在标准膝关节侧位片上确定了 MPFL 股骨侧解剖止点的放射学位置(图 12-1),实用性强,得到了学术界的广泛认可。

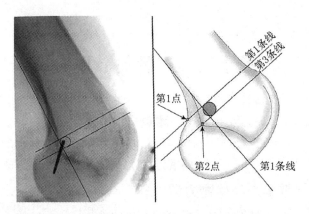

图 12-1　MPFL 股骨止点的术中透视定位技术

（3）MPFL 的髌骨侧解剖止点：MPFL 止于髌骨内上缘，在此处与股内侧肌远端纤维相融合，相比股骨侧止点而言，髌骨侧覆盖范围更广。目前的共识是：①MPFL 髌骨侧解剖止点的定位较为一致，即在髌骨内上缘；②MPFL 在髌骨止点区域的纤维被股内侧肌远端纤维覆盖，两者存在一定程度的融合关系。

2.实用生物力学要点

（1）MPFL 的稳定作用：髌骨脱位后，MPFL 断裂的发生率为 95%～100%。MPFL 是对抗髌骨向外脱位的一级稳定结构。屈膝 0°～20°，50%～60% 的稳定性由 MPFL 提供。

（2）MPFL 的等长性与术中定位：MPFL 并非一个等长结构，屈膝 60° 以上时其长度明显缩短。股骨侧止点对于 MPFL 等长性影响较大，其等长最优点位于股骨足印的上缘（图 12-2）。

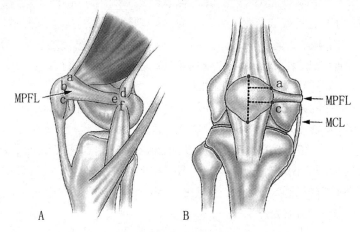

图 12-2　MPFL 等长性与手术定位示意

A.a、b、c 为髌骨止点，d、e、f 为股骨止点，d 点与 a、b、c 3 点的等长性均较好，手术中选择 d 点为最佳；B.MPFL 髌骨侧足印区，a 点为近端止点，位于髌骨纵轴中上 1/3 处，c 为远端止点，位于髌骨纵轴中点

二、病因与发病机制

1.髌股关节不稳

（1）基本分类

1）复发性髌骨脱位（recurrent patellar dislocation，RPD）：经轻微外伤诱发的髌骨一过性

脱位,通常可自行复位。脱位时伴有疼痛和肿胀。发病特点呈发作性,又称为发作性髌骨脱位(episodic patellar dislocation,EPD)或屡发性髌骨脱位。易患人群以年轻女性为主。

2)习惯性髌骨脱位(habitualpatellar dislocation,HPD):又称为随意性髌骨脱位(obligatory patellar dislocation,OPD)。膝关节每次屈膝时均发生髌骨向外侧脱位,完全伸膝时复位。如果外力强行限制髌骨脱位,则会阻止膝关节进一步屈曲。该病发病年龄早晚不一,发病率与复发性脱位相比相对较低,但在国人患者群中并不罕见。

3)先天性髌骨脱位(congenital patella dislocation,CPD):出生时即出现的髌骨脱位(通常在10岁以前得以发现),手法不能复位,常伴有多种先天性全身发育异常综合征,如常见的唐氏综合征、EVC综合征等。

4)固定性髌骨脱位:也称为永久性脱位,即在膝关节屈伸各个角度时髌骨均处于向外侧脱位状态,无法自动或手法复位。

(2)病因

1)RPD:在具备某些发育性易患因素(常见为骨性结构发育异常)的基础上,因MPFL受损导致。

2)HPD:①股四头肌短缩:累及股中间肌、股直肌、股外侧肌。确切病因目前尚不明确,有人认为肌内注射可导致股四头肌纤维化,但很多患者并没有肌内注射史。短缩程度越重,脱位时屈膝角度越小。髌骨常表现为低位,提示短缩的存在;②外侧纤维化:膝外侧和髌骨外侧组织纤维化,累及胫束、外侧支持带和股四头肌外侧肌腱。

2.髌股关节疼痛

(1)常见的几个基本概念

1)膝前痛:是由多种独立疾病组成的综合征,共同特征为髌骨周围痛。由于有多重病因,需要进行个体化诊断和治疗。

2)髌骨软化症:尽管目前仍然在广泛使用该名称,但其实它是一个不准确的概念。20世纪60年代以前,人们曾认为膝前痛的病因是髌骨软骨的软化,随即称之为髌骨软化症,但后来逐渐发现膝前痛与髌骨软骨的软化并没有相关性,关节镜下观察到有软化现象的许多患者并没有疼痛,而存在膝前痛症状患者的软骨可以是正常的,或病变程度比软化更重。进一步研究发现,软骨本身没有神经末梢,其损伤不会引发疼痛,而软骨下骨的病变是引发疼痛的一个原因。软骨软化是一个关节镜下的表现,是软骨退行性变的早期阶段,不能以这样一个早期软骨病变阶段解释所有的膝前痛。因此这个概念逐渐被废弃,目前称之为髌骨软骨损伤或软骨退行性变。

3)髌股外侧关节高压症(excessive lateral pressure syndrome,ELPS;lateral patellar compression syndrome,LPCS):简称外侧高压症,由法国的Ficat于20世纪70年代提出,属于膝前痛的一种类型,是一种髌股力线不良综合征。核心问题是髌股关节外侧关节囊紧张,活动度明显减少,髌骨倾斜,不合并髌骨外侧半脱位和不稳定,临床表现为髌股关节疼痛。该综合征存在外侧支持带的病理学基础(过度紧张或神经末梢改变)。合并不稳定或外侧半脱位的髌骨倾斜属于不稳定范畴,不归于外侧高压症。

(2)病因

1)髌股关节软骨退行性变或损伤:软骨生理性退行性变的发病年龄常在40岁左右。年轻患者的膝前痛有一部分是由于软骨损伤所致,有多种原因,如不稳定、过度使用、下肢力线不良等。

2)外侧高压症:年轻患者外侧高压症发病初期的疼痛症状来源于外侧支持带短缩。Fulkerson 曾在外侧支持带上发现了末梢神经纤维瘤及脱髓鞘改变。外侧支持带内的感觉神经末梢受到过度牵拉和压迫,产生疼痛症状。后期的疼痛是外侧支持带和软骨损伤双重作用的结果。

3)髌股关节力线不良:髌股关节力线不良导致髌股关节接触面减小、降低了疼痛阈值,在某些刺激下(外伤或过度运动)容易导致膝前痛。常见类型有:①下肢的扭转畸形(前倾角过大和胫骨过大外旋);②髌骨外侧倾斜和外侧半脱位;③髌骨运动轨迹异常。

4)过度使用:长期高强度的运动导致软骨损伤及退行性变软组织慢性劳损。

5)髌腱腱病及腱周炎:常见于 P 腱末端及 P 腱实质区域的慢性炎症。

三、临床评估

1.病史与临床表现

(1)复发性髌骨脱位

1)典型的脱位症状:通常由轻微的扭转动作诱发髌骨向外侧脱位,随即复位。患者常描述为"髌骨错动"或"膝关节脱臼"。伤后数小时关节肿胀、关节腔积液、疼痛逐渐加重、基本日常功能受限。症状反复发作。

2)诱发动作:屈膝 30°位,足固定,躯干内旋;日常生活动作,如不经意的转身、"剪刀样"蹲起、体育运动。患者往往不能准确描述受伤时的动作。

3)隐匿症状:有些患者主诉的症状是非特异性的,如容易摔倒、膝关节反复肿胀积液、髌骨周围痛、髌股关节摩擦音、交锁感、上下楼困难、下蹲困难等。这类症状容易产生误导,需要与髌股关节炎和风湿免疫性疾病鉴别。

(2)习惯性髌骨脱位

1)主诉:患者常以外观异常和主动伸膝功能受限就诊,尤其是主动开链伸膝受限。通常无疼痛。常合并下肢其他骨性发育异常,如膝外翻、滑车发育不良、股骨和胫骨扭转畸形、胫骨结节外偏等。

2)体征:屈膝时髌骨向外侧脱位,伸膝时复位。开始脱位时的屈膝角度差异较大,可以是 10°~20°,也可以是 60°~90°。一旦开始脱位,屈膝角度越大,髌骨向外侧脱位程度也随之加大。如果手法强行限制髌骨脱位,则会阻止膝关节进一步屈曲。这类患者膝关节被动活动度正常。

3)诊断:屈膝位髌骨脱位是诊断要点,需要与 RPD 进行鉴别。

(3)膝前痛

1)原发性膝前痛:无外伤史,疼痛较为隐匿。疼痛常为钝痛,呈间歇性,有明显的发作期和缓解期。疼痛以髌骨为中心,累及髌韧带并弥散至周围广泛区域,常主诉合并关节摩擦感,偶有交锁感。需要仔细询问病史,寻找出诱发因素才能进行针对性治疗。常见诱因:①过度使用是较为常见的病因,如工作、体育运动、旅游、爬山等,注意询问时间、强度、频率的改变;②久坐疼痛,伸膝缓解。包括开车疼痛,特别是长时间脚踩离合器,常导致左膝疼痛;③上下楼梯疼痛和深蹲疼痛。

2)继发性膝前痛:①髌骨不稳定性疼痛;②前交叉韧带重建后疼痛,特别是使用髌韧带作为移植物时更为常见;③后交叉韧带损伤后疼痛;④半月板损伤后疼痛。

2.体格检查 髌股关节不稳和疼痛的病因是多元性的。临床评估不仅限于膝关节局部,整个下肢甚至全身情况都需要进行评估,全面筛查力学环境中的不良或易患因素。以病史为线索进行系统的体格检查,逐步剖析髌骨脱位和疼痛的成因并评估其严重程度。

系统的体格检查可根据不同体位进行评估,包括站立位、步态分析、坐位、平卧位、髌股关节局部的特殊检查和全身检查。

(1)站立位检查:患者站在检查者前方,检查者从前方、侧方和后方观察。

1)前方观察:①"刺刀征",胫骨近端 1/3 明显内翻;②"髌骨斜视",即当患者双足平行站立时,由于代偿性股骨内旋导致两侧髌骨斜向内侧;③胫骨结节外偏;④膝外翻;⑤股内旋步态。

2)侧方观察:患者是否存在腰椎前凸、膝过伸或伸直受限。

3)后方观察:患者是否存在脊柱侧弯、骨盆倾斜(可能与原发性或继发性双下肢不等长有关)、距骨倾斜、平足等。

(2)坐位检查:患者坐在检查床边,双小腿悬垂,除了观察膝关节是否有异常骨性突起、肿胀、肌肉萎缩等外,还应着重进行以下 2 项检查。

1)90°Q 角:屈膝 90°测量髌骨中心点到胫骨结节中心点连线与股骨内、外侧髁连线的垂线之间的夹角,正常值为 0°,>10°为过度外偏。对于 RPD,由于在屈膝 90°时髌骨位于股骨滑车中心,消除了髌骨外位对 Q 角的影响,因而屈膝 90°Q 角比传统的 0°Q 角更为准确。HPD 患者不适合测量此参数。

2)髌骨运动轨迹:正常情况下,当膝关节处于伸直位时,髌骨位于髌股关节外上方(近端偏外)。随着屈膝角度的不断加大,髌骨逐渐向远端和内侧移动。屈膝 30°~40°时髌骨进入股骨滑车,随即完成中央化,形成髌股关节契合,一直到完全屈膝。正常膝关节在伸屈过程中,肉眼观察髌骨几乎是沿直线在近端和远端间移动,仅在伸膝的终末期向外侧轻度滑移,常无法察觉。常见的髌骨异常运动轨迹有两种:①"J"形征(J-sign):又称为近端轨迹不良。患者坐位,小腿悬垂于床边。检查者要求患者主动最大限度伸直膝关节,检查者从前方观察髌骨运动轨迹。如果髌骨出现突然向外侧跳动或明显向外侧滑动,即为阳性;②屈膝外侧脱位轨迹:见于 HPD,又称为远端轨迹不良。

(3)仰卧位检查

1)髌骨外(内)推试验:患者平卧位,膝关节屈曲 20°~30°,放松股四头肌。检查者的拇指置于髌骨内缘,将髌骨轻轻向外(内)推,记录髌骨外移(内移)程度。该试验是髌骨外侧(内侧)脱位的确诊试验。手术前麻醉下检查更为准确。

2)恐惧试验:做法同髌骨外推试验。如果患者表现出明显的恐惧,或者患者因害怕髌骨脱位而拒绝配合检查,则为阳性。

3)改良外推恐惧试验(图 12-3):Tanner 提出将髌骨向外下方推移比经典的外侧推移更加敏感。

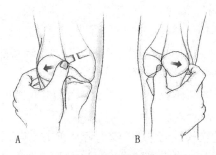

图 12-3　改良的髌骨外推恐惧试验

A.将髌骨向外下方推动;B.患侧和健侧对比,分别记录松弛程度

4)髌骨倾斜试验:患者仰卧位,膝关节伸直,股四头肌放松。检查者拇指和其余 4 指分别放在髌骨的外侧缘和内侧缘,感觉髌骨内、外侧缘的高度,通过对比髌骨内、外侧缘的高度来判断髌骨的倾斜程度。如果内侧缘比外侧缘高,则为髌骨外倾;反之,则为髌骨内倾。如不能使髌骨外侧关节面提升至水平面或稍高于水平面,表明髌骨外侧支持带过度紧张。如果过度内倾,常为外侧支持带过度松解术后表现。

5)0°Q 角:Brattstrom 首次将 Q 角定义为股四头肌机械轴延长线与髌腱在髌骨中心点处的夹角。临床上 Q 角是指髂前上棘到髌骨中心点连线与胫骨结节最高点到髌骨中心点连线两条连线的夹角,正常值男性为 10°,女性为 15°。

测量方法:患者平卧位,嘱其放松,髋关节和膝关节都置于中立位。检查者标记胫骨结节的中心点;确认髌骨处于股骨滑车中心位置,标记髌骨中心点;标记髂前上棘的最高点;然后使用角度尺测量 Q 角。

需要注意的是,0°Q 角的测量将参照点设在髌骨中心,如果髌骨处于外位,会直接导致测量值偏小,甚至正常。对于下肢旋转畸形的患者,如果髌骨没有处于股骨滑车中心位置,0°Q 角可能为"正常"值。因此,测量时务必保证髌骨位于滑车中央。

(4)俯卧位检查

1)股骨前倾角检查:可以通过检查髋关节的内、外旋来评估。如果髋关节内旋角度超过外旋角度 30°以上,提示股骨前倾角过大,需要进一步用 CT 测量。髋关节内旋角度与股骨前倾角存在相关性,但绝对值并不相同。

2)胫骨外旋检查:屈膝 90°位,测量双踝-足内缘平面与股骨纵轴的夹角,即股足角。该角度与 CT 测量值存在相关性,但绝对值并不相同。

(5)全身检查(关节松弛症的评估):多发性关节松弛症和膝关节局部松弛症是髌股关节不稳定的常见易患因素之一。

Beighton 诊断标准:满分 9 分,成人评分≥4 分、儿童评分≥6 分即可诊断为多发性关节松弛症。

3.影像学检查　髌股关节疾病的放射学评估包括 X 线、CT 和 MRI 检查,常用于评估骨和软骨因素。常规 X 线是所有影像学检查的第一步。通过 X 线检查和体格检查进行初步筛查,随后进行更有针对性的特殊检查,如 MRI、CT 或三维 CT 检查等。

(1)X 线

1)膝关节正位片:对于髌骨不稳定,膝关节正位片能够看到髌骨偏离正常的位置,向外侧脱位。有时可能发现游离体,提示在髌骨脱位的过程中,髌骨与股骨外侧髁撞击造成骨软骨骨折。

2)膝关节侧位片:要求拍摄膝关节纯侧位片,即两个股骨后髁的边缘完全重合。常用于评估股骨滑车发育不良和髌骨高度。

A.正常股骨滑车的 X 线片表现:①Blumenssat 线延续为股骨滑车沟基底线,该基底线始终位于股骨内、外侧髁轮廓线的后方,意味着滑车沟低于滑车侧壁;②滑车基底线的最高点不超过股骨干前方皮质的延长线;③股骨内、外侧滑车轮廓线几乎重叠,只显影为一条轮廓线。

B.股骨滑车发育不良 X 线特征(图 12-4):①交叉征;②突起征;③双轮廓征。交叉征和突起征表明滑车基底抬高,与股骨内、外滑车等高;双轮廓征为股骨内侧滑车发育不良的特征。

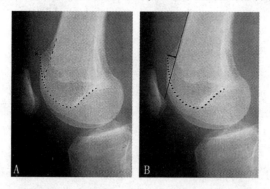

图 12-4　股骨滑车发育不良的 X 线影像

A.交叉征,股骨滑车沟基底线(黑色点线)与股骨外侧髁轮廓线相交叉(＊位置);双轮廓征,股骨内侧髁轮廓线(短虚线)与股骨外侧髁轮廓线(＊位置)彼此分开;B.突起征,股骨滑车沟基底线最高点高于股骨前方皮质延长线(黑色实线)

C.股骨滑车发育不良 X 线分型:根据上述 3 个基本特征,Dejour 将股骨滑车发育不良分为 4 型(图 12-5)。

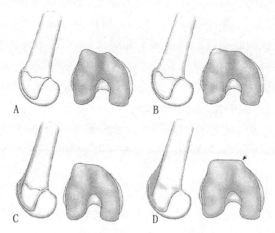

图 12-5　股骨滑车发育不良的 Dejour 分型

A 型,交叉征,股骨滑车低平;B 型,交叉征+突起征,股骨滑车扁平或凸起;C 型,交叉征+双线征;D型,交叉征+突起征+双线征,不对称的滑车关节面,内侧和外侧滑车关节面的"悬崖征"(箭头)

D.髌骨高度:常用评估髌骨高度的指标包括 Insall-Salvati 指数、Caton-Deschamps 指数和 Blackburne-Peel 指数(图 12-6)。

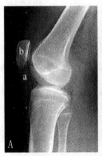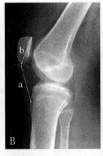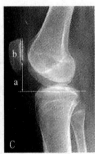

图 12-6　髌骨高度常用 X 线测量方法

A.Caton-Deschamps 指数;B.Insall-Salvati 指数;C.Blackburne-Peel 指数

E.髌骨倾斜:侧位 X 线片显示的髌骨不同形态提示髌骨不同程度的倾斜。

3)膝关节切线位片:切线位片用于观察股骨滑车入口区形态及髌股关节在该区的对合关系。为观察这个特定区域,拍摄时要控制屈膝角度(30°~45°)和球管投照角度。屈膝角度>90°的投照区域并非入口区,对于评估髌股关节疾病没有太多实际意义。屈膝角度和球管投照角度的组合产生两种常用投照技术:Merchant 方法和 Laurin 方法。Merchant 位与Laurin 位的屈膝角度和球管投照角度不同,各有 2 个测量参数,彼此间不能混淆。

(2)CT

1)多平面 CT:为了获得标准投照位置,要求膝关节完全伸直,髌骨严格向上,足外旋15°,双足固定在脚踏上。

A.扫描层面:为了进行测量,扫描范围需要包括髋关节、膝关节和踝关节的 6 个特定区域。a.髋关节:扫描范围包括从股骨头颈部到小粗隆,扫描平面需要通过双侧股骨颈,位于转子窝的顶部;b.髌骨:扫描平面需要通过髌骨的中心,通过髌骨横断面最宽的位置;c.股骨远端:扫描平面需要通过股骨滑车的近端。在 CT 扫描图像上髁间窝看起来像"罗马拱门"的形状;d.胫骨近端:扫描平面通过胫骨近端干骺端,恰位于关节面下方;e.胫骨结节:扫描平面通过胫骨结节的近端;f.踝关节:扫描层面通过内、外踝的基底。

B.测量参数:a.胫骨结节-股骨滑车间距(tibial tubercle-trochlear groove distance, TT-TG);b.髌骨倾斜角;c.股骨前倾角;d.胫骨外旋。

2)三维 CT:三维 CT 重建能够更加直观地显示膝关节的骨性结构,如髌骨与股骨滑车的对位关系、股骨滑车发育不良等,也可用于测量股骨前倾角和胫骨外旋角。

4.诊断与鉴别诊断

(1)诊断

1)RPD:根据典型的发作性脱位-复位病史和髌骨外推恐惧试验可确诊。对于症状不典型或急性期病例,体格检查可明确诊断,避免误、漏诊。

2)HPD:根据每次屈膝髌骨向外侧脱位的典型表现可确诊。由于治疗方法差异较大,应特别注意与复发性脱位相鉴别,否则会产生较高的手术失败率。

3)外侧高压症:典型的外侧高压症属于低发病率疾病,临床中应严格遵循以下 4 项诊断标准,以避免过度诊断。

A.影像学诊断:屈膝45°的 Merchant 位和屈膝20°的 Laurin 位切线 X 线片。①直接征象:髌骨外倾但没有髌骨外移(图12-7);②间接征象:软骨下骨密度外侧增加,内侧减少;骨小梁向外侧偏移,骨小梁与外侧关节面垂直;髌骨外侧缘骨折、骨赘形成、外侧支持带骨化。

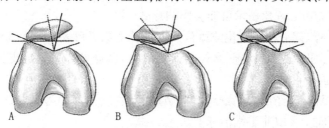

图 12-7　髌股关节对合不良的 3 种常见表现
A.髌骨外倾;B.髌骨外移;C.外倾加外移

CT 测量髌骨倾斜角:Fulkerson 推荐髌骨倾斜角>13°(屈膝15°和30°投照)为髌骨倾斜;Lyon 学派认为髌骨倾斜角≥20°(0°投照)是外侧支持带松解的指征。

B.症状:髌骨外侧疼痛。

C.体格检查:髌骨外侧缘压痛(关节面、支持带),倾斜试验≤0°,内推试验<1 为阳性。

D.关节镜诊断。

(2)髌骨周围痛的鉴别诊断

1)髌股关节炎:容易与外侧高压症相混淆。髌股关节炎早期患者大部分通过非手术治疗可获得满意疗效,进展期可考虑进行关节置换手术。髌股关节炎并非外侧支持带松解术的理想适应证,因为术后缓解期大约为 1 年,此后满意率显著下降,疼痛复发的比例增高。因此,从治疗角度来讲,这两种疾病应该加以区分。遵循上述 4 项诊断标准,不难进行鉴别。

2)运动性膝前痛:大多出现于运动活跃的年轻患者,经常进行跳跃类运动。患有胫骨结节骨炎者更容易于运动后诱发。常见的疼痛部位位于髌韧带区域(髌骨下极、髌腱实质部和胫骨结节),也可表现为髌骨后方区域疼痛。大部分患者通过康复手段进行治疗,不需手术。如果因误诊而进行外侧支持带松解术,容易导致医源性髌骨内侧脱位。

3)髌股关节不稳与外侧高压症:影像学显示髌骨外侧高压症有外倾但不应有外移,合并外移者应注意鉴别髌股关节不稳。不能草率进行外侧支持带松解术。由于存在治疗方法的差异,两者应严格加以区分。

四、治疗

1.复发性髌骨脱位

(1)治疗原则

1)恢复稳定和无痛的关节是治疗的最终目的。

2)多因素考量和准确评估、制订个体化的治疗方案是取得满意疗效的前提。

3)RPD 在一定程度上是可以控制的,要选择适当的治疗方案。针对脱位次数和频度、不稳定程度(体格检查)、软骨条件、骨和力线、年龄、体重、关节松弛症、手术等因素进行综合考量。对于有多次脱位病史的年轻患者尽早实施手术治疗,有利于保护软骨。而对于发作频度不高、软骨无明显退行性变的患者,非手术治疗也是可行的。对于骨发育异常程度高、手术侵入性大的病例,需要慎重考虑。

4)手术治疗应以内侧髌股韧带重建为核心。

5)RPD 有不同的子类型,应注意识别。单一治疗方式不能解决所有类型的髌骨脱位问题。对于一些严重的脱位类型,如合并下肢力线不良、骨发育严重异常、髌骨运动轨迹严重异常者,单纯采用 MPFL 重建技术可能会影响疗效。

(2)非手术治疗:部分初次脱位或脱位频度较低的患者可采取非手术治疗。改变运动方式、避免诱发动作(屈膝位、足固定、身体向内侧扭转)和佩戴髌骨稳定支具均有助于减少脱位频率或防止脱位发生。

对于脱位病程长、已经形成严重髌股关节退行性变、以疼痛为主要症状的患者,手术疗效难以预期,更倾向于采取非手术治疗。

(3)手术治疗

1)适应证:理想的适应证为年轻、无痛、反复脱位的患者。

2)相对禁忌证:骨骺未闭合、体重过大、全身关节松弛症、膝关节过伸>15°膝外翻>10°、骨发育严重畸形、不接受骨性矫正手术、严重髌骨轨迹不良的患者都存在影响术后疗效的潜在因素,不应勉强手术。

3)方法与技术:MPFL 重建术见图 12-8。胫骨结节内移截骨术见图 12-9。

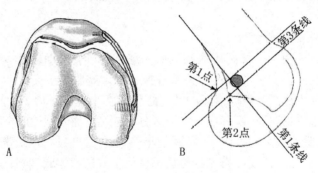

图 12-8　MPFL 重建术

A.移植物选择自体半腱肌腱,移植物的髌骨侧采用双锚钉固定,股骨侧采用股骨隧道内可吸收挤压螺钉固定;B.股骨定点准确度对手术影响较大,采用术中透视定位有助于提高准确性和可重复性

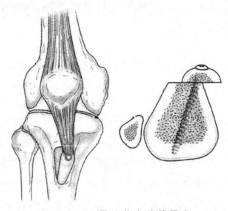

图 12-9　胫骨结节内移截骨术

4)并发症:关节粘连、胫骨结节截骨撕脱、骨折、伤口感染与出血、股骨隧道异位骨化、关节疼痛、关节摩擦感。

2.习惯性髌骨脱位

(1)治疗原则

1)儿童期:3~6岁阶段及时诊断和治疗有助于髌骨和股骨滑车的塑形。

2)成人期:治疗目的为恢复伸膝装置功能、稳定关节及保护软骨。

3)手术治疗以伸膝装置短缩的治疗为核心。伸膝装置短缩是该病的主要病理特征。临床实践表明,大部分病例均需要进行伸膝装置延长手术。少部分病例以外侧纤维化为主,可单纯进行松解术。因此,正确判断伸膝装置短缩程度是治疗成功的关键。

(2)非手术治疗:适用于具有以下征象的患者。①功能受限轻微;②髌股关节软骨严重退行性变,临床表现以疼痛为主。

(3)手术治疗

1)适应证:理想的适应证为股四头肌功能障碍、完全脱位、固定性脱位,且无明显软骨退行性变。

2)禁忌证:多次手术、皮肤条件差,特别是胫骨前方瘢痕形成、合并全身其他综合征需要优先治疗者。

3)方法与技术

A.儿童期治疗:a.软组织矫正手术,包括外侧软组织广泛松解,涉及髂胫束、外侧支持带、股外侧肌腱;内侧结构加强,包括股内侧肌前移、内侧结构重叠缝合;髌韧带转位;b.股四头肌腱延长。

B.成人期治疗:a.外侧软组织广泛松解,包括髂胫束、外侧支持带、股外侧肌腱松解延长;b.伸膝装置延长术,胫骨结节截骨、近端移位,股四头肌腱延长(图12-10)。

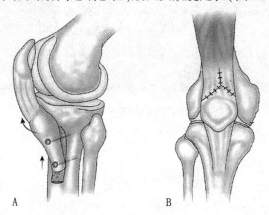

图 12-10　HPD 伸膝装置延长术

A.胫骨结节截骨、近端移位;B.股四头肌腱成形术

4)并发症:残存外侧脱位、伤口感染和出血、关节粘连。

3.髌股关节疼痛　治疗原则:①大部分病例均可以采用非手术治疗。规范的理疗康复对于髌股关节疼痛的治疗很重要;②选择手术治疗前首先要明确诊断,区分易混淆的疾病;③髌股关节的力学环境对于软骨损伤的形成和修复都很重要;④考虑到手术疗效的预期性不强,髌股关节疼痛采取手术治疗应慎重;⑤对于髌股关节疼痛患者不提倡常规进行关节镜清理手术。

4.髌股关节软骨退行性变

(1)非手术治疗适应证:早期软骨退行性变、病损程度轻的病例。

(2)手术治疗

1)适应证:股骨滑车外侧、髌骨外侧和下极关节面软骨损伤。

2)禁忌证:髌骨内侧、上极和广泛的软骨损伤。

3)手术方法与技术:胫骨结节内移+抬高截骨术由于操作简便而被广泛使用。胫骨结节抬高手术可以有效地减轻髌股关节压力,适合于髌骨或股骨滑车存在较大局灶性软骨损伤的病例。据研究,胫骨结节抬高 10~15mm,髌股关节压力减小 20%。

4)并发症:胫骨结节截骨不愈合、内固定失效、伤口感染、骨块突出顶压皮肤。

5.外侧高压症

(1)非手术治疗:包括应用非甾体抗炎药,改变日常活动,调整运动水平。

(2)手术治疗

1)适应证:非手术治疗 3 个月无效者。诊断性试验:手术前可进行外侧支持带局部注射利多卡因,如有缓解,支持外侧高压症的诊断。

2)禁忌证:诊断不明确,不能排除其他疼痛原因者。

3)方法与技术(图 12-11):①关节镜评估软骨高危损伤区,屈膝 30°~60°评估;②髌骨轨迹观察:0°~20°,外侧面接触;30°~40°,两侧接触;如果 40°内侧面仍未接触,在排除髌骨脱位后,可诊断该病;③松解外侧支持带,避免松解股外侧肌腱;④修复软骨。

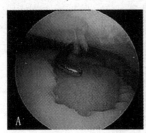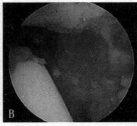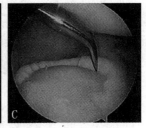

图 12-11 外侧高压症的关节镜诊断和治疗

A.关节镜下见股骨外侧滑车软骨 4 度缺损;B.外侧支持带松解(箭头);C.软骨缺损区采用微骨折技术治疗

4)并发症:术中止血不彻底可导致术后出血,建议松解结束后止血带止血。

五、康复原则及要点

1.康复原则　髌股关节不稳手术后的康复提倡早期活动,需要一定时间(通常 4 周左右)的相对制动,避免长时间严格固定。

髌股关节疼痛非手术治疗需要进行专业化的康复治疗,自行恢复往往难以获得满意疗效。

2.术后康复要点

(1)制动时间:佩戴可活动支具保护 4 周。如果同时进行了胫骨结节截骨术,佩戴支具的时间可以延长到术后 6 周;如果进行了更大型的截骨手术(如膝外翻矫正术),可延长至术后 8 周。支具要固定在伸直位,如果使用铰链式支具,初始角度设定为 0°~30°位。

(2)活动度练习:术后第 2~3 天可以开始进行屈膝锻炼,可使用被动关节练习器或在康复治疗师的指导下进行。大多数患者术后 3~4 周屈膝可达 90°。如果术后 4~6 周仍不能达到屈膝 90°,除继续加强物理治疗外,可以考虑进行麻醉下推拿松解。

(3)负重:对于单纯的 MPFL 重建患者,术后第 2~3 天可以扶双拐下床部分负重,负重程度以患者能够耐受为限,但不要超过体重的 50%(一般为体重的 25%左右)。负重或步行锻炼时必须佩戴支具。完全负重的时间一般在术后 4 周,大型截骨术后的完全负重时间可适当推迟。

(4)体育运动:术后 3 个月允许进行慢跑和轻微的体育活动,佩戴髌骨稳定护膝进行辅助保护。术后 6 个月左右,如果膝关节屈伸活动范围和股四头肌肌力恢复正常,可以开始进行非对抗性体育活动。对于重返竞技性运动,需要专业的评估,包括关节稳定性、肌肉力量、本体感觉、运动功能等。

3.膝前痛康复要点　①减轻疼痛和肿胀;②股四头肌肌力训练;③肌群间再平衡训练,如腘绳肌和股四头肌、股内侧肌群与外侧肌群的再平衡训练;④柔韧性训练,包括股四头肌、腘绳肌、髂胫束及腓肠肌;⑤下肢力线和步态的矫正;⑥使用支具辅助稳定髌骨。

第二节　膝关节周围肌腱损伤

一、解剖与生物力学

髌腱、股四头肌腱与内、外侧支持带一起组成稳定髌股关节的主要结构。其中,髌腱与内、外侧支持带为静力性稳定结构(也称为被动稳定结构),股四头肌腱为动力性稳定结构(也称为主动稳定结构),它们共同构成伸膝装置,并决定了髌骨的运动轨迹。但严格来说,这些稳定结构在一定程度上存在功能的交叉,如股四头肌腱中份参与构成静力性稳定结构,而大部分支持带源于髂胫束,同时提供动力和静力性稳定作用。

1.髌腱的功能解剖　髌腱是一个扁而粗的结构,由股直肌腱延伸形成,上连髌骨下极、下止于胫骨结节。髌腱平均长度略小于 5cm,它决定着髌骨的高度;其近端比远端稍宽,中间 1/3 处宽度为 24~33mm。

2.股四头肌腱的功能解剖　股四头肌由 4 部分肌肉组成,向远端走行结合形成股四头肌腱。股四头肌腱由 3 层结构组成:①浅层为股直肌腱,大部分纤维在髌骨表面走行,融合于髌韧带,少部分纤维止于髌骨上极的底面;②中间层由股内侧肌腱和股外侧肌腱组成,两侧纤维参与组成支持带;③深层由股中间肌腱组成,附着于髌骨的底面。中间层常与深层融合而较难分离。

股直肌为长梭形结构,纤维走行方向与股骨干轴向内成 7°~10°交角。股内侧肌由股内侧肌斜部与纵行部组成,斜部由股神经的一个分支支配,与髌骨成 50°~55°交角,协助限制髌骨的外移。股外侧肌纤维在髌骨上外侧角附着部近端 2.8cm 处移行为腱性,与髌骨成 30°交角。股外侧肌最远端称为股外侧斜肌,其纤维起自外侧股间隔,外侧部分与髂胫束交织。外侧松解时可以切断股外侧斜肌纤维,而不应损伤股外侧肌腱,以免造成医源性内侧不稳定。股中间肌位于股四头肌深层,大部分纤维止于髌骨上缘。

3.伸膝装置的生物力学　伸膝装置的主要功能是维持伸膝,对于行走、站立或上下楼梯等日常活动具有重要作用。膝关节从完全屈曲位开始伸直时,髌骨连接股四头肌与髌腱,形成从股四头肌到胫骨的力矩。膝关节需要足够的力臂来维持这一力矩,而髌骨正好类似于杠杆,增加了伸膝装置的瞬时力臂,使伸膝所需力量减小。

在极度屈膝位时,髌骨主要发挥连接作用。当屈膝 0°~60°时,髌骨与滑车接触面逐渐增加,来源于髌骨与股四头肌腱的后向应力随之增加。在屈膝超过 90°后,股四头肌腱接触股骨滑车,与髌股关节共同分担负荷。髌股接触在从屈膝 45°到完全伸直过程中起重要作用,它通过连接与移动两种机制增加了 60%的力矩,从而帮助完成最后 15°伸直。在股四头肌挛缩、髌骨切除或胫骨结节抬高时,力臂大小发生改变,股四头肌需要更大的移动力量来实现伸膝。

站立位维持膝关节稳定有两种方式:一为静力性稳定或稍超伸膝位,身体的重力线由腰骶部、骨盆、髋关节沿股骨干向下经膝关节,再从胫骨及踝关节而落在足弓顶点,由膝关节的韧带,尤其是关节囊后侧韧带来保持稳定。此时股四头肌可完全放松,因而髌骨可以被动活动。当屈膝位时,上身的重量只能从膝关节后方向下传到足部。体重及地面的反作用力使膝屈曲,这时就需要伸膝的肌力以达到动力性稳定。动力性稳定结构中最重要的是股四头肌。股四头肌最强大,有 6 块拮抗肌(屈膝),但股四头肌肌力却 3 倍于拮抗肌肌力之和。阔筋膜张肌移行于髂胫束,该束的一部分穿过膝前方而附着于髌骨,也有伸膝作用,有利于维持膝关节于伸膝位。当足固定时,臀大肌向后牵引股骨,比目鱼肌向后牵引胫骨上端,两者都间接地有伸膝作用。伸膝肌瘫痪时,由于屈膝肌的收缩,往往出现屈膝挛缩而影响行动。屈膝挛缩时,身体重力线移到膝关节后方。此时,沿股骨纵轴传导的重力线抵达膝关节时,根据力的矢量分析,又产生向前的分力,可使膝关节向前跪倒。即使仅有 5°的屈膝也可使膝负重跪倒,除非躯干用力前摆,借此产生惯性而使重力线前移,再加上臀大肌与比目鱼肌的收缩用力,尽力恢复动力性平衡而免于跌跪。至于臀大肌和比目鱼肌无力患者,就只能用手扶在大腿前方以抵抗屈膝。

二、病因与发病机制

大多数伸膝装置损伤由股四头肌强烈偏心收缩引起,尤其当机体处于屈膝位抗阻状态或抵抗突如其来的自身体重负荷时。这种偏心收缩常见于各种体育运动,特别是从高处跳落着地时。

正常的髌腱与股四头肌腱具有十分强大的纤维结构抵抗超负荷,因此伸膝装置急性撕裂很少发生,且具有年龄特异性。股四头肌腱撕裂患者年龄一般超过 40 岁,而髌韧带撕裂常见于 40 岁以下成年男性,且多为运动员。

伸膝装置损伤可来源于直接暴力,但近年来广泛的观点认为退行性变是发生撕裂的基础。多数患者存在系统性疾病,如糖尿病、类风湿关节炎、慢性肾衰竭,可损害肌腱的微血管结构和肌腱的完整性,加重对缺血区域的破坏。具体而言,肾脏疾病及尿毒症可引起伸膝装置肌纤维的萎缩(主要是胶原纤维结构的破坏);糖尿病可引起肌腱内血管的损伤;类风湿关节炎的慢性炎症反应引起滑囊炎和弥漫性纤维化;痛风引起痛风结晶性滑膜炎和肌腱纤维蛋白性坏死;肥胖引起肌腱的脂肪样退行性变;甲状旁腺功能亢进、系统性红斑狼疮、骨软化症和类固醇激素的应用可引起血液供应的破坏,改变肌腱的正常结构,使其易于演变为完全撕裂。肌腱退行性变也可继发于其他因素,如过度运动(特别是运动员)、衰老、肌腱血液供应破坏等,造成肌腱的反复微损伤。组织学观察发现,撕裂的肌腱普遍存在缺氧性肌腱病变、黏液样变性、脂肪变性和肌腱钙化等。此外,长期应用糖皮质激素也可引起肌腱结构和力学的变化。

目前关于伸膝装置损伤危险因素的数据十分有限。研究表明,下肢损伤风险在竞技比赛中高于训练中,为训练中的 2.5 倍。优势腿是伸膝装置损伤的另一危险因素,其损伤的概率是非优势腿的 2 倍。一项针对年轻成年足球运动员的前瞻性研究发现,下肢力量和柔韧性的不对称与伸膝装置损伤相关,但不同研究对此得出的结论并不一致。尽管如此,许多专家仍然认为,双侧下肢间力量和柔韧性的显著不对称,以及同一下肢中各组肌群力量的显著不对称都会促发损伤。虽然年龄增大与髌腱和股四头肌腱断裂的风险增加相关,但是大规模前瞻性研究表明,年龄增大似乎不是危险因素。上述慢性疾病和激素药物的应用都有可能增加所有年龄段个体的髌腱或股四头肌腱撕裂的风险。

三、临床评估

1.病史与临床表现　患者有起跳、落地、跪地及膝关节屈曲扭伤等外伤史,常诉受伤局部出现响声或撕裂感。膝关节急性疼痛,局部肿胀、淤血,行走困难,不敢用力伸膝和抬腿。需注意有时因疼痛较轻微而容易漏诊。

大多数患者因为伸膝装置不完整而无法完成主动伸膝。患者不能上楼梯,行走时可出现关节交锁。不完全股四头肌腱撕裂可能保留伸膝功能,表现为抗阻或抗重力伸膝力量下降。陈旧性股四头肌腱撕裂如未得到及时治疗,股四头肌腱断端会向近端进一步回缩达5cm并与股骨干粘连。急性髌韧带撕裂而支持带完整时,可能仍可主动伸膝,但伸膝有明显迟滞。

2.体格检查　膝前肿胀明显,可伴有局部软组织淤血。如果膝部肿胀明显,穿刺抽吸可以缓解疼痛,并可向关节内注射局麻药以进行膝关节彻底检查。髌上压痛时可在髌骨上极或下极触及空虚感或断端凹陷,有时可以看到该区域软组织呈波浪状外观或皱褶。髌腱撕裂时,髌骨向近端移位;股四头肌腱撕裂时,则可表现为髌骨低位,但移位程度不如前者明显。

当触不到凹陷但又高度怀疑髌腱或股四头肌腱撕裂时,抗阻力伸膝试验非常重要。患者仰卧,伤肢抬起屈膝,检查者一手托患者腘部,另一手按压于踝关节上方,嘱患者用力伸直膝关节,如伤处疼痛加重或伸膝无力则为阳性。另一种方法是,让患者坐在检查床边,伤腿约屈膝 90°,主动做伸膝动作,如果不能完全伸直膝关节,也应考虑伸膝装置断裂。伸膝装置部分撕裂时,患者可以行伸膝动作,但不能完全伸直,因此必须以完全伸直为评价指标。有的患者伸膝装置完好而膝关节伴有其他损伤,因疼痛不能做伸膝动作,可以先抽取膝关节的积液或行局部麻醉后再做检查。

3.影像学检查

(1)X 线检查:怀疑髌腱或股四头肌腱撕裂时,应首先做膝关节正、侧位 X 线检查,可观察到髌骨上移或下移、髌股关节间隙增宽、髌腱或股四头肌腱影像连续性中断,其断裂处形成团块状阴影。

(2)B 超检查:可发现肌腱撕裂的部位,鉴别部分和完全撕裂,确定肌腱完全撕裂后游离端的位置,还可用于肌腱修复术后的评估,但 B 超检查结果依赖于 B 超医师的经验。

（3）MRI 检查：是最有效的影像学检查,特别是受伤初期有大量血肿和组织水肿存在时,可帮助医师准确定位撕裂的部位和程度（图 12-12、图 12-13）,同时可以观察膝关节内半月板、交叉韧带、侧副韧带损伤等其他病变,对术前准备具有重要意义。文献报道,9.8%的股四头肌腱撕裂患者和30%的髌腱撕裂患者行 MRI 检查可发现存在关节内损伤;其中,约 18% 为前交叉韧带损伤,18%存在内侧半月板损伤。

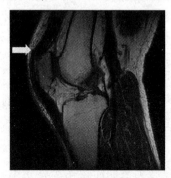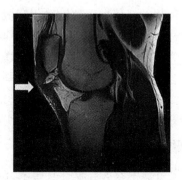

图 12-12　股四头肌腱损伤 MRI 影像　　　　图 12-13　髌腱损伤 MRI 影像

4.诊断与鉴别诊断

（1）诊断：根据外伤史、临床表现和影像学检查,髌腱或股四头肌腱损伤的诊断并不困难。当患者病史不清或延误就诊时,诊断可能会比较困难,特别是合并其他（如交叉韧带、半月板和侧副韧带）损伤时,往往容易忽视伸膝装置的检查而导致漏诊。

（2）鉴别诊断：伸膝装置损伤需与髌骨应力性骨折、股骨干应力性骨折、骨与软组织肿瘤、腰椎牵涉痛、急性骨筋膜室综合征等鉴别。

1）髌骨应力性骨折：虽然罕见,但髌骨应力性骨折可导致类似于股四头肌腱或髌腱损伤的症状,尤其是骨折的部位位于髌骨上极或下极时。髌骨应力性骨折通常是逐渐发病,类似于股四头肌腱或髌腱的损伤,但疼痛和压痛位于髌骨而不是肌腱。影像学检查（X 线、B 超、MRI）有助于区分这些损伤。

2）股骨干应力性骨折：是一种过度使用引起的损伤。患者初始可能会认为是不太严重的肌肉拉伤,通常不能回忆起特定的损伤;疼痛在活动后开始出现,使患者认为拉伤了某处。然而,与轻微的肌肉拉伤不同,股骨干应力性骨折的症状不会在停止活动后缓解,并且有可能引起夜间疼痛。体格检查通常会发现骨折部位周围有定位不明的深部疼痛,而股四头肌腱损伤引起的压痛则更具局灶性,并且会因触诊或肌肉收缩而加重。确诊需行影像学检查。

3）腰椎牵涉痛：腰椎病变引起的神经病理性疼痛可引起牵涉痛,导致股前区或膝前的不适都可类似于伸膝装置损伤的表现。一般情况下,患者并无损伤病史,症状则为背部疼痛。改良的 Thomas 检查或被动屈膝和伸膝均可引起神经敏感。

4）骨或软组织肿瘤：骨或软组织肿瘤的初始症状和体征可被误认为是股四头肌腱或髌腱的损伤。症状发作前的急性损伤病史通常可区分该损伤,但患者可能会错将症状归咎于无关的轻微创伤,导致诊断困难。通常情况下,与软组织或骨肿瘤有关的临床表现会逐渐出现。影像学检查有助于区分这些疾病。

5）急性骨筋膜室综合征：引起严重内出血或肿胀的股部损伤会增加股前区筋膜室内的

压力,导致急性骨筋膜室综合征,表现为股前区紧张和剧烈疼痛。急性骨筋膜室综合征是真正的急症,需要立即进行评估和处理。

6)感觉异常性股痛:为股外侧皮神经受卡压所致。患者有典型的神经卡压症状,如麻木或烧灼感,而不是肌肉的疼痛;股痛的位置比伸膝装置损伤的常见疼痛部位更靠外。此外,烧灼感或麻木感呈放射状,这在肌肉损伤中不会出现。

7)股神经损伤:可能是继发于腰肌拉伤或腰部滑囊炎,其产生的血肿或积液会压迫神经。患者主诉腹股沟和股部有烧灼样锐痛,通常伴有肌无力或麻木。疼痛的放射性和存在肌无力有助于将其与股四头肌腱损伤相鉴别,后者疼痛部位通常为局灶性。

四、治疗原则

伸膝装置损伤的治疗目标是重建伸膝功能和良好的组织愈合,使患者获得完全的肌力、正常的膝关节活动范围,恢复受伤前的活动水平并避免并发症。急性髌腱或股四头肌腱完全性撕裂应尽早、可靠地修复,借助详细的体格检查与影像学检查可避免漏诊的发生。没有及时治疗可能带来严重后果,伸膝装置撕裂超过 2 周会导致断端回缩并发生广泛粘连和瘢痕形成,而失去直接修复的机会。

1.股四头肌腱撕裂治疗原则　股四头肌腱撕裂在临床上并不多见,文献报道也相对有限,对于采取哪种治疗方式还未有统一的标准。目前,对于部分撕裂患者一般采取非手术治疗,而对于完全撕裂和陈旧性撕裂患者,则应积极采取手术治疗。

(1)非手术治疗:股四头肌腱部分撕裂一般采用非手术治疗缓解。膝关节完全伸直位固定 6 周,冰敷和口服非甾体抗炎药可缓解疼痛和消除肿胀。疼痛和肿胀缓解后行保护下的功能锻炼和适当的力量训练。当患者股四头肌肌力恢复并能直腿抬高患肢而无任何不适时,可去除固定支具。

(2)手术治疗:股四头肌腱完全撕裂需尽早进行手术修复。对于较大的或伴有肌腱退行性变的部分撕裂,应根据患者年龄、活动度和受伤前膝关节的功能决定是否行手术治疗。手术延迟会增加手术难度,影响手术效果。伤后几天内,股四头肌腱断裂的近端开始回缩,髌骨上移,残端短缩可导致断端对合困难,并增加缝合端的张力。文献报道,早期手术修复可预防肌腱瘢痕挛缩,术后膝关节功能恢复更好。因此,建议损伤 48～72 小时手术,一般不超过 2 周,若超过 2 个月手术则效果往往差强人意。

目前有多种手术方式修复股四头肌腱断裂,但所有的术式都应包括两部分“断端缝合+增强缝合”,单纯的断端缝合非常容易失败,发生再断裂或缝合肌腱被拉长,后期伸膝无力;增强缝合可用人工韧带、高强度缝线、肌腱钢丝等增强。手术方式的选择主要取决于受伤证据、撕裂的部位和医师的经验。若撕裂紧靠髌骨上极,倾向于采用髌骨钻孔缝线修补术。近年来,缝线锚钉修补术由于其较小的手术切口和更短的手术时间已逐步取代传统的髌骨钻孔缝线修补术。对于腱内的撕裂,可利用不可吸收缝线行经典的端-端缝合技术或 Scuderi技术。而陈旧性股四头肌腱断裂需行 Codivilla 等技术修复。

2.髌腱撕裂治疗原则　髌腱不完全撕裂且保留伸膝功能时可采取非手术治疗,急性髌腱完全撕裂或不完全撕裂但伴有功能丢失时均应早期积极手术治疗,延迟手术会影响治疗效果。陈旧性撕裂则应在局部粘连松解后行韧带重建术。

(1)非手术治疗:髌腱不完全撕裂且伸膝装置功能完整时可采取非手术治疗。一般患膝完全伸直位固定 2~3 周,然后主动屈曲和被动伸直渐进性训练 4 周,第 6 周开始肌力训练。

(2)手术治疗:髌腱完全撕裂或不完全撕裂伴有功能丢失时均需行手术治疗。髌腱急性撕裂的手术治疗应尽可能在早期进行,可以行无张力修补。一般不推荐单纯缝线修补,因其有较高的失败率。由于髌腱撕裂多位于骨-肌腱接合部,因此多建议行髌骨穿孔缝线修补术。现在大多采用缝合锚钉技术。对于陈旧性撕裂则需行韧带重建术。

3.全膝关节置换术所致伸膝装置损伤的治疗原则　全膝关节置换术中损伤伸膝装置虽然少见,但处理却相当棘手。单纯的股四头肌腱损伤可通过髌骨钻孔或缝合锚钉技术进行修补。然而,对于行髌骨表面置换的患者应格外小心,避免医源性的髌骨骨折。不严重的部分撕裂可以采取非手术治疗且具有良好的效果。对于完全撕裂患者,即使采用手术治疗,仍有 2/3 的患者术后功能欠佳。据报道,利用自体半腱肌腱或内侧腓肠肌瓣重建撕裂的髌腱有 10°~24° 的伸膝迟滞。也有文献报道,采用同种异体胫骨结节、髌腱、髌骨和股四头肌腱重建伸膝装置虽然初始效果良好,但后期持续有 30° 的伸膝迟滞、助步器依赖和较高的翻修率。保持移植物伸膝位的紧张是减少伸膝迟滞的关键。

五、手术技术

1.股四头肌腱损伤

(1)髌骨钻孔缝线修补术:断端清理后,近端用不可吸收缝线改良 Kessler 缝合法缝合 3 针,髌骨由上极向远端纵向钻数个骨孔,线穿过骨孔后两两打结,同时缝合两侧支持带,再用减张钢丝缝合固定(图 12-14)。

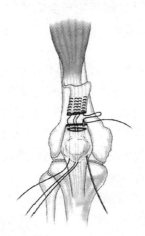

图 12-14　髌骨钻孔缝线修补术修补股四头肌腱撕裂

(2)缝线锚钉修补术:髌骨上极止点区域去皮质化,沿髌骨骨面垂直方向拧入 2 枚缝线锚钉,钉尾置入骨面下 2~3mm;尾线 Kessler 缝合法编织近侧断端,向近侧推移髌骨,拉紧尾线,采用滑结技术使近侧断端靠拢髌骨骨质后打结。剩余缝线对周边肌腱和软组织加固缝合。该技术可通过建立前外侧、髌上内侧、髌上外侧及髌上近端外侧入路行关节镜下修补完成。

(3)端-端缝合修补术:连续锁边上下缝合肌腱近端和远端断端的外侧缘,同法缝合两侧断端内侧缘,膝关节取伸直位后两两对应打结,可简单间断缝合撕裂处并给予加强。随后,内、外侧髌骨支持带加固缝合后完成修补。

(4)Scuderi技术:断端清理修整后,拉紧重叠缝合,肌肉和肌腱结合近端股四头肌腱做一厚约2mm、边长7.5cm和底边5cm的三角形肌腱瓣,然后肌腱瓣的上极向远端翻转以覆盖肌腱修复中的空缺或薄弱区,并给予缝合加固。

(5)McLaughlin技术:缝合断端后,胫骨结节处横行钻骨道,穿过1枚克氏针,股四头肌腱断端近端穿过钢丝,两端向下拉紧于皮外并固定于克氏针上;也可以经胫骨结节处横行钻孔,将钢丝穿过骨孔打结,减少因克氏针留于皮外而可能引起的感染。

(6)Dunn技术:缝合断端,用粗线或者钢丝穿过断端近技术肌腱,经髌骨两侧穿过髌骨下极并结扎。术中放置钢丝减张有利于减少断端缝线的张力,在以后的康复中避免肌腱再断裂。在屈膝练习已达一定角度后,减张钢丝可能会影响屈膝功能,如果此时肌腱已经牢固愈合,则可考虑取出钢丝后再继续康复治疗。

(7)Codivilla技术:主要适用于陈旧性股四头肌腱断裂、断端回缩、无法直接对合者。先松解肌腱周围粘连,断端新鲜化后距断端上方1.5cm处倒"V"形切开断端近侧全层肌腱,长度视缺损程度而定;将"V"形肌腱瓣向下牵拉使两断端对合,将两断端间隙缝合;"V"形瓣向下翻转固定在断端远端,修补断端间缺损。当股四头肌腱回缩较多、粘连较重,且单纯Codivilla技术不能修补缺损时,可取股外侧肌瓣2~5cm厚旋转修补缺损,同时缝合肌瓣区。如缺损更大,甚至股四头肌腱、髌骨和髌腱均缺损,则可取缝匠肌旋转覆盖修补。

2.髌腱损伤

(1)髌骨钻孔缝线或人工韧带修补术:断端清理后,用不可吸收高强度缝线或人工韧带Krachow法或类似技术缝合肌腱。髌骨由下极向近端纵向钻数个平行骨孔,将线穿过骨孔,伸直位两两拉紧打结,同时缝合两侧支持带,再用减张钢丝缝合固定。部分学者提出可用缝线锚钉缝合固定,认为该法可使肌腱更好地植入髌骨下极。

(2)半腱肌腱、股薄肌腱重建术:髌腱的陈旧性断裂需考虑回缩粘连和膝关节粘连两方面,当膝关节粘连和回缩粘连解除、髌骨下移至正常位置后才可行韧带重建术。技术要点为游离半腱肌腱、股薄肌腱近端切断,髌骨钻双骨道,胫骨结节钻单骨道,半腱肌腱穿过髌骨和胫骨骨道,股薄肌腱经髌骨骨道,拉紧并相互缝合,最后行钢丝减张缝合。

(3)腓肠肌内、外侧头肌瓣旋转重建术:将腓肠肌肌瓣游离旋转至膝前,近端与髌腱或股四头肌腱缝合,远端与髌腱残端缝合。

(4)增强修复技术:在无法有效利用自身组织进行修复或需加强修复强度时,可用人工韧带或补片等增强材料联合修复,以降低修复失败的发生率。修复局部可用生长因子、PRP等生物材料诱导局部组织再生与整合,以提高修复效果。

六、康复原则及要点

关于伸膝装置损伤的康复方案尚未统一,目前主要根据撕裂的类型、医师的经验和术中修补情况而定。

对于部分撕裂,一般建议患膝锁定支具完全伸直位固定6周,其间可扶拐下地部分负重。随后解除锁定,让患者加强膝关节屈曲训练,逐渐过渡到脱拐完全负重,并加强肌力训练,尽可能恢复至受伤前水平,使患者重返运动。整个康复周期为4~6个月。

完全撕裂术后传统康复方案为膝关节处于完全伸直位固定6周,然后开始膝关节屈曲功能锻炼,随后扶拐行走训练 6~8 周。近年来,有学者认为早期功能锻炼可以预防膝关节僵硬和股四头肌萎缩,建议术后 4~6 周用锁定支具固定,支具保护下患肢可完全负重行走,术后 2 周内膝关节被动活动和主动活动范围限制于 30°,2~4 周可增加至 60°,4~6 周可增加至 90°,其间渐进性肌力锻炼。膝关节可完全屈曲并可做直腿抬高而无伸肌迟滞时,可去除锁定支具。肌力、本体感觉和关节活动度训练应贯穿随后的康复训练。

当患肢膝关节具有完全活动度、肌力 5 级和等速肌力恢复至正常的 85%~90% 时,患者可恢复运动训练。

第三节　膝关节关节内骨折

一、胫骨平台骨折

1.解剖与生物力学　胫骨近端膨大、增宽形成胫骨平台,表面覆盖软骨,构成了膝关节的远端关节面。位于中央的髁间嵴将胫骨平台分隔为内、外侧两部分。内侧平台较宽大,呈凹面,外侧平台则略微凸起,因此在冠状面上,胫骨关节面与胫骨长轴形成约 3° 内翻角。在正常膝关节中,内侧平台为主要承重区域,骨小梁较外侧更为致密,结构强度也更好,这可能是外侧平台骨折较内侧平台骨折多见的重要原因。髁间嵴为平台之间的非关节区域,有交叉韧带及半月板附着。此外,胫骨近端还有 2 个重要骨性隆起——胫骨结节及 Gerdy 结节,前者为髌腱的附着点,后者为髂胫束的止点。

内、外侧半月板覆盖于胫骨平台周边,起到分担关节面载荷的作用。半月板通过冠状韧带与胫骨平台的边缘相连,而内、外侧半月板的前角有半月板间韧带相连。

2.病因与发病机制　胫骨平台骨折占成人骨折的 1%~2%,是内、外翻应力合并轴向载荷共同作用于胫骨平台的结果。不同的受伤机制造成不同的骨折类型,当内、外翻暴力占主导时,股骨髁撞击对应的胫骨平台关节面,多倾向于造成一侧平台的劈裂或塌陷骨折;当轴向负荷占主导时,则更易发生双侧平台骨折。综合文献报道,在所有类型的胫骨平台骨折中,单侧平台骨折约占 60%,而其中外侧平台骨折的比例高达 90%;双侧平台骨折的比例较低,占总数的 30%~35%;单纯髁间嵴骨折的比例最低,约占总数的 10%。此外,不同类型的骨折在人群中的分布特点也不相同,中央凹陷型骨折多见于老年人,通常为低能量的骨质疏松性骨折;双髁骨折则多见于年轻人,多为高能量损伤。胫骨平台骨折常有半月板、韧带撕裂等伴发损伤,综合文献报道,伴发半月板损伤的发生率为 2%~47%,伴发前交叉韧带(ACL)损伤的发生率为 4%~32%,伴发后交叉韧带(PCL)损伤相对少见。此外,高能量损伤可能会伴有腘窝血管、神经的损伤。

3.临床评估

(1)病史与临床表现:患者通常有车祸、高处坠落等外伤史,表现为膝关节肿胀、疼痛、活动受限。详细了解患者的受伤过程,特别是所受暴力的方向及强度,有助于判断其受伤机制及损伤类型。

(2)体格检查:体格检查时可见膝关节活动受限、胫骨平台边缘压痛、关节畸形等。对所有胫骨平台骨折患者都应仔细评估有无发生骨筋膜室综合征的风险,注意检查软组织损伤情况,尤其当骨折为高能量损伤时,必须密切监测骨筋膜室的张力。

胫骨平台骨折常可合并半月板、侧副韧带、交叉韧带损伤,但在非麻醉状态下行相关体格检查往往因无法获得患者的配合而准确性不高,只会增加患者的痛苦,应尽量避免。

此外,当胫骨平台骨折为高能量损伤时,还需要检查有无合并血管、神经损伤。可通过触诊下肢动脉搏动状态或计算踝肱指数(ankle brachial index,ABI),评估下肢的血管损伤情况。神经损伤中,以腓总神经损伤最为常见,体格检查时应加倍留意。

(3)影像学检查

1)X 线检查应常规摄膝关节 X 线标准正、侧位片,必要时增加斜位片。X 线片通常可清楚显示平台骨折的程度及类型。

2)CT 检查:能够更好地显示骨折粉碎、移位程度及塌陷范围,MRI 检查则在诊断交叉韧带、半月板、侧副韧带等软组织损伤时具有优势。在术前行上述检查,有助于术者制订更完备的手术计划。

3)血管造影检查:怀疑合并动脉损伤时应及时行血管造影检查,以免造成不可挽回的后果。

(4)诊断与鉴别诊断:根据病史、体格检查及影像学检查结果不难做出胫骨平台骨折的诊断。目前临床上有多种胫骨平台骨折分型系统。Schatzker 分型因具有简单、实用的特点而应用最为广泛。该系统将胫骨平台骨折分为 6 型(图 12-15)。

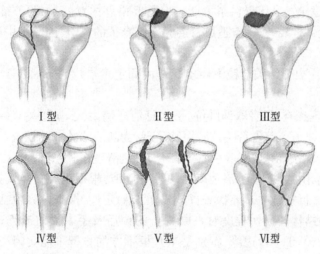

图 12-15　胫骨平台骨折 Schatzker 分型

Ⅰ型:单纯外侧平台劈裂骨折,由外翻合并轴向暴力所致,多见于骨质条件较好,不易发生塌陷的年轻患者。

Ⅱ型:外侧平台劈裂骨折并伴有塌陷,受伤机制与Ⅰ型相似,常见于中老年患者。

Ⅲ型:单纯外侧平台压缩性骨折,为 Schatzker 分型中最常见的骨折类型,多为老年骨质疏松患者的低能量损伤。

Ⅳ型:内侧平台骨折伴有或不伴有髁间嵴骨折,由内翻合并轴向暴力所致,多为高能量损伤,可合并有交叉韧带、外侧副韧带及血管、神经损伤。

Ⅴ型:双侧胫骨平台骨折,干骺端与骨干仍保持连续,多为轴向暴力所致。

Ⅵ型:双侧胫骨平台骨折伴有干骺端与骨干分离,多为高能量损伤,常合并严重的软组织损伤。

4.治疗原则

（1）非手术治疗：非手术治疗包括闭合复位、骨牵引和石膏固定，一般适用于稳定、移位程度小、力线良好的平台骨折，也适用于有手术禁忌证的患者。制动时间超过6周，可能会造成永久性膝关节僵硬，因此对于有较高功能要求的年轻患者，非手术治疗可能并非首选。

（2）手术治疗：一般认为，胫骨平台关节面塌陷>2mm，或分离移位>5mm即应选择手术治疗。通过手术，不仅能够获得更好的复位、更稳定的固定，也有助于患者尽早开始功能锻炼，从而更好地保存关节功能。在传统手术方式中，以切开复位内固定术应用最为广泛，根据损伤的程度可选择空心拉力螺钉、钢板固定等方式，临床应用获得了良好的疗效。

关节镜最初仅作为诊断工具，用于检查评估胫骨平台骨折及伴发软组织损伤的程度。直到20世纪80年代报道在关节镜辅助下经皮内固定治疗Schatzker I～Ⅲ型骨折获得了良好疗效。受此鼓舞，关节镜在胫骨平台骨折治疗中的应用日益广泛，甚至有人尝试将其应用于复杂胫骨平台骨折（Schatzker V型、Ⅵ型）的治疗。目前主流观点仍认为，关节镜主要适用于低能量损伤所致的外侧平台骨折，其最大优势是可在直视下观察胫骨平台复位过程及关节面对合情况，并在关节外通过骨皮质窗口完成撬拨、植骨、内固定物安放等操作。关节镜手术全程无须打开关节腔，与传统手术方式相比更为精准、微创。此外，关节镜也为发现和处理半月板、韧带等伴发损伤提供了可能。但需要格外注意的是，关节镜操作过程中，关节腔灌注液可能通过骨折线外渗，有造成骨筋膜室综合征的风险，因此术中必须严格控制液体灌注压及手术时间。

5.手术技术　主要介绍关节镜下经皮螺钉内固定术治疗Schatzker I～Ⅲ型胫骨平台骨折的手术技术。

（1）关节腔清理探查：患者取仰卧位，手术野消毒铺巾，建立膝关节标准前内、前外侧入口作为观察及操作通道。首先行关节腔血肿清理，为随后的关节腔探查及手术操作做准备，也可同时建立外上方入口并放置吸引管，有助于快速清理血肿，并避免关节内水压过高。待视野清晰后，置入刨削器，进一步清理凝血块及骨碎屑，根据需要转换观察和操作通道。在清理关节腔血肿后，行完整关节腔探查并测试关节稳定性，探查内容包括骨、软骨、半月板、韧带等结构。这些结构的损伤程度对判断骨折的预后及手术操作流程选择均有重要的意义。需要注意的是，位于平台边缘，特别是半月板下方的骨折可能会因视野不佳而遗漏，有学者建议引入套索牵开半月板，或使用专门设计的半月板拉钩牵开半月板，以更好地探查骨折程度。

（2）骨折复位：单纯外侧平台劈裂骨折（Schatzker I型）的复位相对简单，对膝关节施加内翻应力，通过关节囊和韧带的牵引力可将骨折块复位。复位可在X线透视下进行，如位置满意，可在关节面下方1cm左右的位置经皮打入1~2枚克氏针，临时固定骨折块；如骨折块未能抬升至关节面水平，也可经皮在骨折块上打入金属针，将其撬拨复位；如骨折块仍难以复位，可在关节镜直视下，将关节镜探针或刮匙插入骨折线内，撬开嵌压的骨折块，继而经皮置入1~2枚克氏针作为把持器，调整骨折块至对位满意后，平行于关节面置入克氏针行临时固定。

单纯外侧平台压缩性骨折（Schatzker Ⅲ型）可在骨折块远端的干骺端开骨窗，在透视下将刮匙或骨膜剥离器经由骨窗置入骨折块下方，关节镜监视下将塌陷的骨折块顶起至与关节面齐平,然后用同样的方法行松质骨打压植骨,牢固支撑骨折块,同时注意避免过度打压,以免骨折块高于关节面,甚至打穿关节面。如出现过度复位,可将膝关节进行屈伸活动,利用股骨嵴的挤压作用对胫骨平台进行再塑形。完成复位后,用1~2枚克氏针对骨折块进行临时固定,再次正、侧位X线透视评估复位及临时固定是否满意。为了保证满意复位,操作时尽量在塌陷骨折块的中央处推顶。ACL重建导向器对于准确定位很有帮助。将导向器的尖端放置于塌陷骨折块的中央,经由骨折侧胫骨平台穿骨皮质打入定位针(图12-16),准确的定位一方面可以尽量减少对未骨折部位造成损害,另一方面可以确保在复位时以接近垂直于关节面的方向施加推顶力,以达到更好的复位效果。

外侧平台劈裂伴有塌陷的骨折(SchatzkerⅡ型)进行复位时,可将上述2种技术结合应用。

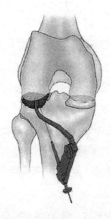

图12-16　应用ACL重建导向器定位骨皮质开窗位置

(3)植骨:一般认为关节面塌陷>6mm、年龄>55岁及严重骨质疏松患者,复位后平台发生再次塌陷的风险较大,需要在塌陷部位进行植骨支撑。有多种植骨材料可供选择,自体髂骨具有良好的骨整合性,也最易获取,缺点是会造成取骨部位的额外损伤;异体骨及人工骨可作为植骨材料使用,但价格相对昂贵,骨整合性也不及自体骨。植骨材料植入后,需进一步夯实以确保支撑的可靠性。此外,在高龄患者中,骨水泥也可作为填充物使用。

(4)固定:目前对于固定方式的选择仍有争议,一般建议使用2~3枚带金属垫圈的6.5mm空心螺钉固定外侧平台骨折。螺钉固定过程在关节镜监视下进行,以确保关节面的平整。注意螺钉不能拧得过紧,否则过犹不及。完成固定后,螺钉的长度和位置需要在X线透视下复查、确认。有观点认为,在单纯劈裂骨折中,钢板螺钉固定的可靠性优于单纯螺钉固定。

(5)其他病损的处理:胫骨平台骨折常伴有半月板损伤,在完成骨折固定后,如有可能应尽量行半月板修补术以保留其功能。侧副韧带损伤可能会影响膝关节的冠状面稳定性,应在骨折固定前后检查膝关节,如有必要可在X线透视下行侧方应力试验,评估侧副韧带功能。大多数伴发的侧副韧带损伤,尤其是内侧副韧带损伤,仅需非手术治疗;当患者表现为严重的外侧方不稳时,常需要在处理骨折的同时重建外侧副韧带。胫骨平台骨折常伴有ACL损伤,但对于是否应同期重建ACL仍存在争议。反对者认为同期手术将大大增加手术的复杂性,也会延长操作时间,从而增加手术并发症的发生率,因此通常把ACL重建留待二期手术,且只有那些伴有慢性膝关节不稳症状的患者需行二期手术。PCL 撕裂相对少见,且通常可选择非手术治疗。

6.康复原则及要点　对于胫骨平台骨折而言,防止关节僵硬,尽可能恢复膝关节活动范围是康复的要点,在内固定确实可靠的前提下,手术后第 1 天即可指导患者进行关节功能锻炼。关节康复目标是 4 周内屈曲达到 90°,如通过积极的康复锻炼 8~10 周后仍未达到 90°,可考虑行关节松解术。松解方式包括麻醉下手法松解及关节镜下关节囊松解。为保证骨折愈合,患者需佩戴可活动铰链支具保护,6 周后开始部分负重,并在 8~10 周时过渡到完全负重。

二、胫骨髁间嵴撕脱性骨折

1.解剖与生物力学　胫骨髁间嵴为胫骨平台之间的非关节区域,其前、后方各有一平坦的区域,分别有 ACL 和 PCL 附着。ACL 自髁间嵴前方发出后,向后上止于股骨外侧髁内侧面,对膝关节的稳定性有重要作用,除能阻止胫骨过度向前移位外,对膝关节内、外翻及旋转稳定性也有重要作用。胫骨髁间嵴骨折后,ACL 功能丧失,关节稳定性减弱。

2.病因与发病机制　胫骨髁间嵴骨折的发生率约为 3/10 万,以 8~14 岁的青少年最常见。骨折多发生于 ACL 胫骨附着点,多为高处坠落、车祸及足球、滑雪等运动损伤的结果。由于青少年的髁间嵴尚未完全骨化,力学强度较 ACL 低,因此,当膝关节受到过伸、外翻、外旋暴力时,更易在髁间嵴发生 ACL 止点的撕脱性骨折。成年人单纯髁间嵴骨折相对少见,且多为高能量损伤,也更容易伴发半月板、侧副韧带等结构的损伤。

3.临床评估

(1)病史与临床表现:患者多为青少年,有坠落、车祸、运动损伤等膝关节外伤史,表现为膝关节疼痛、肿胀、无法负重、屈伸活动受限。详细了解患者受伤过程有助于准确判断受伤机制及类型。

(2)体格检查:体格检查时可见膝关节肿胀、屈伸活动受限、前后方稳定性降低。前抽屉试验和 Lachman 试验可为阳性。需要注意,在急性损伤时患者可能会因疼痛而无法配合完成上述检查。

(3)影像学检查:膝关节 X 线正、侧位片通常可清楚显示髁间嵴骨折和移位。CT 检查可更清楚显示骨折块的形态和移位程度,有助于术者制订更完备的手术计划。MRI 检查在诊断交叉韧带、半月板、侧副韧带等软组织损伤时具有优势,有助于术者对损伤程度和范围做出全面评估。

(4)诊断与鉴别诊断:根据病史、体格检查及影像学检查结果不难做出正确的诊断。胫骨髁间嵴骨折与 ACL 撕裂的临床表现相似,但 X 线片上后者无骨折移位,可以据此鉴别。

临床上常用 Meyers-McKeever 分型系统指导治疗,Ⅰ型为无移位的撕脱性骨折;Ⅱ型为部分移位性骨折,骨折块前 1/3 或 1/2 移位,但后方仍与胫骨相连;Ⅲ型为完全移位骨折,又分为 2 个亚型,ⅢA 型为单纯完全移位性骨折,ⅢB 型为完全移位并伴有旋转的骨折;Ⅳ型为完全移位、粉碎性骨折。

4.治疗原则

(1)非手术治疗:胫骨髁间嵴骨折的治疗方式取决于骨折块的移位程度、有无关节内伴发损伤等多种因素。一般认为,Ⅰ型骨折较为稳定,可选择非手术治疗。但其他类型的骨折是否可选择非手术治疗仍存在争议。有研究认为,骨折块移位>5mm者,非手术治疗后发生骨折块移位、畸形愈合、不愈合、关节不稳等并发症的风险较高。鉴于这些并发症最终仍需手术治疗,选择早期手术可能获益更多。非手术治疗时,需用长腿石膏托或支具将膝关节固定于接近伸直位4~6周,待骨折愈合后再开始关节屈伸功能锻炼。

（2）手术治疗:非手术治疗需要长时间固定膝关节,不利于患者进行早期功能康复,且有发生关节僵硬、骨折不愈合、关节不稳等并发症的可能,因此目前多数学者对手术治疗持更为积极的态度。手术指征包括:移位>5mm的Ⅱ型骨折,所有Ⅲ型、Ⅳ型骨折,以及部分非手术治疗失败的Ⅰ型骨折。通过手术可将骨折块准确复位、牢固固定,并允许膝关节早期进行屈伸运动,有利于患者尽早重返正常生活。

近年来,随着关节镜技术的进步及内固定物的成熟,关节镜下髁间嵴骨折内固定术在临床上的应用日益普遍,可选择的内固定材料包括缝线、螺钉、带线锚钉等。由于胫骨髁间嵴骨折多发生于骨骺尚未闭合的青少年,手术时应谨慎操作。

5.手术技术

（1）螺钉固定技术:螺钉固定技术简单、可靠,在传统切开复位术及关节镜手术中均可获得坚强的固定,允许患者在术后早期开始功能锻炼。

手术时建立膝关节标准前内、前外侧入口,清理关节腔血肿后,完整探查关节腔并测试关节稳定性,评估半月板、侧副韧带、关节软骨有无损伤;进一步清理骨折块及髁间嵴骨床,使用关节腔探针等工具试复位骨折块。如位置满意,可将膝关节屈曲90°,同时将小腿轻度外旋,紧贴髌骨下极建立经髌腱入口,与关节面呈45°角打入克氏针临时固定骨块。关节镜和X线透视双重检查复位满意后,沿导针方向拧入空心拉力螺钉,注意螺钉不能穿透胫骨后方骨皮质,以免损伤血管和神经(图12-17)。再次在关节镜及X线透视下检查无误后,清洗关节腔、关闭切口。

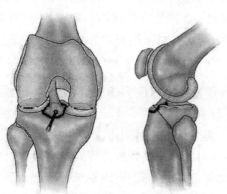

图12-17　螺钉固定髁间嵴骨折

由于金属螺钉固定需要穿过骨折块,因此该术式仅适用于骨折块体积较大的Ⅱ型及Ⅲ型骨折,不适用于Ⅳ型粉碎性骨折,也不适用于骨骺尚未闭合的儿童。此外,螺钉固定还存在髁间窝撞击、医源性骨折块碎裂、需二次手术取出等与内植物相关的各种不足。

（2）缝线固定技术:与螺钉固定相比,缝线固定无须穿过骨块,因此适应证更为广泛,即使是在Ⅳ型粉碎性骨折中应用,同样可获得良好的效果。

术中首先建立标准前内、前外侧入口,清理关节腔后完成伤情评估,进一步对骨折块及胫骨髁间嵴骨床进行清理和新鲜化;试复位满意后,可用探针或克氏针临时固定骨块,使用肩关节过线器在 ACL 紧贴胫骨侧附着点的位置,引入 PDS 缝线,并用逆行过线技术将高强度缝线穿过 ACL,重复上述操作步骤引入第 2 根高强度缝线。使用 ACL 重建导向器自胫骨结节前内侧向骨折块方向并排建立 2 个骨隧道,两者间距离 1~2cm。将 2 根穿 ACL 高强度缝线的内侧头从内侧隧道引出,外侧头自外侧隧道引出,也可将内、外侧头在 ACL 前方交叉后自对侧隧道引出。在膝关节伸直位,抽紧缝线,镜下探查 ACL 张力满意后,在骨隧道外将缝线的内、外侧头交叉打结,也可将缝线穿过纽扣钢板后再打结,以减少缝线对隧道间骨桥的切割。对于骨骺尚未闭合的患者,需在 X 线透视下调整导向器的位置,以确保骨隧道未穿过骨髓。打结后再次检查 ACL 的张力及关节的稳定性,关闭切口,给患者佩戴膝关节可活动支具保护。

缝线固定时 ACL 张力评估至关重要,太紧可能会造成关节僵硬,太松则残余关节不稳。此外,也有术后骨折不愈合及骨髓损伤的报道。

(3)锚钉固定技术:锚钉固定技术已在肩关节镜治疗领域应用多年,具有使用方便、固定可靠的优点,近年来被尝试用于治疗胫骨髁间嵴撕脱性骨折,同样获得了满意的疗效。与缝线固定相似,其适应证广泛。由于锚钉体积小,植入位置较浅,可安全地用于骨骺尚未闭合的青少年患者,且经多年发展、改良,锚钉品种齐全、应用方法多样,根据需要可灵活选择单排、双排、无结等缝合固定方式。

手术时先行关节腔清理,并行骨折块及骨床准备,可在髁间嵴内侧骨折边缘开道后植入带线锚钉,用过线器将缝线紧贴骨性附着点穿过 ACL,打结行单排固定;也可将缝线穿过 ACL 后,在髁间嵴外侧骨折缘以外排锚钉将尾线挤压固定,即行双排固定;也可选择单独使用外排锚钉,将穿过 ACL 的高强度缝线挤压固定于骨床。

6.康复原则及要点　患者术后佩戴可调节活动范围的膝关节支具,伸直位固定 2 周,早期开始下肢肌肉等长收缩训练。2 周后开始逐渐增加屈伸活动的范围,8~10 周时获得完全的活动范围。为防止骨折块移位,从第 4 周开始方允许部分负重,第 8 周开始完全负重。

三、髌骨骨折

1.解剖与生物力学　髌骨为人体内最大的籽骨,关节侧近端表面覆盖有人体最厚的软骨层,远端 25% 的表面则无软骨覆盖。髌骨上极附着有股四头肌腱,下极与髌腱相连续,两侧为内、外侧支持带(由关节囊与阔筋膜和股内、外侧肌的延续部分交织而成)。作为伸膝装置的重要组成部分,髌骨通过增加伸膝装置的力臂提高其运动效能。生物力学研究显示,髌骨最多可增加 50% 的伸膝力量。在屈膝过程中,髌骨逐渐进入股骨滑车关节面,至屈膝 45°时,两者接触面积最大。由于与髌股关节面接触面积小,髌骨下表面承受了巨大的反作用力,最高可达体重的 7.6 倍。

2.病因与发病机制　髌骨骨折约占全身骨折的 1%,按损伤机制可分为直接损伤和间接损伤。间接损伤更为常见,多为低能量损伤。典型的损伤机制是膝关节半屈曲位时股四头肌剧烈收缩,收缩力超过髌骨的强度而导致横形骨折,可同时伴有髌骨旁支持带的撕裂。直接损伤多为高能量损伤,可伴有股骨干、股骨远端等部位损伤,此时支持带通常完整。

3.临床评估

(1)病史与临床表现:患者常有摔倒或膝关节前方直接撞击的外伤史。膝关节肿胀、疼痛、屈伸活动受限,无法行走。

(2)体格检查:可见膝关节肿胀、前方有淤血,髌骨压痛,分离移位明显者可触及骨折凹陷。患者通常无法主动伸膝。

(3)影像学检查:应摄膝关节 X 线标准正、侧及轴位片。侧位片可清楚显示横形骨折及其移位程度,膝关节屈曲 45°轴位片有助于显示纵形骨折。在诊断有困难时,可选择行 CT 及 MRI 检查,其中 MRI 检查有助于发现股四头肌腱、髌腱、支持带等软组织损伤。

(4)诊断与鉴别诊断:根据外伤史、体格检查及影像学检查结果可做出正确的诊断。根据骨折线的方向,髌骨骨折可分为横形骨折、纵形骨折、粉碎性骨折及撕脱性骨折 4 种类型,其中横形骨折最常见,可占总数的 2/3,多为间接暴力所致。注意与先天性二分髌骨相鉴别,后者在 X 线片上副髌骨通常位于主髌骨外上极,两者边缘清晰、整齐。患者虽有外伤史,但局部压痛往往不剧烈。

4.治疗原则

(1)非手术治疗:非手术治疗适用于骨折移位不明显、关节面没有明显台阶样改变的患者。可用长腿石膏托或支具将膝关节固定于屈曲 10°位,制动时间以 4~6 周为宜,固定期间允许患肢部分负重,并鼓励患者早期行股四头肌等长收缩训练。随访 X 线片了解愈合情况,去除固定物后即可开始行膝关节的屈伸功能锻炼。

(2)手术治疗:当髌骨骨折为开放性、骨折块分离≥3mm、关节面台阶≥2mm 时均需选择手术治疗。手术治疗的优势在于复位精确、固定牢靠,有利于患者早期开始功能锻炼,从而能够更好地保存关节功能。手术方式包括切开复位内固定、外固定和髌骨切除(部分或全部)等。切开复位内固定应用最为广泛,常用的固定方式包括克氏针加张力带固定、钢丝环扎、空心拉力螺钉加张力带固定等。

近年来,随着关节镜技术的逐渐成熟,关节镜下经皮螺钉固定横形髌骨骨折获得了良好的疗效。应用关节镜不仅可减少手术创伤,加快患者的康复速度,更有助于获得平整的关节面,减少远期创伤性关节炎的发生。

5.手术技术　关节镜下经皮螺钉固定适用于横形髌骨骨折。手术时患者取平卧位,先在 X 线透视下行髌骨骨折复位,并以复位钳维持骨折块位置。建立标准的前内、前外侧入口,行关节腔冲洗、清理,去除血肿及骨、软骨碎屑;镜下检查复位情况,观察关节面是否平整。如有必要,可置入关节镜探针,在关节镜及 X 线透视双重监视下,进一步撬拨调整骨折块的位置。复位满意后,X 线透视下沿髌骨纵轴,垂直于骨折线经皮并排钻入 2 枚克氏针,随后沿导针方向置入 2 枚 4.0mm 空心拉力螺钉,完成固定后屈伸膝关节。镜下再次检查复位及固定的可靠性。彻底清理关节腔后,缝合切口。

6.康复原则及要点　根据患者骨质条件及固定可靠程度,可为患者选择佩戴可调节角度的膝关节支具,或不佩戴支具。术后次日可开始膝关节屈伸功能锻炼,6 周内可行全范围活动。早期即可开始股四头肌主动收缩训练,但抗阻伸膝训练宜推迟至 6 周以后。

四、股骨后髁冠状面骨折(Hoffa 骨折)

1.解剖与生物力学　股骨远端为股骨干的延伸,其形态由管状逐渐膨大、增宽,骨皮质逐渐变薄,最远端由股骨滑车及髁间凹分隔为股骨内、外侧先,内侧髁较外侧髁宽大。内、外侧及滑车表面覆盖有软骨,形成关节面,以股骨远端承重面及滑车部分的软骨最厚。膝关屈伸过程中,髌骨在股骨滑车内上下滑动。股骨髁间凹为股骨远端的解剖薄弱点,来自前方的直接暴力易通过髌骨传递至此处,造成股骨髁骨折。此外,股骨先上为骨皮质与骨松质的移行部位,也易发生骨折。

股骨远端骨折时,需关注有无伴发血管、神经损伤,其中股动脉和坐骨神经与股骨远端关系密切。股动脉在缝匠肌下、内收肌和股内侧肌之间由近端向远端走行,经内收肌裂孔进入腘窝,延续为腘动脉。坐骨神经在股骨后方于股二头肌长头和半膜肌之间下行,在腘窝处分为胫神经及腓总神经。

2.病因与发病机制　Hoffa 骨折是一种少见的骨折,为单侧或双侧股骨后髁的冠状面骨折,属于关节内骨折。最早于 1869 年由 Friedich Busch 报道这种特殊类型的骨折,1904 年 Albert Hoffa 对其进行了详细描述,故后世将其命名为 Hoffa 骨折。

Hoffa 骨折通常为车祸、高处坠落等高能量损伤的结果。摩托车车祸为其最常见的致伤原因,可达总数的 4/5,受伤时骑手膝关节处于屈曲位,股骨后髁直接承受来自胫骨平台的轴向冲击力是骨折发生的主要机制。在其他原因导致的 Hoffa 骨折中,旋转和轴向暴力的共同作用可能是更为常见的损伤机制。由于股骨解剖轴相对于胫骨解剖轴存在生理性外翻,因此,当膝关节在屈曲位受到前后向暴力时,外侧髁往往承受更多应力,也更易发生 Hoffa 骨折。综合文献报道,外侧髁 Hoffa 骨折可占该类型骨折发生率的 78%~85%。内侧髁 Hoffa 骨折则较为少见,多为受到内侧方侧向直接暴力的结果。但是,上述假设无法解释膝关节屈曲位时,机械轴位实际上位于关节内侧这一事实,因此,目前对于 Hoffa 骨折的确切发生机制仍存在争议。

由于股骨后髁持续承受剪切应力,Hoffa 骨折是一种天然不稳定的骨折,可发生骨折移位和不愈合。

3.临床评估

(1)病史与临床表现:患者通常有车祸、高处坠落等外伤史,表现为膝关节的肿胀、疼痛、活动障碍。

(2)体格检查:可见膝关节肿胀、活动受限,但作为一种关节内骨折,Hoffa 骨折通常不伴有明显的畸形。体格检查时应仔细定位疼痛的部位,需要注意检查有无伴发的血管、神经损伤。

(3)影像学检查:应常规摄膝关节 X 线标准正、侧位片,必要时增加斜位片。需要强调,X 线检查对诊断 Hoffa 骨折有很高的漏诊率,有报道显示 X 线诊断的阳性率仅为 69%。因此,对于对有疑问的病例需进一步行 CT 检查,以提高诊断的准确性。此外,CT 检查能够提供更多的骨折细节,为制订手术计划提供帮助。MRI 检查除能提高诊断的准确性外,还有助于发现半月板、韧带等伴发损伤。

(4)诊断与鉴别诊断:Hoffa 骨折容易漏诊,故当患者有典型外伤史时,需要仔细排查有无 Hoffa 骨折存在。行 CT 检查有助于提高诊断的准确性,并有助于制订手术计划。作为关节内骨折,Hoffa 骨折需要与交叉韧带撕裂、半月板撕裂等关节内损伤相鉴别,当然上述病变可能与骨折并存。

Letenneur 根据骨折线与股骨后方骨皮质的距离,将 Hoffa 骨折分为 3 型: I 型为累及整个股骨后髁的骨折,骨折线与股骨后方骨皮质亚行; II 型为包含不同大小骨折块的骨折; III 型为斜形骨折。相关解剖研究显示, I 型和 III 型骨折中,后髁骨折块尚有软组织附着,而 II 型骨折则少有软组织附着,故认为 II 型骨折发生不愈合和缺血坏死的概率最高。

4.治疗原则

(1)非手术治疗:移位不明显或不具备手术条件的患者可选择非手术治疗。治疗方式包括骨牵引、石膏或支具固定等。Hoffa 骨折多不稳定,故治疗过程中需密切观察骨折块有无移位。固定时间过长易导致关节僵硬,故一般不宜超过 4 周。如有可能,尽早去除固定物,开始主、被动功能锻炼。

(2)手术治疗:Hoffa 骨折极易发生移位,非手术治疗时骨折畸形愈合、不愈合的发生率高,因此,目前多主张只要条件允许,尽量选择手术治疗。切开复位内固定术是 Hoffa 骨折最常用的治疗方式,多数文献报道可获得良好的复位和满意的疗效。可选择的内固定物包括钢板、空心螺钉、可吸收螺钉等,多具有较为可靠的固定效果。根据骨折部位可选择标准内侧或外侧髁旁入路,上述入路能够很好地显露股骨远端前方,但后髁部分的显露欠佳,不利于骨折块的复位及固定。也有报道使用各种类型的改良入路,但这些入路均存在手术损伤大、后髁关节面显示不佳的问题。

近年来,有报道关节镜下应用空心拉力螺钉治疗 Hoffa 骨折获得了良好的疗效。关节镜手术除了具备固有的微创优势外,其视野更佳,能够在术中更好地观察和评估后髁关节面对合情况,且能够同时发现和处理半月板等伴发软组织损伤。关节镜手术适用于骨折块较大的非粉碎性骨折,不适用于骨质量不佳及伴有血管、神经损伤的病例。

5.手术技术　主要介绍关节镜下拉力螺钉治疗 Hoffa 骨折。患者取平卧位,建立膝关节标准前内、前外侧入口,首先彻底清理关节腔血肿及骨、软骨碎屑,完整探查关节腔并测试关节稳定性,评估半月板、侧副韧带、关节软骨有无损伤。一般将骨折侧入口作为观察通道,对侧入口作为工作通道,术者可根据操作需要在 2 个通道间转换。进一步评估骨折块的移位程度及骨质量,通常骨折块尚有部分与关节囊相连。使用关节镜探针等工具尝试调整骨折块位置。可屈曲膝关节,通过胫骨平台对股骨后髁的推挤作用,达到复位的目的。通过关节镜及透视双重检查骨折复位程度,如位置满意,可使用点式复位钳或其他工具临时固定骨折块。X 线透视下经皮打入 2 枚克氏针进一步固定骨折块,克氏针的进针方向尽量与骨折线垂直。X 线透视下以空心导钻沿克氏针方向开道,确定深度后,以 2 枚 6.5mm 空心拉力螺钉固定骨折块(图 12-18),注意必须将螺钉头部埋入关节软骨面下,以免造成撞击等并发症。同时,为增加内固定物的抗旋转能力,应使用 2 枚以上空心拉力螺钉进行固定。如有半月板等伴发损伤,应进一步行相应处置。屈伸活动膝关节,再次镜下及 X 线透视检查示固定位置满意后,彻底冲洗关节腔,关闭切口。

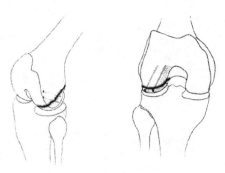

图 12-18　空心拉力螺钉固定 Hoffa 骨折

6.康复原则及要点 患者术后佩戴可调节活动范围的膝关节支具,术后即可开始股四头肌等长收缩训练。早期关节活动范围训练可预防关节僵硬、静脉血栓形成等并发症,但 Hoffa 骨折作为一种不稳定的骨折,一般建议将关节屈伸活动范围训练推迟至术后 3 周左右。通过锻炼在术后 6 周左右可达到全关节范围的活动。术后 3 个月起开始患肢完全负重。

第十三章　前交叉韧带损伤

前交叉韧带(ACL)是膝关节的静力性稳定结构,对膝关节的稳定起着至关重要的作用。ACL断裂后可以产生明显的膝关节不稳,严重影响膝关节的运动功能,随之继发关节软骨、半月板等结构损伤,导致关节退行性变和骨关节炎。ACL断裂是骨科运动医学的常见疾病。

第一节　膝关节前交叉韧带损伤

临床实践与研究结果表明,ACL断裂后应尽早重建,以恢复膝关节的稳定性。在过去的30多年间,关节镜下ACL重建已成为ACL断裂的主要治疗方法。ACL重建技术和理论经过不断发展,渐趋成熟。

一、解剖与生物力学

ACL是防止膝关节向前移位的主要结构。针对ACL的解剖和功能,学者们已经开展了广泛的研究。为了达到重建ACL的目的,研究重点往往集中在韧带与骨性标志物之间的关系上。在股骨端,ACL前缘起始于股骨外侧髁内侧壁上的骨嵴;在胫骨端,ACL后缘止于胫骨髁间隆突前方的骨面。

ACL是一整条韧带,在其整个活动范围中,该韧带的各部分都绷紧。将ACL作为一个整体来看,在膝关节屈伸过程中,ACL是一个等长(矩)结构,在膝关节任何一个角度,ACL都保持恒定张力,由不同纤维结构来承担张力。在对ACL功能解剖的研究中,研究发现ACL在解剖结构上并未分离成不同束。但他们证实了当ACL被扭曲90°时,随着膝关节屈曲,韧带中不同纤维的长度和张力都发生了变化。因此,他们认为ACL中存在不同的功能部分。基于ACL不同功能部分的概念,有人将ACL分为前内束和后外束两束。还有人也支持ACL的这种双束结构,并根据它们的胫骨插入点来定义前内束和后外束。前内束和后外束分别起源于ACL在股骨侧起点的近端和远端。研究发现这2条纤维束不是等距的,屈曲时前内束延长,后外束缩短(图13-1)。这些纤维长度的变化与它们在膝关节屈曲过程中参与整个ACL动作的改变有关。正因为如此,单纯的前内束断裂将对前抽屉试验(ADT)产生较大的影响,而单纯的后外束断裂将对Lachman试验产生较大的影响。后外束在抵抗内、外旋转中也起重要的作用。

胫骨旋转时主要由联合关节囊结构、侧副韧带、关节表面和半月板的几何形状来限制,交叉韧带只发挥次要作用。但最近的证据表明,如果前内束和后外束在功能上保持完整,ACL在维持旋转稳定性方面的作用将会更大。尽管如此,内侧副韧带在解剖结构上比ACL更适合于保持旋转稳定性,并且由于其附着处与胫骨旋转轴的距离更远,因此具有控制扭转或松弛的机械优势。内侧副韧带只有在ACL消失后才会对ADT产生明显的阻力。当2根韧带都消失时,如果不受肌肉活动的控制,膝关节会出现较大的胫骨偏移,并且容易受前方应力的影响。内侧结构的损伤伴随ACL损伤时将进一步影响膝关节前方的稳定性。

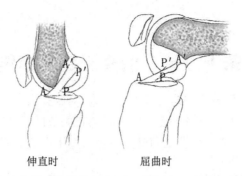

伸直时　　　　　屈曲时

图 13-1　膝关节伸直时和屈曲时 ACL 的形态

AA′:前内束;PP′:后外束

二、病因与发病机制

ACL 断裂常发生于如足球、篮球、滑雪等膝关节负荷较大、需要扭转动作的体育运动中。在 ACL 的损伤机制中,非接触性损伤最为多见,由减速、落地、加速和后退等动作导致;接触性损伤则常涉及膝外翻伤,多伴随半月板和内侧副韧带的损伤。

几项针对 ACL 损伤因素的研究发现,这种损伤与髁间窝狭窄存在关联。有人对 902 名运动员进行了前瞻性研究,发现 ACL 撕裂运动员与未发生 ACL 撕裂运动员相比他们的髁间窝宽度具有统计学意义。还有学者将 31 名非接触性双侧 ACL 损伤患者与 23 名无膝关节损伤史的对照者进行比较,下肢 CT 检查分析显示,膝关节损伤组股骨外侧髁明显宽大,可能是导致髁间窝狭窄的主要原因。最近的一项荟萃分析表明,髁间窝宽度减少或狭窄是 ACL 损伤的易发因素。一项比较有或没有 ACL 撕裂的男性和女性髁间窝宽度的研究发现,女性的髁间窝宽度比男性窄,ACL 撕裂患者的髁间窝宽度比对照者窄。这些研究结果可以使医师早期识别出单侧,尤其是双侧 ACL 撕裂风险增加的个体。此外,这可能是女性运动员 ACL 撕裂发生率较高的原因之一。在一些双束重建的女性翻修患者中,明确发现髁间窝狭窄是再撕裂的重要因素。

女性 ACL 损伤的原因一直是人们关注的焦点。调查受伤率的研究指出,在相同的运动项目中,女性发生 ACL 损伤的次数是男性的 4~8 倍。造成这种差异的可能原因有外在因素(如肌肉强度)和内在因素(如关节松弛、髁间窝宽度、膝关节外侧关节腔内的压力增加和承受负荷的刚度降低)。研究发现,胫骨平台外侧坡度每增加一个等级,女性 ACL 损伤的风险则会增加 21.7%。然而目前几乎没有客观证据能够支持这一假说。一项最近的荟萃分析显示,肌肉的训练和强化可以降低女运动员 ACL 损伤的风险,尤其是 18 岁以下的女运动员。

ACL 撕裂时的相关损伤会影响手术处理和预后。与跳跃机制相关的损伤表现出明显较高的半月板撕裂率。有学者查阅了他们的 ACL 损伤数据库中的患者身高、体重和体重指数(BMI)。在 ACL 重建时,这 3 个变量的增加都与关节相关疾病的发生率升高有关。因此,有理由认为,通过减轻体重和 BMI,患者可以减少相关损伤,改善 ACL 重建的预后。

三、临床评估

1.病史与临床表现

(1)病史:ACL 损伤患者的典型病史是有外伤史,患者通常会描述自己曾在进行膝关节扭转运动时经历减速性的损伤。

（2）临床表现：ACL 急性损伤时，可能有韧带撕裂声、膝关节剧痛，然后很快出现明显肿胀，导致膝关节伸直、屈曲受限。慢性损伤多表现为运动时膝关节不稳定，在运动中出现膝关节错动感或打软腿，尤其是在急转、急停或变速折返运动时，一般正常直行多无不稳定。慢性 ACL 损伤常伴发半月板、软骨和骨关节炎的发生和发展，患者有膝关节疼痛、关节交锁等症状。

2.体格检查　体格检查包括常规膝关节检查（如有无肿胀、畸形、压痛点，以及关节活动度和大腿肌肉维度等）和以下特殊检查。

（1）前抽屉试验（ADT）：患者平卧，髋关节屈曲 45°，膝关节屈曲 90°，放松下肢肌肉。检查者坐在患者足部（方便固定其下肢），双手握住其胫骨上段，分别在中立位、内旋位、外旋位向前牵拉。根据胫骨相对于股骨前移的程度与健侧做比较并进行分度：前移 0~5mm 为 Ⅰ度，5~10mm 为 Ⅱ度，>10mm 为 Ⅲ度。

有研究报道，ADT 假阴性率较高，分析存在以下原因：①急性损伤患者由于关节内血肿，膝关节剧烈疼痛等原因，膝关节屈曲 90°时疼痛加剧，膝关节周围肌肉紧张；②膝关节屈曲 90°时，附着于胫骨的内侧半月板前后角贴在内侧股骨踝的凸面，起到"门楔子"的作用，阻止胫骨前移，因而出现假阴性。另外，半月板的阻挡和大腿的不完全固定可能使硬性或软性止点无法分辨，即无法分辨是韧带的完全撕裂、不完全撕裂还是无韧带撕裂的关节囊松弛；③后交叉韧带（PCL）松弛或断裂时，会导致检查者误判，认为 ADT 阳性的关节不稳、胫骨前移仅仅是因为股骨从下沉处返回中立起始位置。

（2）Lachman 试验：作为评估 ACL 损伤最常用的检查方法，灵敏度较高。患者平卧，膝关节屈曲 20°。检查者站在其患侧，嘱其放松肌肉，一只手固定其大腿下段，另一只手握住其胫骨上段，前后错动膝关节，根据胫骨前移的程度（参考 ADT 分度）及是否有软/硬性止点进行判断。Lachman 试验阳性并伴有软性止点，考虑 ACL 完全断裂；Lachman 试验阳性并伴有硬性止点，考虑 ACL 部分损伤；Lachman 试验阴性并伴有硬性止点，考虑 ACL 正常。

与 ADT 比较，Lachman 试验能够检查急性期由于关节内积血、关节疼痛无法屈曲 90°的患者。由于没有半月板的阻挡，检查准确率明显提高，同时能够更准确地体会到韧带的止点感觉。

（3）轴移试验：行轴移试验（pivot shift test，PST）时患者平卧，放松肌肉，检查者立于其患侧，一只手握住其患侧足部，另一只手固定于患侧小腿上段，施加轴向、外翻和内旋力量，同时缓慢屈曲膝关节，如出现膝关节轴向错动感为阳性。检查者的主观感觉和患者放松程度对 PST 的结果影响较大。

PST 的原理是对膝关节施加一个外翻、内旋力矩，沿内侧副韧带产生一个拉力负荷，以及对外侧面产生一个压力负荷，当膝关节承受外翻力矩、从完全伸直到屈曲时，胫骨外侧平台因内旋倾斜而承受一个向前脱位的力，若 ACL 未断裂，能抵抗这个力量，可防止胫骨向前半脱位；若 ACL 断裂，不能抵抗这个力量，则外侧胫骨平台向前方半脱位、胫骨内旋，常发生在膝关节屈曲 20°~40°时。

（4）杠杆试验：行杠杆试验（lever test）时患者平卧，检查者立于其患侧，一只手握拳置于其患侧小腿近端 1/3 处（约腓骨小头下方平面）使膝关节屈曲 20°，另一只手置于大腿远端髌骨上极处施加一垂直向下的压力。正常 ACL 因连续性良好可在被施加向下作用力时，产生杠杆作用,带动足跟离开床面;ACL 损伤时因韧带连续性中断,在股骨远端施加向下作用力时,因不能产生杠杆作用,足跟无法离开床面,为杠杆试验阳性。

最近研究发现,在上述 4 种试验中,杠杆试验的特异性最高,特别是对于肢体粗壮患者和膝关节半月板桶柄样撕裂交锁患者。改良杠杆试验与传统杠杆试验的操作方法相比,改良试验更加精确。国内学者对传统杠杆试验进行了改良,使精确性明显提高,假阴性率下降40%。

改良杠杆试验在小腿上段相当于胫骨结节水平后方处作为杠杆支点,在股骨下端相当于髌骨上缘处施加向下的压力。如果无法使足跟离开床面,为试验阳性,表明 ACL 断裂;如果能够使足跟离开床面,为试验阴性,表明 ACL 完整。传统杠杆试验在小腿中上 1/3 处作为杠杆支点,无论向下压力的施力点在髌骨上缘还是在股中下 1/3,均能相对容易地抬起足跟,造成假阴性。

3.胫骨前移程度测量　KT-1000 或 KT-2000 关节动度测量仪是通过定量测量胫骨前移程度来判断 ACL 损伤与否的有效工具。测量时患者取仰卧位,先测量健侧,后测量患侧。方法:双腿置于仪器股骨支撑平台上,调节平台高度使膝关节被动屈曲 30°,双足跟置于足底支撑平台上,外踝紧贴双侧挡板,保证小腿外旋约 15°。确认关节测量仪上的关节线刻度位置对准膝关节的关节线,固定关节测量仪。调零刻度转盘,嘱患者放松肌肉。测量时检查者一只手握髌骨挡板稳定髌骨,另一只手通过拉手对小腿施加前向拉力,随拉力增加可依次听到 3 声不同音调的声响,分别反映前向拉力大小为 15lb(6.8kg)、20lb(9kg)和 30lb(13.6kg)。测量结束后比较双侧结果。正常个体的 ACL 双侧前向松弛度测量差值 2mm,如>3mm 即有病理意义,>5mm 提示为 ACL 完全断裂。若患侧数值较健侧>3mm 即为阳性结果。

4.影像学检查

(1)X 线和 CT:应常规进行膝关节 X 线检查,以评估撕脱性骨折、骨嵴情况及关节退行性变等骨性结构情况。必要时进行 CT 检查以更详细地评估骨性结构。三维 CT 重建观察髁间窝形态与骨嵴,在翻修手术前对判断骨道位置有重要参考价值。

(2)MRI:MRI 检查对软组织分辨率和敏感性高的特点,使其成为目前 ACL 损伤最为重要的影像学检查方法,还可以同时评估伴随的损伤,如半月板损伤、软骨损伤及其他韧带损伤等。

由于 ACL 的解剖特点,常规 MRI 扫描方向无法满足精确诊断的需要,因此沿 ACL 的方向扫描对于诊断有重要的作用。MRI 影像上正常的 ACL 是起自股骨外侧髁内侧面,斜向前内侧走行,止于胫骨髁间隆起前方的一条边缘清晰、光滑、具有张力感的低信号带。连续性中断是 ACL 断裂最直观的表现。ACL 断裂的 MRI 诊断标准:①ACL 前缘呈不规则波浪状;②T_1WI 成像中 ACL 信号内有高信号;③矢状面上 ACL 信号不连续;④当伴有上述征象之一时,前部呈弓状的 PCL 可支持 ACL 撕裂。

MRI 检查不可作为 ACL 断裂的唯一诊断标准,临床上有部分 ACL 断裂后残端移位不明显,而是以瘢痕黏附于 PCL 或股骨髁的内侧面。该类情况需要临床医师对正常 ACL 的影像有清晰的认识,可以通过冠状位和矢状位上 ACL 的方向和角度来辨别,更重要的是与临床体格检查及病史三者结合以诊断。

四、治疗

1.治疗原则　ACL 损伤的治疗原则是恢复患者膝关节稳定性,减少并发症,使患者尽可能恢复到受伤以前的关节运动学功能。

2.非手术治疗　ACL 部分损伤、运动时无膝关节不稳定的患者,ACL 完全断裂但身体状况不适合手术的患者,ACL 完全断裂但无运动需求的患者都可以采取非手术治疗。

对于那些对膝关节活动要求不高并且不参加体育运动的人来说,非手术治疗是一个可以考虑的选择,因为这一群体患者的活动量造成的膝关节持续不稳定的概率较小。非手术治疗的初始治疗目标是减少肿胀,恢复膝关节运动功能,然后进行力量和稳定性训练,整个治疗过程必须有经验丰富的物理治疗师指导。研究指出,接受非手术治疗的 ACL 完全撕裂患者中,70%的患者可以恢复单一方向的运动。还有人也报道,在接受了加强腿部肌肉锻炼的项目后,59%的患者恢复了体育活动。然而,非手术治疗患者的膝关节在进行突然停止和旋转运动时表现不佳。有研究评估了非手术治疗的老年、低需求患者急性、完整 ACL 损伤的治疗结果并指出,70%的患者能够继续进行中等需求的运动。该研究的平均随访时间为46 个月。

非手术治疗方法包括早期患肢固定,针对疼痛、肿胀等进行对症治疗,进行肌力训练和活动度锻炼等,必要时可以使用护膝辅助。

3.手术治疗　ACL 撕裂是否重建的决定不仅应基于有无膝关节不稳定症状,还应基于患者的生活方式和活动需求。在对 ACL 重建的前瞻性非随机试验中,58 例患者被分为低、中、高活动度组,中、高活动度组进行重建。在平均 6.6 年的随访中,早期重建可降低膝关节松弛、不稳定、晚期半月板撕裂和进一步手术的发生率。

近年来许多临床医师在实践中没有严格遵循基于年龄和运动需求的指导原则,因为整体活动水平才是最重要的指标。人们普遍认为,年轻人对活动水平要求高,因而对膝关节康复水平要求更高。然而,也有许多老年人参加高水平的休闲体育活动,如高尔夫、网球、乒乓球、保龄球等,而且时间更长。因此,年龄本身不应该是 ACL 重建的禁忌证。国外学者报道了 97%的 40 岁以上患者 ACL 重建后的良好或优秀结果,平均随访 55 个月。参与该项研究的所有患者都对手术感到满意,大多数患者都能完全恢复体育活动,包括网球和滑雪运动。

对于愿意接受久坐不动生活方式和降低活动水平的患者,可以考虑非手术治疗,并接受门诊康复计划。还有一种理想化的选择是,先对所有 ACL 撕裂的患者进行非手术治疗,并对这种治疗方法失败的患者进行重建。这种方法可能需要几个月的观察期来决定是否需要行重建手术。事实上,大多数患者不愿意接受这段时间的保守治疗。因此,建议对日常活动需求较大的有症状患者进行早期重建。如果把早期重建和保守康复与延迟重建做比较就会发现,早期重建成本更低、效率更高。对于这些患者,早期重建手术的目的是在不进一步损伤膝关节的基础上使他们恢复日常活动。

ACL 重建最早的手术方式是由 Hey Groves 于 1917 年提出的"阔筋膜过顶法"。随后相继出现了鹅足转移术、髂胫束固定术及其他术式。1936 年出现了采用髌韧带重建 ACL 的手术方式;1937 年报道了采用半腱肌腱重建 ACL 的手术方式;1981 年报道了使用半腱肌腱和股薄肌腱重建 ACL 的手术方式;1983 年报道了使用对折的半腱肌腱作为移植物的重建方法。以上手术方式均为开放性手术,手术过程复杂、创伤大、并发症较多,且术后恢复多不理想。

随着关节镜技术的出现和迅猛发展,ACL 重建手术也有了新的飞跃,人们对 ACL 重建手术的认识和手术方式的思考也进入了新境界,如解剖重建、等长重建、保残重建等。关节镜下 ACL 重建手术具有创伤小、视野好、术中定位准确、并发症少、术后康复快等优势。目前,关节镜下 ACL 重建手术已成为 ACL 重建手术的"金标准"。

ACL 重建的目的是恢复膝关节的稳定性,满足活动需要,提高生活质量,恢复竞技水平,延长运动生命,减缓骨关节炎的发生,避免半月板等其他组织的继发性损伤。

(1)适应证:ACL 断裂后需要恢复关节稳定性,以恢复运动能力及避免继发性损伤、复合型韧带损伤,而不仅仅是韧带的连接和关节的稳定。重建手术适用于伴有半月板损伤和软骨损伤且无手术禁忌证者。

(2)手术时机:ACL 重建手术的时机选择一直存在争议。普遍认为伤后立即行 ACL 重建手术可能导致关节纤维化风险增加。有人比较伤后 1 周内和 3 周后行重建手术的结果,发现 1 周内重建手术组关节纤维化发生率显著升高。目前较多的研究者认为应该在血肿吸收、肌力开始恢复、膝关节活动度恢复尚可、创伤反应基本消退后再行 ACL 重建手术,一般在伤后 3~4 周后为宜。

(3)手术方法:主要包括移植物选择、骨道定位、内固定选择等,其中移植物选择与骨道定位是手术成功的关键。

1)移植物选择:目前常用的移植物主要包括自体移植物、异体移植物、人工韧带。自体移植物被广泛应用于韧带重建手术,常用的有骨-髌腱-骨、腘绳肌腱、股四头肌腱、腓骨长肌腱等。最为常用的是骨-髌腱-骨和腘绳肌腱,它们的初始强度都高于正常的 ACL。大量的研究显示,早期的随访它们均表现出令人满意的治疗效果,术后能够使大部分患者的膝关节恢复稳定性。但有腱股愈合不良和力学衰减的影响,远期效果并不理想。

但不容忽视的是采用自体移植物的患者在一定程度上存在供区并发症。自体骨-髌腱-骨重建 ACL 一度被认为是 ACL 重建的"金标准",但其供区并发症较多,如膝前痛和跪地痛、髌骨骨折、髌腱断裂、髌股关节病、髌腱腱病、伸膝无力、屈曲挛缩等,一直是困扰手术医师的问题。自体腘绳肌腱作为移植物常见的并发症是屈膝肌力减弱和隐神经及其分支支配区域感觉异常。

相比之下,异体移植物不存在供区并发症的风险,还可以获得与自体移植物初始强度类似的稳定性,这是其临床应用中的显著优点。但供体短缺、疾病传播、排异风险、异体质量、消毒灭活等组织库质量问题不容忽视。更重要的是,异体移植物供者的年龄对力学的影响很大,一位 70 岁供者的肌腱力学强度只有 20 岁供者的 40%。异体移植物在经过灭活处理后力学强度丢失较大,在年轻患者中应用存在较高的手术失败率。国外进行了一项前瞻性随机对照研究,最短 10 年的随访结果表明采用自体移植物重建 ACL 的失败率为 8.3%,而采用异体移植物的失败率高达 26.5%。由于这些问题的存在,学者们试图为 ACL 重建手术移植物的种类探索出新的途径,避免传统移植物的缺陷,从而实现更好的临床疗效。

人工韧带的研究开始较早,因其早期恢复、无供区并发症和即时力学强度较满意等特点使其曾被作为理想的移植物。然而,早期人工材料差、无仿生设计、手术技术不精准使多数人工韧带疗效不佳,其高失败率、严重术后并发症频有报道,因而被临床淘汰。但一种称作"韧带先进增强系统"(ligament advanced reinforcement system,LARS)的新型人工韧带在临床用于 ACL 重建中显示出良好的短、中期效果,手术失败率及并发症发生率都很低。作为新一代人工韧带,可使患者早期恢复运动成为 LARS 应用于 ACL 重建的一个优点,而且 LARS 重建 ACL 的远期失败率也不高。随着更长期和多方面研究的进行,人工韧带或许会为骨科医师打开另一个移植物应用的广阔空间。

2)重建方式:随着关节镜技术的飞速发展,ACL的重建方式也变得越来越丰富。从传统的单束重建到双束重建、三束重建,从过顶位重建到解剖位重建,临床医师希望能够通过术式的探索与改进,最大限度地恢复患者的膝关节功能。虽然研究显示几种术式都有优点,但似乎所有的手术方式都仍有不足,因此目前尚无公认的、最为理想的手术方式,对于采用哪种手术方式重建ACL仍存在争议。

A.ACL单束过顶位重建:20世纪90年代,M.Marcacci等首先提出"过顶位"的概念。ACL单束过顶位重建在当时被认为是最等长,效果最确切、最佳的重建方式。单束过顶位重建理论认为,正常膝关节在运动时,股骨外侧髁的内侧壁有一个等长点(位于髁间窝最后端,接近于过顶点位置),该点是最佳股骨隧道定位点,重建ACL手术成功率较高。

骨隧道的定位对于重建手术的结果至关重要,单束过顶位重建也不例外。单束过顶位重建股骨隧道的定位通常采用经胫骨技术,手术操作相对简便,可重复性强,胫骨隧道的定位在一定程度上决定着股骨隧道定位理想与否。通常从前内侧入路插入胫骨定位器顶端(一般胫骨定位器的角度设定在50°~55°),根据移植物的长短做适当调整,定位器与矢状面的角度通常控制在45°,这样可以使通过胫骨隧道定位的股骨隧道达到合适的位置。胫骨隧道内口的定位通常使用外侧半月板前角后缘、胫骨嵴和PCL前缘3个参照点。通常采用的是以下两种方法:a.通过外侧半月板前角后缘的水平线与经过内侧胫骨嵴的垂线的交点进行定位;b.在位于髁间凹底面PCL前缘前方7mm处的位置进行定位,然后建立胫骨隧道。应避免胫骨隧道偏前。胫骨隧道太偏前会导致移植物与髁间凹发生撞击,最终导致手术失败。然后通过胫骨隧道建立股骨隧道。股骨隧道的定位是通过"表盘法"实施的,"过顶点"通常在11点(右膝)或1点(左膝)位置。一般建议在屈膝90°位定位,使用偏心导向器于"过顶点"定位,制备股骨隧道。股骨隧道后壁与课的后壁之间需要留一层骨质,所留骨质的厚度可根据移植物的直径确定,可通过使用不同刻度的偏心导向器实现。经验丰富的临床医师可以不使用偏心导向器而直接定位,这样可以在一定程度上减小对胫骨隧道的依赖。

近10年来,随着ACL重建技术的发展,发现过顶位重建在膝关节退行性变的预防方面作用有限。导致膝关节退行性变的主要原因很可能是重建术后关节正常的运动学功能没有得到恢复。过顶位可有效控制膝关节前后稳定性,但对于膝关节旋转稳定性的控制效果欠佳。从解剖学角度也可发现ACL在股骨端的足印区位于股骨外侧髁的内侧面,而不是在过顶点,过顶点实际位于ACL股骨足印区的上方。并且有研究显示,哪怕定位点的些许变动都会导致ACL的长度和张力的大幅改变。因此,由于不是解剖位重建,单束过顶位重建的ACL只是使膝关节处于一种代偿状态,无法恢复膝关节正常的"J"形(滑动、滚动、转动)联合运动。经过长期研究后发现,非解剖位重建的韧带会导致术后膝关节更早、更快地发生软骨退行性变。因此使用此方法的医师在逐渐减少。

B.ACL双束重建:1938年,Palmer首先提出ACL由前内束和后外束构成,两束各有其特殊功能。两束在膝关节伸展时平行、屈曲时扭转缠绕,这一观点已得到了广泛的认可。基于这一理论,1999年Muneta等在单束重建的基础上开展了经胫骨的双束重建。与单束重建不同,常规的双束重建胫骨端和股骨端各建立2个隧道。其中股骨隧道选择在10点30分和11点30分位置(右膝)或者12点30分和1点30分位置(左膝)。胫骨隧道内口位于胫骨髁间嵴顶端前方7mm处,前内束胫骨隧道内口位于内侧,后外束胫骨隧道内口位于外侧。

理论上,双束重建具有移植物更接近正常 ACL 的解剖结构和通过增加骨隧道来增加移植物与隧道的接触面积以达到促进愈合的目的。随后有大量关于双束重建 ACL 的文章报道。国外的尸体标本研究显示,在整个膝关节活动范围内,双束重建能够发挥更大的稳定膝关节的作用。有人报道了四骨道双束解剖位重建 ACL 的 2 年随访研究结果,在胫骨前移松弛度和临床轴移松弛度评价方面,双束解剖位重建优于单束重建。随访 2 年后,采用 Noyes 主观膝关节评价两种术式无差别,但膝关节屈曲 30°时的胫骨前移松弛度和临床轴移松弛度,双束解剖位重建均小于单束和双束非解剖位重建。

虽然有一些基础研究为双束解剖位重建提供了力学证据支持,但在临床研究方面其优越性的证据相对较少。据报道,在主观及膝关节稳定性测量上,单束与双束重建并无明显统计学差异。有人报道了 328 例前瞻性队列研究结果,随访 2 年,发现双束重建在前移松弛度和轴移松弛度方面优于单束,但 Lysholm 评分差异无统计学意义,且在其他临床评价和并发症方面的差异也均无统计学意义。国外学者报道了 108 例单束重建和双束重建的比较研究结果,平均随访 32 个月,发现在膝关节稳定性和本体感觉方面也无明显差异。

双束重建理论上的优势在临床上却无法得到充分体现,分析原因,双束重建可能只是在形式上而无法在功能上恢复 ACL 的运动学功能;胫骨隧道无法实现解剖定位、自体移植物强度在韧带化过程中仍无法达到理想的强度都是造成这种状况的可能原因。

双束解剖位重建能够恢复 80%~90% ACL 足印区面积,但是其在尽可能多地恢复了足印区面积的同时,也给膝关节带来了一系列的问题。有学者曾质疑双束重建可能带来的双倍风险:增加骨隧道的同时是否会给以后的翻修带来困难?增加骨隧道的同时是否增加了股骨外侧髁的骨折风险?增加了骨隧道的同时是否增加了移植物与股骨之间和 PCL 撞击的可能性?相当比例的双束重建后外束经常最先断裂,最终还是回归单束?还有卫生经济学方面的问题等。

C.ACL 单束解剖位重建:随着对 ACL 解剖功能和生物力学的进一步研究,以及对单束过顶位重建和双束重建存在问题的探讨,有学者尝试通过改变股骨隧道位置来重建 ACL 以达到更好地恢复膝关节功能的目的。有研究显示,移植物在矢状面、冠状面、轴面上越倾斜,对膝关节功能恢复越好。在长期的临床实践中,人们也越来越认识到股骨隧道定位越接近解剖足印区中心点,重建后的膝关节功能恢复就越接近正常。

单束重建已经积累了大量的短期、中期和远期疗效数据支持其有效性,大量文献报道单束重建具有较高的成功率。对于单束重建的临床研究已有长达数十年随访的报道,而且多数研究认为在控制前后稳定性方面单束重建与双束解剖位重建无明显差异,在国际膝部文件委员会(International Knee Documentation Committee,IKDC)评分、Lysholm 评分及其他一些临床评价方面两者差异无统计学意义,仅在控制旋转稳定性方面双束解剖位重建优于单束重建。如果单束重建能够在控制术后旋转稳定性方面有所提高,将会在提高术后疗效的同时降低双束重建带来的潜在风险。因此,人们在单束解剖位重建 ACL 股骨隧道的选取上做了相应的研究。Matthew 等对尸体标本的研究发现,选取 ACL 股骨足印区中心点作为骨隧道,能在保证前方稳定性的情况下尽可能恢复膝关节的旋转稳定性,在生物力学上为单束解剖位重建 ACL 提供依据。

单束解剖位重建股骨隧道的定位对重建手术的结果至关重要,要求股骨隧道位置位于解剖足印区的中心点;与单束过顶位重建股骨隧道的定位方法不同,单束解剖位重建通常采用经内侧附加入路定位技术,其受胫骨隧道约束少、自由度更高、定位更准确,但手术操作相对复杂。

在一个针对 72 例 ACL 单束重建患者的 3 年随访研究中发现,单束解剖位重建能使患者的关节稳定性与功能均得到显著改善。在对动物的研究中也发现,单束解剖位重建和双束重建 ACL 在膝关节动态观察中并无明显差别。对 24 例关节镜下过顶位与解剖位单束重建 ACL 患者平均 20 个月的随访研究中发现,两种术式均可达到临床满意的效果,但解剖位重建有更好的旋转控制功能。

ACL 单束重建与双束重建的争论已经持续多年,目前越来越多的医师倾向于采用单束重建的方法,可能是因为单束重建手术成功率和重建后患者的主观满意度都较高,而且技术已经相对成熟,潜在并发症较少。单束过顶位重建用于对膝关节旋转稳定性无特殊要求的患者,可获得良好的效果和相对较低的并发症发生率。

双束解剖位重建的必要性多是基于体外生物力学研究。从这些研究结果来看,双束解剖位重建比单束重建能够较好地恢复膝关节正常的解剖关系和运动功能。然而目前的临床研究还不明确其对关节功能的积极影响与单束重建的差别程度,需要中、长期的临床研究包括旋转稳定性测量和骨关节炎进展来肯定现有生物力学和短期临床结果。

D.ACL 类等长重建:近 30 年间,ACL 重建术从骨道定位、移植物选择到重返运动都经历了较大的理念变化。其中骨道定位是影响 ACL 重建的关键技术,已经有学者注意到,不同骨道定位会引起移植物不等长现象,造成移植物-骨道滑动(graft-tunnel motion,GTM)。该现象早在 20 世纪 90 年代末就有一些学者描述,认为过大的 GTM 会对移植物与骨道界面愈合产生影响,改变局部力学环境,造成移植物异常张力和部分纤维束的撕裂。也有学者认为 GTM 是"雨刮器效应"或"蹦极效应"的直接表现,造成骨隧道周围骨质吸收,发生骨道扩大。临床还发现不等长重建会造成膝关节屈伸过程中移植物张力过大,限制术后膝关节活动度,造成移植物张力性拉松或失败和软骨损伤。

相关的动物研究认为,ACL 重建后 GTM 确实存在,移植物不同部分的 GTM 幅度不同。GTM 幅度与移植物-骨的界面宽度成正相关,与移植物-骨愈合程度成负相关。有学者运用 MRI 对 ACL 重建术后的患者进行 GTM 研究,发现 GTM 影响移植物与骨愈合情况各不相同,"雨刮器效应"造成了前后方向的 GTM,影响了前后方向的愈合过程。

因此,可能刻意复制正常韧带的技术设想无法实现人类真正的 ACL 解剖结构与生物力学特性。陈世益等据此提出了"类等长重建"的观点,通过找到股骨外侧髁内侧面的股骨和胫骨止点类等长位点,使膝关节屈伸 0°~120° 过程中移植物在关节腔内最大 GTM 幅度 ≤2mm,确保股骨-胫骨隧道内口间距离在膝关节屈伸过程中保持不变,从而避免或减少移植物与骨道间的滑动,促进移植物与骨道愈合,减少移植物张力,保护移植物不被过度拉伸,同时避免骨道扩大,减少"蹦极"和"雨刮器效应",对保护移植物尤为重要。

类等长重建方法:一般将股骨外侧髁间嵴与分叉嵴交界处的后方 2.0~3.0mm 处作为股骨隧道等长位点。若术中未能观察到外侧壁骨嵴,则将定位点选择在股骨后皮质线延长线上距股骨后壁约 5mm 处。胫骨隧道一般定位于紧贴 ACL 半月形止点前缘后方 4.0~5.0mm 处。如果胫骨隧道定位点确定了,那么在股骨外侧髁内侧面找到一个类等长区就显得非常重要。

理想的类等长重建需同时满足以下 2 个要求:①屈膝全程中(0°~120°)重建移植物的

GTM 控制在 1.0~2.0mm；②移植物不会与髁间窝侧壁及 PCL 等结构撞击。类等长重建的位点与最近提出的"理想位（I.D.E.A.L）"不谋而合，核心是位于解剖区、直接纤维区并具有低张力、等长的特点。

个体化的 ACL 重建技术还将长期存在。随着对 ACL 解剖及其功能的不断了解、长期的临床随访研究，以及 ACL 重建技术和理论的进一步成熟，探讨出一种更利于恢复 ACL 功能的重建方法在未来将会成为可能。

（4）并发症：与所有手术一样，ACL 重建也存在并发症，可分为术中并发症和术后并发症。术中并发症主要包括髌骨骨折、移植物过细或过短、移植物污染、隧道定位不准确、股骨隧道后壁或下壁爆裂、移植物撞击等；术后并发症包括关节粘连、肌肉萎缩、供区并发症、植入物排异、关节活动度受限、移植物松动或断裂、髌股关节病、感染和切口问题等。

五、康复原则及要点

ACL 重建手术的成功并不意味着治疗的结束，这仅仅只是膝关节功能恢复的开始，康复的目标和终点是重返运动。

ACL 重建的康复主要包括活动度恢复、肌力恢复、本体感觉恢复、运动相关能力训练等。具体的康复计划要在早期康复的前提下根据术前情况、手术方式，移植物选择、内固定的选择、合并损伤的处理、有无并发症等具体情况而个性化制订。此外，不能忽略术前康复的重要性，尤其是康复教育、肌力和活动度训练。

第二节　前交叉韧带重建中后侧小切口腘绳肌腱取腱方法

在进行膝关节 ACL 重建时，自体腘绳肌腱（包括股薄肌腱和半腱肌腱）是比较常用及流行的移植物。传统的取腱方法是采用前方胫骨结节内侧切口，然而前方切口具有一定技术难度。对于经验欠缺的住院医师及一些肥胖患者，前方入路具有很大挑战性，技术难点主要有以下几点：①股薄肌腱和半腱肌腱共同止于胫骨鹅足，表面还覆有缝匠肌腱腱膜，不仅从解剖上较难分离，而且覆在腘绳肌腱表面的腱膜或其他软组织还会极大地阻碍取腱器切取肌腱；②半腱肌腱有一向下走行且位置存在变异的分支肌腱。肥胖患者的该分支距离传统前方切口较远，较难被识别，盲目切割取腱常导致取腱失败；③前方取腱容易导致隐神经分支损伤。国内的报道显示隐神经髌下支距离鹅足止点仅约 6mm。因此，不论采用前方横向切口、纵向切口还是斜向切口都有损伤神经的风险。

因此，不少外科医师推荐采用后方切口来切取自体腘绳肌腱，从而避免前方入路带来的各种风险。有人认为，从后侧小切口进入可以轻松识别并区分半腱肌腱和股薄肌腱。最重要的是，在后方切口直视下能将半腱肌腱分支剪开并防止取腱器在此将其切断。

一、解剖与生物力学

腘绳肌肌群主要由股二头肌、半膜肌和半腱肌组成，除了股二头肌的短头，其余肌肉均跨越髋关节和膝关节。半腱肌位于大腿后内侧，起自坐骨结节，向下止于胫骨结节内侧鹅足，在坐骨神经的支配下具有屈膝、伸髋的功能。股薄肌属于大腿内侧肌，起自耻骨联合下半部前缘和耻骨弓上半部分，垂直向下跨过膝关节内侧髁，向下止于胫骨结节内侧鹅足，由闭孔神经分支支配，具有内收、内旋髋关节的功能。

腘绳肌腱主要指股薄肌腱和半腱肌腱,常涉及以下解剖结构:①鹅足是由缝匠肌、股薄肌和半腱肌的肌腱从近到远在胫骨近端前内侧面共同组成的止点结构。在鹅足处,缝匠肌腱腱膜覆盖于股薄肌腱和半腱肌腱表面,采用前方入路取腱时常需切开覆盖在鹅足表面的缝匠肌腱腱膜;②半腱肌腱有一向下走行朝向内侧腓肠肌且位置存在变异的分支。研究报道显示,半腱肌腱分支距离腘窝褶皱线约2.67cm,距离前方鹅足止点约7.61cm;③股薄肌起自耻骨联合下半部前缘和耻骨弓上半部分,而半腱肌起自坐骨结节,因此推动取腱器切取股薄肌腱或半腱肌腱时要分别朝向不同的方向;④隐神经在膝关节的内侧分为前支和后支。前支走行于缝匠肌筋膜表面并分布在髌骨下的皮下组织中,其发出的分支因人而异;后支走行于缝匠肌下方,跨过股薄肌并穿过缝匠肌腱腱膜后,继续于其表面走行并分布于小腿和踝关节内侧。

二、取腱技术

将患者下肢平放于手术台上,髋关节轻度外展、外旋,膝关节屈曲30°,充分暴露腘窝内侧,并在腘窝皱褶处可触及腘绳肌腱。于腘窝内侧居中处沿皮肤皱褶做约2.5cm的横向切口切开筋膜,可用组织剪剪开浅筋膜组织,注意避免损伤肌腱。用纱布包裹后的示指直接分离暴露肌腱,可活动膝关节确认其为肌腱组织。半腱肌腱通常位于切口中间且较粗,同时注意其有一向下的分支,可用组织剪剪断此分支。股薄肌腱通常位于半腱肌腱的内侧边缘,较为表浅,也相对较细。有时两根肌腱不容易分离,可将示指在肌腱周围滑动,充分分离肌腱,近至其肌腹组织,远至其前部的鹅足止点。注意半腱肌腱止点在远端而股薄肌腱止点在近端,用牵引带牵引定位肌腱。

为切取半腱肌腱,可进一步屈曲膝关节以暴露更多肌腱组织。放入开口取腱器,一只手拉住牵引线,另一只手握住取腱器沿着肌腱滑动,当触及肌腱与肌肉交界处时可感受到轻微的阻力,施加连续的反向牵引力,握住取腱器牢固平缓地顺势向近端(坐骨结节方向)滑动,完整取出肌腱近端(图13-2)。有时取腱器推进的阻力非常大,注意不要暴力推进取腱器,可伸入示指感受扩张肌肉之间的空间,轻轻调整取腱器。肌腱远端可用一短小闭口取腱器直接切取,将肌腱从止点处剥离。可采用同样的方法切取股薄肌腱,但需要注意切取近端股薄肌腱时,取腱的方向需朝向耻骨。

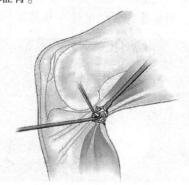

图13-2　后侧小切口切取腘绳肌腱

三、评价

目前,已经有许多研究报道应用了这种方法。相对于前方切口取腱,后方入路在技术上具有显著优势:①能够快速找到并区分股薄肌腱和半腱肌腱,避免了前方入路因为腱膜、肌腱无法分离而带来的困扰;②能够更容易地找到并剪断半腱肌腱分支,从而有效避免由于分支因素导致的取腱失败;③从后方推动取腱器,方向更容易掌握,能够顺利地取到更长的肌腱;④后方切口取腱后,相比前方入路,可以有效地减少用于植入肌腱的前方切口长度;⑤由于后方切口线位于后方腘窝皱褶线,愈合后不易观察到,比较美观。

在并发症方面,后方入路极大地减少了隐神经损伤的风险。有学者调查了175名取自体腘绳肌腱的患者,随访24~113个月,发现接受后方取腱切口的患者没有神经损伤方面的并发症。有人报道了214名采用后方入路取腱患者(包括儿童及成人),随访时间平均为1.83年,也没有发现神经损伤方面的并发症。据报道,90例患者采用后方水平切口切取腘绳肌腱,所有病例均没有神经损伤。需要注意的是,有学者提到第1次采用后方切口取腱方法时并不顺利,反而比较困难,最终改为前入路取腱。因此建议在第1次采用后方入路取腱时,可以先在膝关节尸体标本上练习一次,以获取一定经验。

在手术切口方面,大部分外科医师采用沿腘窝皱褶长3cm左右的水平切口。国外学者报道了股薄肌腱及半腱肌腱分别与膝关节内侧髁的距离约为14.4mm和24mm,因此3cm长的切口足够同时充分地暴露股薄肌腱和半腱肌腱。国外报道了采用后方长2~3cm的纵向切口也能切取半腱肌腱和股薄肌腱,但此种切口术后比较容易留下瘢痕,并不推荐。

第三节 双束解剖重建前交叉韧带

从ACL的足印区组织学研究结果看,无论股骨止点还是胫骨止点的足印区,其纤维致密区都是以长条状分布为主,用单个圆形骨道和单个椭圆形骨道对其重建,覆盖率显然不足。ACL的前内束和后外束在股骨止点上占据很大一片长方形区域。已经发表的一些解剖学研究结果显示,除非更换手术器械和移植物,否则用现有手术工具和移植物,大片长方形区域的双束重建技术仍是最简单易行并符合大体解剖结构重建的解决方案。目前为止,双束重建MRI影像学研究还比较匮乏,但ACL的MRI影像显示其有双束或多束结构的并不在少数。如果韧带断裂,又希望恢复到最佳状态,更优选择应该是能很好地重建其天然结构的解剖双束重建技术(图13-3)。但是重建天然结构并非易事。

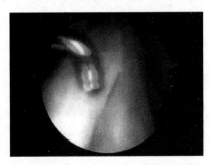

图13-3 ACL双束重建的关节镜下所见

一、尝试双束重建前交叉韧带的原因

1.可更好地重建ACL股骨和胫骨止点足印区致密纤维区的区域结构分布。

2.对 ACL 单束重建文献的荟萃分析发现,传统单束重建的手术成功率是 69%~95%。也有报道传统单束重建的失败率达到 10%~20%。因此,需要一种再断率更低的术式。

3.生物力学研究发现,传统单束重建虽然可以较好地解决胫骨前向不稳的问题,但是不能满意解决与胫骨内旋同时的外翻扭力。虽然将单束重建的股骨骨道定位在 10 点或 2 点比在 11 点或 1 点可以更好地控制膝关节的旋转稳定性,但仍然不能完全恢复正常膝关节的动力学特征。因此,需要能更好地重建 ACL 生物力学的术式。

4.单束重建术后残留不稳较多,应该尝试其他重建方法来解决。

5.对膝关节旋转稳定性要求更高的专业运动员,需要尝试更好的能同时重建膝关节前后和旋转稳定性的新重建方法。

6.二次探查所见单束重建与正常 ACL 的差异鼓励学者们寻求新的 ACL 重建方案。

7.循证医学证据对双束重建优势的支持;更好的前后稳定性和旋转稳定性;恢复到伤前运动水平患者的比例更高;重建 ACL 再断的比例更低;术后膝关节半月板的再伤比例也显著降低等。

8.医学大数据的统计分析显示,双束重建术后的翻修率更低。

9.双束重建技术可以更好地解决 ACL 单纯前内束断裂或后外束断裂的各自的结构和功能重建。

二、前交叉韧带双束重建技术的演变

1.早期基于 ACL 传统单束重建的 ACL 四骨道双束重建技术　早期的 ACL 四骨道双束重建技术几乎是传统单束重建的翻版。可以说是在传统单束重建的基础上在术者认为合适的位置增加了后外束。该技术还不能称之为解剖双束重建,只能称之为非解剖双束重建技术。前内束股骨骨道定位几乎就是传统 ACL 单束重建,该双束重建将前内束的股骨骨道定位在过顶位,超过 12 点的位置;后外束的股骨骨道定位在超过 12 点的位置。前内束的胫骨骨道用 55°的定位器定位在足印区中心点,后外束胫骨骨道在保留 3mm 骨桥基础上定位在前内束胫骨骨道的后外侧。

2.以骨嵴标志为参照的 ACL 四骨道解剖双束重建　可以说这是 ACL 四骨道双束重建术出现 10 年左右,双束重建技术基本成熟的标志。该技术因为是基于对 ACL 解剖的新研究成果设计的,因此可称为 ACL 的四骨道解剖双束重建技术。其特点是注重髁间窝外侧嵴(住院医师嵴)和束间嵴在前内束和后外束股骨骨道定位中的作用,使得前内束股骨骨道的定位更准确(图 13-4)。但因为 2012 年 Sasaki 才发表了 ACL 股骨 Footprint 直接止点致密区的组织学结果,2017 年才发现了 Ribbon 止点特征,该时期双束重建代表性技术往往有前内束股骨骨道稍低而后外束股骨骨道过低的问题。该时期的胫骨骨道还是处于以 ACL 胫骨止点足印区为参照的阶段。总体前内束和后外束的胫骨骨道定位均偏外,但前、后位置没有明显问题。

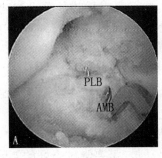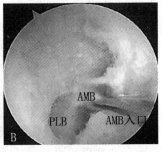

图 13-4　以髁间窝外侧嵴（住院医师嵴）和内侧髁间嵴为参照的解剖双束重建术中股骨和胫骨的骨道定位

A.以胫骨平台内侧髁间嵴为解剖标志的 ACL 双束重建的胫骨骨道定位方法；B.以髁间窝外侧嵴为解剖标志的 ACL 双束重建的股骨骨道定位方法。PLB：后外束；AMB：前内束

3.以 ACL 股骨和胫骨止点足印区纤维致密区为参照的 ACL 四骨道解剖双束重建　该时期的四骨道解剖双束重建手术，特点是双股骨骨道位置因为考虑重建重要的致密区都被拔高，双胫骨骨道的参照点也是以胫骨内侧髁间棘的纤维致密区为主要参照而内移。这个时期的 ACL 解剖双束重建技术特点是股骨骨道变高、胫骨骨道内移。ACL 双束重建从非解剖双束重建到解剖双束重建的演变过程反映了人们对 ACL 足印区解剖的认识在不断更新，并在临床实践中不断被验证。

4.其他双束重建技术　在多种 ACL 双束重建技术中，有股骨两骨道、胫骨单骨道的三骨道双束重建技术，也有股骨和胫骨的单骨道中用界面钉分隔骨道内移植物形成类似双束移植物分布的 ACL 两骨道双束重建技术。但这些技术要么是胫骨端的足印区重建覆盖率不足，要么是两端都不足，还不能称为真正的 ACL 双束重建技术。

三、值得推荐的前交叉韧带双束重建技术

1.仿生前内束和后外束三维空间的 ACL 四骨道双束重建技术　笔者近年来对 ACL 三维 MRI 扫描的部分结果研究发现，ACL 的前内束和后外束的致密区，在任何屈伸角度时都是交叉的。ACL 纤维的致密区都显示为前内束和后外束共同构成的扁带状，并在屈伸活动中反复扭转交叉。新的 ACL 四骨道双束重建技术强调对该布局进行仿生重建。

2.仿生前内束和后外束三维空间的 ACL 四骨道双束重建技术中股骨骨道技术　对于退行性病变严重或病程长、足印区残留纤维不清晰的，往往髁间窝外侧嵴更突出，将髁间窝外侧嵴当成股骨足印区的纤维致密区，前内束股骨骨道定位紧贴其后部 60% 部分的下方。后外束股骨骨道定位在足印区纤维致密区前方 40%、纤维致密区的稍下 1~2mm 的位置，或定位在紧贴前方 60% 髁间窝外侧嵴下方再下调 1~2mm 的位置，不用定位器，直接用克氏针定位，有时用尖锥、引导套管辅助克氏针准确钻入定位点。

3.仿生三维空间前内束和后外束布局的四骨道解剖双束重建技术的术中优先考虑因素

（1）后外束股骨骨道定位和胫骨骨道定位优先的原则：从后外束移植物的二次探查结果看，后外束远比前内束对骨道位置敏感。在双束重建中，如果先定位和钻取前内束骨道，另外一个骨道定位和钻取的空间有时候就不够了，这时候为了完成双束重建，就要调整骨道位置到非最佳的位置。多年的二次探查经验证明，在非最佳位置的后外束的移植物效果往往差强人意，但前内束移植物的包容性非常好，非最佳位置的前内束移植物往往也能生长和塑

形良好。因此确定了后外束优先定位和钻取其股骨和胫骨骨道的原则。

（2）后外束移植物直径足够粗的原则：早期对后外束移植物直径要求不清楚的时候，往往用2股股薄肌腱重建后外束，二次探查时发现，接近1/3的后外束是失效的。后来改进用至少三折股薄肌腱重建后外束后，这种情况才得以解决。因此定下来后外束移植物直径足够粗的原则。

（3）后外束股骨骨道低于前内束股骨骨道的原则：在膝关节屈伸过程中，前内束和后外束并列组成扁带状ACL整体外形，不停进行扭转运动。如果后外束高于或等同于前内束的高度，在膝关节反复屈伸中，前内束和后外束容易发生撞击，进而导致后外束的失效。

（4）前内束股骨骨道高度不高于过顶位的原则：在ACL重建中，除了当初的Trans-Tibia股骨骨道定位技术经常将股骨骨道高度定位在高于过顶位的位置以外，后来的多种非解剖单束重建术中股骨骨道的高度定位在等同或低于过顶位高度是得到大家认可的。无论是哪种双束重建技术，前内束的股骨骨道位置往往高于后外束的股骨骨道位置，因此前内束的股骨骨道高度代表了双束重建股骨骨道定位的最大高度。为了保证双束重建的质量，过顶位高度是前内束股骨骨道不能超越的高度，术中应该严格控制这个高度标志。

（5）沿胫骨平台内侧髁间棘定位双胫骨骨道原则：仿生前内束和后外束三维空间关系的双束重建技术中，后外束定位在胫骨平台内侧髁间棘的后端是关键，因该处原是天生后外束的足印区纤维致密区。如果将后外束胫骨骨道定位偏外，不仅不能重建屈伸运动中前内束和后外束之间的正常扭转关系，还容易被退行性病变增生的外侧髁间嵴撞击磨损。前内束的胫骨端足印区虽然有"C"形、"L"形等，但是术者会发现，如果按着"C"形和"L"形分布定位前内束胫骨骨道，有时会将前内束胫骨骨道定位偏外，容易发生与髁间窝顶部的撞击。沿内侧髁间棘定位前内束，一方面重建了前内束足印区的致密区，另一方面前内束位置都很满意，很少撞击。

四、前交叉韧带双束重建的术后评估

术后评估应该特别重视Lachman试验、PST、后推KT-2000和IKDC客观评估4项内容。

1.重视Lachman试验结果，评估后外束功能　传统ACL重建因为缺乏后外束重建，体格检查中ADT的稳定性虽然多数令人满意，但是Lachman试验时胫骨向后退让韧带松弛发生的比例较高。Lachman试验可以作为比较单束、双束重建优劣的术后体格检查的重要评估内容。

2.放松或麻醉下PST评估膝关节ACL重建术后的旋转稳定性　双束重建术后评估的重点是对后外束功能的评估。除了前面说的Lachman试验评估后外束的前后稳定性外，PST对评估后外束的旋转稳定性尤其重要。但是，做PST的患者如果不放松大腿肌肉，只有少数人表现为PST阳性。因此完全放松下的PST才能反映真实的PST阳性率和双束重建ACL的优势。最能反映双束重建膝关节旋转稳定性优势的PST应该是在麻醉下进行。

3.前后稳定性测量　用后推KT-2000评估膝关节前后稳定性。在用KT-1000或KT-2000测量时，先将胫骨向后推到最后的位置，将测量设备调零，再测量胫骨前移的总位移时往往就会发现，双束重建的膝关节前后稳定性好于单束重建。

4.IKDC评分　进行ACL单束、双束重建的评分，最常采用的是术后2年以上的Lysholm评分、Tegner评分和IKDC评分。从国内外文献发表的研究结果看，单束、双束重建比较时，

Lysholm 评分、Tegner 评分和 IKDC 主观评分鲜有差异。但如果采用 IKDC 客观评分，往往能发现双束重建优于单束重建。因此，建议学者在进行 IKDC 评分比较时，既要进行 IKDC 主观评分，也要进行 IKDC 客观评分。

5.其他评估　其他评估有如 MRI 所见的移植物信号和影像学质量、X 线片肢体力线、CT 骨道位置、高速摄影动作分析、fMRI 脑功能评估、基因测序评估等，因为不是针对双束重建的独特评估，这里不再赘述。

五、前交叉韧带双束重建的术后康复

ACL 双束重建的术后康复在常规单束重建的术后康复基础上要考虑以下几点：①术后 1 周避免膝关节过伸，以免后外束承受牵拉应力；②术后 4 周不负重，术后 5~6 周部分负重。双束重建时，因为前内束和后外束移植物早期可能存在屈伸时的互相撞击，所以适当延长不负重和部分负重的时间有利于移植物更好地塑形；③良好的股四头肌力量和 50% 的腘绳肌/股四头肌（H/Q）比值。良好的股四头肌力量对所有 ACL 重建都意义重大，但是对于双束重建，如果患者的股四头肌良好，在术后异常或过多胫骨前、后移动时，保护后外束移植物是很重要的。正常 H/Q 比值在 50%~70% 区间，双束重建后将 H/Q 比值恢复到 50% 左右是考虑到双束重建术后，在移植物没有塑形成功之前，不希望腘绳肌力量太强（如 H/Q 比值为 80%），导致胫骨后移风险增加，从而影响移植物塑形。

第三篇　脊柱外科

第十四章 上颈椎骨折

第一节 概述

一、概念与病因

上颈椎通常是指寰椎、枢椎(包括与寰椎相连接的枕骨部分)及其相互间联系的关节、关节囊和韧带结构等(图14-1)。上颈椎骨折往往继发于头部或者颈部的创伤。这个区域的骨折和韧带损伤可以导致多种神经系统并发症。当颈椎、脊髓损伤时可能由于呼吸抑制而导致死亡。然而这个区域的骨折大多数并没有导致严重的神经症状,因为这个区域的椎管相对较为宽大,并且骨折往往导致椎管扩大而不是狭窄。

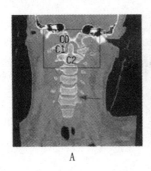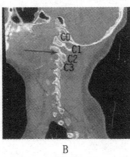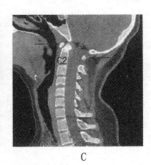

图14-1 上颈椎的CT扫描

A.冠状面扫描显示枕寰枢单元,箭头所示为钩突;B.矢状面旁正中线扫描显示枕寰、寰枢间关节形态,箭头所示为枢椎椎弓峡部;C.矢状面正中线扫描显示齿突、枕骨大孔、寰椎前后弓间关系

颈椎骨折最常见于交通事故,其次是火器伤、体育运动等。据统计,年龄分布具有双峰特性:第一个年龄段是15~24岁,第二个年龄段是大于55岁。上颈椎骨折占整个颈椎骨折的10%~15%。枢椎骨折是上颈椎骨折最常见的类型。在一个大型的流行病学调查中,枢椎骨折占上颈椎骨折的71%,寰椎骨折占17%,其余寰枢椎同时骨折占12%。可以看到,50%的寰椎骨折患者合并有枢椎骨折。寰椎骨折占整个脊柱骨折的1%~3%,但却占致死性损伤的20%,这些死亡往往见于意外事故,得不到及时有效的院前急救。

二、损伤机制与病理解剖

枕部、寰椎、枢椎组成了生物学结构,其中寰椎起着"垫圈"的作用,在固定的枕骨力和活动的枢椎间起着缓冲的作用。几个韧带和其他结构维持着上颈椎的稳定性。枕寰连接处最重要的稳定结构是枕寰关节囊、前后及两侧的枕寰膜。横韧带是寰椎最强大的稳定韧带,通过其升部将寰椎牢固地固定于颅底。颅底与枢椎的稳定主要依赖耳蜗覆膜(寰枕膜)及成对的翼状韧带。耳蜗覆膜阻止上颈椎的过伸,两侧的翼状韧带阻止寰枢椎的过度旋转和侧屈。

寰椎是一个很特殊的椎体,没有椎体和椎间盘,借助关节面与枕骨髁和枢椎连接。肌肉附着于圆形椎弓根中部的凸起骨突上。从上面看,侧块与枕骨髁以关节相连,类似于"杵臼关节",侧块的上面是凹形的,和卵圆形的枕骨髁能够很好地契合。这种杵臼关节结构实际上导致枕寰关节没有轴向旋转,俯屈、过伸、侧屈活动受到一定限制。寰枢椎的关节面是两面凸的,导致运动模式和枕寰关节相反,轴向旋转能力强,而俯屈、过伸、侧屈活动受到明显限制。

两个主要的稳定韧带位于寰枢椎两侧。寰椎横韧带位于枢椎齿状突后侧,两侧止于寰椎侧块内侧的骨突上。寰椎前弓、侧块、横韧带和枢椎齿状突一起,构成了寰齿关节。将寰椎的椎孔分为前、后两部。前部容纳齿突,后部容纳脊髓及其被膜。寰椎横韧带中部向上、向下各发出一纵行纤维束,分别附着于枕骨大孔的前缘和枢椎体的后面,纵横纤维共同构成寰椎十字韧带,有限制齿突后移的作用。一旦寰椎十字韧带损伤,可导致寰齿关节的不稳定,引发寰椎与枢椎间的不稳定,继而发生寰椎前脱位,严重者伤及延髓,导致患者高位四肢瘫甚至死亡。翼状韧带起于齿突尖的两侧,各自斜向外上方,至止于枕骨髁内侧面的粗糙部,并分别与寰齿前、后关节囊及寰枕关节囊相愈合,左右各一条,可限制寰椎过度的前俯和旋转运动。

上颈椎的骨折和韧带损伤目前并没有普遍接受的分型方法,像胸腰椎骨折那样典型的分型在上颈椎是不适用的,因为这个区域在解剖学及生物力学上具有很大的特异性、损伤类型多样。这个区域很多骨折及韧带损伤的机制是复杂而难以重建的。

三、临床表现

临床表现主要是枕颈部疼痛,活动功能受限。如果合并脊髓损伤,视神经损伤的部位及程度可有不同表现。呼吸中枢受损可有呼吸消失;颈脊髓受损可表现肢体瘫痪或肢体无力,大小便失禁及呼吸功能障碍等。部分损伤可发生迟发性神经症状。

上颈椎骨折及损伤形式多样,各损伤各具特点。常见的为齿突骨折、Jefferson 骨折、寰枢椎脱位、Hangman 骨折。后面就逐一对各型骨折或损伤的诊断、治疗做详细介绍。

第二节　寰枢横韧带损伤

一、解剖特点和损伤机制

横韧带附着寰椎两侧块前方,并与其前弓共同构成骨纤维结构,包绕并限制齿突过度活动,保持寰枢椎稳定。横韧带损伤是一种严重损伤,可在损伤时发生寰椎前移、常伴有脊髓损伤,严重者会立即致命。

损伤机制通常是头颅部遭受突然屈曲作用所致。研究表明,头部过度屈曲时,头部的动能主要集中在横韧带上,齿突恰在其中央部,形成一种"切割"外力,造成横韧带断裂。另一种损伤机制,见于寰椎爆裂性骨折(Jefferson 骨折),即垂直暴力作用,使寰椎侧块和椎弓骨折段分离移位造成横韧带撕裂。

二、临床表现

临床表现主要取决于横韧带损伤严重程度和寰椎前脱位程度,以及是否对脊髓造成压迫。局部表现主要是枕下和枕颈部疼痛,活动功能受限。如果合并脊髓损伤,有以下几种情况发生。

1.呼吸中枢受到波及时,可于损伤现场致命。

2.损伤后有一过性神经损伤,表现短暂肢体瘫痪或肢体无力,但能迅速好转乃至恢复。

3.四肢瘫痪,大小便失禁及呼吸功能障碍 如果未获得及时有效治疗,寰椎脱位则更加严重,脊髓受压也随之加剧。

4.迟发性神经症状 损伤当时和早期并不发生,随着头颈活动增加而逐渐发生寰椎脱位导致脊髓压迫。

三、诊断标准

根据损伤病史、临床表现和影像学资料进行诊断。横韧带是软组织,在普通 X 线下不能显影,其损伤情况应以间接影像加以判断。寰椎前结节后缘中点至齿突距离(ADI 间距)比较有用。

1.寰齿间距增大 侧位片可见寰椎前弓后缘与齿突相对应点的距离,正常成人和儿童分别为 3mm 和 4mm;如成人寰齿间距为 3~5mm,常提示有横韧带撕裂;如为 5~10mm,提示横韧带有断裂并部分辅助韧带撕裂;如为 10~12mm,则证明韧带全部断裂。

2.枕颈伸屈动力性侧位片 在屈曲侧位时寰椎前弓和齿突呈 V 形间隙,提示横韧带下纤维以外的部分撕裂,使寰枢椎借助未断纤维束起支点作用,而显示寰齿间隙上部分离呈 V 形。

3.枕颈伸屈动力性侧位片 显示寰椎前后不稳征象,确诊为韧带损伤。

4.张口位 X 线片 通过两侧移位距离之和可间接推测横韧带有无断裂。

四、治疗

治疗方法主要取决于寰横韧带部分撕裂,还是完全横断。如部分撕裂,通常采取颅骨牵引或枕颌带牵引,重量 1~3kg,牵引 3 周后即行头颈胸石膏固定或支具固定。

诊断明确的横韧带断裂,通常认为非手术治疗不能恢复其稳定性,主张早期手术治疗。如若拖延将对复位不利。手术目的在于恢复寰齿关节解剖学的稳定性。

通常采用在颅骨牵引下施行寰枢椎固定术。其方法主要为 Gallie 法和 Brooks 法(详见本章"寰椎骨折")。

经口咽途径经寰枢椎关节植骨融合术作为一种手术技术已陆续开展,但鉴于手术显露局限性,术中出血影响手术操作的彻底性和准确性,运用相对较少、但作为直接切除致压物,效果确切。气管切开,经口或鼻切开,用一橡皮条自鼻孔绕口腔紧紧固定悬雍垂。在咽后壁做一纵形切口达寰椎前结节并用动力钻切除前结节及齿突。两侧关节面软骨切除,在枢椎体前面及寰椎前弓部植入自体髂骨,以利寰枢间骨性融合。本手术操作难度较大,术后感染的预防也较困难。

第三节 寰枢椎旋转性半脱位

寰枢椎关节旋转脱位与固定是以特发性斜颈,头颈僵直与旋转受限为临床表现、以齿突与寰椎侧块相对应关系变化为 X 线特征的一种病变。常由于临床上被忽视而误诊。1968年 Wortzman 首先报告,并将本病定名为"寰枢关节旋转脱位和固定"。

一、损伤机制

本病发生机理有多种学说,其中以感染和创伤学说为主。上呼吸道感染可发生寰枢关节周围充血,导致其所联系的韧带自其附着处松脱,从而造成寰椎关节脱位。从创伤角度上看,引起齿突骨折、寰枢椎关节损伤而致寰椎关节脱位已众所周知,但最多见的是轻微创伤,并不引起骨性损伤,而致寰椎横韧带、翼状韧带撕裂,形成寰枢关节不稳定。不管是创伤,还是感染,寰椎关节脱位关节囊有滑液渗出、肿胀和肌肉挛缩,长时间不能恢复正常解剖对位,导致韧带和关节囊在异常位置上发生挛缩就形成了旋转脱位与固定。

二、临床表现

特发性斜颈、颈部僵硬、头痛及活动受限为其主要表现,患者头颈旋转功能受限最明显。斜颈的特征是向一侧倾斜 20° 并轻度屈曲,长期的斜颈导致头面部发育不对称。本病极少伴有脊髓和神经根压迫情况。

三、X 线征象及分型

X 线片提示齿状突与寰椎侧块解剖关系破坏,寰齿距离变化。Fielding 将寰枢椎关节旋转与固定分为 4 型。

Ⅰ型:不伴有寰椎前脱位的旋转与固定(移位距离不超过 3mm),表示寰椎横韧带无损伤,寰枢椎旋转运动范围正常。

Ⅱ型:旋转固定移位在 3~5mm,可能合并横韧带损伤。一侧的侧块有移位,而对应的侧块无变化。寰枢椎运动超出正常范围。

Ⅲ型:严重移位,寰椎向前移位超过 5mm,ADI 超过正常范围。

Ⅳ型:寰椎后移位、可能只一侧侧块有移位,临床少见。

X 线片可能对其变化在识别上有困难,尤其侧位片更不易判断。开口位片能显示侧块向前旋转及靠向中线,棘突偏向一侧。开口位还可能显示小关节在无损伤侧呈"眨眼征"及 C_{1-2} 受伤关节部分重叠交错。

旋转程度和方向可以从前后断层片和 CT 扫描中判断。

四、治疗

治疗方法的选择是依据病变情况而定。但对于急性期均宜采用牵引复位及石膏固定为主。枕颌带牵引足以能达到复位目的,只有失败者方考虑颅骨牵引。选择经牵引复位而又不稳定者施可行寰-枢椎融合术。

第四节　寰枢关节骨折脱位

寰枢关节骨折脱位是上颈椎常见的严重损伤。若未及时治疗,其脱位程度常进行性加重导致脊髓高位受压而危及生命。出于其潜在危险性大,应积极治疗。

一、解剖特点与损伤机制

寰枢关节包括:①寰枢外侧关节,由左、右寰椎下关节面与枢椎的上关节面构成;②齿突前、后关节,分别位于齿突前面与寰椎前弓的齿凹和齿突后面与寰椎横韧带之间,形成两个滑膜腔。寰枢关节的周围韧带及覆膜有寰椎横韧带、齿突尖韧带、翼状韧带、覆膜及寰椎后弓与枢椎椎弓间的黄韧带。头部旋转运动的 50% 发生于此关节,它不但运动灵活,且周围有许多韧带连接枕骨、寰椎、枢椎及其他颈椎。当头颅部突然屈曲时,头部的动能大部分集中在横韧带上,齿突恰在其中央部,形成一种"切割"外力,可造成横韧带断裂。另外垂直暴力作用,使寰椎侧块和椎弓骨折段分离移位也可造成横韧带撕裂。横韧带附着于寰椎两侧块前方,并与其前弓共同构成骨纤维结构,限制齿突过度活动,保持寰枢椎稳定,当横韧带损伤或断裂时即可出现寰枢关节的脱位或半脱位。这是一种严重损伤,常伴有脊髓损伤,可立即致命。

二、分类

1.外伤性脱位

(1)合并齿突骨折:寰椎连带着齿突骨折一并移位(图 14-2)。从枢椎椎体后上角或骨折线后缘测量到寰椎后弓的前缘,此距离为脊髓可占据的有效空间,可据此估计缓冲间隙的狭窄及脊髓受压的情况。

(2)单纯的寰椎前脱位:不伴有齿突骨折的寰枢关节脱位,必有寰枢之间韧带的广泛损伤尤其横韧带损伤。由于齿突的存在,脊髓被夹在齿突和寰椎后弓之间,更容易受伤。

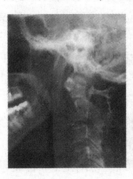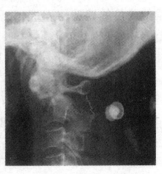

图 14-2　寰枢椎脱位伴齿突骨折,双箭头示寰椎后弓与枢椎后上缘的距离

2.发育性畸形脱位　枕颈部有发育异常者,外伤后较正常人更易发生寰枢关节畸形脱位。多数病例是在少年以后逐渐发生寰枢关节不稳定。常见的两种:①分节障碍,表现为枕骨寰椎融合,即寰椎枕骨化或 C_{2-3} 椎体融合;③齿突发育畸形,导致寰枢椎不稳或寰椎脱位。

3.自发性脱位　成人患者多继发于类风湿性关节炎、儿童则多继发于咽部感染。

4.病理性脱位　也为缓慢发生的脱位,与自发性发生脱位的区别在于确有寰椎和(或)枢椎的骨质破坏性病变,在我国以寰枢椎结核为多见,也偶见于寰枢椎肿瘤或炎症。

三、临床表现

临床表现主要取决于横韧带损伤的严重程度和寰椎前脱位程度,以及是否对脊髓造成压迫。局部表现主要是枕下和枕颈部疼痛,运动功能受限,如果合并脊髓损伤,可以出现以下四种情况发生。

1.呼吸中枢受到波及时,会于损伤现场致命。

2.损伤后有一过性神经损伤,表现短暂肢体瘫痪或肢体无力,但能迅速好转乃至恢复或大部恢复。

3.四肢瘫痪,大小便失禁及呼吸障碍,此为最严重者。如果未获得及时有效治疗,寰椎脱位则更加严重,脊髓受压也随之加剧。

4.迟发性神经症状 损伤在当时和早期并不发生,但由于结构损伤而发生不稳,随着头颈活动增加而逐渐出现。寰枢椎脱位典型的临床表现为头颈部倾斜。如果单侧脱位时,头部离开患侧向健侧倾斜,颈部疼痛和僵直,枕大神经或耳大神经痛等。脊髓压迫症状和体征极少发生。有时微小的创伤就可造成寰枢关节旋转脱位,头在旋转位置上,取代了寰椎在枢椎上面的运动,两者仅能有少许活动。

四、诊断

明确的外伤史可以同炎症所致半脱位相鉴别。要排除上颈椎其他部位损伤,必须借助X线片。X线张口位摄片主要特征表现是枢椎齿突与寰椎两侧块间距不对称,但张口摄片时合作不好可使投影位置偏斜,引起两者间隙异常,或不能满意显示该区解剖结构。必要时重复多次摄片,排除因投影位置不当造成误诊。侧位X线片能清晰显示齿突和寰枢椎后弓之间的距离变化。正常情况下在3~4mm。应用CT扫描,与寰椎椎弓骨折及上颈椎畸形鉴别。应注意严重的陈旧性半脱位。表现为斜颈及运动受限,颈部活动时疼痛,可导致面部发育不对称。斜颈的出现可引起对侧胸锁乳突肌痉挛。其次,横韧带是软组织,普通X线片不能显影,其损伤情况应以间接影像加以判断。寰椎前弓结节后缘中点至齿突距离(ADI)比较有参考价值。

1.寰齿间距增大 侧位片可见寰椎前弓后缘与齿突相对应点的距离,正常成人和儿童分别为3mm和4mm;如成人寰齿距为3~5mm,常提示有横韧带撕裂;如寰齿距为5~10mm则提示横韧带有断裂并部分辅助韧带撕裂;如10~12mm则证明全部韧带断裂;必须指出,有时横韧带完全损伤而不发生间距变化,遇有此种情况不可放弃诊断,应在医师保护下行主动伸屈动态下摄片。MRI检查可以明确横韧带损伤情况。

2.枕颈伸屈 动力性侧位片显示屈曲位时寰椎前弓和齿突的V形间隙,提示横韧带下纤维以外的部分撕裂,使寰枢椎借助未断纤维束起支点作用,而显示寰齿间隙上部分分离呈V形。MRI检查可以明确齿突周围韧带损伤情况。

五、治疗

治疗方法主要取决于寰椎横韧带部分撕裂,还是完全撕裂。如部分撕裂,通用采取颅骨牵引或枕颌带牵引,重量1~3kg,牵引3周后即予头颈胸石膏固定。诊断明确的横韧带断裂,多数学者认为非手术治疗不能恢复其稳定性,主张早期手术治疗。如若拖延治疗,将对复位不利。

手术目的在于复位和固定,恢复寰齿关节解剖学的稳定性。通常采用在颅骨牵引下施行寰枢椎固定术。其方法主要为以下几种。

1.Gallie法 经后路将寰椎后弓与枢椎棘突用钢丝扎紧并植骨融合。

2.Brooks法 经寰椎后弓两侧各绕钢丝,并循经枢椎椎板下穿越,每侧各植一骨块扎紧钢丝。

3.后路寰枢椎椎弓根螺钉固定融合术。

4.经口咽途径行寰枢椎关节植骨融合固定术。

5.枕颈融合固定术 寰枢椎半脱位的治疗较容易,其方法包括牵引复位和固定,也有些病例未采取任何治疗,而数天后有可能自然复位。通常应用 Glisson 枕颌带,取正中位牵引,牵引重量根据年龄而定,成人用 2.5~3kg,儿童用 1.5~2kg 即可。在牵引过程中摄片复查,并根据复位情况对牵引重量和方向进行调整。一般 2~3 天即可复位,维持牵引 2 周,并用头颈胸石膏或颈部支架固定。顽固性半脱位及陈旧性半脱位,可应用颅骨牵引,复位后可考虑采用寰枢融合术。

第五节　枕骨踝骨折

上颈椎受到翼状韧带的固定,颈椎屈曲状态下翼状韧带紧张,最易受到损伤。枕骨踝骨折是一种比较少见的骨折,发生率为 0.4%~0.7%,主要发生于高能量损伤中。苏格兰外科医师及解剖学家 Charles Bell 于 1817 年尸体解剖时首先发现。以往基于 X 线片很难诊断,随着 CT 的广泛应用,诊断率也逐渐增加。Anderson 和 Montesano 于 1988 年基于损伤暴力的性质对枕骨髁骨折进行了分型。Ⅰ 型骨折主要为垂直暴力所致,枕骨髁粉碎性骨折,没有移位或者移位较小。Ⅱ 型骨折来源于直接创伤,伴有连接处颅骨骨折。Ⅲ 型骨折为枕骨踝撕脱骨折,主要为侧方或旋转暴力所致,翼状韧带牵拉所引起的撕脱骨折。Tuli 等于 1997 年制定了第二种分型方法。骨折片无移位的分为 Ⅰ 型,有移位的分为 Ⅱ 型,Ⅱ 型进一步根据有无影像学上枕寰枢关节的不稳定分为 Ⅱa 型和 Ⅱb 型,临床上此分类方法较为少用。

本损伤临床报道极少,其主要原因可能是对该部损伤认识不足,以及 X 线片多骨重叠影像容易被忽视所致。根据力学研究判断,当垂直暴力作用时,枕骨髁部是受力的主要结构之一,因此,随着研究的深入和认识水平的提高,枕骨踝部损伤的发现率将会越来越高。X 线片很难显示该类骨折,CT 平扫及二维、三维重建能够很好地显示骨折形态。影像学对此类骨折稳定性的主要判断在于翼状韧带及耳蜗覆膜。

临床症状主要是颈后部的疼痛及椎旁肌肉痉挛,无特异性,加之普通 X 线片诊断不清,常常导致诊断困难。对于头颅外伤伴颈后部疼痛及椎旁肌肉痉挛的患者或外伤后存在长期颈后部的疼痛及椎旁肌肉痉挛需仔细检查,行颈枕部的 CT 检查。

枕骨髁骨折的治疗方案取决于病情,比如,单侧或者双侧的骨折,有无伴随其他上颈椎的骨折和韧带损伤,有无神经症状。枕骨髁骨折以保守治疗为主,通常可取得较好的疗效,严格的保守治疗 3 个月后可基本恢复颈部活动,消除颈部疼痛。Anderson 和 Montesano Ⅰ型、Ⅱ 型可用支具或石膏固定 8~12 周,对于 Anderson 和 Montesano Ⅲ型骨折建议严格支具固定至少 12 周,影响枕寰关节稳定性的骨折应该进行枕颈融合治疗。

第十五章　中下颈椎骨折

中下颈椎,也称为下颈椎,特指第3至第7颈椎。这个部位的颈椎是最容易出现骨折损伤的部位。常见的原因多为各种暴力,包括屈曲、伸展、旋转、压缩和剪切等方向上的暴力均可能导致中下颈椎的骨折。由于其本身的解剖特点,中下颈椎的各种骨折通常合并有不同程度的脊髓或神经根损伤。

一、损伤机制与病理解剖

1.椎体楔形压缩骨折　颈椎椎体的楔形压缩骨折多来自于垂直压缩与成角暴力的共同作用,成角暴力包括屈曲方向和侧弯方向。

在暴力的共同作用下,相邻受力椎体的终板相互挤压,应力在椎体成角的方向集中,造成椎体皮质骨断裂;同时,椎体的松质骨受到压缩,高度减小。除了椎体的骨折以外,由于后柱结构承受的张应力增大,小关节、韧带等附属结构可能也会受到不同程度的损伤。

按照椎体变形的程度,可将楔形压缩骨折分为轻型和重型。一般认为,椎体楔形压缩不足椎体原有高度1/3时为轻型骨折,超过1/3可认为楔形变较为严重。如果椎体仅有前缘被压缩,颈椎管的形态一般不会发生大的改变,颈脊髓一般不易受到损伤,若骨折造成脊髓压迫或导致神经根损伤时,则需要进行手术处理。

2.椎体爆裂性骨折　颈椎椎体的爆裂性骨折是颈椎处于中立位时,垂直方向上的暴力造成的,也被称为垂直压缩骨折,是一种严重的颈椎椎体粉碎性骨折。

在颈椎椎体爆裂骨折时,暴力自上而下,引起椎体破裂并可能损伤椎间盘、前纵韧带及后纵韧带等。由于周围软组织结构被破坏,椎体骨折的碎片由内向外分离移位。椎间盘或骨折碎片如突出椎体后缘、进入椎间孔或椎管,则可能引起颈脊髓或神经根的损伤,部分患者可以保留脊髓后索的部分功能。

3.椎体泪滴形骨折　颈椎椎体泪滴形骨折是指椎体的前下方和前上方带有游离的小骨块的椎体骨折,分为伸展型和屈曲型。伸展型骨折造成的游离骨块多见于受损椎体的前下角,也可见于伤椎下位椎体的前上角,是损伤导致的椎体前缘三角形骨块撕脱。伸展型骨折时,颈椎椎管后壁的黄韧带被挤压,可向前方皱褶突起,挤压脊髓,造成颈脊髓的损伤。

4.椎板骨折　颈椎椎板的骨折比较少见,并且常与椎体其他部位的骨折合并存在。多数情况下,椎板的骨折发生于关节突之后和棘突之前的连接部。在颈椎处于过伸位并承受外力时,颈椎各个节段的椎板互相撞击导致椎板的骨折。

如果患者已经存在颈椎管狭窄等颈椎退行性病变,椎板骨折的碎骨片有进入椎管并损伤颈髓的风险。

按照骨折损伤程度的不同,颈椎椎板的骨折可以分为五级:Ⅰ级为单侧椎板骨折;Ⅱ级为双侧椎板骨折,可累及多个节段;Ⅲ级为不伴有小关节脱位的双侧椎弓根骨折;Ⅳ级为伴部分小关节脱位的双侧椎弓根骨折;Ⅴ级为小关节完全脱位的双侧椎弓根骨折。

5.棘突骨折　单纯的颈椎棘突骨折较为少见,常合并椎体或相邻附件的骨折。其中,第7颈椎的棘突最长,最易发生骨折。骨折可以累及一个或多个棘突。多发生在棘突的基底部,并伴有棘上、棘间韧带等软组织的撕裂。

颈椎棘突骨折多见于铲土工,故也称"铲土工"骨折。由于患者在挥动铁铲时用力过猛,造成了肩胛骨周围肌肉斜方肌强烈的不协调收缩,从而导致颈椎棘突骨折,也可以由于颈椎承受暴力导致颈椎突然屈曲,颈椎棘突与附着于其上的肌肉产生强烈的对抗性牵拉,造成颈椎棘突的撕脱性骨折。撕脱骨折与下位椎骨的棘突呈现出正常序列的排列,与上位椎骨的棘突分离。

棘突骨折部位多在棘突基底部的上方,同时,通常伴有棘间韧带和棘上韧带的撕裂(图15-1)。如果两个相邻椎骨的棘突发生骨折,则上位椎骨的骨折线更接近棘突的基底部,下位椎体的骨折线多在棘突的末端。

棘突骨折不会造成椎管及椎间孔的破坏,故一般不会造成神经损伤。

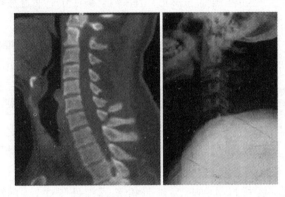

图 15-1 C₆、C₇棘突骨折

6.钩突骨折 钩突是颈椎特有的结构。钩突骨折由于表现比较隐匿,常被忽略。

颈椎的钩突骨折多由侧向暴力造成,颈椎承受外力侧屈时,屈曲侧的钩突应力增大,产生骨折。严重者可造成屈曲侧的颈椎椎体楔形骨折。

颈椎钩突对颈椎椎体的稳定性具有重要作用,钩突的骨折可使得颈椎的稳定性受损,但较少造成椎体的移位。如果骨折片进入椎间孔可造成相应节段的神经根症状,但通常不会合并脊髓损伤。

7.颈椎挥鞭损伤 颈椎挥鞭样损伤是颈椎突然过度后伸造成的损伤,影像学表现较为隐匿,但实际并不少见,可以合并不同程度的颈脊髓损伤。

造成挥鞭损伤的机制中,遭受直接暴力打击者较少见。多为高坠、跌倒或交通事故中,头部遭受撞击或在惯性加速度的作用下产生过伸性的间接暴力。当颈椎过伸超过生理极限时,后柱结构,尤其是小关节,受到的压力最大。同时,前柱结构在强烈的牵张力作用下,可能造成前纵韧带、椎间盘等软组织撕裂,甚至导致椎体前缘的撕脱性骨折。

颈椎挥鞭损伤所导致的颈脊髓损伤(图15-2),可能是由于颈椎过伸时,椎管后方的黄韧带皱缩,并与前方的椎体后缘共同挤压颈脊髓所致,故临床上多见颈脊髓前部或中央管的损伤。脊髓受损的类型与暴力的大小、受伤的姿势、颈椎原本的退行性改变程度及椎管形状均存在一定的相关性。

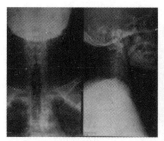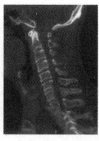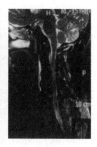

图 15-2　颈椎挥鞭损伤伴不全脊髓损伤

二、临床表现

颈椎椎骨骨折的主要症状以局部疼痛和以疼痛导致的颈椎运动功能受限为主,爆裂骨折所导致的疼痛通常较为剧烈,范围也更大。可伴有棘突的压痛和椎前的压痛。部分外伤患者可见皮下的淤血或肿胀。伴有颈椎脱位的患者也有头颈部的僵直状态以颈部肌肉的痉挛。

严重的颈椎椎骨骨折,如颈椎爆裂骨折,或者伴有脱位的颈椎骨折,可能导致颈脊髓的损伤。颈脊髓的损伤根据损伤节段的不同,可以呈现出不同的临床表现。

1.上段颈髓损伤　通常将 $C_{1\sim4}$ 节段颈髓称为上段颈髓。上段颈髓位于脊髓的最上端,是延髓的延续。C_3、C_4 椎骨的损伤可导致 C_3、C_4 节段颈髓的损伤。此类型的损伤由于可以造成呼吸中枢的压迫,导致呼吸困难、呼吸麻痹、呼吸骤停甚至猝死。C_3、C_4 节段颈髓的部分损伤主要造成为上运动神经元功能障碍,表现为四肢的不全瘫。上段颈椎损伤后,可能继发延髓的缺血损伤,从而导致内脏器官的功能障碍,比如心律不齐,血压不稳等。上段颈椎的损伤还可以导致自主神经的功能紊乱,包括高热、无汗等。

2.中段颈髓损伤　中段颈髓通常指 $C_{5\sim7}$ 节段的颈脊髓,此节段为颈脊髓的颈膨大部位。该部的颈髓损伤可导致四肢瘫痪,损伤平面以上、以下运动神经元损害为主要表现,出现迟缓性瘫痪;损伤平面以下主要表现上运动神经元损害的痉挛性瘫痪。比如 C_5 节段的损伤,膈肌麻痹明显,三角肌、肱二头肌及以下的肌肉瘫痪,双肩在肩胛提肌和斜方肌的作用下升高,同时伴有颈部以下的感觉障碍,可出现 Horner 综合征。而以 C_6 节段为主的脊髓损伤,则肱二头肌、肱桡肌等肌肉的肌力正常,肱三头肌、胸大肌及以下的肌肉瘫痪。患者双肩轻度外展,双肘明显屈曲,腕关节尺偏,双手呈半握拳置于胸前,通常不累及膈肌。

三、诊断与鉴别诊断

对颈椎骨折的正确诊断是及时、合理治疗的基础,所以颈椎骨折的正确诊断非常重要。诊断需要以下内容方能做出:①患者的详细病史,特别需要明确颈椎外伤时的体位,受力的方向及大小等;②对患者的详细物理检查,重点是各项神经功能异常的检查;③特殊检查:包括颈椎 X 线片,计算机体层扫描,磁共振成像,诱发电位等。对颈椎骨折的完整诊断应该包括 5 个方面:骨折的部位;损伤的机制;骨折的类型;骨折的稳定性;是否伴发脊髓神经的损伤。

1.各项物理检查及临床意义

(1)骨科检查

1)视诊:注意颈椎的外观是否正常。注意后凸、扭转等畸形,以及颈椎的生理前凸是否存在,并同时注意颈部是否有肿胀,肿胀多提示有颈椎的损伤。但应注意,颈前的皮下积气和气肿的形成多是胸部损伤所造成的弥漫性肿胀。开放性颈椎创伤应注意检查颈椎局部的皮肤是否完好,有无破损、出血,可以提示颈椎受伤的机制。颈椎锐器伤或火器伤造成的伤口外径可能较小,检查时应格外留意。

2)触诊:以拇指依次按压患者颈椎的棘突,并注意观察颈椎的棘突是处于一条直线上。对于有棘突压痛的患者,应由轻到重地按压以判断压痛点的深浅。一般来讲,浅部的压痛多提示棘上韧带或棘间韧带等浅层组织的损伤。棘突旁的压痛点通常是关节突关节的体表投射点,应考虑关节突关节受损伤的可能。特别需要注意的是,如果在对棘突进行触诊的过程中查见棘突有浮动感或游离感,可见于椎板的骨折。在此情形下,切忌用力向下按压,以免造成颈脊髓的损伤或加重已有的损伤。胸锁乳突肌和颈动脉鞘之间的深部可以触及颈椎椎体及椎间盘的前缘、如有压痛可能提示该部位的损伤。

3)运动检查:颈椎的运动功能是多个方向上的运动综合起来的复杂结果,包括前屈后伸,左右侧屈及左右旋转。颈椎的旋转运动功能主要由寰枢椎完成,所以单纯的下颈椎损伤一般不会影响颈椎的左右旋转功能。颈椎的前屈和后伸,左右侧屈主要由下颈椎完成。以中立位为标准,正常颈椎的前屈运动范围为 $35° \sim 45°$,后伸运动范围相同;左右侧屈的正常活动范围均为 $45°$。其中,颈椎的屈伸运动主要集中在 $C_{5\sim7}$ 节段,侧屈运动主要集中在 $C_{3\sim5}$ 节段。需要特别注意,颈椎急性损伤时,严禁对患者进行颈椎的被动运动检查。应当在有经验的医师的保护下,嘱患者主动完成有限的动作。

(2)神经系统检查

1)感觉功能检查:C_5 的感觉功能主要通过腋神经实现、感觉皮节主要分布于上臂和肘部外侧;C_6 的感觉功能通过肌皮神经,支配前臂桡侧、拇指及示指的皮肤感觉;C_7 的感觉皮节主要位于中指。

2)运动功能检查:颈椎骨折所导致的颈脊髓及脊神经的损伤、脊神经损伤所表现的运动障碍以上肢为主,严重者常导致颈脊髓损伤,表现为损伤平面以下的四肢瘫痪。检查肢体运动的肌力时,应注意双侧对比,慢性损伤可以观察到相应肌肉萎缩的表现。

3)针对颈椎损伤所导致主要肌肉运动障碍的检查:①双侧提肩阻抗检查:负责的肌肉主要为肩胛提肌及。其中,肩胛提肌由第 11 对颅神经(副神经)支配,斜方肌主要有 C_3、C_4 节段神经支配。检查时,患者处于端坐位,检查者站于患者身后,嘱患者用力耸起双肩的同时,双手下压患者肩部;②肩关节外展检查:三角肌几乎完全由 C_5 节段支配,对三角肌的检查可以很好地反映 C_5 节段的情况。检查时:患者可以处于坐位或立位,检查者站于患者正前方,嘱患者用力外展双肩同时给予适当的阻力;③屈肘检查、伸腕检查:肱二头肌主要由来源于 C_5、C_6 节段的肌皮神经支配,可以较好地反映 C_5、C_6 节段;伸腕肌主要由 C_6 支配。对二者的检查可以较详细地反映 C_6 的情况。屈肘检查时,患者可取坐位或站立位,前臂处于中立位,避免旋前或旋后对肌力的影响造成检查结果的不准确。检查者一手置于患者肘部固定上臂,另一手握住患者腕部,嘱患者持续屈曲肘关节,并逐渐增大对抗力量。伸腕检查时,患者多处于站立位,双臂垂于身体两侧。检查者一手握住患者前臂近段,另一手置于患者手背,嘱其对抗阻力伸腕;④伸肘检查:肱三头肌主要由 C_7 节段神经支配,通过伸肘检查可以反映 C_7 节段神经的情况。检查时,患者可取坐位或站立位,前臂处于中立位,避免旋前或旋后对肌力的影响造成检查结果的不准确。检查者一手置于患者肘部,另一手握住患者腕部,嘱患者伸展前臂的同时施力对抗。

值得强调的是颈椎骨折伴脊神经或颈脊髓损伤平面表现在上肢，通过检查上肢的感觉和运动功能判断损伤平面，而不是直接检查患者的躯干部，躯干部能检查到的最高的脊髓平面是 T_3 平面。

4）反射检查：①浅反射主要包括腹壁反射、提睾反射、肛门括约肌反射等。严重的颈椎骨折可能导致颈脊髓的损伤，表现为反射的减弱或消失；②深反射是指刺激肌肉、肌腱或骨膜等本体感觉器官所引起的神经反射。涉及颈神经的深反射主要是肱二头肌反射、肱三头肌反射和桡骨膜反射：a.参与肱二头肌反射的肌肉是肱二头肌、由肌皮神经支配，定位在 C_5、C_6 节段平面。检查肱二头肌反射时，检查者一手托住患者肘部并以拇指按压肱二头肌肌腱，用叩诊锤锤击拇指，正常的肱二头肌反射表现为前臂屈曲；b.参与肱三头肌反射的肌肉是肱三头肌，由桡神经支配，定位在 C_6、C_7 节段平面。检查肱三头肌反射时，患者外展前臂，肘部半屈，检查者托住其前臂，用叩诊锤叩击鹰嘴上方的肱三头肌腱，反应为肱三头肌收缩，肘关节伸直；c.参与桡骨膜反射的肌肉是肱桡肌，主要由桡神经支配，同样定位于 C_5、C_6 节段。检查桡骨膜反射时，患者肘略屈曲，前臂旋后，检查者用叩诊锤轻敲桡骨外侧。正常的桡骨膜反射表现为前臂屈曲和拇指背伸。

2.特殊检查及临床意义

（1）X线检查：对于颈椎骨折，乃至于所有的脊柱骨折的影像学检查，最常用的仍然是X线片。拍摄颈椎X线片时，应嘱患者肩部放松，必要时可以适度向上牵引颈部，并同时向下对称牵拉双肩，以获得更好的颈椎成像，避免肩部及头部的阻挡。

对于下颈椎骨折的X线检查，常规应摄颈椎的正位及侧位X线片，其中又以侧位片的诊断价值更大。可以更好地显示骨折损伤的类型和程度，也可以同时显示是否有伴发的颈椎脱位。在颈椎正侧位X线片的基础之上，补充进行颈椎功能位（即过伸过屈位）的检查，还可以判断颈椎损伤后是否存在椎体失稳。

（2）计算机体层扫描（CT）：计算机体层扫描（Computed Tomography，CT）是一项广泛应用于颈椎骨折的影像学检查。CT对于颈椎椎骨附件如椎弓根、关节突等的显示清晰，能够判断颈椎附件的骨折或脱位。不仅如此，CT对于颈椎骨折后，椎管的破坏程度及占位情况也有明确的影像学证据。近年来，螺旋CT三维重建（图15-3）可以帮助医师从矢状位和冠状位去观察和评估脊柱损伤的情况与程度，对制订手术治疗方案及手术入路的选择有很重要的参考意义。

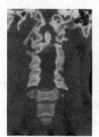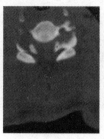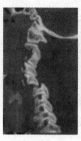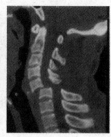

图15-3 颈椎CT轴位、冠状位、矢状位显示 C_6、C_7 椎体骨折脱位

（3）磁共振成像（MRI）：X线片不能提示脊髓、神经的挫伤、受压迫及水肿等情况，CT虽然对骨质有清晰的成像,但无法显示椎管内脊髓、神经的情况。MRI 具有良好的软组织分辨率,尤其是针对椎管内脊髓、神经组织的成像。相较于 CT,MRI 还具备多方位成像的优点,可以在轴位、矢状位、冠状位,甚至任意方位显示脊髓、椎间盘、黄韧带等软组织的形态及病理改变,并可以很清晰的区别脊髓空洞、脊髓囊肿、脊髓出血等可能有相似临床症状的病变。MRI 在制订颈椎骨折的治疗方案及手术方式等方面有着非常重要、不可取代的作用(图 15-4)。

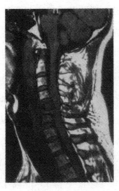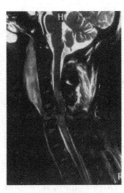

图 15-4　颈椎 MRI 显示脊髓损伤

(4)诱发电位(EP):诱发电位是指神经系统(包括外周或中枢、感觉或运动系统)在接受相应刺激后所产生的特定电生理活动。人工给予脉冲电流、声音、光线和磁场等刺激神经系统,在中枢或周围神经系统相应部位检测出与刺激有关系的电位变化。通过计算机将反复给予的刺激和与刺激相关的电位变化进行总和,可以从随机的自发脑电活动中或周围神经系统相应部位记录到较小的诱发电位,通过分析诱发电位的潜伏期、波幅等电生理表现反映神经功能状态。

人体的感觉器官在接受相应的刺激后都会产生相对应的 EP,通常命名为视觉诱发电位(VEP)、听觉诱发电位(AEP)和体感诱发电位(SEP)等。其中,SEP 已经在脊柱外科的临床工作中广泛应用。诱发电位的检查,能够为临床提供直接了解和评定脊髓神经功能的方法,可以帮助医师判断在早期脊髓休克下残存的脊髓神经功能,从而对损伤的预后进行判断。

3.鉴别诊断

(1)颈椎骨折伴颈脊髓损伤要注意与癔症性瘫痪相鉴别。后者是患者遭受外伤后导致的大脑功能性失调。癔症性瘫痪虽无器质性的病变,但也可表现出运动及感觉的障碍。癔症性瘫痪可表现为全瘫或不全瘫、单瘫、偏瘫或四肢瘫,肌张力增高,反射亢进,但无病理反射。感觉障碍分布范围较大,但通常不符合神经支配区域的分布。一般可以经暗示、电兴奋等疗法好转。若延误治疗,则可能引起肌肉的失用性萎缩。

(2)颈椎骨折伴颈脊髓损伤与急性颈椎间盘脱出症的鉴别。后者发病突然,多见于外伤后,但外伤程度通常较前者轻。颈椎磁共振成像可以较好地显示病变,具有确诊意义。

(3)屈曲型损伤导致的颈椎椎体泪滴形骨折需要与伸展型损伤导致的颈椎椎体前下缘撕脱性骨折相鉴别。前者不稳定且多合并有颈脊髓的损伤,后者通常为稳定的骨折。若混淆诊断则将延误治疗。

此外,颈椎椎板骨折在正位 X 线片上不易显示,容易漏诊,侧位片上通常有较好的显示。颈椎钩突骨折在 X 线片上的表现比较隐匿,仅凭 X 线片容易漏诊,通常结合计算机体层扫描(CT)可以较清楚地显示骨折的情况。

四、治疗

下颈椎骨折的治疗目的是复位颈椎椎骨,稳定颈椎的结构并解除因骨折脱位造成的脊髓神经受压迫情况。下颈椎的治疗包括非手术治疗和手术治疗。

1.非手术治疗　非手术治疗包括牵引和外固定支具。

(1)牵引:通常为首选的方法,可采用枕颌带牵引,但临床多采用更为稳定的颅骨牵引。颅骨牵引的重量约为每个椎体 2.5kg,如 C_6、C_7 部位牵引时可达到 12.5~15kg。若牵引的重量达到 12.5~15kg 仍不能复位,则应考虑关节突绞锁等情况。此时不宜盲目增加牵引重量、而应该考虑手术治疗。牵引复位成功后,可继续以相同重量维持 4~6 周,再改用外固定支具固定 3~4 个月,以到达受损椎体的骨愈合。若此过程中出现疼痛的突然加重或者神经症状,则应考骨折的移位,应做好改行手术治疗的准备。

(2)外固定支具

1)颈部围领:包括 Philadephia 围领和 Miami 围领。颈部围领不能严格限制颈部的运动,稳定受力节段的作用较小,但是佩戴较为舒适,可以适用于稳定性的损伤,尤其是老年患者。

2)颈胸固定支架:例如 Minerva 支架、Yale 支架和 Guillford 支架等。通过适当的金属杆,上方通过颈枕垫支撑头面部,下方通过前后两个垫贴于胸背部,并经胸和肩两对皮带固定。此类支架佩戴舒适且有足够的固定作用,适用于多种类型颈椎骨折的治疗。

3)Halo-vest 支架:可提供最大程度颈椎稳定性的外固定支具,对上颈椎骨折均可获得理想的固定效果,但对下颈椎不稳定稳固的效果较差,加之此类型的支架限制患者的日常活动,所以很难被患者接受。

2.手术治疗

(1)颈后路减压椎管扩大术:颈椎后路减压椎管扩大术是解除颈脊髓压迫的重要手术方式之一。除了颈椎外伤所致的骨折脱位,这种手术方式还大量应用于颈椎病、肿瘤和后纵韧带骨化等原因所造成的颈脊髓压迫减压。该手术方式通过扩大颈椎椎管容积,可以直接解除来自颈脊髓后方的压迫,例如椎板等的直接压迫,同时,通过多节段的椎管扩大,颈脊髓可以向后方漂移,从而间接地解除来自颈脊髓前方,例如骨折的碎骨片或者椎间盘的压迫。

颈后路减压椎管扩大术通常采用椎板切除的方式以达到对颈脊髓压迫的减压,包括全椎板切除、一侧椎板切除及部分椎板切除三种形式。颈椎全椎板切除术是指切除包括棘突在内的整个椎板。虽然可以彻底解除来自颈脊髓后方的压迫,但完全切除椎板对颈椎后柱结构的破坏可能导致术后颈椎失稳。半椎板切除可以保留颈椎后柱结构中的大部分结构、包括关节突、棘突棘上棘间韧带等,术后颈椎后柱仍可保留一定的稳定性。同时,由于仅切除了一侧的椎板,术后产生硬脊膜粘连或瘢痕形成的风险相对较小。部分椎板切除术是在切除椎板的基础上,做自体骨的移植融合,从而尽可能地恢复颈椎后柱结构的稳定性。

(2)颈后路螺钉固定融合术:部分骨折会导致颈椎后方结构缺失,如椎弓根和椎板的骨折伴有侧块的分离。此时需要通过手术以获得良好的即刻稳定性、保证神经功能的恢复和颈椎结构的稳定重建。以颈后路螺钉技术为基础的颈后路钢板系统或钉-棒系统可提供强大的后路固定,具有良好的生物力学稳定性,成为颈后路手术最常用、有效的手术方式。

颈后路螺钉固定融合术包括关节突螺钉固定融合术、椎弓根螺钉固定融合术、侧块螺钉固定融合术。关节突螺钉的稳定性及操作方便性较为突出,但是存在损伤脊髓、椎动脉和关节面的风险。由于颈椎椎弓根螺钉的抗拔出能力约为关节突螺钉的两倍,所以对于关节突螺钉难以固定的下颈椎损伤病例,可以采用椎弓根螺钉技术进行固定。

(3)颈前路减压融合内固定术:颈椎前路手术具有操作简便、利于显露前方损伤椎体及椎间盘,便于直视下解除前方压迫,减压效果直接彻底。同时,在完成彻底减压后,也便于植骨融合及内固定,重建颈椎的稳定性。

目前临床工作中最常用的颈前路减压植骨融合内固定术是钛网植骨、钢板螺钉内固定术。用于前路一个或多个椎体次全切彻底减压后的植骨融合内固定。钛网中填充切除的椎体碎骨,如自身碎骨不足以填满钛网,则可以取部分自体髂骨充填入钛网。将钛网置入已经切除椎体的位置,两端接触上下椎体的骨性终板后,以钢板螺钉固定上下椎体,从而达到植骨融合内固定的目的。在这种手术方式中,需要注意避免安放钢板的长轴与颈椎的长轴成角;同时需要注意保护上下椎体的骨性终板,以免植入的钛网沉降进入下椎体的骨松质,影响其与上椎体的融合。

第十六章　脊柱融合术

脊柱融合术是脊柱外科最常采用的基本手术之一。是以病损脊椎为中心。从病损区上位的正常脊椎到下位的正常脊椎做植骨术,使多个节段发生骨性连接,融合成一片,形成一个力学上的整体,从而达到治疗脊柱病损、消除疼痛、防止畸形、重建脊柱稳定性和保护脊髓神经等目的。

自从 Hibbs 和 Albee 分别描述脊柱后路融合术的基本原则和方法,并获得融合成功后,脊柱融合术有了很大进展,具体表现为手术途径和手术方法的多样性,适用范围的扩大,以及内固定器械的推广和使用。需要强调的一点是,尽管目前普遍认为内固定有助于维持融合区的稳定性直到骨性融合,保证骨质的生长和提高融合成功率,也有利于患者早期起床和进行康复治疗,因此常在植骨融合的同时使用内固定器。作为一名脊柱外科医师,需要时刻铭记的一点是,内固定不等于融合,不能因为使用了内固定而忽略融合术的基本操作。绝大多数情况下,内固定的目的是保证脊柱获得暂时的稳定性从而为最终实现融合创造条件。如果融合不成功,任何内固定终将失效;或是内固定器断裂;或在内固定器与骨骼接触处发生骨折,或骨质吸收,导致内固定器松动或脱落。

第一节　脊柱融合术适应证

现代脊柱融合术的指征与 Hibbs 和 Albee 时代已有许多不同。运用融合术治疗退变性、创伤性和先天性病变现在已很普遍。尽管在不同的矫形外科中心,脊柱融合的指征、技术经常有所差别,但一般认为选择脊柱融合术的基本原则有以下几点。

1.椎骨破坏性病变　如脊柱结核、脊柱肿瘤等疾患造成一节或数节椎骨损毁。

2.脊柱稳定性丧失　如脊柱损伤退变,椎骨破坏或手术造成的脊柱不稳定、移位或滑脱,出现疼痛或功能障碍。

3.防止或矫正畸形　在先天和后天畸形中作为治疗手段,或配合矫正手术。

4.内固定　一方面,需要铭记的一点是,内固定不等于融合。如果确定病患需要进行内固定,但未注意进行充分的植骨融合,最终将失去固定的意义。另一方面,近年来,脊柱融合术中内固定置入物一直呈比例增加。临床研究报告显示,腰椎融合术中内固定放置率几乎增长了 2 倍,大多数置入物是椎弓根螺钉。自 20 世纪 90 年代以来,椎体间融合器(Cage)较常用。采用单纯骨移植融合和椎弓根螺钉融合进行主观比较研究,虽然均有良好的融合率,但实验结果认为用椎弓根螺钉没有临床优势。一项随机实验提示,为取得较好的手术效果,术中预计内固定会因严重的骨吸收发生松动影响疗效,从内固定组改为骨移植组。另一些随机实验研究的结果提示不用椎弓根螺钉固定临床效果较好,是否用椎弓根螺钉固定融合比较研究结果表明,椎弓根螺钉固定的患者再次手术发生率、并发症和神经根损伤发生率高,失血也多,手术时间长并且手术复杂程度增加,植入物价格昂贵,每个手术成本成倍增加,且有潜在的风险。因此,尽管目前还没有标准的内固定手术指征,仍要注意防止手术适应证过宽。

第二节　脊柱融合术的疗效评估

随着脊柱内固定的发展,脊柱融合术融合率得到了较大提高,但仍不能忽视脊柱融合术后假关节的发生。对术后假关节的早期诊断是否有意义?有文献报道显示对影像学阳性的无症状者,术后早期(1~3年)疗效无影响,远期(5年以上)多需要翻修手术。

假关节的实质是植骨不融合形成类似关节骨面相对异常骨结构,未融合的骨结构因异常活动等形成骨吸收或缺损,最终形成相对应的硬化骨面,其间隙内无骨小梁等结构。据文献报道,脊柱融合术后假关节发生率为0~56%。然而,发生假关节患者早期多无临床症状或症状,体征不典型,易被外科医师忽视。实际发生率可能更高。因此,依靠临床症状做出诊断可能会导致误诊,影像学检查可作为补充。迄今为止,骨小梁通过植骨界面被认为是融合的表现,但如何进行客观评价仍是难题。

1.正侧位X线片　植骨融合时,椎间连续骨小梁通过或出现椎体、前、侧方骨桥连接可见。椎间融合区透光度下降等表现。

植骨不融合可见透亮区,植骨下沉或畸形。在脊柱融合术后随访过程中,X线片应用较多且操作简单,廉价,多易被患者接受。那么X线片在诊断假关节的价值又如何呢?据研究显示:通过X线片诊断假关节的患者与实际结果(手术探查)符合率只有43%~83%,且假阴性率高。

2.动力位(过伸过屈位)X线片　FDA制定的腰椎融合标准:椎体滑移小于3mm,椎间角变化小于5°,颈椎目前还未有相关标准。但位移大小及何种位移提示不融合仍然有争议。由于内固定器械的广泛使用,即使没有移位也不能确定融合。

有学者提出可以采用Cobb角来评估融合节段的运动角度。有人提出腰椎椎间融合术,运动角度大于7°提示不融合,运动角度小于3°提示融合,两者之间为不确定,但又有其他学者提出运动角度为1°~5°提示融合;还有学者提出颈椎融合术后运动角度大于2°提示不融合(敏感性为39%,特异性为82%),因而运动角度与融合的相关性仍有争议。

通过Cobb角测量法测量的数值过小、易存在测量者之间的偏差且不够精确,导致这种方法有一定的局限性,因而有学者提出在颈椎融合术后患者中,可以通过动力位测量融合节段相邻棘突间相对位移程度。超过2mm者提示不融合(特异性为89%,敏感性为91%)(图16-1)。

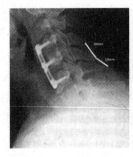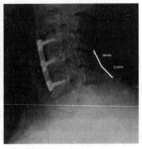

图16-1　动力位测量融合节段相邻棘突间相对位移程度,C_5椎间位移为3mm(>2mm),提示未融合

计算机定量运动分析法:采用特殊的计算机软件对动力位片进行运动角度测量,可以避免动力位 Cobb 角测量法的一些局限性。有人采用此方法对颈椎融合术后稳定性进行评估,以运动角度小于 1°为融合标准,发现该方法准确率较高。还有学者采用此法对腰椎融合术后评估发现,以 4.1°为融合标准,准确率较高。

3.CT　目前的研究认为 CT 是影像学上诊断假关节的"金标准"。CT 检查评价植骨的椎间融合,能清楚显示融合椎间的骨性结构有无桥接骨小梁形成。融合时,椎间有连续骨小梁通过,密度增高;若出现融合器下沉、终板囊性变、光圈征提示不融合。

有的研究显示 CT 的准确率为 78.6%~85.7%,较 X 线片明显提高;还有报道的准确率为 74%~96%。

4.MRI　由于 MRI 本身对骨的显像较差且易受内固定干扰,在评估脊柱融合时不常用。MRI 检查显示融合节段 T_1 终板下高信号,T_2 低信号提示融合;相反提示不融合。国外学者等报道了 MRI 在诊断脊柱融合术后不融合准确率为 66%。

5.骨扫描　应用较少,放射性核素 ^{99m}Tc 骨扫描显示融合椎间新陈代谢旺盛提示不融合,有文献报道脊柱融合术后第 6 个月采用骨扫描评估不融合假阳性率高达 50%。

6.超声诊断　该研究较少,国外一项研究显示术前被超声诊断为不融合的患者均经手术得到证实,但该研究对象仅包含 10 例患者且没有相关研究。

第三节　常用脊柱融合术

一、颈椎融合术

1.颈椎前路融合术　前路颈椎间盘切除术和椎体间融合术在治疗颈椎间盘疾病的顽固性症状方面的疗效,已被脊柱外科医师和神经外科医师广泛地接受。文献资料证实。解除这些症状的成功率很高,而严重并发症和术后病残率都很低。诸多手术方法的根本区别在于手术时仅限于单纯性椎间盘切除和椎体间融合,还是试图进入椎管行骨赘切除或进行脊髓和神经根减压术。

常用的颈椎前路融合术有 3 种类型,分别为 Robinson-Smith 手术、Bailey-Badeley 手术及 Cloward 手术。研究发现,Robinson-Smith 手术对抗压力负荷的能力最强,其次为 Bailey-Badeley 的方法,再次为 Cloward 手术。这些移植骨块可承受的负荷为体重的 2.5~5 倍,远远超过颈椎在正常情况下的负荷。因此,限制因素不是移植物本身,而是移植骨、椎体的构造。颈椎在体内主要承受纵轴的压缩负荷。但是有学者却把注意力集中在脊柱的旋转移位及其与移植骨不同种结构的关系上。Robinson-Smith 融合技术的坚强构型,在于保持了椎体皮质壳的完整,因为已经证明椎体 40%~75%的强度来自于皮质骨。保留终板也很重要,它可以防止移植骨陷入椎体松质骨部分,以及由此引起的移位。

根据笔者的经验,当侵犯的骨赘很大时,切除邻近椎体的终板达到较为彻底的前路减压并未发生严重问题,除非骨质疏松严重。即使在骨质疏松情况下,愈合过程中椎间隙也只发生部分塌陷。彻底减压以解除神经症状比严格地保持终板更为重要,尤其是在后侧更是如此。可常规地去除上位椎体下端终板的最前侧部分,以便增加椎间隙的显露及充分去除影响融合的终板软骨。

Dereymacker 和 Mulier 方法的相似之处在于他们都将手术限于单纯椎间盘切除和椎体间融合。当需要切除较多时,该手术更像 Simmons 的梯形植骨方法,而不像 Smith-Robinson 方法。有人已经用前路椎间融合技术治疗了因广泛的椎板切除术后、后侧的椎弓骨折、某些骨折脱位和破坏性疾患造成的不稳定。许多学者将切除颈椎间盘与前路融合结合起来使用。

Robinson 等人从所选择的一个或多个椎间盘切除间盘软骨终板,并用自体髂骨修剪成三面皮质骨块插入植骨。进行前路椎体融合以治疗椎间盘变性。

(1)Smith-Robinson 融合技术的操作因为使用了由 Caspar 研制并以他命名的牵开器及固定器械而变得更为容易。然而,对于准备行前路螺钉固定的患者不能使用牵引钉,因为它能引起微小骨折而影响螺钉的固着。在这种情况下,笔者喜欢使用头带牵引。然而使用 Caspar 系统的确能精确测量植骨是否合适,并能很好地暴露椎间隙后部及硬膜。

1)手术方法:患者在手术台上呈仰卧位,肩胛间区垫一小布卷垫。如果使用前路螺钉钢板固定。就使用头带牵引,可以在头带上使用 5~10b(1b=0.4536kg)的牵引重量。如果不用内固定则不必要使用头带牵引,因为使用牵引钉和 Caspar 装置就能够撑开椎间隙进行深部显露。

将患者头部转向右侧,取左侧颈前入路,直达脊椎的中线。纵向切开翼状筋膜和椎前筋膜,就可见到前纵韧带和椎体上下缘增生的骨刺。将一根针插入椎间盘后拍摄侧位片以定位其节段。

选择好需要切除和植骨的椎间隙后,按操作步骤进行减压。在椎间隙的前方,用 11 号刀片在前纵韧带和纤维环处做一个宽约 1.5cm 的矩形窗。用小刮匙将椎间盘组织刮松,然后用髓核钳取出。以这种方式切除椎间盘前部的 1/2~2/3,使用手术显微镜对安全切除椎间盘的后侧部分,以及任何需要去除的游离碎片或骨赘是有帮助的。使用手术显微镜可以为术者和助手提供很好的照明视野。虽然使用手术放大镜时助手无法获得与术者相同的视野,但是在手术中使用也是有帮助的。

然后使用高速磨钻去除后方残余的间盘组织和纤维环。使用磨钻可以准确地去除椎间盘组织、软骨性终板及纤维环的后部。磨薄后方骨赘然后用有弯刮匙和小号颈椎椎板咬骨钳轻柔地将其去除。如果可能,要保留后纵韧带。但若发现后纵韧带有损伤,则在后纵韧带上切开一个小切口以便探查椎管和清除任何游离的椎间盘碎块。向侧方切除间盘到钩突。充分减压后,注意力转到如何处理终板。如前所述切除上位椎体下方终板的前侧 2~3mm,以充分显露余留的下终板。使用磨钻切除任何残余的软骨性终板直到出血的软骨下骨层为止。按平行的方向准备终板。从前向后测量椎间隙的深度并测量椎间隙的高度,但在测量之前要解除牵引。用一小号摆动锯在髂骨上取一个三面皮质骨的植骨块,操作方法在植骨技术部分已有所描述。在处理终板时,应注意保留上方和下方椎体的前侧骨皮质。将植骨块修成适合椎间隙深度的大小。安放植骨块时将松质骨面向后,并将其后面的上下缘修出轻微的斜面有助于将骨块楔入。通过牵引将植骨块嵌入椎体间,并且使其皮质部分缩进椎体的前侧皮质 1~2mm。在植骨块后缘和椎管之间应有一个 2~3mm 的空隙。植骨块即使在牵引情况下也应很紧密地与周围贴合。撤去牵引,用 Kocher 钳夹住植骨块检查是否与周围紧密贴合。按照同样方法处理其他椎间隙。放置软闭式引流管后逐层缝合伤口。无菌敷料包扎伤口,使用颈托固定患者。

2）术后处理：当天晚些时候或者次日上午允许患者离床活动。术后第一天拔除引流管。用颈托固定4~6周，具体时间取决于患者是否舒适及摄片检查植骨块的情况。有时使用软颈围领进一步保护1~2周是有益的。在颈椎伸、屈位侧位片显示融合部位无活动征象时。才可以去除硬质的颈托。

（2）Bloom和Raney建议把髂骨植骨块的植入方向倒过来，即将圆的髂骨皮质边缘向后而松质骨缘朝前。他们声称植骨块突出的部分用咬骨钳很容易削除，而不必要牺牲植骨块的皮质部分。从而也不会降低植骨块的强度。植骨块反向放置时。笔者曾遇到骨块的非皮质前缘塌陷，导致在融合的节段产生脊柱轻微后凸畸形。这种情况尤其容易出现在年龄大的女性，因为她们的骨盆皮质骨由于骨质疏松而变得很薄。

1）手术方法：这种方法可随具体的病变需要而改变。手术中患者卧于Stryker架或手术台上。使用颅骨牵引弓牵引。气管内插管麻醉。

在两肩胛骨之间放置折叠术巾使颈部中度后伸。将患者头部向右旋转约15°。从前方左侧显露颈椎。切开椎前筋膜之前，在一个椎体上插入一枚钻头作为标记，侧方摄片定位。定位后，沿中线纵向切开椎前筋膜。筋膜上缝几针粗丝线以便于牵引，术毕时也可用来闭合筋膜。在椎体前面分离筋膜，用电凝和骨蜡控制骨面出血。确认要融合的椎体后，从上位椎体的上缘附近到下位椎体的底面附近之间，在椎体前方做一个宽1.2cm、深4.7mm的骨槽。使用小型电动锯或钻比使用骨凿和锤子所致的损伤小。用咬骨钳清理椎间盘间隙，切除要融合椎体的下方和上方的软骨终板，椎间盘切除范围两侧应到钩突。切除软骨板后，将取自髂骨的松质骨条轻柔地植入已准备好的椎间隙中，修整一块合适的髂骨植骨块嵌入椎体上的骨槽内。然后抬高牵引线.减少颈椎伸展程度，从而使植骨块更牢固地嵌入骨槽内。植骨块不能向前突出超过椎体前方的表面。

植骨块安放合适后，结扎先前留在椎前筋膜上的缝线，通过筋膜将植骨块固定在骨槽内。在咽喉间隙放置一大号的Penrose引流条或负压引流管，通过伤口的低处引出。分层间断缝合伤口。

2）术后处理：在Stryker架或Foster床上维持颅骨牵引。24小时后拔除引流。牵引6周后，患者可以在连有Forrester颈托的Taylor背部支架制动下起床活动。此支架一直戴到椎体完全融合为止，通常为4~6个月。

通常采用头环背心固定，而不选择6周的牵引，这可以使患者较早活动，因而出院也较早。在适当监护下，头环背心同样可以获得满意的效果。一般使用头环背心固定约3个月，在以后的4~6周中使用颈托制动，此时制动逐渐减少而患者康复训练逐渐增加。到完全愈合之前要定期摄X线片复查并维持固定。

（3）研究发现，用Bailey-Bedgley方法行数个节段的融合来治疗多节段椎板切除后不稳定，效果是满意的。儿童发生这种情况时，可用胫骨移植支撑植骨方法。

1）手术方法：气管内插管麻醉。患者置于手术床上，把踝部绑在台上。使用无菌头带牵引，铺巾。采用左侧入路，沿皮纹做一横切口。横向切断颈阔肌，向内侧牵开颈前条状肌群和食管、气管、甲状腺等结构。向外侧牵开胸锁乳突肌和大血管。在暴露的椎间盘上插入一枚针头摄片以确定位置。用Simmons设计的特殊的骨凿和骨刀在椎体上凿除一拱板状正方形或矩形组织块，向上斜行进入上方的椎体，向下斜行深入下方的椎体，骨凿或骨刀的深度都是1.2cm，而宽度分别为1.27cm、1.1cm和0.95cm。

骨凿切入时要小心保持正前正后方向,防止向外偏斜。在大多数需要一个节段融合的患者,可去除一直径1.27cm的正方形组织。用咬骨钳和刮匙去除此组织块后。从后向前去除椎间盘。在椎间隙清理的最后阶段,请麻醉师用力牵引头带,使椎间隙拉开,以便充分清除,抵达脊髓椎体连接。加深骨槽至椎体的后侧皮质,并使骨槽的每个角呈直角。牵引头架,在使间隙打开至少3mm时,测量这个矩形的长度。从髂嵴上取一矩形植骨块,并予以修整使之适合骨槽的大小与形状。将其上下两端削成14°~18°的斜面。

强力牵引颈部将骨块植入骨槽中。松开牵引,骨块就牢固地锁在了骨槽内,保持此固定的牵开状态和制动。如果融合两个节段,则延长骨槽和植骨块,跨越中间的椎体,至上方和下方的椎体。

2)术后处理:在支架固定下可以早期活动,直到骨融合。因为牵引下植骨相当稳定,所以术后疼痛较其他颈椎融合方法要轻。

2.经咽外途径前路枕颈融合术 颈椎显著不稳而又无法行后路融合时,偶尔需要行前路枕颈融合。有人用该方法治疗类风湿性关节炎、创伤性四肢截瘫、脊椎转移肿瘤和先天性畸形而行广泛性椎板切除的患者。这个手术是向头颅的延伸,它可达到枕骨底部及所有颈椎的前侧部分。

(1)手术方法:患者躺在翻转架上,用头环保持患者初始的颈椎稳定状态。在整个手术过程中保持患者躺在翻转架上并维持牵引。右侧进入。沿胸锁乳突肌前缘切开,切口起自下颌骨角以上,下至环状软骨以下。沿切口分离颈阔肌和颈深筋膜,暴露胸锁乳突肌的前缘。注意不要损伤脊髓副神经,此神经于寰枢椎侧块水平进入胸锁乳突肌前缘。向外牵开胸锁乳突肌,向前牵开气管前带状肌,在颈动脉鞘内触及颈动脉,并显露颈动脉鞘。在肩胛舌骨肌穿过环状软骨水平处将其切断。在切口的上端,辨认二腹肌和舌下神经。钝性分离咽喉间隙并在甲状软骨水平进入。然后分离甲状腺上动静脉、舌动静脉和面动静脉,以从切口上部进入咽后间隙。继续在咽后间隙钝性分离,在中线触摸到寰椎前弓和前结节。在该区上方继续用手指探查。进入枕骨基底部的空腔。不能向头侧继续分离,因为咽在此处附着于咽结节。在咽的下方插入宽的直角拉钩,将其拉向前上方。在操作过程中牵拉迷走神经的咽支和喉支应间断进行,以减少发生暂时性声音嘶哑和丧失唱高音能力的概率。至此,上位颈椎的前面和枕骨的基底部已经显露。电凝颈长肌前缘深面丰富的静脉丛。纵行和横向切开前纵韧带,从脊柱的前方将肌肉分离,暴露 C_1 前弓、C_2 和 C_3 椎体。因为舌下神经通过中线外侧约2cm的前髁状孔(舌下神经管)出颅,所以术野宽约4cm。用刮匙在枕骨基底的前表面和上颈椎的椎体前表面做成粗糙面。从髂嵴取新鲜的自体松质骨植骨条,并将它们安放于需要融合椎体的前表面。骨条的厚度不要超过4.2mm,以防止过度突入咽部。缝合颈阔肌和皮肤。咽后间隙留置负压引流管48小时。

(2)术后处理:患者保持在翻转架上维持牵引6周。床旁放置一气管切开包,以防止上呼吸道发生阻塞。

使用头环背心外固定可以早起活动,术后16周去除头环,此时植骨应已牢固融合。

3.前路上颈椎融合术

(1)手术方法:通过气管插管麻醉。切口起自颌下区中线的稍左侧,向后至下颌角,然后于胸锁乳突肌的后缘转向下,至颈部的基底,最后弯向前下越过锁骨,而止于胸骨上间隙。切开颈阔肌向内牵开形成的肌瓣,以暴露胸锁乳突肌和颈前肌、咽、甲状腺、下颌骨缘和颌下三角。向外牵开胸锁乳突肌和颈动脉鞘,横断肩胛舌骨肌的腱部,以确认下位颈椎的前侧表面。从中线切开椎前筋膜。向内侧牵开甲状腺、食管和气管。注意此平面上端有甲状腺上动脉、喉上神经血管束、舌下神经。基突舌骨肌和二腹肌,辨认并保护喉上神经和舌下神经。向内牵开喉部和咽部,向外牵开颈外动脉,辨认颌下三角的底部。保持良好的牵引,以暴露颅底和寰椎前弓。如要扩大显露区,可切除颌下腺,并通过向上及向右转动下颌骨使颞下颌关节向前脱位。此时可见寰椎前弓、齿状突和两侧的椎动脉。于 C_2 和 C_3 椎体前面开一个槽,深达齿状突后侧皮质,用小刮匙刮除齿状突的松质骨使之成为一空壳。从前侧髂嵴取一个植骨块,将其修成与准备好的骨槽相同的大小。把植骨块的上端做成鞍形,将它的一端插入齿状突槽内,另一端与寰椎前弓相贴。骨块的鞍状端支撑齿状突前皮质和寰椎前弓的下部,骨块的下端用穿过下方椎体皮质钢丝袢或结实的缝合材料加以固定。如果使用绞合的钢丝,要用少量骨水泥覆盖住钢丝锐利缘,以防止钢丝刺入咽后壁。

(2)术后处理:与 Bailey-Badgley 手术的术后处理方法相同。

4.后路颈椎融合术　颈椎后路融合方法在颈椎骨折、脱位章节讨论。

二、胸椎和腰椎融合术

1.后路脊柱融合术　总的来说,脊柱后路融合术是基于 Hibbs 在 1911 年提出的原则。在 Hibbs 手术中,通过在椎板、棘突和关节突上重叠地铺放大量碎骨条来诱导椎弓融合。在胸椎,融合区一般向外侧延伸到横突尖,这样此处椎体后部的皮质和松质骨可以用来扩大融合区域。除非显露并辨认出骶骨,否则很难对椎体进行准确的定位。在任何其他的平面,尽管根据棘突、椎板和关节突的解剖学特征通常有可能辨认出某一椎体,但一般都需要术中用标志物拍定位片。有时术前摄带标志的定位片,即在皮肤表面放置金属标志或画线来辨认平面。在术野中把一个足够大的标志物夹在或插入棘突,摄片定位会更精确。标志物越接近棘突底部,定位越可靠。尽管可移动的 X 线机及所摄的 X 线片的质量有时会造成辨认困难,但在手术床旁行侧方摄片或前后位摄片,与质量好的术前 X 线片比较,通常能足以正确地辨认椎体水平,患者的摆放保持脊柱前凸的位置也很重要。

(1)Hibbs 脊柱融合术:Hibbs 方法要求在四个不同点,即两侧的椎板和关节突进行融合。这些年来,该方法已稍有改良。

1)手术方法:在中线沿着棘突切开皮肤及皮下组织。用 Michel 钳或塑料胶带将手术巾夹在皮肤的边缘上。向下切开深筋膜和棘上韧带,用 Kirmisson 或 Cobb 剥离器自棘突尖剥离棘上韧带。然后用弧形骨膜剥离器自棘突两侧和椎板背侧而剥离骨膜。用细长纱垫填塞止血(Hibbs 纱布条)。按棘间韧带走行方向将其切开,继续进行纵向暴露。从黄韧带上剥离肌肉,暴露关节突远侧窝。用手术刀或刮匙清除窝内的脂肪垫。使用刮匙和骨膜剥离器彻底切除棘突上的骨膜和韧带,用骨凿纵行和横向劈开棘突。并用 Hibbs 咬骨钳加以清除。用厚凿剥出外侧关节突的囊。从椎板的远侧和近侧边缘用刮匙连续地游离黄韧带的后层(约 2/3),并自前层上分离下来;留下前层覆盖硬脊膜。用特制的直的或量 30°、45°或 60°角的薄骨刀从外侧关节面上切除关节软骨和皮质骨。强调融合区上方椎体的外侧关节不能损坏,因为损坏后可导致后期发生疼痛。但是必须处理包括在融合区内的外侧小关节,这一点很重要,因为如果不将外侧小关节消除就会危害整个融合节段。刮除融合区内的外侧小关节面后,为使残留的缺损变窄,沿与关节间隙平行的方向在关节上轻轻凿切,切下的薄骨片与关节突轻度分离后填塞入缺损。他认为这比用松质骨片填塞关节空腔更为可取。

用圆凿在每个外侧关节突下的隐窝处取碎骨条,将其转入切除关节软骨后留下的空隙或棘突的碎片填入空隙。去除关节隐窝的皮质骨,然后用碎骨片填塞。同样用圆凿从椎板取骨片填在椎板间的间隙内与两侧的粗糙骨面接触。用棘突的碎片桥接椎板,也可应用从靠近脊柱后上方的髂骨或融合区外的棘突取得的骨片。大量从髂嵴后侧取骨,术后供骨区可能有明显的疼痛或过敏。注意不要损伤臀部神经,以免导致神经瘤形成。还可使用骨库骨,尤其是在因为患有脊柱裂而使局部的骨质不够时使用。植骨片不能超出终椎的椎板,因为植骨条的突出端可引起刺激和疼痛。如果要切除髓核,在暴露髓核前就要切好骨片,保留待用。将剩余的黄韧带游离成瓣状,其基底在中线。牵开此瓣以暴露神经根和髓核。切除髓核后,将黄韧带复位并保护硬脊膜。间断缝合骨膜、韧带和肌肉使其严密覆盖植骨片。然后仔细缝合皮下组织,消除无效腔,采用皮下缝合或不吸收缝线缝合皮肤。

常规使用粘塑胶薄膜将皮肤与伤口隔离,而不使用 Michel 钳将手术巾固定于皮缘。使用 Michel 钳的缺点是容易发生移位及器械容易遗留在伤口内。常规使用改良的 Cobb 骨膜剥离器。如剥离器边缘锋利,就很容易剥离开小关节的外侧关节囊。手术过程中最为重要的一点是准备好宽广的新鲜松质骨床来准备接受植骨。这意味着要彻底去除小关节、峡部、椎板和棘突表面的皮质骨和软骨。

2)术后处理:常规使用闭式引流 12~36 小时,按医嘱也可引流 48 小时。根据融合的节段、患者的年龄、是否有内固定决定下床行走时间。如果疼痛的情况允许,患者 1~2 天后可以行走。如果使用很好塑形的 Risser 型石膏,皮肤缝线早期拆除(数天后),而用黏性胶带代替。否则,缝线就要保留超过 2 周。对于老年人术后比较合适的制动方法包括下腰部支架、预制的塑料夹克和定制的双瓣塑料夹克。

对肥胖患者,所有类型的外固定或支架都不合适,而限制活动可能是唯一的最合理的替代方法。

(2)后外侧或横突间融合术:1948 年有学者描述了脊柱融合术后假关节形成的修复方法:将植骨片放在一侧椎板的后面、关节面的外侧缘和横突的基底部。Watkins 于 1953 年、1959 年和 1949 年描述了他称之为腰椎和腰骶椎后外侧融合术的手术方法,即用碎骨片融合关节面、峡部和横突的基底部,并把一大骨块放在横突的后面;在包括腰骶关节时,植骨片要延伸到 S_1 椎体的后面。

像其他许多人一样,笔者使用这种手术方法或其他改良术式治疗假关节形成、先天性或手术造成的椎板缺损、椎弓崩裂和椎板切除术后不稳定造成的慢性疼痛。手术可为单侧或双侧,但经常用双侧,手术范围包括一个或多个关节,取决于要融合区的稳定性。手术时使用 McElroy 设计的器械很有帮助。

1)手术方法:沿骶棘肌外侧缘做皮肤的纵向切口,跨过髂后上棘后切口弯向内侧。切开腰背筋膜,在椎旁肌肉边缘和覆盖腹横肌表面的筋膜之间切开。此时在切口深部可摸到横突尖。用骨刀剥离肌肉在髂嵴上的附着,使其连带薄层髂骨。骨膜下继续剥离髂后上棘,在骶髂关节水平将其切除,取足够的骨做一或两个植骨块。髂嵴的切除可增加脊柱的暴露。向中线牵开骶棘肌。剥离横突背侧的肌肉和韧带的附着;切除关节囊暴露关节面。用骨刀切除关节面上的软骨,并向下削平,达到足够深度使植骨片能在每个节段都紧密地贴在小关节峡部和横突基底部上。用小圆凿或骨刀将关节面切碎,从关节区骶骨上部和横突向上和向下翻转骨条。将切下的髂嵴纵行劈开成两块,其中一块修整成合适大小,填入准备好的骨床内,将其切割面与脊柱贴紧。保留剩下的骨块在对侧使用,必要时可取另一侧的髂嵴同时植骨。最后在植骨处填塞取自髂嵴的松质骨碎骨片。用骶棘肌覆盖融合区,缝合切口。

2)术后处理:与后路脊柱融合术中所描述的相同。

多位医师都曾分别描述过改良的 Watkins 手术方法。有的医师采取纵向劈开骶棘肌,融合椎板、小关节突和横突。有医师在常规腰椎和腰骶椎融合时联合使用后正中入路后外侧融合与改良 Hibbs 融合方法:他们加用取自髂骨的自体骨植骨。还有医师联合使用后路融合和后外侧融合。

Adkins 曾行横突间或横突骶骨翼融合,将胫骨植骨块在一侧或两侧植入 L_4 和 L_5 横突之间及 L_5 和骶骨翼之间。其具体手术方法为:从椎弓根向外侧将低棘肌分离,显露横突和骶骨翼。切除小关节后此步骤操作更容易完成;如果小关节完整,不破坏它们也可获得充分暴露。用锐利圆凿或咬骨钳在横突的上下边缘开槽,注意不能造成横突骨折。首先用骨刀在骶骨翼后上边缘做平行的凿切线,然后将弧形凿打入凿切线的两端,并将凿切线中间的骨块撬出而形成骨槽。如融合 L_4 和 L_5 椎体,则取末端为 V 形的胫骨植骨块,在横突间将它斜着插入,然后旋转到目标位置。这时它对横突有轻度撑开作用,所以可以牢固地嵌在两个横突之间。融合腰骶关节时,胫骨片的上端呈 V 形,下端平直稍有倾斜。把 V 形端的一臂置于横突前,而将下端击入骶骨槽内。如为单侧植骨,患者的体位应使脊柱向手术侧轻度隆嵴,这样当脊柱伸直后,植骨片就可牢固地嵌住。一般选择双侧植骨,植骨片应置于尽可能偏外,以避免压迫神经根,并可得到最大的稳定度。

目前,使用厚度不超过 2mm 的髂骨翼皮质骨植骨片,置于 L_3 和 L_5 横突桥接横突间的空隙,紧贴横突间筋膜。同样,在骶骨翼开槽和去皮质后,将另一植骨片嵌入骶骨翼和 L_5 之间的空间。要注意植骨不能向前突出到横突的平面之前。

术后处理与后路融合术相同。

(3)微创后路腰椎融合术:目前,使用基因重组人骨形成蛋白材料借助于内镜和关节镜完成的后路技术正在发展完善。关于这种方法的有效性、安全性及临床推广意义尚有待进一步研究。

2.前路脊柱融合术 文献报道的腰椎前路融合术的适应证有许多。目前掌握的适应证包括感染清创术结核、肿瘤切除、脊柱后凸的矫正、脊柱侧凸,骨折后神经减压及在后路融合不适合时获得稳定。在少数情况下,也曾采取前路治疗脊柱滑脱和椎间盘内紊乱。治疗结核的入路和方法在大多数情况都可以使用。

(1)前路椎间盘切除和椎体间融合术:对下肢痛的合理治疗必须依靠准确的诊断。此区域的疼痛综合征有许多,但一直存在诊断的误区。选择治疗方法取决于患者的生理情况和精神状态及参与治疗的外科医师的经验。半侧椎板切除及神经根减压技术仍然是治疗持续下肢痛最常用的方法。对于前部或后部结构的持续性不稳定,辅助后路或后外侧融合常可以取得满意的效果。研究发现椎间盘切除后再进行脊柱融合。仅能使残余腰痛和坐骨神经痛的发生率降低 5%,但没有统计学差别。术后稳固融合的患者和假关节形成的患者的术后效果评价,同样也没有区别。

按上面提到的标准手术方法进行治疗,仍有一部分患者不能成功。有的研究强调了下述椎间盘手术后导致症状持续存在的原因:①原始诊断错误;②间盘组织突出复发(因为摘除不彻底);③椎间盘在另一个平面突出;④神经根骨性压迫;⑤神经周围粘连;⑥椎体节段不稳定;⑦精神性神经病。

对这部分患者,目前可使用肌电图、心理素质的评估椎管造影后 CT 和钆增强或不增强的 MRI,也可使用椎间盘造影术来提高正确诊断率。最后.鉴别性脊髓麻醉可能对鉴别疼痛类型有帮助。

原则上后路融合手术失败后可考虑进行前路椎间盘切除和椎体间融合。有学者按此原则治疗,发现 78%的患者下肢疼痛重度解除或完全消失,85%的患者下肢疼痛中度或完全减轻;没有一例患者的疼痛比术前恶化。另外,美国梅奥诊所报告总的满意率仅为 36%。造成这一差别的原因主要在于对临床因素的解释和选择患者的类型。他们也建议将该方法主要用作补救措施。

有学者调查了 9 个国家的 15 名外科医师,发现他们观点不一致。缺乏足够的术后随访,因此长期效果不确定。相反,有的已做了 466 例手术,在开始的 243 例中 90%结果满意。他们的手术适应证包括:①不稳定引起腰背痛和坐骨神经痛;②各种类型的脊柱滑脱;③多次脊柱后路探查引起的疼痛;④后路融合失败后。他们使用 3 块楔形髂骨块植骨治疗退行性疾病,用一块状植骨治疗脊柱滑脱。

1)手术方法:全麻,患者取 Trendelenburg 体位(仰卧头低位)。经腹膜后入路到达椎体,辨认腰大肌、髂动静脉及左侧输尿管。如果融合超过 3 个椎间隙,输尿管要牵向左侧。触诊确定骶骨岬。在腰椎的椎前筋膜注射生理盐水,抬起交感神经链以便于分离。把左髂动静脉牵向左侧,以显露腰骶间盘。在显露 L_1 椎体间隙时,把左侧的动静脉和输尿管牵向右侧。切开并剥离前纵韧带,形成一基底在左侧的韧带瓣。用缝线在韧带瓣上做一标记并将其牵开以进一步保护静脉。用一薄骨刀从椎体软骨板上分离椎间盘和纤维环,再用垂体咬钳和大刮匙将其切除。彻底清理椎间隙向后直到后纵韧带,而不触动骨质,这样可以保证在准备好植骨面前出血程度量最少。最后,用骨刀切除椎体的软骨板直到骨面出血。

在椎体相对的面上切出一些浅切迹并用卡尺仔细测量其大小和距离。自髂骨翼取植骨块。为了坚固地嵌塞要使其略大于切迹。将脊柱过伸,插入多块植骨,然后消除过伸。用双极电凝止血的效果较好,但要注意不要烧灼腰骶关节前面的交感神经纤维。在这个地方最好使用银夹。完成融合后,用可吸收线缝合各层。估计失血量并补足。

2)术后处理:需用鼻胃管吸引约 36 小时。进行胃肠减压。注意下肢的运动,防止病床依赖和血液淤积。

术后第 3 天开始在床上做直腿抬高锻炼,并必须一直坚持。术后第 5 天,在使用腰围制动的情况下,允许患者坐起和行走。出院前摄片作为判断植骨情况的参照标准。3 个月后摄站立的屈曲和伸展位片,检查融合是否成功。术后第 6、第 12 个月各摄片复查一次,断层摄片对判断假关节是否存在很有帮助。

可使用腹膜后入路显露 L_2、L_3 和 L_4 椎间盘。对于 L_5 和腰骶椎间盘,如果需要充分的前路显露,有些人喜欢经腹膜入路。这些入路,尤其是在中线经腹膜入路后的深静脉血栓发生率比常规的脊柱手术要高。尽管对这种并发症的预防非常不成功,但还是应该采取适当的预防措施。

(2)微创前路融合术:在普通外科和胸外科,由于腹腔镜外科技术和电视辅助胸部外科(VATS)技术的出现,有许多手术在减轻疼痛.缩短住院时间和术后恢复时间方面都得到了显著的提高。经腹膜的腹腔镜下腰椎固定器械和融合技术正在研究和开发之中。各种器械目前正在进行或刚刚完成了临床试验。这些器械系统能切除椎间盘并将充填有自体骨的螺纹装置插入椎间隙,典型的部位是在 L_5、S_1 和 L_4、L_5 的间隙。多个学者都报道了对这种系统的系列应用。有的报告是多个中心的临床试验结果,其中包括 200 多例患者。其他报告病例数相对较少。虽然这些技术确实为完成前路椎体间融合并保持椎间隙的撑开提供了一个有效的手段,但是,这些技术需要大量学习才能掌握。VATS 和腹腔镜的操作都应由一名对这些技术有经验的外科医师来施行,以减少类似开放的腰椎前路椎体间融合手术后发生的潜在灾难性并发症。手术最终的成功还有赖于正确的诊断及病例的选择。

三、脊柱融合中的内固定

许多外科医师在做脊柱融合时使用各种类型的内固定取植骨块,目的是在融合过程中控制关节的活动,加速融合,并减轻术后的疼痛和后遗症。另外,使用内固定器械还可以在脊柱愈合过程中保证畸形得到矫正和维持脊柱的正常形态。关于脊柱内固定应用的优点、缺点多年来争论不一,此处不做赘述。但需注意,在应用内固定器械前,应向患者详细介绍这些植入体由 FDA 批准的使用适应证及当前使用的状况。如果这些器械用于任何非严格标准的适应证,必须要得到患者特殊签署的同意文件方可使用。

四、后路融合术后的处理

关于脊柱融合术后的正确治疗方法的选择意见不一。通常让患者卧床休息 12~24 小时,然后开始活动。对于卧床休息的时间,应当使用何种外固定架或是否应使用外固定架,都没有明确的统一意见。这取决于需治疗的病情及融合的位置和范围。外科医师的倾向性对做出决定也同样重要,他们考虑更多的是使患者舒适而不是通过固定来促进融合,尤其是在用器械固定治疗退行性疾病而不是治疗不稳定的时候。如果融合了腰骶区并且术后制动是主要目的,那么融合术数天之后就可使用塑形良好的躯干石膏和塑料夹克。另外也可将固定范围至一侧大腿。然而事实表明,即使用这种程度的支架固定,腰骶结合部也不能完全制动。固定应持续到患者感觉舒适或 X 线片证实融合很牢固位置。术后 3~4 个月时,摄患者仰卧位下的左右侧弯体位的前后位 X 线片。和前屈后伸位的 X 线片,以确定是否已牢固融合。一个长时间的愈合过程是必要的,尤其是没有使用器械固定时。然而,即使应用器械,融合也需要 1 年或 1 年以上。

第十七章　微创技术在脊柱骨折中的应用

第一节　微创齿状突骨折螺钉内固定术

齿状突骨折在成人颈椎骨折脱位中占 10%~15%,其分类方法较多、目前在临床上最为流行的分类是 Anderson 和 D′Alonzo 分类,将齿状突骨折分为三型:①Ⅰ型(齿尖骨折):齿状突尖部骨折,约占 4%,骨折片小,多为齿状突尖及翼状韧带牵拉造成的撕脱骨折,骨折片移位少,比较稳定;②Ⅱ型(基底部骨折):位于齿状突基底部的骨折,是齿状突骨折的重要类型,约占 65%、骨折线位于齿状突基底部、第二颈椎椎体上方,常发生明显移位而造成颈髓严重损伤,骨不连发生率高;③Ⅲ型(枢齿状突骨折):螺钉固定手术体位为仰卧位,便于手术操作;在固有的解剖层次内切开,尽量保护软组织;保留寰枢椎运动,术后颈椎旋转功能无明显受限。

一、手术指征

齿状突骨折是否手术治疗仍存在一定争议,但目前趋向于手术治疗。研究表明手术固定适应证包括 Anderson 和 D′Alonzo 分类中的Ⅱ型骨折、难以闭合复位的骨折线靠近头端的Ⅲ型骨折、有分离趋势的骨折及伴有脊髓损伤的骨折。相对适应证包括多发伤、复合伤、伴有闭合性颅脑损伤、骨折移位≥4mm、骨折成角≥10°、伤后 2 周出现迟发性症状、伴有多个骨折不愈合危险因素、高龄或并发症不能行 Halo 环固定、伴有其他上颈椎骨折的患者。前路齿状突螺钉固定术只适合少部分齿状突骨折,其手术指征包括以下几项:

1.骨折移位　骨折移位≥4mm 时需要手术固定,也有人建议对于无移位或移位<4mm 的Ⅱ型或表浅的Ⅰ型骨折也可行手术治疗,以获得更可行的骨折愈合,从而避免发生 Halo 环相关并发症。

2.手术时限　伤后 6 个月内的骨折可选择手术治疗,对于超过 6 个月的齿状突骨折行齿状突螺钉固定难以获得满意疗效。

3.骨骼质量　具有良好的骨骼质量是齿状突骨折行前路螺钉固定的手术适应证之一,不良的骨骼质量可能导致内固定失败。

4.骨折类型　前路齿状突螺钉固定术最适用于骨折线为横形或前上至后下斜行的非粉碎性Ⅱ型或表浅的Ⅲ型单纯齿状突骨折。骨折线靠近尾端的Ⅲ型骨折无法为螺钉提供足够的抓持力,前路螺钉固定的失败率较高。

二、手术禁忌证

前路齿状突螺钉内固定的禁忌证:①节段性粉碎性骨折或骨折线前下至后上斜行与预定的螺丝钉进入方向接近平行;②齿状突骨折伴不稳定的 Jefferson 骨折;③齿状突骨折伴寰椎横韧带断裂;④齿状突骨折伴一侧或双侧寰枢关节骨折;⑤C_1、C_2 不可逆的骨折移位,如陈旧性骨折超过 6 个月或已经形成假关节者;⑥骨质疏松或其他代谢性骨病导致骨骼质量不佳;⑦畸形,伴有明显的短颈畸形、颈椎反弓畸形、驼背畸形、桶状胸或肥胖限制了颈椎的伸展;⑧齿状突病理性骨折。

三、术前准备

1.体格检查　微创齿状突骨折螺钉内固定术前评估包括颈部体征(有无压痛、叩痛、活动受限等)、全身情况是否手术、询问有无颈椎前路手术史及是否存在喉返神经损伤。所有患者均应行详细神经系统检查明确有无脊髓损伤,并将其作为术前和术后神经检查的比较参照。目前临床应用较多的脊髓损伤评分为美国脊柱脊髓损伤协会制定的 ASIA 功能评分,进行客观可重复的神经功能评估。

2.影像学检查　颈椎外伤者常规拍摄颈椎侧位、张口位 X 线片,侧位片上可发现有移位的齿状突骨折、张口位上可显示骨折在冠状面上的移位情况。低能量损伤首先进行 X 线检查,由于骨质疏松或严重退行性变导致普通 X 线片难以诊断时须行 CT 检查,高能量损伤常规行 CT 检查。X 线检查确诊的齿状突骨折性须进一步行 CT 平扫、矢状面和冠状面重建,明确骨折类型并辨认节段性粉碎性骨折、骨折线走行,了解有无前路齿状突螺钉内固定术的禁忌。

四、手术操作

1.手术中需要的设备

(1)移动式 C 形臂或 G 形臂 X 线机:术中需要使用该设备来获得齿状突的侧位和开口位片,随时了解骨折复位情况,导针和螺钉的长度、深度、方向、位置等信息,以便及时调整。

(2)可透视手术床及 Mayfield 头架:患者术中需要采用 Mayfield 头架固定头部并维持复位,全程在 C 臂或 G 臂透视下进行的手术,因此手术床必须透 X 线,以便顺利进行手术操作。

(3)其他设备:术中神经电生理监测仪、导针、电钻、空心螺钉及骨科手术器械等是完成该手术必需的设备。

2.手术入路　采用传统的左侧或右侧颈椎前路手术入路。正确的切口位置根据患者的体型和体位平行于 C_4 或 C_5。用尖刀片切开皮肤约 5mm,直止血钳钝性分离皮下组织及深部组织。在 C 臂机监测下,带有针筒的内径为 1.2mm 穿刺针向头侧插入至 C_{2-3} 椎间盘靠近 C_2 椎体下缘前方,穿刺过程中回抽针筒无回血证实穿刺针没有损伤血管。

3.进钉技术　穿刺成功后,去掉针筒,用直径为 1.2mm 的导针通过穿刺针内腔进入,退出穿刺针,将 5.8mm 扩张套管经导针经皮置入。在 C 臂机监测下,侧位套管正确达到 C_2 前下缘,正位居正中,正侧位透视见套管方向与齿状突尖部在同一直线上。

电钻将导针置入齿状突,确定导针正位像上居中,侧位像上通过齿状突轴心线。沿扩张导管置入损伤套筒,退出扩张套管,3.0mm 中空钻头沿导针扩大螺钉孔道,深度不超过骨折线,退出中空钻头。将 3.5mm 中空齿状突加压螺钉通过导针在保护套筒内拧入齿状突。

反复 C 臂透视,正侧位片显示螺钉位置满意,退出操作套筒及导针,缝合皮肤切口。

4.术后处理

(1)严密观察生命体征、血氧饱和度,尤其对喉头水肿和四肢感觉运动功能的观察。

(2)观察创口局部情况,一旦出现血肿,须立即进行处理。

(3)术后抗感染治疗 3~5 天,必要时使用神经营养药物、改善微循环药物和脱水药物等。

(4)术后佩戴颈围或 Halo 架固定 8~12 周,在伴发损伤允许的情况下开始颈部活动和功能训练,术后 5~7 天起坐及下床进行功能训练。

五、并发症的处理

1.颈动、静脉穿刺伤 穿刺误伤颈动脉时,即刻退出穿刺针,手指压迫数分钟,无出血时再行穿刺。

2.食管穿刺伤 穿刺针偏内时易损伤食管,穿刺过程中紧贴颈动脉内侧进针。

3.C_2 椎体前下部劈裂 螺钉拧入时发现 C_2 椎体前部劈裂,应退出螺钉,停止前路手术,改行后路 C_{1-2} 融合术。

4.螺钉折断 术后没有佩戴围领或 Halo 架,过早过度早期活动颈部可导致螺钉断裂。术后颈围固定颈部 8~12 周,颈部功能锻炼时,活动度不能过大。

5.脊髓神经损伤 术前或术中复位时,易导致齿状突移位损伤脊髓。术前术中整复时最好采用脊髓神经放射性电位监测脊髓功能。一旦发生波形改变,立即停止手术,波形恢复正常后再手术。

6.脑脊液漏 导针或螺钉穿透齿状突尖部可以损伤硬膜囊导致脑脊液漏,术中必须在 C 臂机或 G 臂机监视下操作,避免损伤硬膜囊。

六、疗效及预后

微创颈前路齿状突螺钉内固定术,方法可行,并发症较少,伤后 6 个月内进行手术骨愈合率近 90%,可以保留寰枢椎间的运动功能,具有临床应用价值。

第二节 微创 C_1、C_2 经关节螺钉内固定术

以颈后路楔形或"H"形带皮质植骨块嵌入到 C_{1-2} 后部结构并用钢丝固定,术后佩戴 Halo 架或 Minerva 支具制动,以融合 C_{1-2},但报道其假关节发生率较高,置入钢丝时可能造成医源性神经损伤。采用 Halifax 椎板夹对相邻两椎板加压固定寰枢椎时旋转稳定时差,C_1 后弓和 C_2 椎板表面形状差异容易造成椎板夹松动。经 C_{1-2} 关节螺钉置入结合传统钢丝固定的植骨融合技术在生物力学上明显优于单纯钢丝和椎板夹技术,经关节螺钉坚强固定可减少术后制动、降低假关节形成,逐渐成为后路 C_{1-2} 固定的标准术式。该术式置入关节螺钉时角度小,进钉起始点应选择 T_1 所对应皮肤处,早期要求从 C_1 到 T_1 的范围,近年来采用经皮穿刺方式置入螺钉,只需暴露寰枢椎即可。

一、手术适应证与禁忌证

1.适应证 微创 C_1、C_2 经关节螺钉内固定术的主要适应证为创伤、炎症或先天性因素导致的寰枢椎不稳定。寰枢关节不稳定可导致颈部轴性痛、根性痛或颈脊髓病。手术的目的是解除脊髓压迫,稳定寰枢椎。

目的是解除脊髓压迫,稳定寰枢椎。

(1)寰椎 Jefferson 骨折。

(2)齿状突 II 型粉碎性骨折。

(3)寰椎横韧带断裂。

(4)齿状突尖部骨折合并寰枢椎脱位。

（5）创伤性寰枢椎旋转半脱位。

（6）寰椎枕骨化合并 $C_{1\sim2}$ 不稳。

（7）先天性寰椎后弓缺如。

（8）齿状突先天性发育不全致寰枢椎脱位或半脱位。

（9）风湿性关节炎导致寰枢关节不稳。

（10）$C_{1\sim2}$ 退行性骨关节炎。

2.禁忌证

（1）螺钉置入处骨折。

（2）术前 CT 扫描证实 C_2 椎弓根太小。

（3）椎动脉解剖结构变异。

（4）术前评估全身情况不能耐受手术。

二、术前准备

1.术前评估

（1）病史和体格检查：术前仔细询问病史并体格检查，创伤性寰枢椎不稳定一般具有明确的外伤史，患者的症状包括轴性颈痛、颈部痉挛、斜颈、根性痛、头痛及脊髓压迫症状。神经系统检查可表现为正常，也可出现短暂的四肢瘫痪。对于严重寰枢椎不稳定，患者可能出现脑干症状，如眩晕、昏厥、呼吸困难、椎-基底动脉供血不足导致的卒中。胸椎后凸畸形、过度肥胖患者不适合行经 $C_{1\sim2}$ 关节螺钉固定。

（2）全身评估：术前需要检测心、肝、肺、肾及有关指标，根据检测结果确定是否适合手术治疗，或给予积极措施来创造手术条件。

（3）牵引复位：术前行颅骨牵引复位或稳定寰枢椎，牵引重量根据病情而定，不得过重或长时间牵引，以免发生牵引所致脊髓损伤。

（4）脊髓诱发电位监测：寰枢椎手术风险大，术前、术中均有可能损伤脊髓或脑干，因此术前须检测脑干或脊髓诱发电位、手术在诱发电位监测下进行，保证手术安全。

2.影像学检查

（1）X 线检查：所有患者均拍摄颈椎张口位和以 C_2 为中心的颈椎侧位片，明确有无骨折和先天性骨性结构异常及炎症、肿瘤。在侧位片上测定量寰齿间隙（Atlas-Dens Interval，ADI）来评估横韧带的完整性，成人>3mm、儿童>5mm 时提示寰枢横韧带断裂，寰枢椎不稳定。

（2）CT 检查：所有行 $C_{1\sim2}$ 经关节螺钉固定术的患者均需行 CT 平扫、矢状位重建以评估椎动脉行程，确定 C_2 峡部的位置和大小。如果 CT 提示螺钉不能安全置入，则需选择替代的固定术。如螺钉可一侧置入，可以行单侧螺钉置入后补充后路植骨、钢丝固定。

（3）MRI 检查：评估椎管内情况、脊髓信号的改变，也用来检查类风湿性关节炎患者滑膜血管翳增生情况、脊髓空间和颈髓角。如合并椎管狭窄者，禁忌行椎板下钢丝固定，如 $C_{1\sim2}$ 关节复位后仍存在椎管狭窄，则需要切除 C_1 后弓进行减压，必要时行枕部扩大减压或 C_2 椎板切除减压术。

三、操作步骤

1.麻醉与体位 常规采用气管内插管全身麻醉。患者上、下切牙间填入牙垫或纱布卷，

确保术中获得最佳 $C_{1\sim2}$ 正位透视影像。手术体位取俯卧位,颅骨持续牵引或采用 Mayfield 钳固定头部减少术中头颈部移动,通过持续牵引完成 $C_{1\sim2}$ 关节复位,C 臂透视见 $C_{1\sim2}$ 关节处于正常解剖位置后固定头部。

2.暴露　取枕后隆突到 C_3 后正中切口,在项韧带中锐性分离直到棘突,骨膜剥离器从棘突侧方及椎板做钝性骨膜下剥离,干纱布条填充止血,暴露 C_2、C_3 椎板、侧块及关节突关节;沿正中线切开枕颈交界部肌肉层和疏松结缔组织,用手指可在枕骨大孔后缘与第二颈椎椎板间触及寰椎后弓结节,切开枕寰间韧带和纤维组织即用小型锐利剥离器细心加以剥离。切开后弓骨膜并做骨膜下剥离,剥离范围应在后结节两侧不超过 15mm,以避免损伤椎动脉第三段。

3.辅助钢丝固定　采用 Brooks 或 Gallie 钢丝辅助固定技术将钢丝穿过 C_1 后弓,以便固定植骨块。

4.螺钉植入　经关节螺钉的进钉点为 C_2 侧块内下象限,距下缘 3mm、内侧缘 2mm(图 17-1)。用一小的剥离器或刮匙,在 C_2 椎板和峡部内上方剥离骨膜至寰枢椎的后侧,尽量达到可以直视 C_2 椎弓根内侧面。采用 3mm 高速磨钻在进钉点开口。将导针放在颈外侧,C 臂机侧位透视确定合适皮肤进入点,在 T_1 棘突旁 1cm 处做小切口,导针通过椎旁肌插入至已建立的 C_2 椎板上进钉点,在 C 臂机正侧位监视下,导针正位片上进入 C_1 侧块中央、侧位片上达到 C_1 前弓中部(图 17-2)。两侧导针留在原位以便在置钉时保持 $C_{1\sim2}$ 复位状态,可通过导针确定螺钉长度(图 17-3)。如采用中空螺钉可通过导针扩大钉道后置入(图 17-4);如采用全螺纹皮质骨螺钉,先移去导针,置入 3.5mm 自攻皮质骨螺钉,整个过程均需在 C 臂透视监测下完成。螺钉在直视下拧紧,置入后螺钉正侧位透视确定螺钉的位置、长度是否合适。

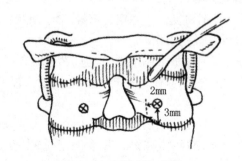

图 17-1　螺钉置入位置

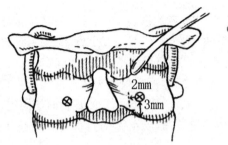

图 17-2　进钉点插入导针

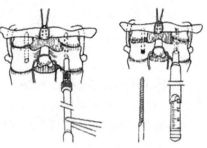

图 17-3　测定螺钉深度

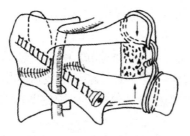

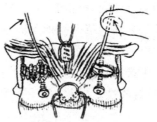

图 17-4　置入中空螺钉　　　　图 17-5　植骨

5.植骨　测量寰椎后弓至枢椎棘突的距离,高速磨钻打磨 C_1 后弓和 C_2 椎板。暴露髂嵴后部,骨刀和骨锤取双皮质髂骨植骨块,咬骨钳修剪植骨块塑形成燕尾状,将骨块下端的骨槽置于 C_2 棘突上,上端贴于 C_1 后弓,钢丝压住植骨块并打结,拉紧(图 17-5)。

术后用硬质颈托制动 8~12 周,直至影像学检查植骨已融合。

四、并发症及处理

1.椎动脉损伤　手术操作时由于解剖不熟悉、透视图像不清楚,穿刺导针或螺钉偏外侧可以损伤椎动脉。大多数椎动脉损伤可以先观察而不需要手术止血或栓塞,很少发生神经损伤,出血不止或出现血肿压迫神经症状时应采取紧急措施,填塞或结扎止血。

2.脊髓损伤　穿刺导针或螺钉置入时偏内侧,穿透椎弓根内侧皮质,损伤硬脊膜和脊髓,一旦发生必须立即停止操作,用骨蜡封闭钻孔道。术后严密观察脊髓神经症状变化。

3.螺钉变形或折断　术后早期活动颈部或复位不稳定,增加螺钉应力,导致螺钉变形、弯曲,甚至折断。术后采用颈托或 Halo 支架固定颈部 8~12 周直至植骨融合后进行功能训练。一旦发现螺钉变形,必须严格制动,佩戴颈托、头颈胸石膏或 Halo 架固定直至骨愈合。

4.感染　发生感染时应用敏感抗生素,必要时切开引流。

五、疗效及预后

经 $C_{1~2}$ 关节螺钉固定融合率高,假关节形成率低,可保留寰枢椎的运动功能,创伤小、恢复快,临床疗效好,是一项很有前途的技术,但该技术要求高且有一定的危险性。全面掌握局部解剖结构特点,正确选择进针点的角度与深度,了解潜在的风险和防治方法,就可以安全、成功置入 $C_{1~2}$ 关节螺钉。

第三节　胸腰椎骨折微创椎弓根螺钉内固定术

随着医学设备和内固定材料的创新、脊柱生物力学的发展,椎弓根螺钉固定已成为后路胸腰椎固定的首选方法。近年来,经皮胸腰椎椎弓根螺钉固定术得到广泛关注,其优点表现在减少软组织的损伤、降低失血量、缩短住院时间、早日恢复工作和减少感染等。

脊柱外科开展脊柱后路手术时常规剥离椎旁两侧肌群,导致椎旁肌肉功能部分丧失。当前微创技术发展使脊柱微创外科的定义从小切口的术后外观逐渐向减少入路相关的肌肉创伤和避免不必要的骨韧带结构复合体损伤的理念转变,因此脊柱的微创手术并不是以切口的大小来衡量的,而是在减少手术创伤的同时保护肌肉和骨韧带结构复合体,减少对后背肌肉的挤压创伤、保护肌肉的附丽点。而经皮胸腰椎椎弓根螺钉内固定术采用椎旁入路,能明显减少对肌肉的挤压,同时也保存了肌肉附丽点。保留肌肉功能和良好康复是微创手术对脊椎传统后路手术带来的革命性理念进步。

安全开展经皮椎弓根螺钉固定术需要术者具有丰富的开放手术经验、熟悉脊柱解剖结构。胸椎椎弓根小于腰椎、胸脊髓的存在及胸椎邻近大血管使得经皮胸椎椎弓根螺钉固定具有较大风险,富有挑战性。因此,在开展微创胸椎椎弓根螺钉内固定前应充分考虑和权衡以上危险因素。

一、手术适应证与禁忌证

1.适应证

(1)胸腰椎单纯压缩性骨折,前缘压缩大于50%。

(2)胸腰椎爆裂性骨折,伴或不伴椎管内骨块占位,无明显脊髓受压。

(3)胸腰椎骨质疏松性骨折无神经症状。

2.禁忌证

(1)严重骨折脱位。

(2)影像学检查椎弓根解剖结构不清,存在旋转畸形。

(3)严重全身性疾病不能耐受手术。

(4)椎弓根直径<5mm,置钉困难的患者。

(5)过度肥胖,影响术中操作或透视的患者。

二、术前准备

1.术前检查　胸腰椎骨折患者术前需要评估脊柱排列和体质,并进行彻底的神经系统检查,检测心、肝、肺、肾功能,如有重要器官功能不全,应在术前予以纠正,达到正常的检查值方可手术。术前还需要做血常规、凝血功能、血型鉴定和输血前检查,必要时配血以备不时之需。

2.影像学检查　X线片是胸腰椎骨折最常规的检查,可以明确创伤部位、范围、程度和分型,是术前、术后疗效对比的最常用检查方法,并有助于判断预后,X线片鉴别椎弓根困难时,应考虑行开放手术,以获得直接的解剖学视野,降低手术风险。CT扫描可以明确获取椎体、椎管和椎弓根的直径、横径等数据,判断椎管内有无占位和范围、性质,观察骨折块移位情况,矢状面、冠状面CT成像和三维重建进一步评估椎弓根的直径和角度。MRI检查可以同时从矢状面、冠状面和横断面观察椎管内外的解剖结构,早期发现脊髓本身病理和生理变化、后方韧带复合体有无损伤及椎间盘和软组织的损伤情况。

三、操作步骤

1.手术室的工作准备　胸腰椎骨折微创椎弓根螺钉内固定术时需要手术室准备可透X线的手术床和高质量的移动C臂机。术中采用体感诱发电位和运动诱发电位进行神经监测,可以及时观察脊髓早期功能变化,以便调整螺钉置入角度、方向。术中计算机导航系统有助于经皮螺钉的置入,有条件的医院可考虑采用。

2.解剖学准备　胸腰椎椎弓根连接椎体和椎弓,邻近脊髓和神经根。周围由皮质骨组成,内侧壁通常比外侧壁厚,前方与椎体后缘皮质相连,后方与关节突相连,椎弓根中心为薄层松质骨。椎弓根横断面为椭圆形,纵径大于横径,因此横径是决定能否安全置钉和置入螺钉大小的关键因素。

（1）椎弓根直径：测量椎弓根横径和高度最窄处,可以测算可容纳螺钉的直径粗细。术前仔细观察 CT 扫描结果,选择椎弓根螺钉时直径应比椎弓根横径至少要小 0.5mm。相关研究测量 $T_{1~12}$ 椎弓根平均横径 4.5～8.5mm,T_4、T_5 最窄,T_1、T_2、T_{11}、T_{12} 最宽,$T_{6~10}$ 横径相似,T_9 平均横径 6.88mm。腰椎椎弓根横径自 $L_{1~5}$ 逐渐增加,L_1 约 7.01mm,L_5 约为 15.5mm。椎弓根纵径 T_1 最小、T_{11} 最大、$T_{2~8}$ 纵径相似。

（2）e 角和 f 角：正常椎弓根自椎体向后、外、上方斜行。椎弓根纵轴与椎体矢状面的夹角称为 e 角（椎弓根轴向角）,表示椎弓根矢状面上向前内方的倾斜角,e 角大小为 0°～25°,自 T_{12}、L_1 向头、尾侧逐渐增大。椎弓根纵轴与椎体水平面的夹角称为 f 角（倾斜角）,表示椎弓根水平面上向前下方的倾斜角,胸椎 f 角大小为 12°～17°,$L_{1~5}$ 约为 0°。

（3）椎弓根长度和孔道长度：椎弓根长度指关节突后方皮质到椎体后壁椎弓根附着点的距离,为 15～25mm。椎弓根孔道长度是关节突后皮质通过椎弓根延伸到椎体前缘的距离,胸椎约为 40mm、腰椎约为 45mm。

（4）椎弓根进钉点：由于每个椎弓根具有不同的 e 角和 f 角,在确定进钉点时也不能采用单一方法,结合 X 线片、CT 扫描和术中 C 臂透视等影像学资料综合评估。常用的胸椎椎弓根进钉点定位法有 Roy-Camille 法（进钉点位于横突中心线与上位椎体下关节面中心点之交点）、Dick 法（进钉点位于小关节突下缘连线与小关节突中线外侧 3mm 垂线交点）;腰椎椎弓根进钉点定位法有 Roy-Camille 法（进钉点位于上关节突中点垂线与横突中线交点）、Magerl 法（进钉点位于上关节突外侧缘的垂线与横突中线的交点）、Levine 和 Edwards 法（进钉点位于上关节突外缘垂线与横突下 1/3 连线交点）。

3.手术步骤及手术技术

（1）麻醉：通常采用气管插管全身麻醉。

（2）体位：俯卧位,两侧胸部及髂前上棘垫软枕或采用俯卧位垫,腹部悬空。

（3）术前定位：侧位透视确定手术及相应椎弓根水平,正位透视确定椎弓根上缘和外侧缘并标记,两条线在皮肤表面的交点作为自皮肤进入椎弓根的进针点。腰椎椎弓根 e 角较大,皮肤进针点可稍靠外侧。

（4）穿刺：在皮肤标记处做 1cm 纵形切口,在 X 线透视导引下,脊柱穿刺针通过皮肤、腰背筋膜及软组织进入已定位的椎弓根进针点,透视确定进针点正确后,根据术前测量的合适的 e 角和 f 角,将穿刺针缓慢穿透骨皮质,当穿刺针达骨松质后,阻力会明显减小。正侧位透视确定穿刺针通过椎弓根适宜轨道,即正位透视针尖距离棘突连线 1～1.5cm,距离终板约 1cm,侧位透视穿刺针通过椎弓根轴与终板平行,针尖距离椎体前缘 1cm。

（5）置入椎弓根螺钉：穿刺针达椎体合适深度后,经穿刺针中空管道置入导针,侧位透视见导丝突出穿刺针尖部,退出穿刺针,留置导丝。通过导丝放入扩张器,扩开脊柱后方肌肉和软组织。放置操作导管,移除扩张器,通过导丝用空心攻丝器扩大钉道,经导丝拧入合适长度的中空椎弓根螺钉,C 臂透视长度、深度、位置良好。

（6）置入连接棒：取合适长度固定棒,预弯后经皮下软组织隧道置入椎弓根螺钉 U 型钉槽内,去旋转后拧紧尾帽固定连接棒。

四、切口关闭和术后处理

缝合筋膜、皮下组织及皮肤,无菌敷料覆盖切口。术后严密观察生命体征,观察感觉运动及括约肌功能;注意观察局部有无血肿形成,渗出液颜色、数量等;术后抗感染 3~5 天;术后 3~5 天开始功能锻炼,5~14 天可以逐渐起坐,4 周后可下地扶拐行走;对截瘫生活不能自理的患者,特别注意翻身及膀胱、直肠功能护理,预防并发症发生。

五、并发症及处理

1.神经损伤　进钉点靠内或内倾角较大时螺钉可能进入椎管损伤脊髓,进钉点偏外、下侧时椎弓根螺钉靠近或通过椎间孔,易损伤神经根。此时必须重新调整螺钉角度、方向,术后严密观察感觉、运动及括约肌功能,必要时辅以药物治疗,行探查手术。

2.脑脊液漏　穿刺针、导针及螺钉进入椎管可能损伤硬膜囊,发生脑脊液漏,可在钉道堵塞吸收性明胶海绵或骨蜡。

3.椎弓根螺钉松脱　对于严重骨质疏松症患者或椎弓根侧壁有破损时,椎弓根螺钉难以固定,易产生松脱,此时可在椎弓根内植入条状皮质骨或注入骨水泥,强化椎弓根后再行螺钉固定。

4.损伤邻近重要脏器　操作过程中穿刺针、导针或螺钉均有可能突破椎体前缘皮质损伤内脏或大血管,一旦发生立即停止手术,必要时行开腹(胸)探查修复术。

5.内固定失效　术后患者早期负重活动或内固定材料或工艺问题可能导致内固定物断裂、松动、脱出,此时根据术后时间、复位及愈合情况决定是否取出内植物或再次行内固定手术。

六、疗效及预后

胸腰椎骨折闭合复位微创椎弓根螺钉内固定手术具有创伤小、出血少、恢复快、住院时间短等特点,而且以达到传统手术的复位效果,具有明显的优越性,值得在临床中推广。但该术式具有一定的挑战性,丰富的脊柱开放手术经验是保证安全完成该技术的基础,选择合适的患者和手术操作技巧是成功的关键。

第十八章 颈椎退变性疾病

第一节 颈椎病

颈椎病是一种常见退变性疾病,它严重地影响着患者的身体健康和生活质量。

一、发病特点

颈椎病发病机制尚未完全清楚,一般认为是多种因素共同作用所致。颈椎病发病相关因素有退变、创伤、劳损、发育性椎管狭窄、炎症及先天性畸形等诸多方面。从颈椎病的定义可以看出,本病首先属于以椎间盘退行性变为主的病理变化,但又与多种因素有密切关系。它起源于颈椎间盘退变,颈椎间盘退变本身就可以出现许多症状和体征,加之合并椎管狭窄,可能早期出现症状,即使暂时无症状,但遇到诱因后出现临床发病。大多数在颈椎原发性退变的基础上产生继发性改变。这些继发性改变包括器质性改变和动力性异常。器质性改变有髓核突出和脱出、韧带骨膜下血肿、骨赘形成和继发性椎管狭窄等。动力性改变包括颈椎不稳,如椎间松动、位移、序列弧度异常。这些病理生理和病理解剖的改变,构成了颈椎病的实质。因此,颈椎病的诊断除有病理基础外,还需包括一系列由此而引起的临床表现,以有别于其他相似的疾患。

二、病因及发病机制

迄今,许多学者对颈椎病发病机制进行研究,但都未有明确结论。主要有如下学说。

1.机械压迫学说

(1)静态因素:椎间盘由髓核、纤维环和上下软骨板构成一个完整的解剖单位。颈椎间盘维持椎体间高度,吸收震荡,传导轴向压缩力,在颈椎的各方向活动中,维持应力平衡,这种功能完全由组成椎间盘的各个结构相互协调来完成的。若其中之一出现变性,则可导致其形态和功能改变,最终影响或破坏颈椎骨性结构的内在平衡,并使其周围力学平衡发生改变。

1)髓核:是富含水分、具有良好弹性的黏蛋白,呈白色,内含软骨细胞和成纤维细胞,幼年时含水量达80%以上。随着年龄的增加,含水能力降低,老年时可低于70%。椎间盘内含水量多少决定了其内在的压力调节水平和弹性状态。正常状态下椎间盘占颈椎总长度中20%~24%,由于含水能力下降,其高度逐年下降。随着年龄增长,血管逐渐减少,血管口径变细,一般在13岁以后已再无血管穿入深层。早期水分脱失和吸水功能减退,使髓核体积相应减少,其正常组织结构逐渐为纤维组织所取代。在局部应力加大、外伤及劳损等情况下,可使退变更加迅速,椎间盘内部压力加大。变性与硬化的髓核也可穿过后纵韧带裂隙而进入椎管内,直接产生临床症状。

2)纤维环:大约在20岁以后,纤维环开始变性。早期为纤维组织的透明变性、纤维增粗和排列紊乱,进而出现裂纹。颈椎间盘裂纹起自髓核,扩展至纤维环。可有垂直裂纹和水平裂纹两种。纤维环的微细裂纹逐渐扩大发展至肉眼可见的裂隙。裂隙的方向和深度同髓核变性程度及压力的方向和强度相一致。后方纤维环强度相对较弱,纤维环早期变性阶段,如能及早消除致病因素,有可能中止其发展。若一旦形成裂隙,因局部缺乏良好的血供,难以恢复。纤维环外层有神经根后支分出来的窦椎神经分布,当纤维环受到异常压力,如膨出等可刺激窦椎神经而反射到后支,引起颈肩痛、颈肌痉挛等症状。

3)软骨板:软骨板退变主要表现为功能退变。研究表明,软骨板相当于髓核部位的中央区具有半透膜作用。退变后功能减退。

颈椎间盘上述3个组成部分的变性相互作用,加剧退变,不利于恢复。一般而言,30岁以后颈椎间盘出现退行性改变,随着其累积性损伤,可促使其退变加重致间盘膨出和突出、纤维环的耐牵伸、压缩力减退。椎间隙变窄,其周围韧带松弛致椎间活动异常使椎体上、下缘韧带附着部发生牵伸张性骨赘、突出之间盘突入椎管使脊髓腹侧受压。在正常椎间盘内注入生理盐水不产生症状,而向退变的椎间盘内注入水后会立刻产生典型的颈肩痛症状,可见颈肩痛和椎间盘病变有密切关系。椎间盘破裂脱出向后方压迫神经及血管,引起症状,这是颈椎病常见的原因之一。在变性突出的间盘将脊髓挤向背侧的同时,齿状韧带和神经根又将脊髓紧紧拉向前方的突出间盘处,使脊髓后外侧部受到较大应力致使其逐渐发生损害,提示髓内压增高是由于脊髓受到牵张所致。

(2)动态因素:实验表明,屈颈时颈椎管拉长,伸颈对侧缩短,提示脊髓随颈椎伸屈椎管长短变化而形变。颈屈位脊髓被拉长,横断面积减少,脊髓变细;颈伸位脊髓被轴向压缩,横断面积增加。应用颈椎脊髓造影。发现颈伸位脊髓受压迫明显,其腹、背侧受压因素如上述静态性压迫因素。研究提示,颈伸位椎管横截面积减少11%~16%,而脊髓的横截面积却增加9%~17%。因此认为,屈颈活动也为脊髓损害的动力学因素。在骨赘特别严重的情况下,颈椎活动可以反复微小创伤比单纯的压迫更加重要。颈椎活动度大是引起症状出现或加重的重要因素之一。被疑为脊髓型颈椎病患者,让其反复的伸屈颈部活动后,霍夫曼征变为阳性,将此称为动力性霍夫曼征阳性。

2.颈椎不稳学说　颈椎不稳定是颈椎病发病的因素之一。研究表明,脊髓型颈椎病是因颈椎退行性改变造成不稳定所致,颈椎伸屈活动时,脊髓在椎体后缘骨赘上反复摩擦,引起脊髓微小创伤致使脊髓病理损害。颈椎退行性改变所致不稳定,椎间关节松动可引起脊髓侧方动脉及其分支(参与构成脊髓表面的软膜吻合)的痉挛,强调了不稳定椎节的交感神经受到刺激反射性引起动脉痉挛,导致脊髓局部血流量减少。脊髓受压、不稳定椎节反复活动,颈脊髓反复发生一过性缺血,若频繁出现、持续时间长,则可渐渐发生脊髓损害。

3.血液循环障碍学说　除上述因素导致脊髓、神经根直接损害外,脊髓血循环障碍参与了本病的发病。间盘突出和骨赘致脊髓受压,发现脊髓损害区与脊髓前动脉供血区基本一致,推测突出间盘压迫、脊髓前动脉及其分支致供血减少造成脊髓缺血性损害。脊髓病理改变特征同血管阻塞所致脊髓损害相近,并强调根动脉在椎间孔内受压是造成脊髓缺血性损害的原因。研究指出,颈屈曲位脊髓张力增大,脊髓腹侧受椎体后缘骨赘挤压变为扁平,前后径减小,同时脊髓侧方受到间接应力而使横径增大。脊髓中沟动脉横向走行的动脉分支受到牵拉而变长,椎管狭窄造成累积性脊髓缺血性损害,使脊髓前2/3部分缺血,其中包括灰质大部,由于应力集中在中央灰质区,使其内小静脉受压,这样更使局部灌注不足。脊髓腹背侧受压作用称之为"钳夹机制",使脊髓局部微循环障碍。但是,当结扎双侧椎动脉时,发现颈脊髓内组织氧分压下降,提示颈脊髓发生了潜在的供血不全,对脊髓前动脉阻断可致脊髓腹侧 1/3 的缺血损害,对脊髓侧束无影响;软脊膜血管丛阻断可致实验性半侧肢体瘫痪。由此,实验研究,以电刺激颈部交感神经于或脊髓上的交感神经丛,发现脊髓冠状动脉网交界区血管痉挛,甚至栓塞致其血管支配区内脊髓变性或坏死。

三、病理改变

颈椎病的发生和发展必须具备以下条件:一是以颈椎间盘为主的退行性变;二是退变的组织和结构必须对颈部脊髓或血管或神经等器官或组织构成压迫或刺激,从而引起与之相关的临床症状和体征。从病理角度看,颈椎病是一个连续的病理反应过程,可将其分为 3 个阶段。

1.椎间盘变性阶段　椎间盘的变性从 20 岁即已开始。纤维环变性所造成的椎节不稳是髓核退变加速的主要原因。可见纤维环变性、肿胀、断裂及裂隙形成;髓核脱水、弹性模量改变,内部可有裂纹形成,变性的髓核可随软骨板向后方突出。若髓核穿过后纵韧带则称为髓核脱出。后突之髓核既可压迫脊髓,也可压迫或刺激神经根。从生物力学角度看,此期的主要特征是:椎间盘弹性模量改变、椎间盘内压升高、椎节间不稳和应力重新分布。

2.骨赘形成阶段　骨赘形成阶段也是上一阶段的延续。骨赘形成本身表明所在节段椎间盘退变引起椎节应力分布的变化。骨赘的形成及小关节、黄韧带的增生肥大均为代偿性反应。其结果是重建力学平衡,这是人体的一种防御机制。从病理角度看,多数学者认为骨赘来源于韧带–椎间盘间隙血肿的机化、骨化或钙化。病程较久的骨赘坚如象牙。骨赘见于两侧钩突、小关节边缘及椎体后上缘,椎体后下缘及椎体前缘也不少见。后期可有广泛的骨质增生,黄韧带、后纵韧带也可同时增生。位于椎体后缘的骨赘主要刺激脊髓和硬膜。钩突、小关节等侧方骨赘主要刺激根袖而出现根性症状。由于 C_5、C_6 处于颈椎生理前屈的中央点,椎间盘所受应力较大,所以 C_5、C_6 椎间盘的骨赘最多见,其次为 C_4、C_5 及 C_6、C_7。

3.脊髓损害节段　脊髓病理变化取决于压力的强度和持续时间。急性压迫可造成血流障碍,组织充血、水肿,久压后血管痉挛、纤维样变、管壁增厚甚至血栓形成。

(1)单纯的颈椎退变不一定产生临床症状和体征,这也是颈椎病和颈椎退变之间的区别。

(2)脊髓受压可来自前方和后方,也可两者皆有。前方压迫以椎间盘和骨赘为主。前正中压迫可直接压迫脊髓前中央动脉或沟动脉。前中央旁或前侧方的压迫主要累及脊髓前角与前索,并出现一侧或两侧的锥体束症状。侧方和后侧方的压迫来自黄韧带、小关节等,主要表现以感觉障碍为主。

(3)脊髓灰质和白质均萎缩,以脊髓灰质更为明显,出现变性、软化和纤维化,脊髓囊性变,甚至空腔形成。脊神经根压迫主要来源于钩椎关节及椎体侧后缘骨赘。关节不稳及椎间盘侧后方突出也可造成对神经根的刺激和压迫。早期根袖处可发生水肿及渗出等反应性炎症。

(4)后方小关节的松动和移位,关节软骨的破坏和增生,关节囊松弛和肥厚均可刺激位于关节周围的末梢神经纤维,产生颈部疼痛。颈椎间盘后壁也有神经末梢支配,纤维环及后纵韧带松弛和变性均使末梢神经受刺激产生颈肩部疼痛和不适,有人称椎间盘源性颈肩痛。

四、临床分类

分类的依据主要是症状学和病理学两个方面。症状学分类比较直观,主要依据临床特点。而病理学分类比较侧重于病变的病理学性质,以分期的方法对颈椎病的各个病理阶段进行分类。在实际工作中,有时不易采用这种专业分法,目前仍以症状学分类为主。

1.颈型颈椎病　主要表现为枕颈部疼痛,颈部活动受限,颈肌僵硬。由于症状和体征都局限于颈部,又称局部型颈椎病。

2.神经根型颈椎病　神经根型颈椎病是较为多见的一种,主要表现为与脊神经根分布区相一致的感觉、运动障碍及反射变化。神经根症状的产生包括髓核的突出与脱出,椎体后缘骨赘形成,后纵韧带的局限性肥厚等。但后方小关节的骨质增生,钩椎关节的骨刺形成,以及相邻关节的松动和移位刺激并压迫脊神经根可能是引起症状和体征的重要因素。

3.脊髓型颈椎病　脊髓型颈椎病比较多见,也是颈椎病最严重的一种类型,一旦延误诊治,常发展成为不可逆性神经损害。由于主要损害脊髓,且病程多慢性进展,遇诱因后加重,临床表现为损害平面以下的感觉减退及上运动神经元损害症状。损害平面以下多表现为麻木、肌力下降、肌张力增高等特征。脊髓型颈椎病多有椎管狭窄,加之前后方的压迫因素而发病。突出的椎间盘、骨赘、后纵韧带及黄韧带造成了椎管的继发性狭窄,更增加了对脊髓的刺激或压迫。

4.椎动脉型颈椎病　椎动脉第二段通过第6颈椎横突孔,在椎体旁走行。当钩椎关节增生时,可对椎动脉造成挤压和刺激,引起脑供血不足,产生头晕、头痛等症状。当颈椎退变,椎节不稳时,横突孔之间的相对位移加大,穿行其间的椎动脉受刺激机会较多,椎动脉本身可以发生扭曲,甚至呈螺旋状与增生的钩椎关节相接触。

5.混合型颈椎病　临床上经常发现早期为颈型,以后发展成神经根型。神经根型与脊髓型常合并存在。同时合并两种或两种以上症状者称为混合型。专业分类法又将此型称为弥漫型。混合型病程长,年龄较大,多数超过50岁。

6.其他　如交感型、食管压迫型等。

五、临床表现

由于颈椎病的病理变化较多样化,因此,各型颈椎病产生不同临床表现并呈现不同的影像学特征。反之,由于病变后期,椎节弥漫性退变,颈椎椎管狭窄和颈椎病同时并存,又可表现为混合型颈椎病的症状。下面将分述各型的临床表现,并结合影像资料综合介绍。

1.颈型颈椎病

(1)年龄:以青壮年居多。多在45岁前后发病,个别有颈部外伤史,患者多数有长期低头作业的情况。

(2)症状:颈部感觉酸、痛、胀等不适。这种酸胀感以颈后部为主。而女性往往诉肩胛、肩部也有不适。常诉说不知把头颈放在何种位置才舒适。部分有颈部活动受限,少数可有一过性上肢麻木,但无肌力下降及运动功能障碍。

(3)体征:生理曲度减弱或消失。棘突间及棘突旁可有压痛。

(4)X线片表现:颈椎生理曲度变直或消失,颈椎椎体退变。伸屈侧位动力摄片可发现椎间隙松动,表现为轻度梯形变,或屈伸活动度变大。

2.神经根型颈椎病

(1)根性痛:是最常见的症状,疼痛范围与受累椎节的脊神经分布区相一致。与根性痛相伴随的是该神经分布区其他感觉障碍,其中以麻木、过敏、感觉减退等为多见。

（2）根性肌力障碍：早期可出现肌张力增高，但很快即减弱并出现肌无力和肌萎缩征。严重者在手部以大小鱼际肌及骨间肌萎缩最为明显。

（3）腱反射异常：早期出现腱反射活跃，而后期逐渐减弱，严重者消失。然而单纯根性受压不会出现病理反射，若伴有病理反射则表示脊髓本身也有损害。

（4）颈部症状：颈痛不适，颈旁可有压痛。压迫头顶时可有疼痛，棘突旁也可有压痛。

（5）特殊试验：当有颈椎间盘突出时，可出现压颈试验阳性。脊神经牵拉试验阳性。方法是令患者坐好，术者一手扶住患者头部，另一手握腕部，两手呈反方向牵拉，若感到手疼痛或麻木则为阳性。这是由于臂丛神经受牵拉，神经根被刺激所致。

（6）X线所见：侧位片可见颈椎生理前凸减小、变直或成"反屈线"，椎间隙变窄，病变椎节有退变，前后缘有骨刺形成。伸屈侧位片可见有椎间不稳。

（7）CT检查：可发现病变节段椎间盘变性侧后方突出或后方骨赘并借以判断椎管矢径大小。MRI检查也可发现椎间隙后方对硬膜囊有压迫。若合并有脊髓功能损害者，可显示脊髓受压改变。

3.脊髓型颈椎病

（1）病史：40~60岁多见，发病慢，大约20%有外伤史，常有落枕史。

（2）症状：先从下肢双侧或单侧发沉、发麻开始，随之出现行走困难，下肢肌肉发紧，抬步慢，不能快走，重者明显步态蹒跚，呈宽底步态。双下肢协调差，跨越障碍物困难，双足有踩棉花样感觉。自述颈部发硬，颈后伸时易引起四肢麻木。有时上肢症状可先于下肢症状出现，但一般略迟于下肢。上肢多一侧或两侧先后出现麻木、疼痛。严重者写字困难、饮食起居不能自理，部分有括约肌功能障碍、尿潴留。除四肢症状外，往往有胸以下皮肤感觉减退、胸腹部发紧，即束带感。

（3）体征：最明显体征是四肢肌张力升高，下肢往往较上肢明显。下肢症状多为双侧，但严重程度可有不同。但有时上肢的突出症状是肌无力和肌萎缩，并有根性感觉减退，而下肢肌萎缩不明显，主要表现为肌痉挛、反射亢进，出现踝阵挛和髌阵挛。

1）上肢皮肤的感觉平面检查常可提示脊髓真正受压平面。根性神经损害的分布区域与神经干损害的区域有所不同，详细检查手部和前臂感觉区域有助于定位，而躯干的知觉障碍常左右不对称，感觉障碍平面不明显。

2）四肢腱反射亢进，尤以下肢显著。上肢霍夫曼征阳性，或Rossolimo征阳性（快速叩击足的跖面引起足趾跖屈为阳性）。霍夫曼征单侧阳性更有意义，这是颈脊髓受压时的重要体征，严重时双侧均为阳性。下肢除腱反射亢进外，踝阵挛出现率较高。Babinski征、Oppenheim征、Chaddock征、Gordon征也可阳性。腹壁反射、提睾反射可减弱或消失。

（4）影像学检查

1）侧位X线片：多能显示颈椎生理前曲消失或变直，大多数椎体有退变，表现为前后缘骨赘形成，椎间隙变窄。伸屈侧片可显示受累节段不稳。测量椎管矢状径，可小于12mm。由于个体差异和放大效应，测量椎管与椎体矢状径比值（图18-1），小于0.75者可判断为发育性椎管狭窄，据大样本量测量结果，确定相邻椎节间运动节段判断狭窄状况。

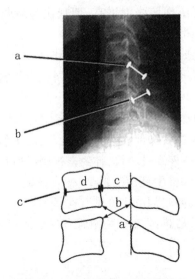

图 18-1　颈椎椎管不同测量方法

　　a.上位椎体后下缘与下位椎板基底上缘距离<13mm 提示节段狭窄;b.上位椎板基底下缘与下位椎体后缘距离<14mm,提示节段狭窄;c.Pavlov 比值<0.75;d.椎体前后距离邻椎节间运动节段判断狭窄状况。

　　2)CT:则对椎体后缘骨刺、椎管矢状径的大小、后纵韧带骨化及椎间盘突出的判断比较直观和准确,而且能够发现椎体后缘致压物是位于正中还是有偏移。CT 对于术前评价,指导手术有重要意义(图 18-2)。三维 CT 可重建脊柱成像,可在立体水平上判断致压物的大小和方向。

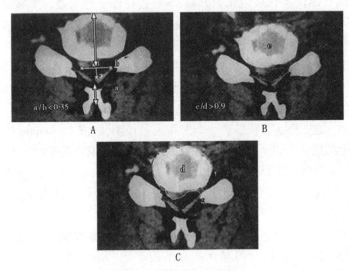

图 18-2　椎管 CT 测量

　　A.椎管与椎间盘比值<0.35,提示椎管狭窄;B.脊髓与椎管矢径比值>0.9,也可提示椎管狭窄;C.骨化后纵韧带占据椎管容积

　　3)MRI:分辨能力更高,其突出优点是能从矢状切层直接观察硬膜囊是否受压。脊髓型

颈椎病在 MRI 图像上常表现为脊髓前方呈弧形压迫,多平面退变可使脊髓前缘呈波浪状。病程长者,椎管后缘也压迫硬膜囊,从而使脊髓呈串珠状。脊髓有变性者可见变性部位也即压迫最重的部位脊髓信号增强。值得注意的是,X 线片上退变最严重的部位有时不一定是脊髓压迫最严重的部位,MRI 影像较 X 线片更准确可靠。

4.椎动脉型颈椎病

(1)眩晕:头颅旋转时引起眩晕发作是本病的最大特点。正常情况下,头颅旋转主要在寰枢椎之间。椎动脉在此处受挤压。如头向右旋时,右侧椎动脉血流量减少,左侧椎动脉血流量增加以代偿供血量。若一侧椎动脉受挤压血流量已经减少无代偿能力,当头转向健侧时,可引起脑部供血不足产生眩晕。

(2)头痛:由于椎-基底动脉供血不足,使侧支循环血管扩张引起头痛。头痛部位主要是枕部及顶枕部,也可放射至两侧颞部深处,以跳痛和胀痛多见,常伴有恶心呕吐、出汗等自主神经紊乱症状。

(3)猝倒:是本病的一种特殊症状。发作前并无预兆,多发生于行走或站立时,头颈部过度旋转或伸屈时可诱发,反向活动后症状消失。患者摔倒前察觉下肢突然无力而倒地,但意识清楚,视力、听力及讲话均无障碍,并能立即站起来继续活动。

(4)视力障碍:患者有突然弱视或失明,持续数分钟后逐渐恢复视力,是双侧大脑后动脉缺血所致。此外,还可有复视、幻视等现象。

(5)感觉障碍:面部感觉异常,口周或舌部发麻,偶有幻听或幻嗅。

(6)MRA 特征:椎动脉显影可发现椎动脉有扭曲和狭窄,但一次影像无阳性发现时不能排除,因为大多数患者是一过性痉挛缺血,当无症状时,椎动脉可恢复正常口径。必须清楚,正常左侧椎动脉通常略粗于右侧。

5.脊髓型颈椎病

(1)发病、发展和转归:有其自身特点。这一病理过程在不同个体间差异较大,脊髓受损表现多种多样,且其发展速度、趋势和转归也各有差异,因此疾病早期诊断和治疗时机往往难以把握,一旦漏诊或延误诊断,错失最佳治疗时机将遗留难以挽回的脊髓功能障碍。因此,研究本病的发病规律及其转归,深刻认识本病的转归实质具有重要的临床意义。有人研究了 1263 例脊髓型颈椎病发病的自然史和演变过程,这种大样本量的分析,足以表达普遍规律。

(2)临床分型:由于不同患者起病轻重与病情发展过程个体差异较大,为寻求其共同规律,经综合分析后发现所有病例均可归入以下 5 种方式中的某一种,将其分别称为自然史 I ~ V型。I 型:起病时症状轻,休息后缓解,长期稳定,无明显加重,可有轻度波动,占10.88%;II 型:起病时症状轻,经一段平稳期后逐渐加重,每次发作均有新症状出现,占42.31%。平稳期为 1.5 个月至 30.5 年,平均为 2.6 年;III 型:起病时症状轻,经过一段平稳期后突然加重,占 7.52%。平稳期为 2 个月至 10.5 年,平均为 2.1 年;IV 型:起病时症状较轻,逐渐加重,无自动缓解期,占 32.24%;V 型:突然严重起病,持续加重,各种非手术治疗无法缓解,占7.05%。

(3)临床意义:研究发现,一旦确认由本病导致脊髓功能障碍,则神经功能永远不可能完全恢复正常,其中 82% 呈阶段性加重或逐步缓慢加重,7% 快速起病,长期表现神经功能障碍,自行缓解或改善者仅占 10.8%。感觉和括约肌功能障碍趋于一过性,有望恢复,而运动功能障碍似乎是永久性的,并随时间的推移而加重。研究表明,脊髓型颈椎病起病后如果不经过治疗,无论其是否经历缓解期,最终均出现恶化。这一观点被多数临床医师所认可。有人则认为,脊髓型颈椎病起病后神经功能障碍可长期处于静止状态或逐渐自行改善。观察发现,多数患者经过数次反复发作,虽可导致病情加重,但最终均可进入静止期,因此,认为脊髓型颈椎病很少出现症状进行性加重,建议采取非手术治疗。

近年来研究认为,脊髓型颈椎病的自然史呈现静止的神经功能障碍或阶段性加重,"宽底痉挛步态"为其典型表现。对因神经功能障碍而接受手术治疗患者进行研究指出,其早期均有步态异常表现,症状发展呈进行性恶化,无一例自行缓解者。发病之后,病情加重而不能缓解占89.1%,病程中可经历长短不同的稳定期,此期内症状可以完全静止,也可有轻度加重和减轻交替,但发展结局均不甚乐观,大部分患者在病情发展过程中的某一时间必须接受外科治疗,其自然发展史因外科干预而发生变化。研究表明脊髓型颈椎病长期处于良性稳定状态者仅为少数,该病总的来说呈相对恶性的发展趋势,其发展结果将造成脊髓损害症状不可恢复。

脊髓型颈椎病起病时症状和神经功能障碍体征可较轻微,无法预测哪些患者将加重,而加重速度可以很快并导致严重的脊髓功能障碍,且很可能长期残留并继续恶化。资料显示大部分患者的自然发展史最终均出现功能障碍加重,且难以自行缓解,仅少部分在长期随访中保持稳定状态。但对起病状态的研究有助于早期确立诊断,并采取相应的防治措施。

(4)早期表现与治疗时机:对脊髓型颈椎病的起病状态各家观点不一,许多学者认为其严重程度与脊髓受压变形的程度一致,早期脊髓仅轻度变形,因而症状相对较轻。特征性的表现是颈痛、行走困难和步态不稳。强调了步态异常是脊髓型颈椎病早期最具特征性的共同表现。早期起病特征为:①行走缓慢,步态不自然;②肢体麻木,尤其是双下肢麻木;③行走时下肢发软,易因不明原因摔倒,而意识清楚;④双手感觉迟钝,精细动作难以完成,持物易失手;⑤颈肩部酸痛不适。因此认为临床上凡具有上述表现者应仔细进行神经系统检查,若发现深反射活跃或亢进,甚至病理征阳性者,应及时做必要的影像学检查(MRI 或 CTM),以早期明确诊断。脊髓型颈椎病起病症状往往比较隐匿,容易被忽视而延误诊断,因此,了解脊髓型颈椎病自然史的发展规律,有利于及时确立诊断,选择合理的治疗时机和方案。对神经功能进行性加重或非手术治疗神经功能无改善并持续发展者,在病史较短的时间内,外科干预可以在一定程度上改变其自然进程,对脊髓功能获得最大限度保留具有重要意义。对手术疗效的观察发现,发病 6 个月内行手术治疗者疗效明显优于 1 年以上者。

六、诊断标准

1.颈型颈椎病

(1)颈部、肩部及枕部疼痛,头颈部活动因疼痛而受限制。因常在早晨起床时发病,通常被误称为落枕。

(2)颈肌紧张,有压痛点,头颈活动受限。

(3)X 线片显示颈椎曲度改变,动力摄片上可显示椎间关节不稳。由于肌痉挛头偏歪,侧位 X 线片上出现椎体后缘部分重影,小关节也呈部分重影,称双边双突征象。

2.神经根型颈椎病

(1)具有典型的根性症状,其范围与受累椎节一致。颈肩部、颈后部酸痛,并沿神经根分布区向下放射到前臂和手指,轻者为持续性酸痛、胀痛,重者可如刀割样、针刺样疼痛;有时皮肤有过敏,抚摸有触电感;神经根支配区域有麻木及明显感觉减退。

(2)脊神经根牵拉试验多为阳性,痛点封闭疗法对上肢放射痛无效。

(3)X线正位片上显示钩椎关节增生。侧位片生理前曲消失或变直,椎间隙变窄,有骨赘形成,伸屈动力片提示颈椎不稳。

3.脊髓型颈椎病

(1)自觉颈部无不适,但手动作笨拙,精细动作失灵,协调性差。胸腹部可有束带感。

(2)步态不稳,易跌倒,不能跨越障碍物。

(3)上下肢腱反射亢进,肌张力升高,霍夫曼征阳性,可出现踝阵挛和髌阵挛,重症时Babinski征可能呈阳性。早期感觉障碍较轻,重症时可出现不规则痛觉减退。感觉丧失或减退区呈片状或条状。

(4)X线片显示病变椎间盘狭窄,椎体后缘骨质增生。

(5)MRI检查显示脊髓受压呈波浪样压迹,严重者脊髓可变细。磁共振还可显示椎间盘突出,受压节段脊髓可有信号改变。

4.椎动脉型颈椎病　椎动脉型颈椎病病因和病理变化及临床特征尚比较模糊,学术界尚有争议。

(1)颈性眩晕(即椎-基底动脉缺血征)和猝倒史,且能除外眼源性及耳源性眩晕。

(2)个别患者出现自主神经症状。

(3)旋颈诱发试验阳性。

(4)X线片显示椎节不稳及钩椎关节增生。

(5)椎动脉造影MRI及椎动脉血流检测可协助定位,但不能作为诊断依据。

七、鉴别诊断

1.颈型颈椎病　应注意与下列疾病鉴别。

(1)颈部扭伤:俗称落枕,是颈部肌肉扭伤所致。其发病与颈型颈椎病相似,多是睡眠中体位不良所致。主要鉴别在于:①压痛点不同:颈型压痛点见于棘突部,程度也较强;颈部扭伤压痛点在损伤肌肉,急性期疼痛剧烈,压之难以忍受;②扭伤者可触摸到条索状压痛肌肉,而颈椎病只有轻度肌紧张;③牵引反应:对颈部进行牵引时,颈型颈椎病者其症状多可缓解;④对封闭反应:用1%普鲁卡因5mL做痛点封闭,颈椎病患者对封闭疗法无显效,而落枕可在封闭后消失或缓解。

(2)肩周炎:多于50岁前后发病,好发年龄与颈椎病相似,且多伴有颈部受牵症状,两者易混淆。其鉴别点在于:①有肩关节活动障碍,上肢常不能上举和外展,而颈椎病一般不影响肩关节活动;②疼痛部位不同,肩周炎疼痛部位在肩关节,而颈型者多以棘突为中心;③X线片表现:肩周炎患者多为普通的退变征象,而颈椎病患者生理前曲消失,且有颈椎不稳,有时两者不易区别;④对封闭疗法有效,而颈椎病无效。

2.神经根型颈椎病　应注意与下列疾病鉴别。

(1)尺神经炎:尺神经由 C_7、C_8 和 T_1 脊神经根组成。易与 C_8 脊神经受累的症状相混淆。两者均可造成小指麻木和手内在肌萎缩。但尺神经根炎患者多有肘部神经沟压痛,且可触及条索状变性的尺神经。两者感觉障碍分布不尽相同。C_8 神经根支配范围较大,常有前臂尺侧麻木,而尺神经炎无前臂麻木。

(2)胸廓出口综合征:由于臂丛、锁骨上动脉、锁骨上静脉在胸廓上口或在胸小肌喙突止点区受压,可引起上肢麻木、疼痛、肿胀;锁骨上窝前斜角肌有压痛并放射至手。两者鉴别在于胸廓出口综合征 Adson 试验阳性。使患肢过度外展,肩抬平,出现桡动脉音减弱或消失者,也是阳性体征。X 线检查可发现颈肋或第 7 颈椎横突过大。

(3)颈背部筋膜炎:可引起颈背痛或上肢麻木感,但无放射症状及感觉障碍,也无腱反射异常。如在痛点局部封闭或口服抗风湿药物,症状即见好转。颈椎病局部封闭无效。

(4)肌萎缩型侧索硬化症:患者一般先出现两手明显肌萎缩,逐渐发展至肘部和肩部,但无感觉障碍,神经纤维传导速度正常。侧索硬化症发展较快,不可贸然手术。

(5)锁骨上肿瘤:肺尖部的原发性肿瘤或转移癌,与臂丛神经粘连或挤压臂丛神经,可产生剧烈疼痛。胸部 X 线片或行活检即可诊断。

(6)腕管综合征:为正中神经通过腕管时受压所致,腕中部加压试验阳性,1~3 指麻木或刺痛,而颈椎病无此征。腕背伸试验阳性,即让患者腕背伸持续 0.5~1 分钟,如出现拇指、示指、中指麻木或刺痛即属阳性。封闭试验有效,而颈椎病局部封闭则无效。

3.脊髓型颈椎病　应注意与下列疾病鉴别。

(1)椎管内肿瘤:可同时出现感觉障碍和运动障碍,病情呈进行性加重,对非手术治疗无效,应用磁共振成像可鉴别两者。

(2)肌萎缩型侧索硬化症:以上肢为主的四肢瘫是其主要特征,易与脊髓型颈椎病相混淆。目前尚无有效疗法,预后差。本病发病年龄较脊髓型颈椎病早 10 年左右,且少有感觉障碍,其发病速度快,很少伴随自主神经症状,而颈椎病病程缓慢。另外,侧索硬化症的肌萎缩范围较颈椎病广泛,可发展至肩关节以上。

(3)脊髓空洞症:多见于青壮年,病程缓慢,早期影响上肢,呈节段性分节。其感觉障碍以温、痛觉丧失为主,而触觉及深感觉则基本正常,此现象称感觉分离。由于温、痛觉丧失,可发现皮肤增厚、溃疡及关节因神经保护机制的丧失而损害,即夏科关节。通过 CT 及磁共振成像,可以发现两者的差异。

(4)后纵韧带骨化症:可出现与颈椎病相同的症状和体征。但侧位 X 线片可发现椎体后缘有线状或点线状骨化影,CT 可显示其断面形状和压迫程度。

4.椎动脉型颈椎病　应注意与下列疾病鉴别。

(1)耳源性眩晕:Meniere 综合征,是内耳淋巴回流受阻引起。本病有三大临床特点:发作性眩晕、耳鸣、感应性进行性耳聋。颈性眩晕同头颈转动有关,耳鸣程度轻。

(2)眼源性眩晕:可有明显屈光不正,眼睛闭上后可缓解。

(3)颅内肿瘤:第四脑室或颅后窝肿瘤可直接压迫前庭神经及其中枢,转头时也可突发眩晕。但颅内肿瘤还合并头痛、呕吐等颅内压增高征,血压可升高。头颅 CT 扫描可鉴别。

(4)内耳药物中毒:链霉素对内耳前庭毒性大,多在用药后 2~4 周出现眩晕症。除眩晕外还可出现耳蜗症状、平衡失调、口周及四肢麻木,后期可有耳聋。前庭功能检查可资鉴别。

(5)神经官能症:患者常有头痛、头晕、头昏及记忆力减退等一系列大脑皮质功能减退的症状,女性及学生多见,主诉多而客观检查无明显体征。症状的变化与情绪波动密切相关。

(6)锁骨下动脉缺血综合征:也可出现椎-基底动脉供血不足的症状和体征。但其患侧上肢血压较健侧低,桡动脉搏动减弱或消失,患侧锁骨下动脉区有血管杂音。行血管造影可发现锁骨下动脉第一部分狭窄或闭塞,血流方向异常。

八、治疗

颈椎病是一种慢性退变性疾病,其治疗也需要根据不同的病程及不同的病理类型而有所不同。总之,颈椎病的治疗分手术与非手术两大方面。但两者并不完全独立,非手术疗法既是颈椎病治疗的基本方法,又是手术疗法的基础;手术疗法是非手术疗法的继续,术后仍有一部分患者行非手术疗法以求康复。

1.非手术疗法

(1)适应证:轻度颈椎间盘突出症及颈型颈椎病;早期脊髓型颈椎病;颈椎病的诊断尚未肯定而需一边治疗一边观察者;全身情况差,不能耐受手术者;手术恢复期的患者;神经根型颈椎病。

(2)颈椎牵引疗法

1)颈椎牵引的目的和作用:①限制颈椎活动,减少负重,减轻病变组织水肿、充血;②使头颈部肌肉松弛,解除痉挛,减轻椎间盘压力负荷;③有助于维持颈椎生理曲度,恢复颈椎正常序列和小关节功能。

2)牵引体位:患者取卧位,优点是患者较舒适,可耐受长时间牵引。卧位牵引可以是间断性牵引,也可持续性牵引,适用于较为稳定的颈椎损伤和疾患及小儿患者。

3)牵引重量:根据不同的病情及损伤的不同程度、不同节段而采用不同的牵引重量。颈椎病的坐位牵引重量一般为 1.5~2kg。无论何种伤病,采用枕颌带牵引术时,最大牵引重量不得超过 3kg,否则易引起压疮而影响进一步牵引治疗。

(3)制动法:颈椎的制动技术是指通过石膏、支具等方法使颈椎获得固定,从而达到治疗目的。广义而言,颈椎牵引术同样能达到制动的目的,也属于制动技术的一种。颈椎的制动有以下作用:①使局部肌肉松弛,缓解肌痉挛引起的疼痛;②减轻局部的水肿及炎性反应;③维持颈椎的正常生理位,减慢退变;④避免进一步损伤;⑤辅助手术治疗,利于术后康复。

(4)理疗:在颈椎病的防治中,理疗是治疗颈背不适的传统方法,其主要作用是:可消除或缓解颈部肌肉痉挛,改善软组织血液循环;消除因病变引起的神经根或其他软组织的炎性水肿和充血,改善脊髓、神经根和局部血液循环,缓解症状;增进肌肉张力,改善小关节功能;延缓或减轻椎体及关节囊或韧带的钙化或骨化过程。一般的消炎镇痛疗法包括超短波疗法、短波疗法、干扰电流疗法、间动电流疗法、高频电疗、离子导入、石蜡疗法、水疗等。

(5)家庭疗法:是一个综合性的治疗方法,集康复、预防于一体,方法也较多。家庭疗法的主要内容包括纠正和改善睡眠及工作中的不良体位、牵引及使用颈围等。家庭疗法是正规治疗的基础,对颈椎病的预防和康复具有重要作用。

1)改善与调整睡眠状态:由于每个人有将近 1/3 的时间在睡眠中度过,若睡眠姿势不当,容易引起或加剧颈椎病。睡眠状态应包括枕头的高低和软硬、睡眠体位及床铺选择等。理想的睡眠体位应该是使整个脊柱处于自然曲度,髋、膝关节呈屈曲状,使全身肌肉放松。根据不同习惯,可采用仰卧和侧卧,但不宜俯卧。

2)纠正与改变工作中的不良体位:屈颈状态下,颈椎间盘内所承受的压力及对颈背部肌纤维组织的张应力较自然仰伸位为高。工作中常见的职业性不良体位有电脑操作员、打字员、绣花工、会计等长时间低头动作,交警的转头动作、流水线装配工的低头转颈动作等。有效的措施并不是消极地调换工作,而是定时改变头颈部体位。

(6)药物疗法

1)消炎镇痛类药物:解热、镇痛类药物在化学结构上虽属于不同类别,目前临床上常用的消炎镇痛药物有西乐葆、乐松、布洛芬胶囊、戴芬胶囊、莫比可胶囊等。

2)肌松药:氯唑沙宗:该药为中枢性肌肉松弛药,有解痉镇痛作用;妙纳,学名为盐酸乙哌立松,主要作用于中枢神经系统而松弛骨骼肌,并能直接松弛血管平滑肌。

3)维生素类药物:维生素 B_1、维生素 B_6、维生素 B_{12}、维生素 C、维生素 E 等。

4)中药制剂:主要根据中医的"痹"病理论,采用行气活血、消肿散瘀、通络止痛等组方,辅以补肝肾、养气血、祛风湿等药物,从"标"和"本"两方面着手,对颈椎疾患进行治疗。

2.手术治疗　手术目的是解除神经压迫及恢复颈椎的稳定性,维持椎间隙高度,获得正常生理曲度和脊髓相适应的椎管容量和形态,挽救脊髓残留功能,阻止病情的进一步发展。研究表明,在起病后 0.5～1 年对仅具有轻度早期神经功能损害的病例实施手术效果最佳。贾连顺等研究了脊髓型颈椎病的自然病史,对其手术的远期疗效进行观察,认为在起病后3～6 个月是最佳手术时机。原则上是哪里有压迫,哪里就应该减压,但过多节段的减压和融合,势必在一定程度上影响颈椎的力学稳定性和活动度。一般融合 2 个间隙或 3 个间隙即可获得充分减压的目的。近年来,采用椎间盘和椎体上下缘骨赘增生物均咬除,即椎体次全切除术。窗的上下壁均 2 为椎体骨质,再取长的髂骨条或腓骨条,修成带盖形,且略大于骨窗,在颈椎在撑开器牵引下将骨块植入窗内。多节段颈椎病常需行彻底的椎管前路减压术。对多节段颈椎病,如果术前影像学提示,相邻两节段的骨赘已累及椎体中部,或先天性颈椎管狭窄,椎体中央的脊髓也受压,那么最好而又简单的方法是行前路椎体次全切除术,以保证达到对椎管及神经根的减压。如何选取手术病例,也是手术疗效好坏的前提,从国内外资料看,各家指征的选择及松紧度的掌握不尽相同。从临床实践来看,目前国内手术指征把握得较严,又有很大一部分患者因条件所限,未能及时手术,以致病情进一步发展,造成神经功能的不可逆性损害。另一部分患者则出于对手术的恐惧,延误手术时机。

(1)适应证:①颈椎病至出现明显脊髓、神经根、经非手术治疗无效即应早期手术治疗;②外伤或其他原因的作用导致颈椎病症状突然加重者;③伴有颈椎间盘突出症经非手术治疗无效者;④颈椎某一节段明显不稳,颈痛明显,经正规非手术治疗无效,即使无四肢的感觉运动障碍,也应考虑手术治疗以中止可以预见的病情进展。

(2)禁忌证:颈椎病手术不受年龄的限制,但必须考虑全身情况。若肝脏、心脏等重要脏器患有严重疾病、不能耐受者,应列为手术禁忌证。此外,颈椎病已发展至晚期,或已瘫痪卧床数年,四肢关节僵硬、肌肉有明显萎缩者,手术对提高生活质量已没有帮助时,也不宜手术。若颈部皮肤有感染、破溃,则需在治愈这些局部疾患后再考虑手术。

(3)术前准备:一个训练有素的脊柱外科医师应当视术前准备为手术程序的开始,颈椎病手术有一定危险性,医护人员及患者做好必要的术前准备是手术成功的关键之一,故应注意以下几方面的准备和训练:①心理准备:术前应详细耐心地向患者解释手术的必要性及手术后可能遇到的不适,争取其密切配合,减轻其心理负担;②改良生活习惯:有吸烟习惯的患者应在术前的一段时间戒烟,有咳嗽者应行呼吸道检查,必要时可于术前给予药物治疗。睡眠质量不佳的患者也应调整枕头高低,或给予少量镇静药物,促使其获得良好充足的休息;③适应性训练:适应性训练包括体位训练、气管和食管推移训练及卧床排便训练。床上练习排便是术前基本训练的内容之一。术后应卧床数天,若有排尿困难,需插导尿管,但易引起尿路感染。

(4)手术方法:具体方法详见相关章节。

(5)手术效果:颈椎手术是否有效,除上述影响因素外,与病情本身所处的状态有重要关系。外科医师和患者都应该懂得,外科手术所能做的仅仅是解除脊髓外周的压迫,稳定病变节段,但对脊髓神经内的病变,则不是手术直接能够解决的。手术对病情的发展走势,可能能起到阻断的作用,也可能无法逆转病情的走势。对有神经变性的患者,手术后的效果可能并不理想,这点务必明确。根据上海长征医院16 000余例颈椎手术随访情况,有学者观察分析了神经根型与脊髓型颈椎病手术后的结果,其中神经根型的手术效果较好,但主要取决于诊断的准确性,大量病例的观察表明,70%~80%的患者结果优良(术前手臂疼痛消失,神经学障碍消除),10%的患者一般(术前症状有缓解但不完全),5%~7%效果差(术前症状无改善或加重)。前路手术减压的长期效果,诸多学者报道不尽相同。60%~70%的患者自我感觉功能恢复满意,20%有一些改进,10%没有缓解,这表明,虽然手术已经完成了充分的减压,但由于脊髓内在的变化,仍将妨碍患者的恢复。痉挛症状的恢复常常晚于感觉和运动的恢复,但常能减轻。

九、预防措施

从颈椎病的病因看,颈椎病的预防是多方面的,它贯穿于人的日常生活和工作之中。预防应包括以下几方面。

1.积极治疗咽喉部疾患　咽喉部炎症不仅易引起上颈椎自发性脱位,而且也是诱发颈椎病的因素之一。该处的炎症可直接刺激邻近的肌肉、韧带,或者通过丰富的淋巴系统使炎症在局部扩散,以致造成该处的肌张力降低,韧带松弛和椎节内外平衡失调,从而破坏了局部的完整性和稳定性,导致颈椎病的发生或加重。因此,及时防治如咽炎、扁桃体炎、淋巴结炎及其他骨与软组织感染对防治颈椎病有重要意义。

2.保持良好的睡眠体位　前述指出,一个良好的睡眠体位,既要维持整个脊柱的生理曲度,又应使患者感到舒适,方可达到使全身肌肉松弛,容易消除疲劳和调整关节生理状态。根据这要求应该使胸、腰部保持自然曲度,双髋及双膝呈屈曲状,全身肌肉即可放松,故最好采取侧卧或仰卧,不可俯卧,枕头不宜过高。

3.防治头颈部外伤　人们在体育锻炼、日常工作、交通活动中易招致颈部外伤。早期颈部外伤患者若有椎旁肌压痛或X线片显示椎体前有阴影者要引起高度重视。外伤后患者要做早期治疗。如轻型可用石膏颈围控制颈部活动,一般需住院行牵引治疗。

4.避免长期低头工作长期低头的工作强度往往不大,但长期低头造成颈后部肌肉、韧带组织劳损,屈颈状态下椎间盘的内压大大高于正常体位。因此要定期改变头颈部体位,当头颈向某一方面转动过久之后,应向另一反方向运动,并在短时间内重复数次,这样既有利于颈部保健,也利于消除疲劳。调整工作台的高度和倾斜度,如工作台过高或过低都会使颈部仰伸或屈曲,这两种位置均不利于颈椎的内外平衡。长期伏案工作者应开展工间操活动,使处于疲劳状态的颈椎定时获得内外平衡。

第二节 颈椎间盘突出症

颈椎间盘突出是椎间盘退变的一种病理过程,退变一开始就预示该节段稳定程度的减弱。退变不一定导致椎间盘突出,而椎间盘突出也并不代表临床发病,仅预示为临床上出现脊髓或神经根受压的病理基础。

严格地讲,颈椎间盘突出是颈椎病发病过程中的病理变化之一。因此,不宜将颈椎间盘突出和颈椎病列为同种疾病。椎间盘突出是指突出的髓核和相应破裂的纤维环突向椎管内,不伴有或轻度伴有该节段椎体软骨下骨增生,骨赘形成;某些条件下,椎间盘变性并出现相邻节段骨赘形成,但不导致临床发病,一旦椎间盘的纤维环破裂、变性的髓核脱出引起脊髓或脊髓神经根受压而发病。作为致压物是单纯的椎间盘组织,才能称之为颈椎间盘突出症。

一、发病机制

颈椎间盘突出症的发病是在椎间盘发生退行性改变的基础上,受到一定的外力作用后使纤维环和后纵韧带破裂,髓核突出而引起颈髓或神经根受压。急性颈椎间盘突出症由颈部创伤所致。致伤原因主要是加速暴力使头部快速运动导致颈部扭伤,多见于交通事故或体育运动,颈部过伸-加速损伤所致的椎间盘损伤最为严重。一般认为急性颈椎间盘突出症是在椎间盘发生一定程度退行性变的基础上,受到一定外力作用发生的,但也可见于原无明显退变的椎间盘。

1.椎间盘退变 椎间盘是人体各组织中最早和最易随年龄发生退行性改变的组织,髓核丧失一部分水分及其原有弹性。退变的颈椎间盘受轻微外伤即可引起椎间盘突出。颈椎过伸性损伤可使近侧椎体向后移位,屈曲性损伤可使双侧小关节半脱位,结果椎间盘后方张力增加,导致纤维环和后纵韧带破裂,髓核突出。由于包绕髓核的纤维环在前部最厚,附着于前纵韧带,因此,髓核极少向前突出,然而,纤维环的后部最薄,且有时不连续,后侧附着于后纵韧带,由于后纵韧带的外侧解剖结构较薄弱,所以髓核最易突出于后纵韧带的两侧,即神经根出入椎间孔的部位。

2.创伤

(1)急性创伤性颈椎间盘突出以 $C_{3~4}$ 间隙多见,主要原因是:①颈椎过伸性损伤时切应力大,$C_{3~4}$椎间隙较下位颈椎更接近于着力点;②$C_{3~4}$小关节突关节面接近水平,更易于在损伤瞬间发生一过性前后移位,类似于弹性关节。慢性颈椎间盘突出以 $C_{5~6}$ 及 $C_{6~7}$ 为好发部位,因该部位为头颈活动、劳损的主要应力集中区。根据颈椎间盘突出物的性状,可分为软性突出和硬性突出。软性突出主要由髓核物质组成;硬性突出主要由纤维环的部分或未钙化纤维组织构成。硬性椎间盘突出较为常见。

(2)颈脊髓由于齿状韧带作用而较固定,当外力致椎间盘纤维环和后纵韧带破裂,髓核突出易引起颈脊髓受压,可因此表现出不同程度的瘫痪状态。

(3)颈脊神经根在椎间盘水平横行进入椎间孔,颈椎后外侧纤维环和后纵韧带较薄弱,髓核易从该处突出,即使突出物很小也会引起神经根受压。

3.炎症

(1)在颈椎病叙述已经提到退变过程不仅表现在颈椎间盘的形态学变化上,更表现在颈椎间盘内在的生物化学平衡的改变上。退变的椎间盘蛋白多糖含量下降,胶原类型发生转换,基质降解酶活性升高等。这一系列生化改变构成了椎间盘退变的基础。退变的椎间盘细胞产生炎性细胞因子可能是椎间盘退变过程中其生物化学平衡发生改变的一部分。

（2）颈椎病发病时间长短与有无炎细胞浸润无显著相关。这表明以巨噬细胞为主的炎细胞浸润在椎间盘疾病的病理生理学上可能主要起促进突出物吞噬吸收的作用。

二、临床表现

病初可能因轻微劳损,甚至睡醒时伸懒腰而发病。以后的复发,可以是急性的,也可以是慢性的。其首发症状可有以下4种:①单侧上肢及手部剧烈疼痛或麻木,或无力麻木;②跨步无力、步态不稳,经常打软腿;③颈部不适、疼痛伴肩部酸痛疲劳;④双手麻木无力和步态不稳,容易跌倒。其临床表现主要有赖于压迫的组织而定。根据颈椎间盘向椎管内突出位置的不同,可分为3种类型(图18-3):①侧方型:突出部位在后纵韧带的外侧,钩椎关节的内侧。该处是颈脊神经根通过处,突出的椎间盘压迫颈神经根而产生根性症状;②中央型:突出部位在椎管中央,脊髓的正前方。可压迫脊髓双侧的腹面而产生脊髓双侧的压迫症状;③旁中央型:突出部位偏于一侧而介于颈神经根与脊髓之间,可压迫两者而产生单侧脊髓及神经根的压迫症状。

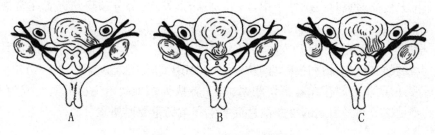

图18-3　颈椎间盘突出分型
A.侧方型;B.中央型;C.旁中央型

1.侧方型颈椎间盘突出症

（1）症状:①颈痛、颈部僵硬,活动受限,犹如落枕;②颈部过伸可产生剧烈疼痛,疼痛放射至肩胛或枕部。疼痛可因小便或咳嗽时加重;③一侧上肢有疼痛和麻木感,但很少两侧同时发生。根性痛是最常见的症状,疼痛范围与受累椎节的脊神经分布区相一致。与根性痛相伴随的是该神经分布区的其他感觉障碍,其中以麻木、过敏、感觉减弱等为多见。早期可出现肌张力增高,但很快即减弱并出现肌无力和肌萎缩征。在手部以大小鱼际肌及骨间肌萎缩最为明显;④在发作间歇期,可以无症状。

（2）体征:①头颈部常处于僵直位;②下颈椎棘突及肩胛内侧可有压痛,病变节段椎旁有压痛、叩击痛;③脊神经牵拉试验和压颈试验可阳性。脊神经牵拉试验检查方法:令患者坐好,术者一手扶住患者颈部,另一手握住患者腕部,两手呈反方向牵拉,若患者感到手疼痛或麻木则为阳性。这是由于臂丛受牵拉、神经根被刺激所致;④受累神经节段有感觉、运动及反射改变,肌力减退和肌萎缩等现象。

2.中央型颈椎间盘突出症

（1）症状:①很少有颈部疼痛及颈部僵硬;②病变程度不一,可出现下肢无力,步态不稳等症状;③病情严重者可出现四肢不完全性或完全性瘫痪,大小便异常。

(2)体征:①肢体肌张力增高,腱反射亢进,髌阵挛、踝阵挛及病理征可出现阳性;②可有不同程度的下肢肌力下降;③本体感觉受累,然而痛觉和温度觉很少丧失。

3.旁中央型颈椎间盘突出症　除有侧方型的症状、体征外,尚有不同程度单侧脊髓受压症状,即 Brown-Sequard 综合征。此型常因发生剧烈的根性疼痛而掩盖了脊髓压迫症。一旦表现脊髓压迫,病情多较严重。

三、诊断

尚未有 CT 和 MRI 以前,在临床上对颈椎间盘突出症的诊断与鉴别诊断颇为困难。仅凭临床表现的特点,常根据神经根受压及其分布节段和区域感觉障碍,与腰椎间盘突出症相似的病理概念做出诊断。然而,颈椎间盘突出症,相当多的病例是脊髓和神经根同时受压。通常认为,脊髓受突出椎间盘的压迫,在临床神经系统检查时,多数病例无明显、清楚的感觉障碍平面,其原因可能为脊髓腹侧前中央动脉供血受到影响所致。

1.临床症状与体征

(1)动态霍夫曼征:在颈椎间盘突出症的早期诊断具有积极意义。阳性反应被认为是典型的锥体束受损的体征,在颈椎间盘突出症的诊断过程中,是颈脊髓是否受损的重要依据。正常情况下霍夫曼征检查时头颈处于中立位。临床上发现,部分颈肩痛患者在常规霍夫曼征检查时表现为阴性,而在颈椎动态活动时出现阳性反应,即动态霍夫曼征阳性。

(2)颈椎间盘的退变是颈椎病发生的根本原因。椎节的松动和椎间盘膨出是其最早的表现,进一步发展则出现不稳和椎间盘突出。由于 MRI 的应用,已经将颈椎病与颈椎间盘突出症区别开来,但两者之间存在着密切联系,有学者认为颈椎间盘突出可演变成为颈椎病。这种演变主要是椎节不稳引起的继发性骨赘增生和黄韧带肥厚所致。

2.影像学检查

(1)颈椎 X 线片:可见颈椎生理曲度减小或梯形变,病变椎间隙变窄,呈退行性改变。年轻病例,其椎间隙可无明显改变。颈椎 CT 及 MRI 检查对颈椎间盘突出的诊断与定位是很有价值的,其中 MRI 诊断准确率明显高于 CT,但 CTM 对诊断侧方型突出的价值高于MRI。在矢状位或轴位 MRI 像上椎间盘突出可得到显示。颈脊髓受压程度按 Nagata 方法分为 4 个等级:0 级,脊髓未受压;1 级,脊髓轻度受压;2 级,脊髓受压程度<1/3;3 级,脊髓受压程度>1/3。

(2)CT 检查:可准确地显示椎间盘突出的位置、大小及形态,并能准确地判定硬膜囊,神经根受压情况及椎管有效矢状径,为手术和临床非手术治疗提供了可靠的依据。另外,对 X线片显示有椎间盘突出间接征象或两个以上常见征象,以及对临床症状、体征典型而 X 线片无异常表现者均应行 CT 检查,以便确诊。CT 检查不能反映脊髓信号的改变。

(3)慢性颈椎间盘突出:除了上述 MRI 表现外,相邻椎体边缘常有骨质退行性变的表现,常合并一个或多个椎间盘膨出。

颈椎间盘膨出:变性的椎间盘向后膨出,T_2W 像椎间盘信号减低呈现凸面向后的弧形改变,硬膜囊前缘有轻度压迹。此外,还可以出现以下 3 种改变:①硬膜外脂肪影变形、移位或消失;②椎间隙狭窄,软骨板呈混杂信号;③脊髓受压严重者出现异常信号,T_2W 像上呈高信号。

RI 横切面成像,中央型突出:突出髓核位于椎管中央,常呈丘状,硬膜囊变形。严重者压迫脊髓,使局部变扁、凹陷或呈月牙状。侧方突出:髓核呈团块状从后外侧突出,压迫神经根和脊髓侧方,使神经根向后外侧移位或消失,脊髓前外侧受压变形,挤向另一侧。根据髓核突出部位,有目的地显示横切面成像,再结合冠状面成像,从三维影像的角度观察突出的椎间盘,为明确诊断提供了可靠依据。MRI 的非侵入性和无放射性是以往任何检测手段所无法比拟的,其不同信号强度组成的图像不仅直接显示颈椎间盘突出的部位,还可以灵敏地反映病变与毗邻组织的关系。

四、鉴别诊断

本病应与颈椎病、肩周炎、椎管内肿瘤、胸廓出口综合征、颈部扭伤及尺神经炎等鉴别。

1.颈椎病　两者之间严格区分较困难,两者均可造成脊髓或脊髓神经根压迫症。鉴别要点如下。

(1)颈椎病基于其病理特点,一旦出现临床症状和体征,病情多逐渐加剧,缓解间歇不明显。早期(轻度)椎间盘突出,可能引起颈部局部不适或疼痛,而少有脊髓压迫,即使有脊髓压迫,尚可缓解。

(2)二者发病年龄有明显差异,颈椎病发病年龄平均在 50 岁以上,椎间盘突出年龄偏低。

(3)起病急骤、病情发展较快是颈椎间盘突出症的另一个特点。创伤甚至轻微创伤,头颈部持久非生理姿势可以诱发发病。

2.肩周炎　多于 50 岁前后发病,好发年龄与颈椎病相似,两者易混淆。鉴别要点如下。

(1)有肩关节活动障碍,上肢常不能上举和外展,而颈椎间盘突出症不影响肩关节活动。

(2)疼痛部位不同,肩周炎疼痛部位在肩关节,而颈椎间盘突出症多以棘突为中心。

(3)X 线片表现:肩周炎患者多为普通的退变征象,而颈椎间盘突出症患者生理前曲消失,且有颈椎不稳。有时两者不易区别。

(4)对封闭疗法有效,而颈椎间盘突出症无效。

3.颈部扭伤　俗称落枕,是颈部肌肉扭伤所致。其发病与颈型颈椎病相似,多是睡眠中体位不良所致。鉴别要点如下。

(1)压痛点不同:颈椎间盘突出症压痛点见于棘突部,程度也较强;颈部扭伤压痛点在损伤肌肉,急性期疼痛剧烈,压之难以忍受。

(2)扭伤者可触摸到条索状压痛肌肉,而颈椎间盘突出症只有轻度肌紧张。

(3)牵引反应:颈部牵引时,颈椎间盘突出症其症状多可缓解,而落枕者疼痛加剧。

(4)对封闭反应:用 1%普鲁卡因 5mL 做痛点封闭,颈椎间盘突出症对封闭疗法无显效,而落枕者其症状可在封闭后消失或缓解。

五、治疗

颈椎间盘突出症的治疗方法选择,主要依靠临床表现,而不是影像学征象。仅有局部症状,或轻度神经根性症状,通常选择非手术治疗。对确定有脊髓或脊髓神经根压迫症状,原则上采用手术治疗。手术目的是解除压迫,稳定病变节段。手术方法选择问题,是采用单纯髓核摘除,还是整个椎间盘切除加植骨融合,有不同的观点。对于临床明显不稳颈椎间盘突出症,椎间盘切除后宜同时施行颈椎椎间融合术,最终效果是满意的。

1.非手术治疗

(1)颈椎牵引:可采取坐位或卧位,牵引时使颈椎呈微屈曲位;牵引重量坐位宜 6～

7.5kg,卧位宜1.5~2.5kg;持续牵引比间断牵引效果好;牵引一般以2周为一个疗程。牵引适用于侧方型颈椎间盘突出症。对中央型颈椎间盘突出症,牵引有可能加重病情,应慎重。

(2)围领制动:限制颈部过度活动,牵引后症状缓解者,应用围领保护利于病情恢复。

(3)理疗:蜡疗和氢离子透入法疗效较好,对轻型病例可选择应用。

(4)药物治疗:可适当应用活血化瘀中药和镇静止痛药物,对缓解病情有一定作用。

2.手术治疗 以往治疗急性中央颈脊髓损伤多主张采取非手术方法,其理由为经非手术治疗后部分神经功能可自行恢复。急性颈椎椎间盘突出对于脊髓损伤的病因学意义已逐渐引起重视。据报道颈椎损伤患者中无神经损害者有22%合并颈椎间盘损伤,而在不完全神经及完全神经损害者中合并颈椎间盘损伤的比例则高达54%和38%;当证实有致压物如突出的椎间盘、骨折片或血肿等存在时,应及时施行减压手术,并重建颈椎稳定。对于颈椎椎间盘突出症的治疗多采用前路椎间盘切除植骨融合术,其手术目的是:摘除致压的椎间盘组织、恢复椎间隙高度、植骨融合。

(1)手术适应证:颈椎椎间盘突出症起病重或进行性加重,对反复发作,非手术治疗不能缓解者,严重疼痛且有明显神经功能障碍者或出现脊髓压迫症状者,应行手术治疗。

(2)术前准备、麻醉、体位术后处理:同颈椎间盘突出症。

(3)颈前路减压术:适用于中央型和旁中央型椎间盘突出症患者。颈椎前路减压融合术后,恢复和维持理想的椎间高度是重建颈椎生理曲线的基础,并能使皱褶的黄韧带紧张,椎间孔扩大,从而进一步缓解和防止颈髓和神经根受压。

(4)颈后路髓核摘除术:由于两者解剖结构不同,其具体技术也有许多差别。

(5)颈椎间盘显微切除术:有后侧和前侧两种入路,在治疗颈椎间盘突出中,其入路选择仍有较大争议。后外侧入路治疗单根神经根受损的外侧型髓核脱出,取得良好疗效,术中小关节突切除的范围依神经根和突出椎间盘的关系而定。

第三节 颈椎管狭窄症

构成颈椎管各解剖结构因发育性或退变因素造成骨性和(或)纤维性退变引起一个或多个节段管腔狭窄,导致脊髓血液循环障碍、脊髓及神经根压迫症者为颈椎管狭窄症。在临床上,腰椎管狭窄最常见,其次为颈椎管狭窄,胸椎管狭窄最少见。

根据病因将颈椎管狭窄症分为四类:①发育性颈椎管狭窄;②退变性颈椎管狭窄;③医源性颈椎管狭窄;④其他病变和创伤所致的继发性颈椎管狭窄,如颈椎病、颈椎间盘突出症、后纵韧带骨化症、颈椎结核、肿瘤和创伤等所致颈椎管狭窄,但上述各疾患属不同颈椎疾患。

一、病因及发病机制

1.发育性颈椎管狭窄症 是指颈椎在发育过程中,因某些因素致椎弓发育过短,椎管矢状径较正常狭窄,导致脊髓及脊神经根受到刺激或压迫,并出现一系列临床症状者。颈椎管狭窄症是以颈椎发育性椎管狭窄为其解剖特点,以颈脊髓压迫症为临床表现的颈椎疾患。在早期或在未受到外来致伤因素的情况下,可不出现症状,但随着脊柱的退行性改变(如骨赘、突出的椎间盘、节段不稳等),或是头颈部的一次外伤后均可使椎管进一步狭窄,导致脊髓受压的一系列临床表现。椎管狭窄时,其储备间隙减少或消失,脊髓在椎管内更加贴近椎管周壁,即使在正常的颈椎伸屈活动中,也可能有刺激、挤压而致脊髓损害。这些变化必然导致椎管矢状径改变,发育性椎管狭窄储备间隙本来极少,脊髓或神经根不能耐受这种微小的内径变化而引起损伤。20世纪70年代以来,认为发育性椎管狭窄是颈椎病的重要发病基础因素。临床资料表明脊髓型颈椎病中发育性颈椎管狭窄者占60%~70%。

2.退变性颈椎管狭窄症　该病是颈椎管狭窄中最常见的类型。退变发生的时间和程度与个体差异、职业、劳动强度、创伤等有密切关系。颈椎位于相对固定的胸椎与头颅之间,活动较多,所以中年以后易发生颈椎劳损。首先是颈椎间盘的退变,其次是韧带、关节囊及骨退变增生。椎间盘退行性改变,引起椎间隙不稳,椎体后缘骨质增生,椎板增厚、小关节增生肥大、黄韧带肥厚,造成突出混合物压迫脊髓。如此导致椎管内的有效容积减少,使椎管内缓冲间隙大大减少甚至消失,引起相应节段颈脊髓受压。此时如遭遇外伤,则破坏椎管内骨性或纤维结构,迅速出现颈脊髓受压的表现。

3.医源性颈椎管狭窄症　该症是因手术而引起。主要原因:①手术创伤及出血瘢痕组织形成,与硬膜囊粘连并造成脊髓压迫;②椎板切除过多或范围过大,未行骨性融合导致颈椎不稳,引起继发性、创伤性结构改变;③颈椎前路减压植骨术后,骨块突入椎管内;④椎管成形术失败,如铰链断裂等。

4.其他病变和创伤　如颈椎病、颈椎间盘突出症、颈椎后纵韧带骨化症(OPLL)、颈椎肿瘤、结核和创伤等。但这类疾病是独立性疾病,颈椎管狭窄只是其病理表现的一部分,故不宜诊断为颈椎管狭窄症。

二、临床表现

1.感觉障碍　主要表现为四肢麻木、过敏或疼痛。大多数患者具有上述症状,且为始发症状。主要是脊髓丘脑束及其他感觉神经纤维束受累所致。四肢可同时发病,也可以一侧肢体先出现症状,但大多数患者感觉障碍先从上肢开始,尤以手臂部多发。躯干部症状有第2肋或第4肋以下感觉障碍,胸、腹或骨盆区发紧,谓之"束带感",严重者可出现呼吸困难。

2.运动障碍　多在感觉障碍之后出现,表现为锥体束征,为四肢无力、僵硬不灵活。大多数从下肢无力、沉重、脚落地似踩棉花感开始,重者站立步态不稳,易随着症状的逐渐加重出现四肢瘫痪。

3.大小便障碍　一般出现较晚。早期为大小便无力,以尿频、尿急及便秘多见,晚期可出现尿潴留、大小便失禁。

4.体征　颈部症状不多,颈椎活动受限不明显,颈棘突或其旁肌肉可有轻压痛。躯干及四肢常有感觉障碍,但不很规则,躯干可以两侧不在一个平面,也可能有一段区域的感觉减退,而腰以下正常。浅反射如腹壁反射、提睾反射多减弱或消失。深感觉如位置觉、振动觉仍存在。肛门反射常存在,腱反射多明显活跃或亢进,霍夫曼征单侧或双侧阳性,这是 C_6 以上脊髓受压的重要体征。下肢肌肉痉挛侧可出现 Babinski 征阳性,髌、踝阵挛阳性。四肢肌肉萎缩、肌力减退、肌张力增高。

5.影像学表现

(1)X线检查:颈椎发育性椎管狭窄主要表现为颈椎管矢状径减少。因此,在标准侧位片行椎管矢径测量是确立诊断的准确而简便的方法。椎管矢径为椎体后缘至棘突基底线的最短距离。凡矢状径绝对值小于12mm,属发育性颈椎管狭窄、绝对值小于10mm者,属于绝对狭窄。用比率法表示更为准确,因椎管与椎体的正中矢状面在同一解剖平面,其放大率相同,可排除放大率的影响(图18-4)。正常椎管/椎体比率为1:1,当比率小于0.75时提示椎管狭窄,当比率小于0.75时可确诊,此时可出现下关节突背侧皮质缘接近棘突基底线的情况(图18-5)。

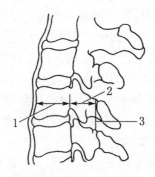

图18-4　颈椎矢状径测量

1.椎体矢状径;2.椎管矢状径;3.棘突基底连线

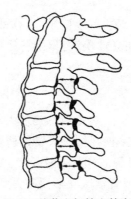

图18-5　关节突与棘突基底重叠

(2)CT扫描:可清晰显示颈椎管形态及狭窄程度。发育性颈椎管狭窄突出表现为:椎弓短小、椎板下陷致矢状径缩短,椎管各径线均小于正常。椎管呈扁三角形,硬膜囊及脊髓呈新月形。脊髓矢状径小于正常,颈椎管正中矢状径小于10mm为绝对狭窄。退变性颈椎管狭窄,CT显示椎体后缘有不规则致密的骨赘,并突入椎管,黄韧带肥厚、内褶或钙化。脊髓萎缩则表现为脊髓缩小而蛛网膜下隙相对增宽。

(3)MRI:可准确显示颈椎管狭窄的部位及程度,并能纵向直接显示硬膜囊及脊髓的受压情况,尤其当椎管严重狭窄致蛛网膜下隙完全梗阻时,能清楚显示梗阻病变头、尾侧的位置。但是MRI对椎管的正常及病理的骨性结构显示不如CT,因骨皮质、纤维环、韧带和硬膜均为低信号或无信号改变,骨赘、韧带钙化或骨化等也为低信号,因此,在显示椎管退行性病变及脊髓与神经根的关系上不如常规X线片及CT扫描。

三、诊断

解剖学和影像学上的颈椎管狭窄,并非一定属于临床上的颈椎管狭窄症,只有当其狭窄的管腔与其内容不相适应,并表现出相应的临床症状时,方可诊断为颈椎管狭窄症。

1.病史 患者多为中老年,发病慢,逐渐出现四肢麻木、无力、步态不稳等脊髓受压症状。往往从下肢开始,双脚有踩棉花的感觉、躯干部"束带感"。

2.体征 体格检查见患者有痉挛步态,行走缓慢,四肢及躯干感觉减退或消失,肌力减退,肌张力增高,四肢腱反射亢进,霍夫曼征阳性,重者出现髌、踝阵挛及 Babinski 征阳性。

从 X 线测量看,接近发育性颈椎管狭窄的诊断指标为 12mm,显然,在颈椎的上述动态活动过程中,单纯的颈椎不稳尚不足以引起脊髓受压,颈椎管狭窄是这种损害的基础。

3.X 线片 目前公认的诊断发育性颈椎管狭窄方法主要有两种。

(1)Murone 法:用颈椎标准侧位 X 线片测量椎体后缘中点与椎板、棘突结合部之间的最小距离即椎管矢状径,小于 12mm 为发育狭窄,小于 10mm 为绝对狭窄。此径又称发育径,因 $C_{2\sim7}$ 的所有径线中,此径最小,它更能表明椎管的发育状况。

(2)比值法:利用椎管矢状中径和相应的椎体矢状中径之比值,3 节以上的比值均<0.75 者为发育性颈椎管狭窄。退行性颈椎管狭窄者,颈椎侧位片显示颈椎变直或向后成角、多发性椎间隙狭窄、颈椎不稳或关节突增生等。

4.CT 扫描 发育性颈椎管狭窄者椎管各径线均小于正常,椎管呈扁三角形。CT 见硬膜囊及颈脊髓呈新月形,颈脊髓矢状径<4mm(正常人 6~8mm),蛛网膜下隙细窄,椎管正中矢状径<10mm。退行性颈椎管狭窄者见椎体后缘有不规则致密的骨赘,黄韧带肥厚可达 4~5mm(正常人 2.5mm)、内褶或钙化,椎间盘不同程度膨出或突出。

5.MRI 检查 表现为椎管矢状径变窄,颈脊髓呈蜂腰状或串珠样改变。T_2 加权像上可见象征伴随着颈椎管狭窄的软组织水肿或颈脊髓软化的髓内信号强度增强。T_1 加权的横切面图像上定出颈脊髓正中矢状径距和左右最宽横径,求积仪测算出颈脊髓横截面积等均小于正常值。

四、治疗

对轻型病例可采用理疗、制动及对症处理。多数患者非手术疗法往往症状获得缓解。对脊髓损害发展较快、症状较重者应尽快进行手术治疗。手术方法按照入路不同可分为前路手术、前外侧路手术、后路手术。手术入路的选择,应在临床的基础上借用 CT、MRI 等现代影像技术。

1.前路手术 前路减压手术分为两类:一类为摘除椎间盘突出物,把突向椎管的髓核及纤维环彻底刮除;另一类是摘除突出物,把突向椎管椎间盘连同骨赘一起切除,并同时植骨。

2.后路手术 全椎板切除脊髓减压术,可分为局限性椎板切除椎管探查减压术和广泛性椎板切除减压术。

参考文献

［1］西京,裴福兴,黄卫东.3D 打印骨科治疗学［M］.北京:人民卫生出版社,2021.

［2］张骅.Ferri 临床诊疗指南 骨科疾病诊疗速查手册［M］.北京:北京大学医学出版社,
2021.

［3］罗卓荆,胡学昱,罗贝尔.骨科检查评估［M］.北京:人民卫生出版社,2020.

［4］张喜财.骨科、创伤与风湿性疾病手册［M］.北京:北京大学医学出版社,2020.

［5］(英)乔治·本特利.欧洲骨科和创伤［M］.张英泽,主译.中华医学电子音像出版社,
2020.

［6］(德)阿克塞尔·甘斯伦.髋臼骨折［M］.吴立生,朱仕文,主译.济南:山东科学技术
出版社,2020.

［7］(日)安田和则.骨折复位内固定术［M］.吴春明,曲巍,译.郑州:河南科学技术出版
社,2020.

［8］王新,刘洪智,周路纲.常见创伤骨折诊治新策略［M］.北京:人民卫生出版社,2020.

［9］罗毅文.骨质疏松性骨折治疗［M］.广州:广东科技出版社,2019.

［10］张世民.老年髋部转子间骨折［M］.北京:科学出版社,2019.

［11］彭阿钦,吴希瑞.胫骨开放骨折及并发症治疗病例精选［M］.北京:人民卫生出版
社,2019.

［12］林焱斌,陈晓梅.老年髋部骨折围术期管理与手术治疗［M］.北京:人民卫生出版
社,2019.

［13］张铁良.闭合复位技术在四肢骨折治疗中的应用［M］.北京:人民卫生出版社,2017.

［14］罗先政.髓内钉内固定［M］.北京:人民卫生出版社,2008.

［15］陈华江,袁文.数字脊柱外科学［M］.上海:上海科学技术出版社,2018.

［16］(印)阿尔温德·巴韦.现代脊柱外科技术［M］.梁裕,主译.上海:上海科学技术出版
社,2017.